全国医学院校高职高专规划教材
供临床医学类及相关专业用

妇产科学

第2版

主　　编　裴巧霞　田小英

副 主 编　常爱红　陈　红　谢花香　黄丽荣

编　　委（按姓名汉语拼音排序）

常爱红（河西学院）
陈　红（齐鲁医药学院）
邓开玉（湖南医药学院）
胡蘅芬（湖南环境生物职业技术学院）
黄　丽（安徽医学高等专科学校）
黄丽荣（湖南环境生物职业技术学院）
蒋　娜（湖南环境生物职业技术学院）
裴巧霞（河西学院）
唐海芽（永州职业技术学院）
田小英（湖南医药学院）
王桂玲（河西学院）
谢花香（邵阳医学高等专科学校）
姚丽艳（新疆医科大学）

北京大学医学出版社

FUCHAN KEXUE

图书在版编目（CIP）数据

妇产科学 / 裴巧霞，田小英主编．—2版．—北京：北京大学医学出版社，2015.12（2017.1重印）

全国医学院校高职高专规划教材

ISBN 978-7-5659-1286-3

Ⅰ．①妇… Ⅱ．①裴… ②田… Ⅲ．①妇产科学-高等职业教育-教材 Ⅳ．①R71

中国版本图书馆CIP数据核字（2015）第297251号

妇产科学（第2版）

主　　编：裴巧霞　田小英
出版发行：北京大学医学出版社
地　　址：（100191）北京市海淀区学院路38号　北京大学医学部院内
电　　话：发行部 010-82802230；图书邮购 010-82802495
网　　址：http：//www.pumpress.com.cn
E-mail：booksale@bjmu.edu.cn
印　　刷：北京瑞达方舟印务有限公司
经　　销：新华书店
责任编辑：杨　杰　　**责任校对**：金彤文　　**责任印制**：李　啸
开　　本：850mm × 1168mm　1/16　　**印张**：22.5　　**字数**：658千字
版　　次：2010年12月第1版　2015年12月第2版　2017年1月第2次印刷
书　　号：ISBN 978-7-5659-1286-3
定　　价：42.00元

全国医学院校高职高专规划教材编审委员会

序

医药卫生类高职高专教育是我国医学教育体系的重要组成部分。随着国家对医药卫生体制改革的逐步推进，社会对基层卫生服务人才的需求与日俱增，对新时期高职高专医学人才培养及教材建设提出了更高要求。北京大学医学出版社于 2011 年组织全国高职高专院校教师编写出版了本套高职高专教材，由于教材的内容精炼、案例经典、符合临床、实用性强，受到众多高职高专院校师生的好评。

高职高专医学教材应服务于人才培养目标，基于高职高专学生的认知特点，以学生为中心、以就业为导向、以职业技能和岗位胜任力培养为根本，与课程、临床岗位和行业需求对接，促进产教融合。为推进教材建设、更好地服务于人才培养目标、将本套教材锤炼为精品之作，北京大学医学出版社对参与这套教材编写与使用的院校进行了深入调研，于 2014 年下半年正式启动了本套教材的修订再版工作，首先召开了教材编审委员会议，统一了教材修订再版的总体精神，重新审定再版教材目录、对个别主编进行了调整，然后召开了全体主编人会议。本轮教材修订加大了“双师型”和临床实践一线作者的比例，更加紧密地结合国家临床执业助理医师、全国护士执业资格考试大纲，理论、知识强调“必需、够用”；精选案例以促进案例教学；专业课教材的学习目标按布卢姆教育目标分类编写，突出了职业技能和岗位胜任力培养；力求以学生为中心，引导自主学习，渗透职业教育理念。总之，本轮教材在延续上版优点的基础上，体例更加规范，版式更加精美，质量明显提升，适用性更强。

在本次修订再版工作中，各参编院校给予了高度重视和大力支持，众多参编教师投入了极大的热情和精力，在主编带领下克服困难，以严肃、认真、负责的态度出色地完成了编写任务，在此一并致以衷心的感谢！“知行合一、行胜于言”一定程度上体现了职业教育理念，相信在北京大学医学出版社精心组织、编审委员会顶层设计和全体作者对教材的精雕细琢下，这套教材一定能与时俱进、日臻完善，满足新时期高职高专医学人才培养的需求，在教学实践中经受住检验，在教材建设“百花齐放、百家争鸣”的局面中脱颖而出，成为好学、好教、好用的精品教材。

王德炳

前 言

《妇产科学》(第 2 版) 教材服务于人才培养目标，以职业能力培养为根本，力求与课程教学大纲、临床岗位、行业需求及执业助理医师资格考试对接，突出基本知识、基本理论和基本技能，体现教材的思想性、科学性、先进性、启发性和实践性，基本知识和基本理论以"必需、够用"为度，基本技能贴近职业岗位重点培养，力求理论联系实际，满足职业岗位需要，充分体现高等职业教育的特点。

本教材参考临床执业助理医师资格考试大纲，根据专业培养目标及本课程在教学计划中的地位、作用和规定学时数确定编写内容、深度及广度。大部分章节按照学习目标、案例、正文、临床执业助理医师考试要点、思考题的顺序进行编写，有利于学生掌握基本知识点，培养学生分析问题和解决问题的能力。全书共编写了 26 章，较第 1 版增加了绪论，使读者对妇产科学发展史、发展前景及其学习方法有系统的认识，还增加了临床常用的遗传咨询、产前筛查与产前诊断、孕期指导、孕期合理用药、妊娠肝内胆汁淤积症、死胎、妊娠合并贫血、妊娠合并阑尾炎、产后抑郁症、妇产科常用特殊检查、新生儿窒息、妇产科常用诊疗手术及妇产科常用实验室检查参考值内容；删除了产褥中暑和胎盘部位滋养细胞肿瘤；根据国家计划生育政策的调整，删去了输卵管绝育术，并将第 1 版教材中第八、第九、第十章内容合并编写，方便教学及临床查阅。另外，编写了 2 套测试题作为增值服务项目供读者参考使用。编写过程中遵循科学、严谨、客观、规范的原则，力求简明扼要、重点突出、条理清晰、图文并茂。编写内容采用了最新版临床诊断治疗标准。本书可供高等职业教育临床医学类及相关专业学生使用，也可用作临床执业助理医师资格考试辅导用书。

本教材是在"中国高等教育学会医学教育专业委员会规划教材评审委员会"的组织、指导下编写的，编写过程中得到了北京大学医学出版社编辑们的耐心指导和热心帮助，同时也得到了各位编者及所在单位的大力支持，第 1 版教材的成功编写也为第 2 版教材的编写打下了良好的基础，在此一并表示感谢。

本版教材的 11 名编委，均有丰富的临床和教学经验，但由于各种原因，书中不足之处在所难免，尚祈使用本教材者不吝指出，有待再版时予以更正。

裴巧霞

2015 年 9 月

目　录

第一章　绪　论

【妇产科学研究范畴】

妇产科学是专门研究妇女生理、病理变化以及生育调控的一门临床医学学科，由产科学和妇科学组成，是临床医学专业的主干课程。产科学是一门研究妇女妊娠、分娩和产褥全过程中孕产妇、胚胎及胎儿所发生的生理、心理、病理改变，并对其进行预防、诊断及处理的医学学科，是协助新生命诞生的学科。妇科学是一门研究女性在非孕期生殖系统的生理和病理改变，并对病理改变进行预防、诊断和处理的临床医学学科。

【妇产科学的起源与发展】

1．我国妇产科学的发展史　妇产科学是在社会发展及医疗实践过程中逐步形成的。据考古学证实，早在公元前14—公元前11世纪的甲骨文中就记载有“疾育”等20余种病名，公元852年我国最早的产科学专著《经效产宝》问世，到隋代的《诸病源候论》中有了专门论述妇产科疾病的分卷。公元1098年杨子建撰写的《十产论》详细叙述了各种难产及助产方法，书中记载的转胎技术早于西方近半个世纪。《妇科百问》《妇人大全良方》则代表了宋元时代妇产科学的最高成就。1590年出书的《本草纲目》和1620年出书的《济阴纲目》使中医妇产科理论更为系统化、条理化。中医学独立发展，为妇女健康做出了巨大贡献。

2．国外妇产科学的发展史　近代西医妇科学史载资料显示：出现于古埃及的“纸草书”是最早的医学文档，其中写于公元前1825年的《Kahun妇科纸草书》就专门论述女性健康及疾病处理方法，被认为是第一部妇产科学专著。希波克拉底（约公元前460—公元前370年）提出“体液学说”，《希波克拉底文集》中涉及了解剖学、生理学及内科、外科、妇科、儿科诸多内容。公元前4世纪希腊解剖学家赫罗菲拉斯（Herophilus）第一次对女性生殖器官进行了描述。索兰纳斯（Soranus，公元98—138年）撰写的《论妇女病》对月经、避孕、分娩做了详细的描述。文艺复兴时期解剖学的迅速发展推动了妇产科学发展，意大利解剖学家法罗皮奥（Falloppio）首次发现了输卵管并完整描述了女性内生殖器官。16世纪法国外科医生Pare发明了转胎位术，1609年法国助产士Bourgeois出版了最早的助产术专著。17世纪英国Chamberlen家族发明了产钳，1774年英国产科医师威廉·亨特（W·Hunter）出版了《妊娠子宫的解剖学》（Anatomy of the Human Gravid Uterus），描述了胎儿发育的各个阶段，至此，产科学基本形成。18世纪中叶以后，产钳得到普遍应用，可以说产钳的出现使得产科从妇科中独立出来。

妇科学与外科学发展同步，1801年阴道窥器问世，使妇科检查发生了重大进展；1809年，美国外科医师MeDowell完成人类历史上第一个腹部手术——巨大卵巢囊肿切除术；1813年完成第一例经阴道子宫切除术，1853年英国医师Burnham成功完成经腹子宫切除术。直到20世纪30年代，随着抗生素和输血技术的应用，子宫切除术才广泛应用于临床。20世纪40年代，腹腔镜技术应用于临床。华裔美国医师李敏求于1957年成功应用甲氨蝶呤治愈了绒毛膜癌；1960年避孕药在美国批准上市，通过控制生育改变了妇女的生活。1967年第一部腹腔镜手术专著出版，迄今为止，绝大多数妇科手术均能在腹腔镜下完成。1978年英国医师Edwards采用体外受精和胚胎移植技术诞生了第一例试管婴儿。20世纪80—90年代，以德国科学家Hausen为代表的科学家确立了人乳头瘤病毒与子宫颈癌之间的因果关系，使子宫颈癌成为第一个病因明确的恶性肿瘤。2006年子宫颈癌疫苗问世。

3．我国西医妇产科学发展史　19世纪初，西方医学传入中国。1929年杨崇瑞在北京创办了第一家助产学校和附属产院，开始了中国人创办西医妇产科教学和医院的先河。1877年和1892年在中国分别完成了第一例子宫肿瘤手术和剖宫产手术。新中国成立后，妇产科学和妇女保健事业迅猛发展。20世纪50年代的大规模子宫颈癌普查、普治和子宫脱垂与尿瘘的防治，极大提高了妇女的健康水平，在以林巧稚为代表的广大妇产科工作者的长期努力下，我国妇产科学发展迅速。通过对妊娠合并症和并发症的研究，催产、引产及剖宫产技术不断改进，产前、产时各种胎儿监测技术的普及应用，以及围产保健制度的建立，降低了孕产妇和围生儿的死亡率，产科技术达到世界中等以上发达国家水平。妇科方面，子宫内膜异位症的基础与临床研究水平提高，以腹腔镜和宫腔镜为主的微创手术的发展形成了妇科诊治特色。妇科恶性肿瘤进展机制的研究及手术、化疗等治疗方案的不断完善，使卵巢癌患者的生存率达到世界先进水平。宫颈癌的筛查、手术及放疗技术的改进，降低了宫颈癌的发生率和死亡率。宋鸿钊对妊娠滋养叶细胞肿瘤的系列研究引领了世界潮流。他所制定的临床分期在20世纪60年代被世界卫生组织采纳，基本框架被国际妇产科联盟（International Federation of Gynecology，FIGO）沿用至今。1988年我国首例试管婴儿诞生，辅助生育技术达到世界先进行列。我国口服避孕药于1963年成功上市，使我国在避孕药和宫内节育器的研发应用领域跃居世界先进水平。

【妇产科学的展望】

20世纪末生物学的快速发展，给未来医学带来了美好前景。1997年英国科学家克隆羊获得成功，1998年美国科学家培养出了全能胚胎干细胞，2001年美、英、法、中、日、德六国公布了人类基因组图谱，使人类迈进了功能基因组学时代。医学将进入“个体化、预测性、预防性、参与性”的“4P”时代，实现集疾病预防和健康维护与促进为一体的“健康医学”的转变。2006年日本科学家将成熟细胞编程为诱导多能干细胞，使人类干细胞治疗成为可能。分子靶向治疗和基因治疗成为疾病治疗的主要手段，机器人手术向微型化、远程化和无人操作化的更高境界迈进。

现代医学和生物技术的进步将胎儿医学发展成独立的学科，产前诊断与胎儿手术等各种干预技术将把出生缺陷降到最低限度，功能基因组学将揭示妇产科疾病的病因，多种抗妇科肿瘤的疫苗将会问世。女性生殖器官结构和功能的重建、分子成像、干细胞移植、生物治疗、器官克隆等新兴技术引入妇产科疾病的防治，必将促进妇产科学快速发展。

【妇产科学特点与学习方法】

正确认识妇产科学课程的特点，对全面掌握妇产科学理论与实践极为重要。

（一）妇产科学特点

1．妇产科学虽然主要涉及女性生殖系统，但与整体密不可分。女性生殖系统的变化会引起其他相关系统发生变化。

2．妇产科学虽然分为产科学和妇科学，但两者有共同的基础，即女性生殖系统，许多产科疾病和妇科疾病互为因果。

3．妇产科学不仅是临床医学，同时也是预防医学。许多妇产科内容都涉及预防医学知识。

（二）妇产科临床工作特点

1．患者数量大、周转快，工作紧张、忙碌。

2．妇产科病情变化快，经常需要果断决策。

3．妇产科年轻患者多，夫妻恩爱，对患者及围生儿期望值高，妇产科医疗事件常面临严重后果，是医疗纠纷的好发科室。

4．妇产科工作涉及隐私、伦理问题多，医疗行为经常牵涉伦理争议，也常因侵犯隐私权发生纠纷。

（三）学习方法

本课程的学习目标为通过学习理论知识和临床实践，要求学生能够掌握妇产科基础知识，常见病的病理、诊断及鉴别诊断，各项基本临床技能，能够运用临床思维分析问题、解决问题，为学生成为一名合格的医生打下坚实的基础。学习妇产科学的方法及要求如下：

1．熟悉女性生殖系统生理、妊娠生理和分娩生理是学好妇产科学的前提。

2．重视理论知识的学习，围绕临床执业助理医师考试大纲要求和职业岗位需求，掌握妇产科基本知识点，关注妇产科学新进展，学习新成果，构建妇产科学知识框架。

3．勤于动手、动眼与动脑，积极参加实训和见习，开展典型病例讨论和死亡病例讨论。只有在不断的实践中，才能学习并掌握好妇产科常见诊疗技术。

4．尊重和保护患者隐私，养成不怕脏、不怕累、勇于面对风险、善于果断决策的工作作风，培养良好的医德医风，关心和爱护患者，全心全意为患者健康服务。

5．培养团队协作意识，发扬主人翁的精神，团结一致、共赴目标。

6．通过模拟临床执业助理医师考试，熟悉考试题型，进一步掌握临床执业助理医师考试内容，为顺利通过临床执业助理医师考试打下基础。

（裴巧霞）

第二章　女性生殖系统解剖

学习目标

通过本章内容的学习，学生应能：

识记：

1．说出内生殖器的解剖、组织结构特点及功能。

2．说出女性骨盆的特点及各平面的径线值。

理解：

1．列举女性生殖系统与邻近器官的关系。

2．总结供应和支配生殖系统的血管、淋巴及神经。

应用：

运用内生殖器解剖知识进行临床实践，提高临床诊疗水平。

女性生殖系统解剖包括女性内、外生殖器官以及相关组织与邻近器官。骨盆为生殖器官的所在部位，其结构及形态与产科关系密切。

第一节　外 生 殖 器

女性外生殖器（external genitalia）是指生殖器官暴露在体表的部分，又称外阴。位于两股内侧间，前面为耻骨联合，后为会阴（图 2-1）。

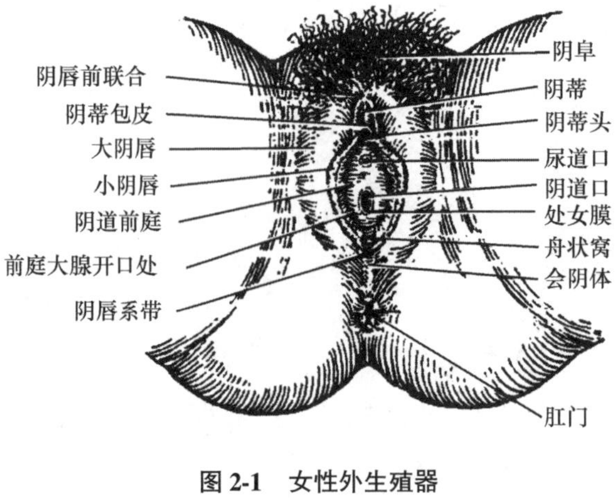

图 2-1　女性外生殖器

【阴阜】

阴阜为耻骨联合前面隆起的脂肪垫，青春期该部位皮肤开始生长阴毛，分布呈倒三角形。阴毛疏密与色泽因人或种族而异。阴毛为女性副性征之一。

【大阴唇】

大阴唇为两股内侧一对隆起的皮肤皱襞，起于阴阜，止于会阴，两侧大阴唇前端为子宫圆韧带的终点，后端在会阴体前融合。大阴唇外侧面为皮肤，内有皮脂腺和汗腺，青春期长出阴毛且伴有色素沉着；大阴唇内侧面湿润似黏膜，含多量的脂肪组织及丰富的静脉丛，如受伤易形成血肿。未产妇两侧大阴唇自然合拢遮盖阴道口和尿道口，经产妇大阴唇向两侧分开。

【小阴唇】

小阴唇为大阴唇内侧的一对薄皱襞，表面湿润、色褐、无毛，神经末梢丰富。两侧小阴唇前端相互融合包绕阴蒂，形成阴蒂包皮，前端两叶融合形成阴蒂系带。小阴唇的后端与大阴唇的后端会合，在正中线形成一条横皱襞，称阴唇系带。

【阴蒂】

阴蒂位于两侧小阴唇之间的顶端，与男性的阴茎海绵体组织相似，具有勃起性。阴蒂分为三部分，前端为阴蒂头，中间为阴蒂体，后面部分为阴蒂脚，阴蒂体和阴蒂脚附着于两侧的耻骨支上。阴蒂头有丰富的神经末梢，极为敏感。

【阴道前庭】

阴道前庭为两侧小阴唇之间的菱形区域，前为阴蒂，两侧为小阴唇的内侧面，后为阴唇系带。在此区域内有以下组织。

1．前庭大腺　又称巴氏腺，位于大阴唇后部，如黄豆大，左、右各一。腺管开口于前庭后方小阴唇与处女膜之间的沟内，性兴奋时分泌黏液可以润滑阴道。此腺在正常情况下不能触及，感染后腺管口阻塞，形成脓肿或囊肿时，则能看到或触及。

2．尿道口　位于阴蒂及阴道口之间，为尿道开口，尿道后壁近外口处有一对并列的腺体，称尿道旁腺，其分泌物有润滑尿道的作用，细菌也容易潜伏在此，形成泌尿系统感染。

3．阴道口及处女膜　阴道口在阴道前庭内，位于尿道口下方，其形状、大小常不规则。阴道口覆盖有一层较薄的黏膜，称处女膜。膜中央的小孔称处女膜孔。孔的形状、大小及膜的厚薄因人而异。处女膜可因初次性交或剧烈运动而破裂，分娩后仅留有处女膜痕。

第二节　内生殖器

女性内生殖器（internal genitalia）是指隐藏在体内的生殖器官部分，包括阴道、子宫、输卵管及卵巢，后两者及周围组织合称为附件（图 2-2）。

【阴道】

1．功能　为性交器官、月经血流出及胎儿娩出的通道。

2．位置和形态　位于真骨盆腔中央下部，是细长而弯曲的管道，上端包绕子宫颈，下端开口于阴道前庭后部。阴道前壁长 7 ～ 9cm，后壁长 10 ～ 12cm。环绕子宫颈的阴道部分称为阴道穹窿，分为前、后、左、右四个部分。后穹窿最深，顶部与直肠子宫陷凹紧密相邻，直肠子宫陷凹是腹腔的最低部位，临床上可经此处进行穿刺或切开引流，是妇产科特有的诊断与治疗疾病的通道。

3．组织结构　阴道壁由黏膜、肌层和纤维组织膜构成，有很多横纹皱襞，具有较大伸展性。阴道黏膜由复层鳞状上皮细胞覆盖，色淡红，无腺体。阴道内分泌物是由阴道黏膜渗出液、脱落

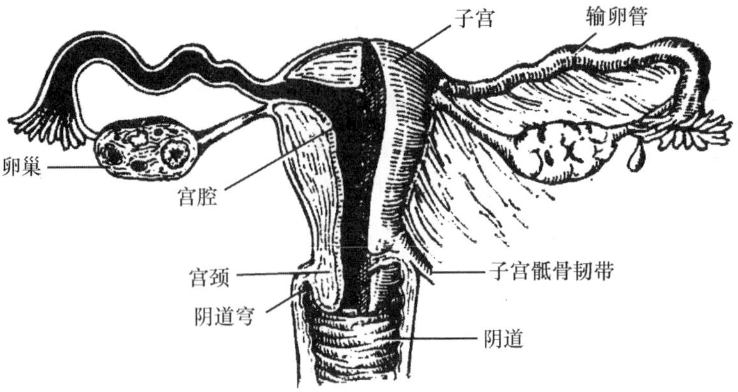

图 2-2　女性内生殖器

上皮细胞和宫颈黏液混合而成，俗称白带。阴道黏膜受性激素的影响，有周期性变化。阴道壁静脉丛丰富，故局部受损伤易出血或形成血肿。

【子宫】

1．功能　子宫是一个空腔肌性器官，腔内覆有黏膜，称子宫内膜。从青春期到围绝经期，子宫内膜受卵巢激素影响，发生周期性改变并产生月经；性交后，子宫为精子到达输卵管的通道；受孕后，子宫为孕育胎儿的场所；分娩时，子宫收缩是迫使胎儿及附属物娩出的主要产力。

2．大体结构　子宫位于骨盆腔中央，呈倒置扁梨形，正常成年人未孕子宫长 7 ~ 8cm，宽 4 ~ 5cm，厚 2 ~ 3cm，重约 50g，子宫腔容量约 5ml。子宫上部较宽，称子宫体。子宫体两侧为子宫角，与输卵管相通。输卵管以上隆起的子宫部分称子宫底。子宫的下部较窄，呈圆柱状，称子宫颈。子宫体与子宫颈的比例随年龄变化，婴儿期为 1 ∶ 2，成年人为 2 ∶ 1，老年人为 1 ∶ 1。子宫腔呈上宽下窄的三角形。在子宫体与子宫颈之间最狭窄的部分，称子宫峡部。子宫峡部在非孕期长约 1cm，妊娠晚期可达 7 ~ 10cm，形成子宫下段，为剖宫产的切口部位。子宫峡部上端，因为在解剖学上较为狭窄，称解剖学内口；峡部下端，因为黏膜组织在此处由子宫内膜转变为子宫颈内膜，故又称组织学内口。子宫颈长约 3cm，内腔呈梭形，称子宫颈管，其下端称为子宫颈外口。以阴道壁与宫颈交界部为界，伸入到阴道内的宫颈部分称宫颈阴道部，阴道以上的宫颈部分称宫颈阴道上部（图 2-3、图 2-4）。未产妇的子宫颈外口呈圆形，经产妇子宫颈外口呈“一”字横裂状，分为前、后两唇。

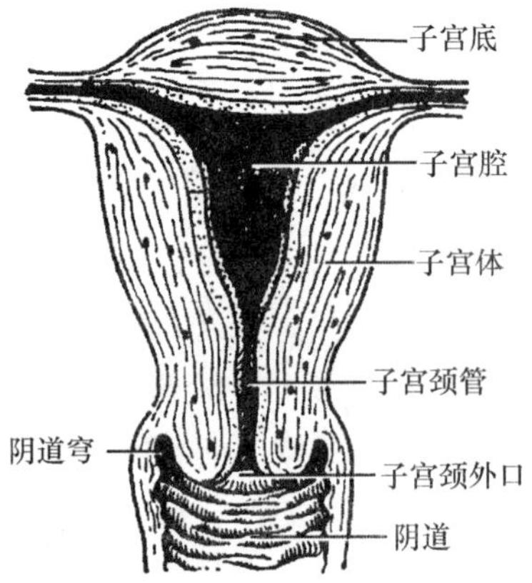

图 2-3　子宫冠状断面

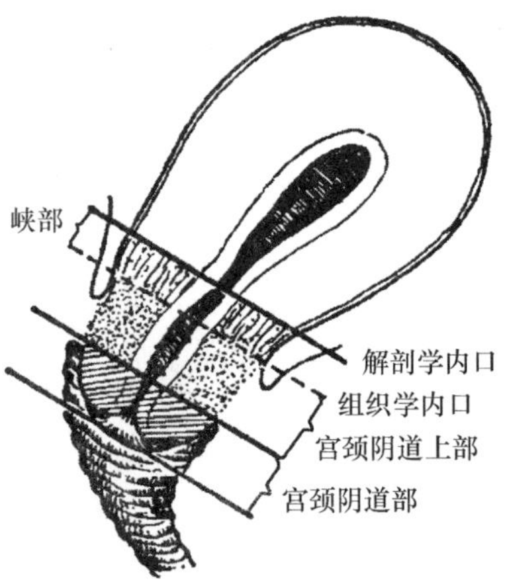

图 2-4　子宫矢状断面

3．组织结构　子宫体和子宫颈的结构不同。

（1）子宫体：由三层组织构成，由内向外可分为子宫内膜、肌层和浆膜层（脏腹膜）。①子宫内膜：为粉红色黏膜组织，从青春期开始受卵巢激素影响，致密层和疏松层可发生周期性变化，称为功能层；靠近子宫肌层的基底层细胞可修复内膜。②子宫肌层：为子宫壁最厚的一层，由平滑肌束及弹性纤维所组成，肌束排列交错，大致可分为三层：外层纵行、内层环行、中层交叉排列（图 2-5）。肌层中有丰富的血管，子宫收缩时血管被挤压，能有效地制止子宫出血。肌层在非孕期厚度约 0.8cm。③子宫浆膜层：即覆盖子宫体底部、前壁及后壁的脏腹膜，紧贴于肌层表面，在子宫前壁近子宫峡部处，腹膜折向前方并覆盖膀胱，形成膀胱子宫陷凹，覆盖此处的腹膜称膀胱子宫返折腹膜。在子宫后面，腹膜覆盖子宫颈后方及阴道后穹，然后折向直肠，形成直肠子宫陷凹，亦称道格拉斯窝。

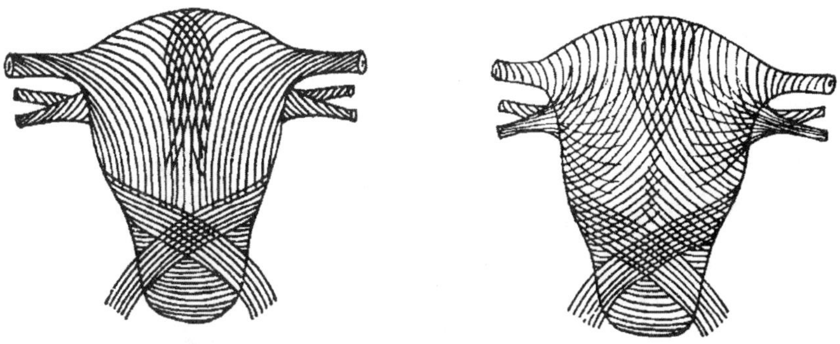

(1) 浅层　　(2) 深层

图 2-5　子宫肌层肌束排列

（2）子宫颈：主要由结缔组织组成，亦含有少量平滑肌纤维、血管及弹性纤维。子宫颈管黏膜上皮细胞为单层高柱状，黏膜层有许多腺体，能分泌碱性黏液，形成黏液栓堵塞子宫颈管。子宫颈的阴道部分由复层鳞状上皮覆盖，表面光滑。在子宫颈外口柱状上皮与鳞状上皮交界处是子宫颈癌的好发部位。宫颈管黏膜也受性激素的影响发生周期性变化。

4．子宫的韧带　共有以下 4 对（图 2-6）。

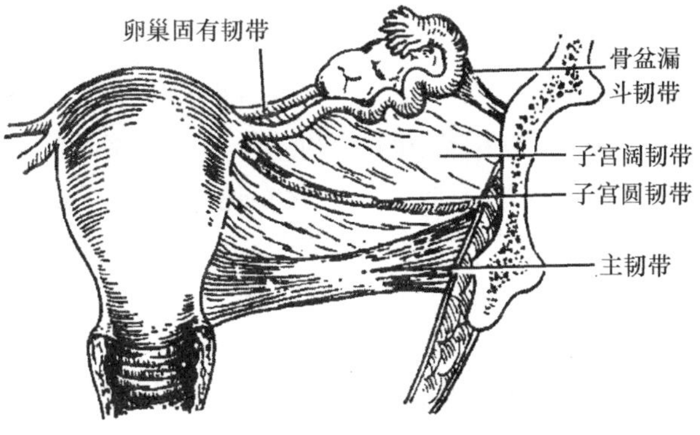

图 2-6　子宫各韧带

（1）子宫圆韧带：起于两侧子宫角的前面、输卵管近端的下方，向前下方伸展达两侧骨盆壁，再穿过腹股沟管终止于大阴唇顶端。此韧带由结缔组织与平滑肌组成，表面为阔韧带前叶的腹膜覆盖，是维持子宫前倾位置的主要韧带。

（2）子宫阔韧带：为一对翼形腹膜皱襞。覆盖在子宫前后壁的腹膜从子宫两侧开始，向外伸展达到骨盆两侧壁，将骨盆分为前、后两部。子宫阔韧带上缘呈游离状，其内侧 2/3 包绕输卵管

（伞端无腹膜遮盖），外侧 1/3 壶腹部末端向外侧延伸到达骨盆壁，称骨盆漏斗韧带，卵巢的动、静脉由此穿过。卵巢内侧与子宫角之间的阔韧带稍有增厚，称卵巢固有韧带。子宫体两侧的阔韧带中有丰富的血管、神经、淋巴管及疏松结缔组织。子宫动、静脉和输尿管均从阔韧带基底穿过。

（3）子宫骶骨韧带：起自子宫颈内口的后上侧方，向两侧绕过直肠终止在第二、三骶椎前面的筋膜上，将子宫颈向后、向上牵引，外有腹膜覆盖，韧带含有平滑肌和结缔组织，间接维持子宫前倾位置。

（4）主韧带：又称子宫颈横韧带，起于子宫颈侧方，横行到达骨盆侧壁，为一对坚韧的平滑肌与结缔组织纤维束，为固定子宫颈位置的重要组织。

【输卵管】

1．功能　输卵管为卵子与精子相遇而受精的场所，输卵管液营养孕卵，输卵管的蠕动和纤毛的摆动将受精卵运送至宫腔。

2．大体结构　为一对细长而弯曲的管道，其内侧与子宫角相连，外侧端游离，呈漏斗状，全长 8 ~ 14cm。输卵管由内向外分为四部分：①间质部：与子宫壁相接的部分，管腔最狭窄，长约 1cm；②峡部：为间质部外侧的一段，管腔较狭窄，长 2 ~ 3cm；③壶腹部：在峡部外侧，管腔较宽大，长 5 ~ 8cm，是受精的部位；④漏斗部或伞部：为输卵管末端，开口于腹腔，游离端呈漏斗状。长度不一，多为 1 ~ 1.5cm，有“拾卵”作用（图 2-7）。

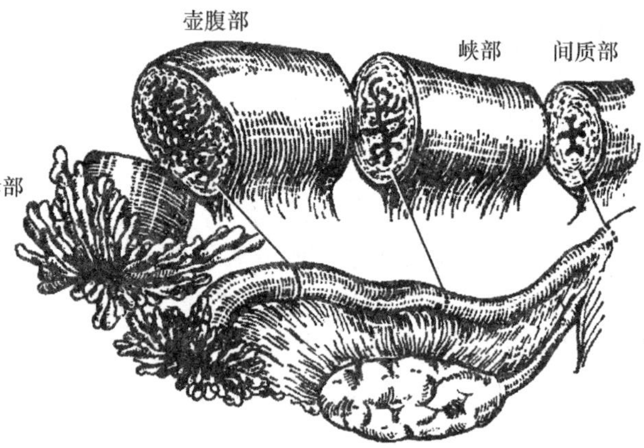

图 2-7　输卵管各部及其横断面

3．组织结构　输卵管由三层构成：外为浆膜层，是腹膜的一部分；中为平滑肌层，由外纵、内环两层肌纤维组成，当肌肉收缩时，有助于孕卵向宫腔运行；内为黏膜层，由单层高柱状上皮组成，上皮细胞分纤毛细胞、无纤毛细胞、楔状细胞及未分化细胞四种。纤毛细胞能摆动，协助运输孕卵；无纤毛细胞有分泌作用；楔状细胞可能是无纤毛细胞的前身；未分化细胞是上皮的储备细胞。输卵管肌肉的收缩和黏膜上皮细胞的形态、分泌及纤毛摆动均受到性激素影响，有周期性变化。

【卵巢】

1．功能　为一对灰白色椭圆形的性腺，具有生殖和内分泌功能，可以产生和排出卵细胞以及分泌性激素。

2．大体结构　青春期前，卵巢表面光滑。青春期开始排卵后，表面逐渐凹凸不平。成年妇女的卵巢约 4cm × 3cm × 1cm 大小，绝经后卵巢逐渐萎缩变小、变硬。卵巢由卵巢系膜连于阔韧带后叶的部位为卵巢门，卵巢血管与神经由此出入卵巢。

3．组织结构　卵巢表面无腹膜覆盖，最外层为生发上皮，其内为由纤维组织组成的白膜。白膜内为卵巢皮质，是卵巢的功能层，内有数以万计的卵泡和致密结缔组织。最内层为髓质，其中含有疏松结缔组织及丰富的血管、淋巴管及神经（图 2-8）。

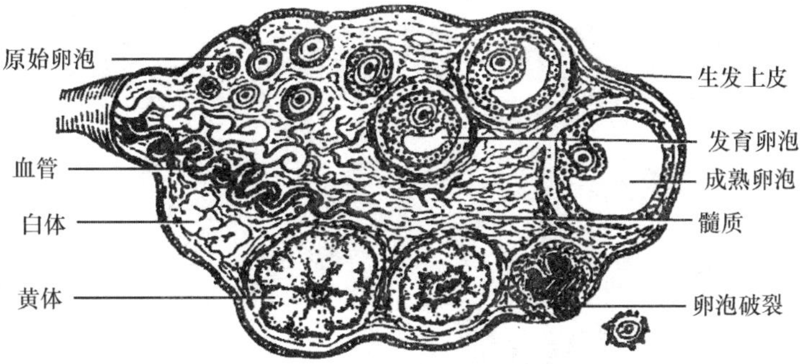

图 2-8　卵巢剖面

第三节　血管、淋巴和神经

【血管】

女性内、外生殖器官的血液供应主要来自卵巢动脉、子宫动脉、阴道动脉及阴部内动脉（图 2-9）。各部位静脉与同名动脉伴行且数量较动脉多，并在各器官及其周围形成静脉丛，而且相互吻合。

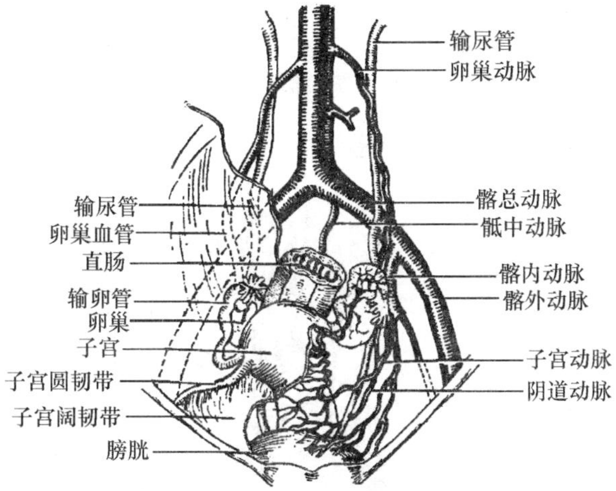

图 2-9　盆腔动脉

1．动脉

（1）卵巢动脉：自腹主动脉分出（左侧可来自左肾动脉）。在腹膜后沿腰大肌前下行进入骨盆腔，跨过输尿管与髂外动脉，经骨盆漏斗韧带和卵巢系膜进入卵巢门，卵巢动脉在输卵管系膜内分出若干分支供应输卵管，其末梢在子宫角附近与子宫动脉上行支吻合。

（2）子宫动脉：为髂内动脉前干的分支，沿骨盆侧壁下行，在相当于子宫颈内口的水平距子宫颈 2cm 处跨过输尿管（图 2-10），向内走行到达子宫侧方并分为两支：①子宫颈阴道支：为子宫动脉的下行支，分布到子宫颈、阴道及部分膀胱；②子宫体支：沿子宫外侧蜿蜒上行，在子宫角处分为子宫底支、卵巢支及输卵管支。

（3）阴道动脉：为髂内动脉前干的分支之一，有许多小分支分布于膀胱及阴道下段，并与子宫动脉的阴道支和阴部内动脉的分支相吻合。

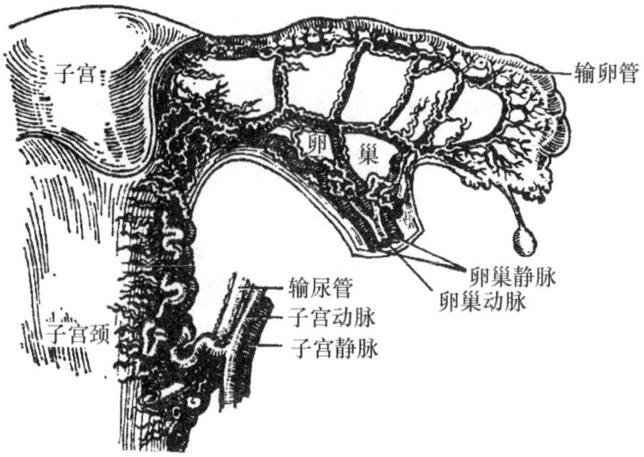

图 2-10 子宫和卵巢的动脉、静脉与输尿管之间的位置关系

(4) 阴部内动脉：为髂内动脉前干的终支，经坐骨大孔出骨盆腔，绕过坐骨棘，再经坐骨小孔进入会阴肛门部，分出痔下动脉、会阴动脉，阴唇动脉，最后移行为阴蒂动脉，供应会阴部、阴唇、前庭、阴蒂及肛门直肠下段的血液。

2．静脉 女性生殖器官的静脉丛状吻合，与同名动脉相伴行且数量多，盆腔感染易于蔓延。右侧静脉血汇入下腔静脉，左侧静脉血汇入左肾静脉，故左侧盆腔静脉曲张多见。

【淋巴】

女性生殖器有丰富的淋巴管及淋巴结，都伴随相应血管而行，首先汇入髂动脉的各淋巴管，然后注入沿腹主动脉周围的腰淋巴管，最后在第二腰椎处汇入胸导管的乳糜池。当内、外生殖器发生炎症或肿瘤时，可沿回流的淋巴管扩散，引起相应的淋巴结肿大。女性生殖器淋巴分外生殖器淋巴与内生殖器淋巴 2 组（图 2-11）。

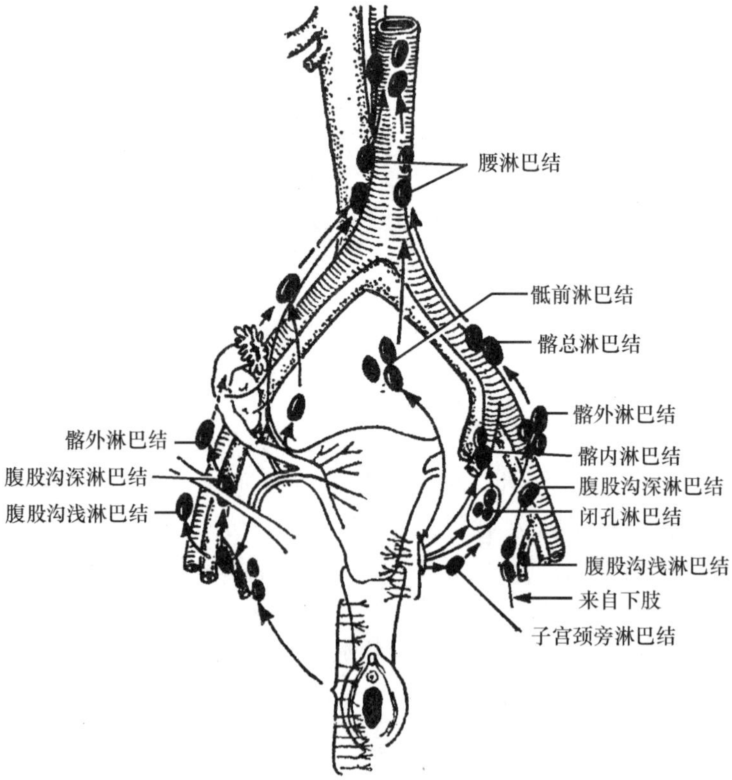

图 2-11 女性生殖器淋巴结

1．内生殖器淋巴　阴道下段的淋巴引流，主要入腹股沟淋巴结。阴道上段淋巴大部分汇入闭孔淋巴结与髂内淋巴结，小部分汇入髂外淋巴结，并经子宫骶骨韧带汇入骶前淋巴结。子宫体和子宫底淋巴与输卵管、卵巢淋巴均汇入腰淋巴结；子宫体两侧淋巴可沿子宫圆韧带进入腹股沟浅淋巴结。

2．外生殖器淋巴　均汇入髂外淋巴结组。①腹股沟浅淋巴结：收集外生殖器、会阴、阴道下段、肛门部及下肢的淋巴；②腹股沟深淋巴结：收集阴蒂、股静脉区淋巴及腹股沟浅淋巴。

【神经】

1．外生殖器的神经支配　主要由第Ⅱ、Ⅲ、Ⅳ骶神经分支组成的阴部神经支配，含感觉和运动神经纤维。在坐骨结节内侧下方分成会阴神经、阴蒂背神经和痔下神经三支，分别分布于会阴、阴唇、阴蒂及肛门周围。

2．内生殖器的神经支配　主要由交感和副交感神经支配。交感神经纤维自腹主动脉前神经丛分出，下行入盆腔后分成两部分：①卵巢神经丛：分布于卵巢和输卵管；②骶前神经丛：在子宫颈旁形成骨盆神经丛，分布于子宫体、子宫颈、膀胱上部等。骨盆神经丛中还有来自第Ⅱ、Ⅲ、Ⅳ骶神经的副交感神经纤维，并含有向心传导的感觉神经纤维。骨盆神经丛分出神经支配子宫肌肉活动，又从子宫传导向心的感觉冲动到中枢，从而引起子宫反射性收缩。子宫平滑肌有自律活动，完全切除内生殖器神经后仍能有节律地收缩，还能完成分娩活动。

第四节　邻近器官

女性生殖器官与骨盆腔中其他器官互相邻接，其血管、淋巴及神经有密切联系。当女性生殖器官出现病变时，常会累及邻近器官，增加诊断与治疗上的难度，反之亦然。

【尿道】

尿道长 4 ~ 5cm，从膀胱三角尖端开始，穿过泌尿生殖膈，终于阴道前庭部的尿道外口。尿道内括约肌是不随意肌，外括约肌是随意肌，外括约肌与会阴深横肌纤维密切联合。由于女性尿道短而直，又接近阴道，故易发生泌尿系统感染。

【膀胱】

膀胱为一空腔器官，其大小、形状可因其盈虚及邻近器官的情况而变化。由于膀胱充盈可影响子宫及阴道，故妇科检查及手术前必须使膀胱排空，分娩过程中应及时排空膀胱。

【输尿管】

输尿管起自肾盂后，沿腰大肌前缘下行，跨过髂外动脉进入盆腔，然后沿骨盆壁向下、向前达阔韧带底部，再向前内方走行。在距子宫颈外侧约 2cm 处，输尿管在子宫动脉后方与之交叉，然后进入膀胱。在施行子宫切除结扎子宫动脉时，应避免损伤输尿管。

【阑尾】

阑尾位于右髂窝内，长 7 ~ 9cm，其位置、长短、粗细变化较大，少部分阑尾下端可到达右侧输卵管及卵巢处，因此，妇女患阑尾炎时有可能累及子宫附件。在妊娠期，阑尾的位置可随子宫的增大而逐渐向外上方移位。

【直肠】

直肠全长 15 ~ 20cm。前为子宫及阴道，后为骶骨。直肠上部有腹膜覆盖，至中部腹膜转向前方，覆盖子宫后面，形成直肠子宫陷凹。直肠下端为肛管，长 2 ~ 3cm，周围有肛门内、外括约肌和肛提肌，妇科手术及分娩处理时应注意避免损伤肛管、直肠。

第五节 骨 盆

骨盆的大小、形状对分娩有直接影响。通常女性骨盆较男性骨盆浅而宽，有利于胎儿娩出。

【骨盆的组成】

1．骨盆的骨骼 骨盆由骶骨、尾骨及左右 2 块髋骨所组成。每块髋骨又由髂骨、坐骨及耻骨融合而成。骶骨由 5 ～ 6 块骶椎融合而成，其内面呈凹形，第一骶椎向前突出形成骶岬。尾骨由 4 ～ 5 块尾椎合成（图 2-12）。

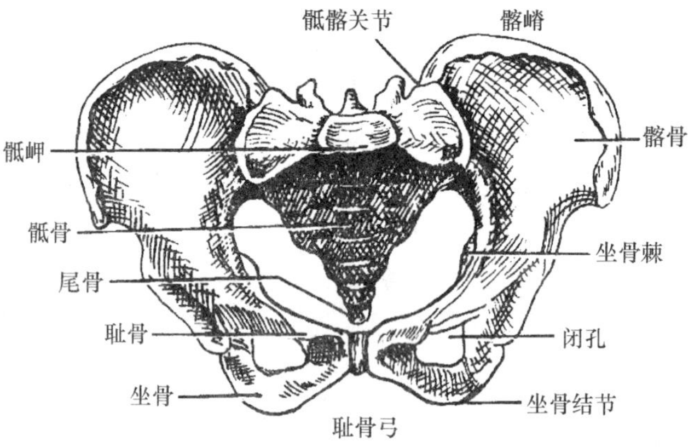

图 2-12 正常女性骨盆

2．骨盆的关节 骶骨与尾骨之间以骶尾关节相连，有一定活动度，分娩时尾骨可略向后移。骶骨与髂骨之间以骶髂关节相连。两耻骨之间由纤维软骨连接，称耻骨联合。

3．骨盆的韧带 骶结节韧带为骶骨、尾骨与坐骨结节之间的韧带；骶棘韧带为骶骨、尾骨与坐骨棘之间的韧带。骶棘韧带宽度即为坐骨切迹宽度，是判断中骨盆是否狭窄的重要指标。妊娠期受激素影响，韧带稍松弛，各关节活动度略有增加，有利于胎儿娩出。

【骨盆的分界】

以耻骨联合上缘、髂耻缘和骶岬上缘的连线为界，将骨盆分为假骨盆（又称大骨盆）和真骨盆（又称小骨盆）（图 2-13）。假骨盆与分娩无关，但其某些径线的长短间接反映真骨盆的大小，因此测量假骨盆的径线可作为了解真骨盆情况的参考。真骨盆是胎儿娩出的骨产道，故其大小及形状与分娩的关系极为密切。真骨盆腔前浅后深，前壁是耻骨联合，后壁是骶骨与尾骨，两侧为坐骨、坐骨棘及骶棘韧带。女性骨盆耻骨弓角度约 90°。

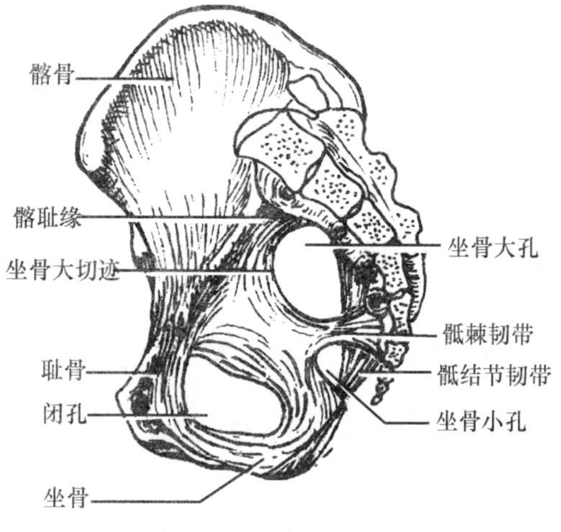

图 2-13 骨盆矢状断面

【骨盆的类型】

根据骨盆形状分为 4 种类型。

1．女型 为女性正常骨盆，最常见。入口呈横椭圆形，入口横径较前后径稍长。骨盆侧壁直，坐骨棘不突出，耻骨弓较宽，坐骨棘间径≥ 10cm，此型在我国妇女中占 52% ～ 58.9%。

2．扁平型 较常见。入口呈扁椭圆形，横径大于前后径。耻骨弓宽，骶骨变直向后翘或呈深弧形，故骨盆浅。此型在我国妇女中约占 25%。

3．类人猿型骨盆 入口呈纵椭圆形，入口前后径大于横径。骨盆两侧壁稍内聚，坐骨棘突出。坐骨切迹较宽，耻骨弓较窄，骶骨向后倾斜，故骨盆前部较窄而后部较宽。类人猿型骨盆往往有 6 节骶骨，较其他类型深。此型在我国妇女中约占 15%。

4．男型　少见。入口略呈三角形，两侧壁内聚，坐骨棘突出。耻骨弓较窄，坐骨切迹窄呈高弓形，骶骨较直而前倾，出口后矢状径较短。骨盆腔呈漏斗形，易造成难产。

上述 4 种骨盆基本类型是理论上分类，临床所见多是混合型骨盆。

第六节　骨 盆 底

骨盆底由多层肌肉和筋膜所组成，具有封闭骨盆出口、承托盆腔脏器并使之保持正常位置的作用。若骨盆底组织结构和功能发生异常，则可导致盆腔脏器膨出、脱垂或引起分娩障碍。分娩期处理不当，也可损伤骨盆底组织。骨盆底的前面为耻骨联合，后面为尾骨尖，两侧为耻骨降支、坐骨升支及坐骨结节。

【骨盆底组织】

骨盆底组织由外向内分为三层。

1．外层　由会阴浅筋膜及其深面的 3 对肌肉（球海绵体肌、坐骨海绵体肌和会阴浅横肌）和 1 条括约肌组成（图 2-14）。肛门外括约肌是围绕肛门周围的环形肌束，前端汇合于中心腱。

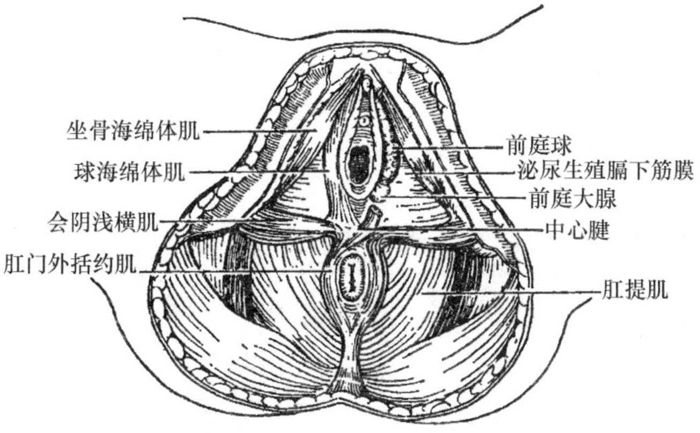

图 2-14　骨盆底浅层肌肉

2．中层　即泌尿生殖膈，又称三角韧带。覆盖在骨盆出口前部的三角形平面上，由上、下两层坚韧的筋膜与中间的会阴深横肌和尿道括约肌组成（图 2-15）。其上有尿道与阴道穿过。

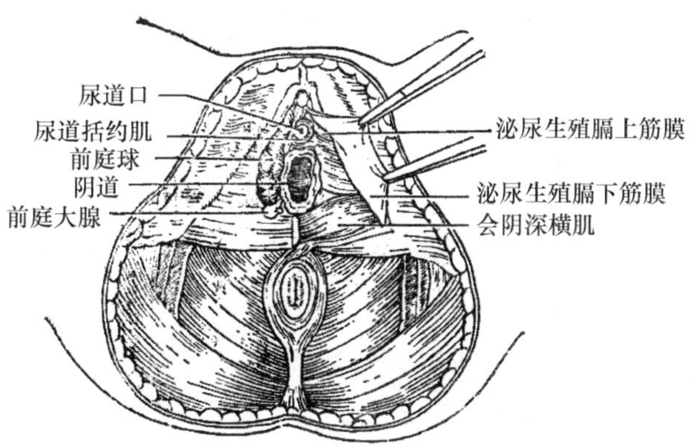

图 2-15　泌尿生殖膈的组成

3．内层　即盆膈，是骨盆底最里面且最坚韧的一层，由肛提肌及其上、下筋膜所组成，其间有尿道、阴道及直肠贯穿（图 2-16）。肛提肌是位于骨盆底的成对扁肌，向下、向内合成漏斗形。每侧肛提肌由耻尾肌、髂尾肌、坐尾肌三部分组成，肛提肌有加强盆底托力的作用。

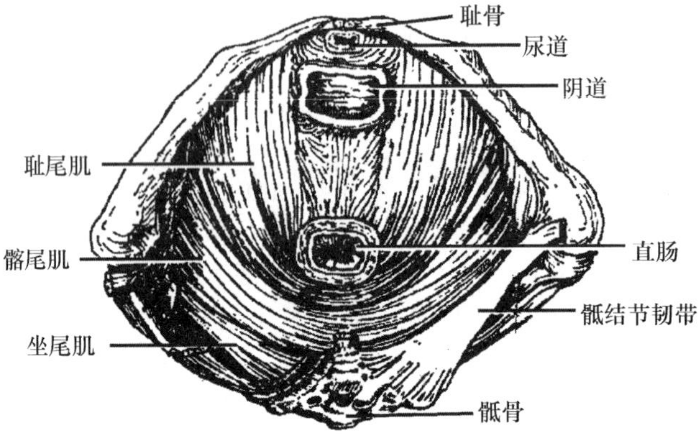

图 2-16　骨盆底深层肌肉

【会阴】

广义的会阴是指封闭骨盆出口的所有软组织。狭义的会阴是指阴道口与肛门之间的软组织，厚 3 ~ 4cm，由外向内逐渐变狭窄而呈楔形，表面为皮肤及皮下脂肪，内层为会阴中心腱（由会阴浅横肌、球海绵体肌、肛门外括约肌、会阴深横肌、肛提肌等肌腱联合组成），故又称会阴体。妊娠期会阴体组织变软，有很大的伸展性；分娩时由于受到胎头的挤压，其厚度变薄，极易被撕裂，应加以保护，以免造成会阴裂伤。

本章临床执业助理医师考试要点

1．女性内生殖器解剖特点。
2．生殖系统血管分布、淋巴引流和神经支配。
3．骨盆的组成、分界各平面径线及类型，内生殖器与邻近器官的关系。
4．盆底结构及会阴解剖。

思 考 题

1．骨盆各平面的径线值是多少？
2．会阴中心腱由哪些肌肉组成？
3．成年未孕子宫有多大？子宫有哪些功能？
4．子宫周围有哪些韧带？各有何功能？
5．说出子宫动脉和输尿管的解剖位置关系。
6．输卵管由内向外分几部分？各有何特点？
7．说出卵巢的组织学结构。卵巢的功能有哪些？
8．女性生殖器官的血液供应来源于哪些血管？

（王桂玲）

第三章　女性生殖系统生理

学习目标

通过本章内容的学习，学生应能：

识记：

1．说出卵巢分泌激素的生理作用。

2．说出子宫内膜的周期性变化。

理解：

1．解释卵巢的周期性变化过程和月经周期的调节过程。

2．说出女性一生各阶段的生理特点。

应用：

运用性周期调节理论，说明月经的形成及特点。

第一节　妇女一生各阶段的生理特点

女性从胎儿形成到衰老是一个渐进的生理过程，也是下丘脑 - 垂体 - 卵巢轴功能发育、成熟和衰退的过程。妇女一生根据其生理特点可分为七个阶段，各阶段可因遗传、环境、营养等因素影响而有个体差异，但并无截然界限。

【胎儿期】

胎儿期（fetal period）指受精第 9 周至 40 周，受精卵是由父系和母系来源的 23 对（46 条）染色体组成的新个体，其中性染色体 X 与 Y 决定着胎儿的性别，在性发育中起决定性作用，即 XX 合子发育为女性，XY 合子发育为男性。胚胎 6 周后原始性腺开始分化。若胚胎细胞不含 Y 染色体，性腺分化缓慢，至胚胎 8 ～ 10 周性腺组织才出现卵巢的结构。原始生殖细胞分化为初级卵母细胞，性索皮质的扁平细胞围绕卵母细胞构成原始卵泡。卵巢形成后，因无副中肾管抑制因子，所以中肾管退化，两条副中肾管发育成为女性生殖道。

【新生儿期】

出生后 4 周内称新生儿期（neonatal period）。女胎在母体内受到胎盘及母体卵巢所产生的女性激素影响，出生时外阴较丰满，乳房略隆起或少许泌乳。出生后脱离母体环境，血中女性激素水平迅速下降，可出现少量阴道流血。这些生理变化短期内均能自行消退。

【儿童期】

从出生 4 周到 12 岁左右称儿童期（childhood）。8 岁之前，下丘脑 - 垂体 - 卵巢轴的功能处于抑制状态，此期生殖器为幼稚型，子宫、输卵管及卵巢位于腹腔内。8 岁之后，下丘脑促性腺激素释放激素抑制状态被解除，卵巢内的卵泡受垂体促性腺激素的影响，有一定发育并分泌性激素，子宫、输卵管及卵巢逐渐向骨盆腔内下降。皮下脂肪在胸、髋、肩部及耻骨前面堆积，乳房亦开始发育，开始显现女性特征。

【青春期】

青春期（adolescence or puberty）是儿童到成人的转变期，是月经初潮至生殖器官、内分泌、体格逐渐发育成熟的阶段。世界卫生组织（WHO）规定青春期为 10 ～ 19 岁。青春期发动的时间主要取决于遗传因素，此外，还与居住地的地理位置、体质、营养状况以及心理精神因素有关。青春期发动常始于 8 ～ 10 岁。

1．生殖器官的发育　女性青春期第一性征的变化是在促性腺激素作用下，卵巢增大，卵泡开始发育和分泌雌激素，生殖器从幼稚型变为成人型。阴阜隆起，大、小阴唇变肥厚并有色素沉着；阴道长度及宽度增加，阴道黏膜变厚并出现皱襞；子宫增大，尤其子宫体明显增大，宫体与宫颈的比例为 2 ∶ 1；输卵管变粗，弯曲度减小，黏膜出现许多皱襞与纤毛；卵巢增大，皮质内有不同发育阶段的卵泡，致使卵巢表面稍凹凸不平。

2．副性征的发育　除生殖器官以外，其他女性特有的性征即副性征，包括音调变高、乳房发育、阴毛及腋毛生长、骨盆横径发育大于前后径，以及胸、肩部皮下脂肪增多等，呈现女性特征。

3．体格的生长　11 ～ 12 岁青春期少女体格生长呈直线加速，平均每年生长 9cm 左右，月经初潮后生长减缓。

4．月经来潮　女性第一次月经来潮称月经初潮（menarche），为青春期的重要标志。月经初潮平均晚于乳房发育 2.5 年时间。若青春期女性下丘脑、垂体对雌激素的正反馈机制尚未成熟，即使卵泡发育成熟，也不能规律性排卵，故月经周期常不规律，待建立周期性排卵后，月经周期才逐渐正常。

5. 心理变化　青春期女孩随着体格和性征的发育会发生较大心理变化，出现性意识，情绪和智力发生明显变化，容易激动，想象力和判断力明显增强。

【性成熟期】

性成熟期（sexual maturity period）又称生育期，是卵巢生殖功能与内分泌功能最旺盛的时期。一般自 18 岁左右开始，历时约 30 年，此期妇女性功能旺盛，卵巢功能成熟并分泌性激素，已建立规律的周期性排卵。生殖器官各部及乳房在卵巢分泌的性激素作用下发生周期性变化。

【绝经过渡期】

绝经过渡期（menopausal transition period）指从开始出现绝经趋势直至最后一次月经的时期。一般始于 40 岁，历时短则 1 ～ 2 年，长至 10 ～ 20 年。此期卵巢功能逐渐衰退，卵泡数明显减少，常为无排卵性月经。最终由于卵巢内卵泡自然耗竭，导致卵巢功能衰竭。妇女一生中最后一次月经称绝经（menopause）。我国妇女平均绝经年龄为 49.5 岁。从卵巢功能开始衰退直至绝经后 1 年内的时期称为围绝经期（perimenopausal period）。在围绝经期由于雌激素水平降低，可出现血管舒缩功能障碍和神经精神症状，表现为潮热、出汗、情绪不稳定、抑郁或烦躁、失眠、头痛等，称为围绝经期综合征。

【绝经后期】

绝经后期（postmenopausal period）指绝经后的生命时期。在早期阶段，虽然卵巢停止分泌雌激素，但卵巢间质仍能分泌少量雄激素，后者在外周转化为雌酮，是循环中的主要雌激素。一般 60 岁以后妇女机体逐渐老化进入老年期（senility）。此期卵巢功能已完全衰竭，生殖器官进一步萎缩。骨代谢失常引起骨质疏松，易发生骨折。

第二节　卵巢功能及其周期性变化

【卵巢功能】

卵巢是女性的性腺，其功能有周期性排卵（即生殖功能）和分泌性激素（即内分泌功能）。

【卵巢周期性变化】

1. 卵泡发育和成熟　卵泡形成于胚胎时期，胚胎 6 ～ 8 周时，原始生殖细胞不断进行有丝分裂，形成卵原细胞，约 60 万个。自胚胎 11 ～ 12 周开始，卵原细胞进行第一次减数分裂后形成初级卵母细胞。胚胎 16 周至生后 6 个月，单层梭形前颗粒细胞围绕着初级卵母细胞形成始基卵泡（图 3-1）。胎儿期的始基卵泡不断闭锁，出生时约剩 200 万个，至青春期只剩下约 30 万个。

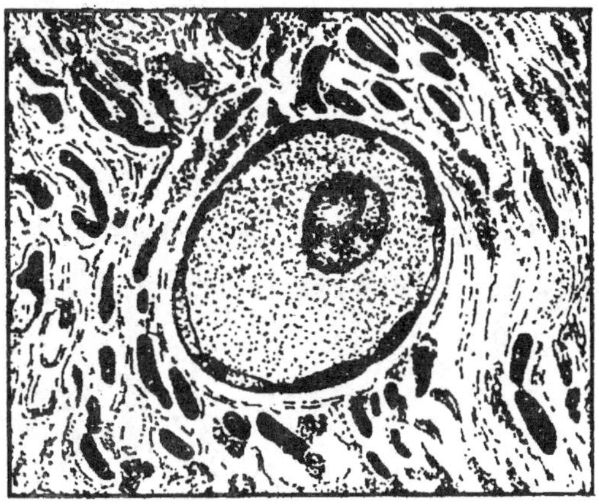

图 3-1　始基卵泡

进入青春期后，卵泡由自主发育至发育成熟的过程依赖于促性腺激素的刺激。生育期每个月经周期有 3 ～ 11 个始基卵泡发育，一般只有一个优势卵泡可达完全成熟并排出卵子。其余的卵泡发育到一定程度自行退化，称卵泡闭锁。女性一生中只有 400 ～ 500 个卵泡发育成熟并排卵。

卵泡的发育始于始基卵泡到初级卵泡的转化，始基卵泡可以在卵巢内处于休眠状态数十年。始基卵泡发育远在月经周期起始之前，从始基卵泡至形成窦前卵泡需 9 个月以上的时间，从窦前卵泡发育到成熟卵泡经历 85 日。一般卵泡生长的最后阶段正常需 15 日左右，是月经周期的卵泡期。根据卵泡的形态、大小、生长速度和组织学特征，可将其生长过程分为以下几个阶段。

(1) 始基卵泡：由停留于减数分裂双线期的初级卵母细胞被单层梭形颗粒细胞围绕而形成。

(2) 窦前卵泡：始基卵泡的梭形颗粒细胞分化为单层立方形细胞之后成为初级卵泡。与此同时，在卵子周围形成透明带。初级卵泡颗粒细胞的增殖使卵泡增大，形成次级卵泡。颗粒细胞内出现卵泡刺激素（follicle-stimulating hormone，FSH）、雌激素（estrogen，E）和雄激素（androgen，A）三种受体，具备了对上述激素的反应性。卵泡基底膜附近的梭形细胞形成卵泡内膜和卵泡外膜。卵泡内膜细胞出现黄体生成素（luteinizing hormone，LH）受体，具备了合成甾体激素的能力。

(3) 窦卵泡：在雌激素和 FSH 的协同作用下，颗粒细胞间积聚的卵泡液增加，最后融合形成卵泡腔，卵泡增大直径达 500μm，称为窦卵泡。月经周期第 11 ～ 13 日，优势卵泡增大至 18mm 左右，分泌雌激素量增多，使血清雌激素量达到 300pg/ml 左右。在 FSH 刺激下，颗粒细胞内又出现了 LH 受体及催乳素（prolactin，PRL）受体，形成了排卵前卵泡（图 3-2）。

(4) 排卵前卵泡：为卵泡发育的最后阶段，卵泡液急骤增加，卵泡体积显著增大，直径可达 18 ～ 23mm，卵泡向卵巢表面突出，其结构从外到内依次为卵泡外膜、卵泡内膜、颗粒细胞、卵泡腔（充满大量卵泡液和雌激素）、卵丘（放射冠、透明带及卵母细胞）。

2. 排卵（ovulation）　卵母细胞和周围的颗粒细胞一起被排出的过程称排卵。LH/FSH 排卵峰与孕酮、前列腺素协同作用，促进排卵。排卵时随卵细胞同时排出的还有透明带、放射冠及小部分卵丘内的颗粒细胞。排卵多发生在下次月经来潮前 14 日左右。卵子可由两侧卵巢轮流排出，也可由一侧卵巢连续排出。卵子排出后，被输卵管伞部捡拾，在输卵管壶腹部等待受精。

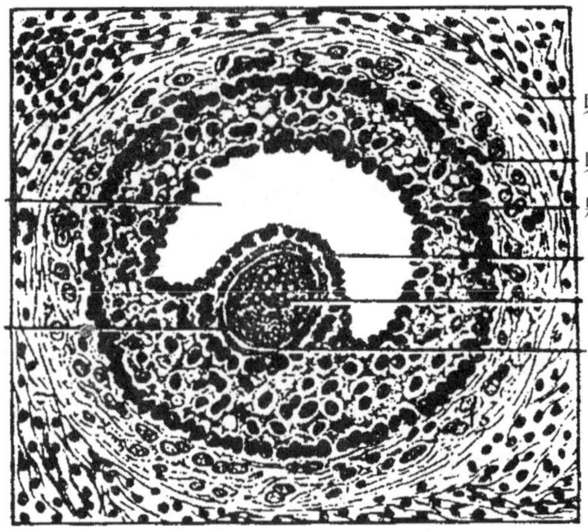

图 3-2　排卵前卵泡

3．黄体形成及退化　排卵后卵泡液流出，卵泡壁塌陷形成皱襞，血管壁发生破裂形成血体，随后卵泡壁的卵泡颗粒细胞和卵泡内膜细胞向内侵入，周围由卵泡外膜包围，共同形成黄体。排卵后 7 ～ 8 日黄体体积和功能达最高峰，直径 1 ～ 2cm，外观呈黄色（图 3-3）。

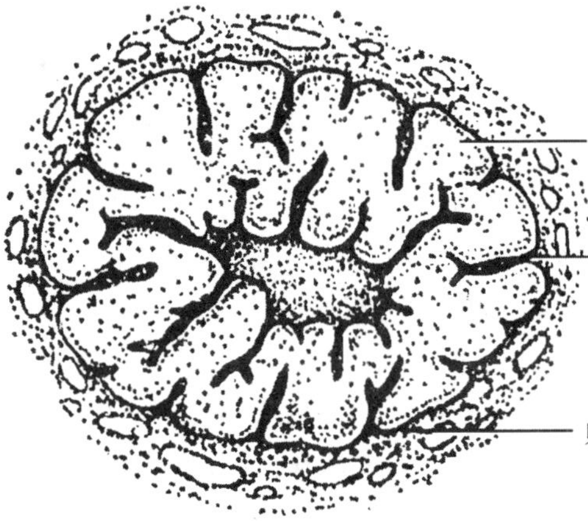

图 3-3　卵巢黄体

若排出的卵子受精，月经黄体则在人绒毛膜促性腺激素作用下转变为妊娠黄体，至妊娠 3 个月末退化，此后胎盘形成并分泌甾体激素维持妊娠。若卵子未受精，黄体在排卵后 9 ～ 10 日开始退化，正常排卵周期黄体寿命约 14 日，黄体退化时黄体细胞逐渐萎缩变小，周围的结缔组织及成纤维细胞侵入黄体，逐渐由结缔组织所代替，组织纤维化，外观色白，称白体。黄体衰退后月经来潮，卵巢中又有新的卵泡发育，进入新的周期。

【卵巢性激素的合成及分泌】

主要合成并分泌雌激素、孕激素及少量雄激素，均为甾体激素。卵泡膜细胞为排卵前雌激素的主要来源，黄体细胞在排卵后分泌大量孕激素及雌激素。雄激素主要由卵巢间质细胞和门细胞产生。

1．雌激素　卵泡开始发育时，雌激素分泌量很少；至月经第 7 日卵泡分泌雌激素量迅速增加，于排卵前达第一次高峰；排卵时由于卵泡液中雌激素释放至腹腔使循环中雌激素暂时下降，排卵后 1 ～ 2 日，黄体分泌雌激素，在排卵后 7 ～ 8 日黄体成熟时，循环中雌激素形成第二次高峰。此后，黄体萎缩，雌激素水平急剧下降，在月经期达最低水平。

2．孕激素　卵泡期不分泌孕激素，排卵前颗粒细胞在 LH 峰的作用下黄素化，开始分泌少量孕酮，排卵后黄体分泌孕酮量增加，至排卵后 7 ～ 8 日黄体成熟时，孕酮分泌量达最高峰，黄体萎缩时逐渐下降，至月经来潮时降到最低。

3．雄激素　女性雄激素主要来自肾上腺。卵巢也能分泌部分雄激素，包括睾酮、雄烯二酮和脱氢表雄酮。排卵前血循环中雄激素升高，可促进非优势卵泡闭锁和提高性欲。

【卵巢性激素的生理作用】

1．雌激素的生理作用

（1）子宫：促进子宫发育，使肌细胞增生和肥大，肌层增厚，增加子宫平滑肌对缩宫素的敏感性。雌激素使子宫内膜腺体和间质增生及修复。雌激素使宫颈口松弛、扩张，宫颈黏液分泌增加，质变稀薄，拉丝度变长，有利于精子的通过。宫颈黏液镜检可见羊齿植物叶状结晶（图 3-4A、B、C）。

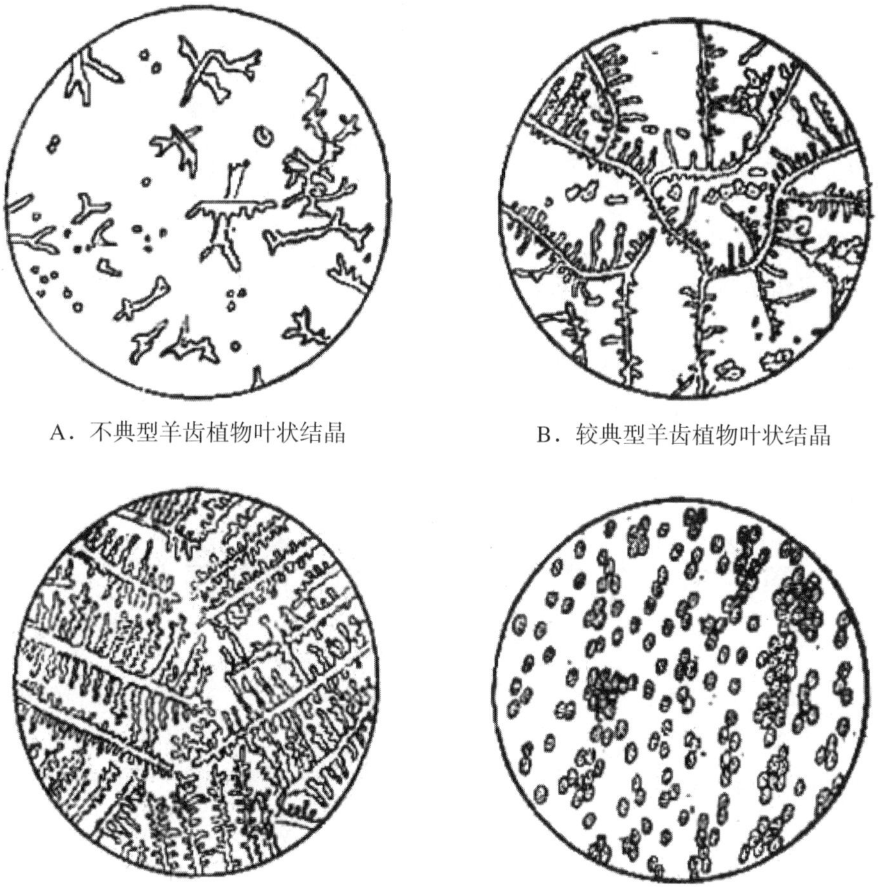

A．不典型羊齿植物叶状结晶　B．较典型羊齿植物叶状结晶

C．典型羊齿植物叶状结晶　D．椭圆体

图 3-4　宫颈黏液结晶

（2）卵巢：协同卵泡刺激素促进卵泡发育。

（3）输卵管：促进输卵管肌层发育及上皮的分泌活动，加强输卵管肌层节律性收缩。

（4）阴道上皮：使阴道上皮细胞增生、角化，黏膜变厚，并增加细胞内糖原含量，在乳酸杆菌的作用下使阴道 pH 呈酸性，增强局部抵抗力。

（5）乳腺：促进乳腺腺管增生，乳头、乳晕着色。大剂量雌激素可抑制乳汁分泌。

（6）代谢作用：促进水、钠潴留；促进高密度脂蛋白合成，抑制低密度脂蛋白合成，降低循环中胆固醇水平；维持和促进骨中钙的沉积，加速骨骺的闭合。

(7) 下丘脑和垂体：通过对下丘脑的正、负反馈作用，调节垂体促性腺激素的分泌。

2．孕激素的生理作用 孕激素通常是在雌激素作用的基础上发挥效应的。

(1) 子宫：降低子宫平滑肌兴奋性及其对缩宫素的敏感性，抑制子宫收缩，有利于胚胎及胎儿宫内生长发育。孕激素使增生期子宫内膜转化为分泌期内膜，为受精卵着床做好准备。孕激素使宫口闭合，黏液分泌减少，性状变黏稠，宫颈黏液干燥镜检出现椭圆体（图 3-4D）。

(2) 输卵管：抑制输卵管肌节律性收缩。

(3) 阴道上皮：加快阴道上皮细胞脱落。

(4) 乳房：促进乳腺腺泡发育。

(5) 体温中枢：兴奋下丘脑体温调节中枢，可使基础体温在排卵后升高 0.3 ~ 0.5℃。临床上可据此作为判定排卵日期的标志之一。

(6) 代谢作用：促进水、钠排泄。

(7) 下丘脑和垂体：对下丘脑、垂体有负反馈作用，抑制促性腺激素分泌。

孕激素与雌激素具有协同作用表现在：孕激素在雌激素作用的基础上，进一步促使女性生殖器和乳房的发育，为妊娠准备条件。另一方面，雌激素和孕激素具有拮抗作用，表现在：雌激素促进子宫内膜增生及修复，孕激素则限制子宫内膜增生，并使增生的子宫内膜转化为分泌期。其他拮抗作用表现在子宫收缩、输卵管蠕动、宫颈黏液变化、阴道上皮细胞变化以及钠、水代谢等方面。

3．雄激素的生理作用

(1) 对女性生殖系统的影响：自青春期开始，雄激素分泌增加，促使阴蒂、阴唇和阴阜发育，促进阴毛、腋毛的生长。

(2) 对机体代谢功能的影响：雄激素能促进蛋白质合成，促进肌肉生长，并刺激骨髓中红细胞的增生。在性成熟期前，促使长骨骨基质生长和钙的保留；性成熟后可导致骨骺的关闭，使生长停止。

第三节 子宫内膜的周期性变化及月经

卵巢的周期性变化使女性生殖器官发生一系列周期性变化，尤其以子宫内膜的周期性变化最显著。

【子宫内膜的周期性变化】

子宫内膜分为基底层和功能层，基底层不受月经周期中激素变化的影响，月经期不发生脱落。功能层受卵巢性激素的影响呈周期性变化，若未受孕，功能层则坏死、脱落，产生月经。正常月经周期为 28 天，子宫内膜的周期性变化可分为三期。

1．增生期 在雌激素的作用下，子宫内膜腺体和间质呈增生期变化，增生期分早、中、晚三期。月经周期的第 5 ~ 7 日为增生早期，月经周期的第 8 ~ 10 日为增生中期，月经周期的第 10 ~ 14 日为增生晚期。

2．分泌期 排卵后形成黄体，在孕激素的作用下，子宫内膜呈分泌期变化。分泌期也分早、中、晚三期。月经周期的第 15 ~ 19 日为分泌早期，月经周期第 20 ~ 23 日为分泌中期，月经周期的第 24 ~ 28 日为分泌晚期。

3．月经期 为月经周期的第 1 ~ 4 日。此期子宫内膜组织变性、坏死，血管通透性增加，血管破裂，导致内膜底部血肿形成，促使内膜组织坏死、剥脱后与血液相混排出而形成月经。最后内膜的功能层全部脱落，然后内膜由基底层开始修复，新的周期开始。

【月经】

1．月经的概念　随卵巢周期性排卵而出现的子宫内膜周期性脱落及出血称为月经（menstruation）。规律性月经的出现是生殖功能成熟的标志之一。月经初潮年龄多在 13 ~ 14 岁，月经初潮受环境、气候、营养、体质、遗传等多种因素影响。月经来潮的第一日为月经周期的开始。相邻两次月经第一日的间隔时间称为月经周期，平均 28 ~ 30 日。每次月经持续时间称为经期，一般为 3 ~ 7 日，平均 4 ~ 5 日。一次月经的总失血量为经量，正常经量为 50ml 左右，超过 80ml 称为月经过多，少于 30ml 为月经过少。

2．月经血的特征　月经血呈暗红色、碱性，除血液外，还有子宫内膜碎片、宫颈黏液及脱落的阴道上皮细胞。月经血不凝固，但在出血多时可出现凝血块。

3．月经期的临床表现　一般月经期多无特殊症状，有些妇女由于经期盆腔充血以及前列环素的作用，可出现下腹部及腰骶部下坠不适或子宫收缩痛，也可出现腹泻等胃肠功能紊乱症状。少数妇女可有头痛、失眠、抑郁等轻度神经系统不稳定症状，一般不影响女性的工作和学习。

第四节　月经周期的调节

月经周期的调节是个复杂的过程，正常月经周期的建立有赖于下丘脑 - 垂体 - 卵巢轴（hypothalamic-pituitary-ovarian axis，HPOA）之间的神经 - 内分泌调节，以及子宫内膜对性激素周期性变化的反应。女性子宫内膜的周期性变化受卵巢所分泌激素的影响，卵巢的内分泌功能受垂体控制，而垂体的激素变化又受下丘脑的调节，下丘脑又受大脑皮质的支配。卵巢所分泌的激素还可以影响下丘脑和垂体的功能，即反馈作用（图 3-5）。

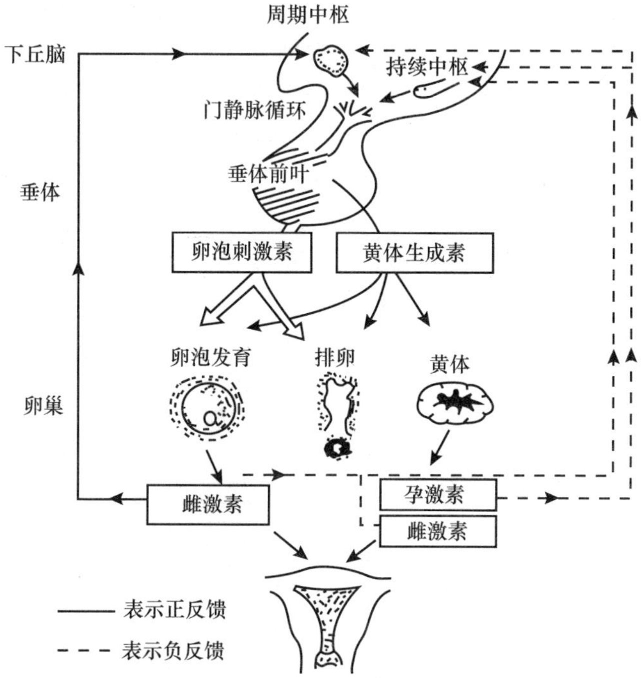

图 3-5　下丘脑 - 垂体 - 卵巢轴的相互关系

【下丘脑对腺垂体的调节】

下丘脑弓状核神经细胞分泌的促性腺激素释放激素（gonadotropin-releasing hormone，GnRH）有促卵泡激素释放素和黄体生成素释放激素，二者通过垂体 - 门静脉系统进入腺垂体，调节垂体促性腺激素的合成和释放。

【腺垂体对卵巢的调节】

在下丘脑产生的激素作用下，垂体分泌卵泡刺激素（FSH）和黄体生成素（LH）对卵巢进行调节。

1．卵泡刺激素　在整个月经周期中都分泌，在排卵前 1 ～ 2 天形成高峰，可促进卵泡生长发育，产生雌激素。

2．黄体生成素　与一定量的卵泡刺激素共同作用，使成熟卵泡排卵，排卵后的卵泡形成黄体，并分泌孕激素和雌激素。

【卵巢激素的反馈作用】

卵巢分泌的雌、孕激素对下丘脑和垂体具有反馈调节作用。

1．雌激素对下丘脑产生负反馈和正反馈两种作用。在卵泡期，随着卵泡的发育成熟，雌激素的分泌量逐渐增加。当雌激素的分泌达到阈值（≥ 200pg/ml）并维持 48 小时以上，雌激素发挥正、负反馈作用，减少 FSH 分泌，刺激 LH 分泌高峰的形成。在黄体期，协同孕激素对下丘脑有负反馈作用，使 FSH 和 LH 分泌减少。

2．孕激素在排卵前处于低水平，在黄体期，高水平的孕激素对促性腺激素的脉冲分泌产生负反馈作用。

【月经周期的调节机制】

1．卵泡期　下丘脑弓状核神经细胞分泌 GnRH，使垂体 FSH 分泌增加，促进卵泡发育并分泌雌激素，子宫内膜发生增生期变化。随着雌激素量逐渐增加，它对下丘脑的负反馈作用增强，可抑制下丘脑 GnRH 的分泌，通过垂体 - 门静脉循环使垂体分泌 FSH 减少。当卵泡接近成熟时雌激素分泌量达到 200pg/ml 以上，并持续 48 小时，即对下丘脑和垂体产生正反馈作用，形成 LH 峰，FSH 和 LH 两者协同作用，促使成熟卵泡排卵。

2．黄体期　排卵后循环中 LH 和 FSH 均急剧下降，在 LH 和 FSH 作用下，黄体形成并逐渐发育成熟。黄体分泌孕激素，使子宫内膜发生分泌期变化。排卵后第 7 ～ 8 日孕激素达到高峰，雌激素亦达到第二次高峰。大量孕激素和雌激素的共同负反馈作用使垂体 LH 和 FSH 分泌相应减少，黄体开始萎缩，卵巢分泌的雌、孕激素减少，子宫内膜失去性激素支持剥脱出血使月经来潮。雌、孕激素的减少解除了对下丘脑和垂体的负反馈抑制，GnRH 分泌增加，垂体 FSH 分泌增加，卵泡开始发育，进入下一个月经周期。

月经周期主要受 HPO 轴的神经 - 内分泌调控，其他腺体内分泌激素对月经周期也有影响。HPO 轴的生理活动受到大脑皮质神经中枢的影响，外界环境、精神因素等均可影响月经周期。大脑皮质、下丘脑、垂体和卵巢任何一个环节发生障碍，都会引起卵巢功能紊乱，导致月经失调。

本章临床执业助理医师考试要点

1. 女性一生各阶段的生理特点。
2. 卵巢功能与卵巢周期性变化。
3. 子宫内膜的周期性变化与月经。
4. 生殖器其他部位的周期性变化。
5. 月经周期的调节。

思考题

1. 卵巢的生理功能有哪些？
2. 孕、雌激素有哪些生理作用？
3. 叙述下丘脑 - 垂体 - 卵巢轴对月经的调节过程。
4. 一般情况下，排卵发生在什么时候？
5. 子宫内膜的周期性变化分为哪几期？

（黄丽荣）

第四章 妊娠生理

学习目标

通过本章内容的学习，学生应能：

识记：

1．复述妊娠的生理过程和胎儿发育的特征。

2．说出足月胎头各径线值。

理解：

列举胎儿附属物的形成及功能。

应用：

运用妊娠生理知识，评估妊娠期母体的变化。

妊娠（pregnancy）是胚胎和胎儿在母体内发育成长的过程。成熟卵子受精是妊娠的开始，胎儿及其附属物自母体排出是妊娠的终止。妊娠是一个非常复杂、变化极为协调的生理过程。孕周从末次月经第 1 日开始计算，通常比排卵或受精时间提前 2 周，全过程月为 280 天，即 40 周。

第一节 胎儿附属物的形成及功能

胎儿附属物是指胎儿以外的组织，包括胎盘、胎膜、脐带和羊水。

【胎盘】

1．胎盘的结构与循环 胎盘是母体与胎儿间进行物质交换的器官，是胚胎与母体组织的结合体，由羊膜、叶状绒毛膜和底蜕膜构成。妊娠足月胎盘呈盘状，多为圆形或椭圆形，重 450 ~ 650g，直径 16 ~ 20cm，厚 1 ~ 3cm，中央厚，边缘薄。胎盘分胎儿面和母体面。胎儿面被覆羊膜，呈灰白色，光滑半透明，脐带动、静脉从附着处分支向四周呈放射状分布直达胎盘边缘，其分支穿过绒毛膜板，进入绒毛干及其分支。母体面呈暗红色，蜕膜间隔形成若干浅沟分成母体叶。

（1）羊膜：为附着在胎盘胎儿面的半透明膜，是胎盘的最内层。羊膜光滑，无血管、神经及淋巴，具有一定的弹性。

（2）叶状绒毛膜：为胎盘的主要结构。晚期囊胚着床后，着床部位的滋养层细胞迅速分裂增殖，内层为细胞滋养细胞，是分裂生长的细胞；外层为合体滋养细胞，是执行功能的细胞，由细胞滋养细胞分化而来。滋养层内面有一层胚外中胚层，与滋养层共同组成绒毛膜。与底蜕膜相接触的绒毛营养丰富发育良好，称为叶状绒毛膜。胎盘的主要结构叶状绒毛形成历经 3 个阶段：

①初级绒毛：绒毛膜表面长出呈放射状排列的合体滋养细胞小梁，绒毛膜深部增生活跃的细胞滋养细胞伸入其中，形成合体滋养细胞小梁的细胞中心索。②次级绒毛：初级绒毛继续增长，胚外中胚层长入细胞中心索，形成间质中心索。③三级绒毛：约在受精后第3周末，胚胎血管长入间质中心，绒毛内血管形成。一个初级绒毛干及其分支形成一个胎儿叶，一个次级绒毛干及其分支形成一个胎儿小叶。每个胎盘有60～80个胎儿叶、200个胎儿小叶。

每个绒毛干中均有脐动脉和脐静脉的分支，随着绒毛干逐渐分支，脐血管越来越细，最终形成胎儿毛细血管进入的三级绒毛，此时，胎儿-胎盘循环建立。绒毛之间的间隙称绒毛间隙。在滋养细胞侵入子宫壁的过程中，子宫螺旋血管破裂，直接开口于绒毛间隙，绒毛间隙充满母体血液，游离绒毛悬浮于其中，母体与胎儿间物质交换在悬浮于母血的绒毛处进行（图4-1）。

妊娠晚期，母体子宫螺旋血液以每分钟约500ml的流量进入绒毛间隙，胎儿血液同样以每分钟约500ml的流量流经胎盘。妊娠足月胎盘的绒毛表面积达12～14m^2，相当于成人肠道总面积。因此，母亲与胎儿之间有一个巨大的交换面积。胎儿体内含氧量低、代谢废物浓度高的血液经脐动脉流至绒毛毛细血管，与绒毛间隙中的母血进行物质交换后，脐静脉将含氧量高、营养物质丰富的血液带回胎儿体内，以保证胎儿宫内生长发育。胎儿血和母血不直接相通，之间隔有绒毛毛细血管壁、绒毛间质及绒毛滋养细胞层，构成母胎界面，有胎盘屏障（placental barrier）作用（图4-1）。

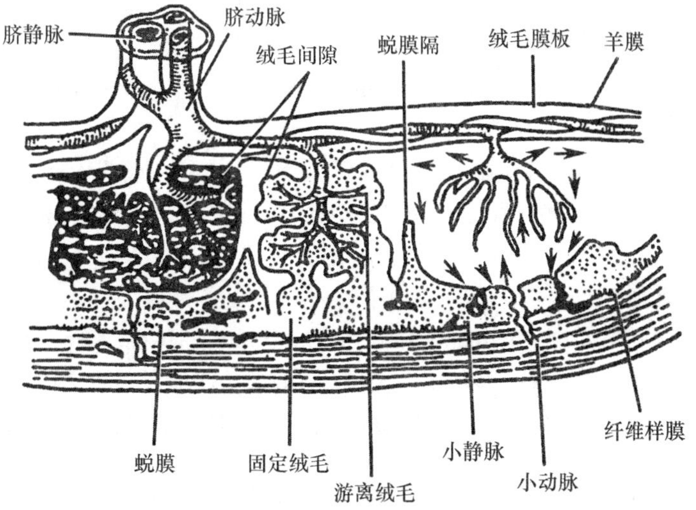

图4-1　胎盘血液循环模式图

（3）底蜕膜：来自胎盘附着部位的子宫内膜，占胎盘很小部分。固定绒毛的滋养层细胞与底蜕膜共同形成绒毛间隙的底，称为蜕膜板。从此板向绒毛膜伸出蜕膜间隔，不超过胎盘厚度的2/3，将胎盘母体面分成肉眼可见的20个左右母体叶。

2．胎盘的功能

胎盘介于胎儿与母体之间，是维持胎儿宫内生长发育的重要器官，具有物质交换、防御、合成以及免疫等功能。

（1）物质交换功能：包括气体交换、营养物质供应和排出胎儿代谢产物。物质交换及转运方式有：①简单扩散：物质通过细胞质膜从高浓度区扩散至低浓度区，不消耗能量，如O_2、CO_2、水、钠、钾等的转运。②易化扩散：物质通过细胞质膜从高浓度区向低浓度区扩散，不消耗能量，但需特异性载体转运，如葡萄糖的转运。③主动运输：物质通过细胞质膜从低浓度区逆向扩散至高浓度区，需要消耗能量及特异性载体转运，如氨基酸、水溶性维生素及钙、铁等的转运。

④其他：较大物质可通过细胞质膜裂隙，或通过细胞膜内陷吞噬，继之膜融合，形成小泡，向细胞内移动等方式转运，如大分子蛋白质、免疫球蛋白等的转运。

1）气体交换：母儿间 O_2 和 CO_2 在胎盘中以简单扩散方式交换，相当于胎儿呼吸系统的功能。①氧交换：母体子宫动脉血氧分压（PaO_2）为 95 ～ 100mmHg，绒毛间隙内血 PO_2 为 40 ～ 50mmHg，而胎儿脐动脉血 PaO_2 在交换前为 20mmHg，经绒毛与绒毛间隙的母血进行交换后，胎儿脐静脉血 PaO_2 为 30mmHg 以上，氧饱和度达 70% ～ 80%，母体每分钟可供胎儿 O_2 7 ～ 8ml/kg。尽管 PaO_2 升高不多，但胎儿血红蛋白对 O_2 的亲和力强，能从母血中获得充分的 O_2。②二氧化碳交换：母体子宫动脉血二氧化碳分压（$PaCO_2$）为 32mmHg，绒毛间隙内血 $PaCO_2$ 为 38 ～ 42mmHg，较胎儿脐动脉血 $PaCO_2$ 48mmHg 稍低，但 CO_2 的扩散速度比 O_2 快 20 倍，故胎儿 CO_2 容易通过绒毛间隙直接向母体迅速扩散。

2）营养物质供应：葡萄糖是胎儿代谢的主要能源，以易化扩散方式通过胎盘，胎儿体内的葡萄糖均来自母体。氨基酸、钙、磷、碘和铁以主动运输方式通过胎盘。脂肪酸，钾，钠，镁，维生素 A、D、E、K 以简单扩散方式通过胎盘。胎盘中还含有多种酶（如氧化酶、还原酶、水解酶等），能将复杂化合物分解为简单物质，如将蛋白质分解为氨基酸，将脂质分解为非酯化脂肪酸等，也能将简单物质合成后供给胎儿，如葡萄糖合成糖原、氨基酸合成蛋白质等。

3）排出胎儿代谢产物：胎儿代谢产物（如尿素、尿酸、肌酐、肌酸等）经胎盘转输入母血，由母体排出体外。

（2）防御功能：胎盘的屏障作用极为有限。各种病毒（如风疹病毒、巨细胞病毒等）及大部分药物均可通过胎盘，影响胎儿。细菌、弓形虫、衣原体、螺旋体不能通过胎盘屏障，但可在胎盘部位形成病灶，破坏绒毛结构后进入胎体感染胚胎及胎儿。母血中免疫抗体（如 IgG）能通过胎盘，使胎儿在出生后短时间内获得被动免疫力。

（3）合成功能：胎盘合体滋养细胞能合成多种激素、酶和细胞因子，对维持正常妊娠起重要作用。激素有蛋白、多肽和甾体激素，如人绒毛膜促性腺激素、人胎盘催乳素、雌激素、孕激素等。酶有缩宫素酶、耐热性碱性磷酸酶等。胎盘合体滋养细胞还能合成前列腺素、多种神经递质、多种细胞因子和生长因子。

1）人绒毛膜促性腺激素（human chorionic gonadotropin，HCG）：分子量为 36 700 的糖蛋白，与 FSH、LH 和促甲状腺激素一样，均由 α、β 亚基组成，α 亚基几乎相同，相互间能发生交叉反应，β-HCG 亚基羧基端最后的 24 个氨基酸片段为其所特有，故临床利用 β-HCG 的特异抗血清测定母体血清 β-HCG。受精后第 6 日滋养细胞开始分泌微量 HCG，在受精后 10 日可自母体血清中测出，成为诊断早孕的最敏感方法。着床后的 10 周血清 HCG 浓度达高峰，持续约 10 日迅速下降，至妊娠中、晚期血清浓度仅为峰值的 10%，产后 2 周内消失。HCG 的功能有：①维持月经黄体寿命，使月经黄体增大成为妊娠黄体，增加甾体激素的分泌以维持妊娠；②促进雄激素芳香化转为雌激素，同时能刺激孕酮的形成；③抑制植物血凝素对淋巴细胞的刺激作用，HCG 能吸附于滋养细胞表面，以免胚胎滋养层被母体淋巴细胞攻击；④刺激胎儿睾丸分泌睾酮，促进男胎性分化；⑤能与母体甲状腺细胞促甲状腺素（thyroid-stimulating hormone，TSH）受体结合，刺激甲状腺活性。

2）人胎盘催乳素（human placental lactogen，HPL）：分子量为 22 279 的单链多肽激素，随妊娠进展其分泌量持续增加，至妊娠 34 ～ 36 周达高峰并维持至分娩，产后迅速下降，产后 7 小时即测不出。HPL 的功能有：①促进乳腺腺泡发育，刺激乳腺上皮细胞合成乳白蛋白、乳酪蛋白和乳珠蛋白，为产后泌乳做准备；②有促进胰岛素生成作用，使母血胰岛素水平增高；③通过脂肪分解作用提高游离脂肪酸、三酰甘油浓度，以游离脂肪酸作为能源，抑制对葡萄糖的摄取，使多余葡萄糖运送给胎儿，成为胎儿的主要能源，也成为蛋白质合成的能源来源；④抑制母体对胎儿的排斥作用。HPL 是通过母体促进胎儿发育的“代谢调节因子”。

3）雌激素：妊娠早期由卵巢黄体产生，妊娠10周后主要由胎儿-胎盘单位合成。至妊娠末期，雌三醇值为非孕妇女的1000倍，雌二醇及雌酮值为非孕妇女的100倍。

雌激素生成过程：母体胆固醇在胎盘内转变为孕烯醇酮后，经胎儿肾上腺胎儿带转化为硫酸脱氢表雄酮（dehydroisoandrosterone，DHAS），再经胎儿肝内16α-羟化酶作用，形成16α-羟基硫酸脱氢表雄酮（16α-OH-DHAS）后，在胎盘合体滋养细胞硫酸酯酶作用下，去硫酸根形成16α-OH-DHA，随后经胎盘芳香化酶作用成为16α-羟基雄烯二酮，最终形成游离雌三醇。

4）孕激素：妊娠早期由卵巢妊娠黄体产生。妊娠8～10周后，胎盘合体滋养细胞是产生孕激素的主要来源。母血孕酮值随妊娠进展逐渐增高，至妊娠足月达312～624nmol/L，其代谢产物为孕二醇，24小时尿排出量为35～45mg。孕激素在雌激素协同作用下，对妊娠期子宫内膜、子宫肌层、乳腺以及母体其他系统的生理变化起重要作用。

5）缩宫素酶：为分子量约300 000的糖蛋白。随妊娠进展逐渐增多，至妊娠末期达高值。其生物学意义尚不十分明了，主要作用是灭活缩宫素分子，维持妊娠。

6）耐热性碱性磷酸酶：妊娠16～20周母体血清中可测出。随妊娠进展而增多，直至胎盘娩出后其值下降，产后3～6日消失。动态测其数值，可作为检查胎盘功能的一项指标。

7）细胞因子与生长因子：如表皮生长因子（epidermal growth factor，EGF），神经生长因子，胰岛素样生长因子（insulin like growth factor，ICF），肿瘤坏死因子-α（tumor necrosis factor-α，TNF-α），白细胞介素（interleukin，IL）-1、2、6、8等。上述因子在胚胎和胎儿营养及免疫保护中起一定作用。

（4）免疫功能：胎儿是同种半异体移植物。正常妊娠母体能容受、不排斥胎儿，其具体机制目前尚不清楚，可能与早期胚胎组织无抗原性、母胎界面的免疫耐受以及妊娠期母体免疫力低下有关。

【胎膜】

胎膜（fetal membranes）由外层的平滑绒毛膜和内层的羊膜组成。胎膜的重要作用是维持羊膜腔的完整性，对胎儿起到保护作用。胎膜含大量花生四烯酸（前列腺素前身物质）的磷脂，且含能催化磷脂生成游离花生四烯酸的溶酶体，在分娩发动上有一定作用。

【脐带】

脐带（umbilical cord）是连接胎儿与胎盘的条索状组织，足月妊娠的脐带平均长约55cm，直径0.8～2.0cm。脐带表面有羊膜覆盖呈灰白色，内有一条脐静脉，两条脐动脉，脐血管周围为胶样组织，称为华通胶（Wharton jelly），有保护脐血管的作用。脐带是母体与胎儿气体交换、营养物质供应和代谢产物排出的重要通道。脐带受压使血流受阻时，可致胎儿缺氧，甚至危及胎儿生命。

【羊水】

羊膜腔内充满的液体称羊水。

1．羊水的来源　妊娠早期主要为母体血清经胎膜进入羊膜腔的透析液；妊娠中期以后，胎儿的尿液成为羊水的主要来源，使羊水的渗透压逐渐降低；妊娠晚期胎儿肺参与羊水的生成，每日600～800ml液体从肺泡分泌至羊膜腔；羊膜、脐带华通胶及胎儿皮肤渗出液体，但量少。

2．羊水的吸收　约50%由胎膜完成；胎儿吞咽羊水，足月妊娠胎儿每日可吞咽羊水500～700ml；脐带每小时可吸收40～50ml；20孕周前，胎儿角化前皮肤有吸收羊水的功能，但量很少。

3．母体、胎儿、羊水三者间的液体平衡　羊水在羊膜腔内不断进行液体交换，以保持羊水量相对恒定。母儿间的液体交换主要通过胎盘，每小时约3600ml。母体与羊水的交换主要通过胎膜，每小时约400ml。羊水与胎儿间主要通过胎儿消化道、呼吸道、泌尿道以及角化前皮肤进行交换。

4．羊水量、性状及成分　妊娠期羊水量逐渐增加，妊娠 38 周约 1000ml，此后羊水量逐渐减少为无色澄清液体。妊娠足月羊水略浑浊、不透明，可见羊水内悬有小片状物（胎脂、胎儿脱落上皮细胞、毳毛、毛发、少量白细胞、白蛋白、尿酸盐等）。羊水中含大量激素和酶。足月妊娠时羊水比重为足月妊娠时羊水比重为 1. 007 ～ 1.025，pH 约为 7.20，内含水分 98% ～ 99%，1% ～ 2% 为无机盐及有机物。

5．羊水的功能

（1）保护胎儿：羊膜腔内恒温，适量的羊水对胎儿有缓冲作用，避免胎儿受到挤压，防止胎肢粘连，避免子宫肌壁或胎儿对脐带直接压迫所致的胎儿窘迫。临产宫缩时，羊水能使宫缩压力均匀分布，避免胎儿局部受压所致的胎儿窘迫。胎儿吞咽或吸入羊水可促进胎儿消化道和肺的发育，孕期羊水过少可引起胎儿肺发育不良。

（2）保护母体：妊娠期减少胎动所致的不适感；临产后，前羊水囊借助楔形水压扩张宫口及阴道；破膜后羊水冲洗阴道，减少感染机会。

第二节　胎儿发育的特征

【胎儿的发育】

妊娠 10 周（受精后 8 周）内称为胚胎，是其器官分化、形成的时期。从妊娠 11 周（受精后第 9 周）起称为胎儿，是其各器官进一步发育渐趋成熟的时期。以妊娠 4 周（一个妊娠月）为一个孕龄单位，描述胎儿发育的特征如下：

4 周末：可辨认胚盘与体蒂。

8 周末：胚胎初具人形，能分辨出眼、耳、鼻、口。超声显像可见心脏搏动。

12 周末：胎儿身长约 9cm，顶臀长 6 ～ 7cm，体重约 14g，通过外生殖器可以粗辨性别。四肢可活动。

16 周末：胎儿身长约 16cm，顶臀长 12cm，体重约 110g。通过外生殖器可确认胎儿性别。头皮已长出毛发，胎儿已开始出现呼吸运动。皮肤菲薄呈深红色，无皮下脂肪。部分经孕妇已能自觉胎动。

20 周末：胎儿身长约 25cm，顶臀长 16cm，体重约 320g，皮肤暗红，出现胎脂，全身覆盖毳毛，开始出现吞咽、排尿功能。检查孕妇时能听到胎心音。

24 周末：胎儿身长约 30cm，顶臀长 21cm，体重约 630g。各脏器均已发育，皮下脂肪开始沉积，皮肤皱缩，出现眉毛。细支气管和肺泡已经发育。出生后可有呼吸，但生存能力极差。

28 周末：胎儿身长约 35cm，顶臀长 25cm，体重约 1000g。皮下脂肪不多。皮肤粉红，表面覆盖胎脂。四肢活动好，有呼吸运动，出生后可存活，但易患特发性呼吸窘迫综合征。

32 周末：胎儿身长约 40cm，顶臀长 28cm，体重约 1700g。皮肤深红，面部毳毛已脱落，出生后注意护理可以存活。

36 周末：胎儿身长约 45cm，顶臀长 32cm，体重约 2500g。皮下脂肪较多，面部皱纹消失，指（趾）甲未达指（趾）端。出生后能啼哭与吸吮，生活力良好。出生后基本能存活。

40 周末：胎儿发育成熟，身长约 50cm，顶臀长 36cm，重约 3400g。胎头双顶径 > 90cm。皮肤粉红色，皮下脂肪多，外观体形丰满，肩、背部有时尚有毳毛。足底皮肤有纹理，指（趾）甲已达指（趾）端。男性睾丸已降至阴囊内，女性大、小阴唇发育良好。出生后哭声响亮，吸吮能力强，能很好存活。

临床常用新生儿身长作为判断胎儿妊娠月数的依据。妊娠前 5 个月的胎儿身长（cm）= 妊娠月数的平方。妊娠后 5 个月的胎儿身长（cm）= 妊娠月数 ×5。

【足月胎头】

胎头由顶骨、额骨、颞骨各两块及枕骨一块构成。颅骨间的缝隙称颅缝，两顶骨间为矢状缝；两额骨间为额缝；顶骨与额骨间为冠状缝；顶骨与枕骨间为人字缝。颅骨会合处的空隙称为囟门。胎头前方的菱形空隙称前囟门或大囟门，后方的三角形空隙称后囟门或小囟门（图 4-2）。颅缝与囟门都有软组织覆盖，使骨板有一定活动余地以及胎头有一定的可塑性。在分娩时通过颅缝轻度重叠使头颅变形，缩小胎头体积，有利于胎头娩出。

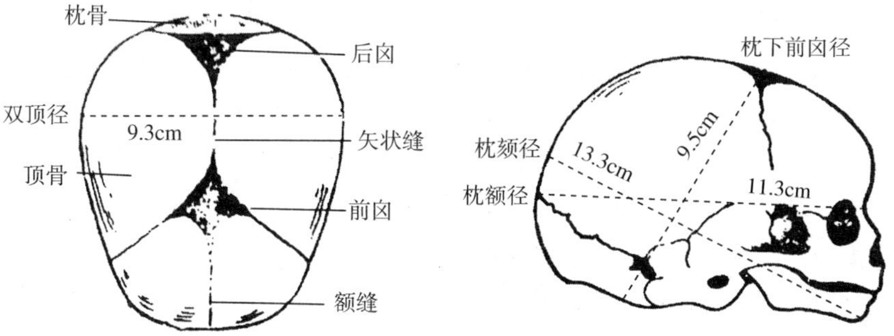

图 4-2　胎儿颅骨、颅缝、囟门及径线

胎头的大小以胎头径线来表示：

1．双顶径（biparietal diameter，BPD）　为两顶骨隆突间的距离，是胎头的最大径线，临床用 B 型超声测此值判断胎儿大小。妊娠足月时平均值为 9.3cm。

2．枕额径（前后径）　鼻根至枕骨隆突的距离，平均 11.3cm。胎头以此径衔接。

3．枕下前囟径（小斜径）　前囟门中央至枕骨隆突下方的距离，平均 9.5cm。胎头以此径线通过产道。

4．枕颏径（大斜径）　为颏骨下方中央至后囟顶部的距离，妊娠足月时平均值为 13.3cm。

第三节　妊娠期母体变化

由于胚胎、胎儿生长发育的需要，在胎盘产生的激素参与及神经、内分泌的影响下，孕妇各系统发生一系列适应性生理变化。了解妊娠期母体变化，有助于做好孕期保健工作，对患器质性疾病的孕妇，应根据妊娠期所发生的变化，考虑能否承受妊娠，为防止病情恶化尽早采取积极措施。

【生殖系统的变化】

1．子宫　变化最为明显。宫体逐渐增大变软，宫腔容量非孕时约 5ml，至妊娠足月时约 5000ml；子宫大小由非孕时（7 ～ 8）cm×（4 ～ 5）cm×（2 ～ 3）cm 增大至妊娠足月时 35cm×25cm×22cm。子宫增大主要是由于肌细胞的肥大、延长，也有少量肌细胞数目的增加及结缔组织增生。增长速度以宫底部最快，宫体含肌纤维最多，子宫下段次之，宫颈最少，以适应临产后子宫阵缩由宫底部向下递减，促使胎儿娩出。妊娠晚期子宫右旋。

自妊娠 12 ～ 14 周起，子宫出现不规律无痛性收缩，腹部检查时可以触知，孕妇有时自己也能感觉到。特点为稀发、不规律和不对称，尽管其幅度及频率随妊娠进展而逐渐增加，但宫缩时宫腔内压力通常为 5 ～ 25mmHg，持续时间不足 30s，故无疼痛感觉，称 Braxton Hicks 收缩。宫缩时子宫血流量明显减少。

2．子宫峡部　位于宫体与宫颈间最狭窄部位。非孕时长约 1cm，妊娠后随子宫增大而拉长变薄，扩展成宫腔的一部分，临产后可伸展至 7 ~ 10cm，成为产道的一部分，此时称子宫下段。

3．宫颈　于妊娠早期，黏膜充血及组织水肿，致使外观肥大、着色及变软。宫颈管内腺体肥大，宫颈黏液增多，形成黏稠的黏液栓，有保护宫腔免受外来感染侵袭的作用。接近临产时，宫颈管变短并出现轻度扩张。由于宫颈鳞柱状上皮交接部外移，宫颈表面出现糜烂面，称假性糜烂。

4．卵巢　妊娠期卵巢排卵和新卵泡发育均停止。于妊娠 6 ~ 7 周前产生大量雌激素及孕激素，以维持妊娠继续。妊娠 10 周后黄体功能由胎盘取代，黄体开始萎缩。

5．输卵管　妊娠期输卵管伸长，但肌层并不增厚。有时黏膜呈蜕膜样改变。

6．阴道　妊娠期阴道黏膜变软、水肿、充血，呈紫蓝色（Chadwick 征）。阴道壁皱襞增多，周围结缔组织变疏松，肌肉细胞肥大，伸展性增加，有利于分娩时胎儿的通过。阴道脱落细胞及分泌物增多呈白色糊状。阴道上皮细胞含糖原增加，乳酸含量增多，使阴道 pH 降低，不利于致病菌生长，有利于防止感染。

7．外阴　皮肤增厚，大、小阴唇色素沉着，大阴唇内血管增多及结缔组织变松软，故伸展性增加，有利于分娩时胎儿的通过。小阴唇皮脂腺分泌增多。妊娠时由于增大的子宫压迫，盆腔及下肢静脉血回流障碍，部分孕妇可有外阴或下肢静脉曲张，产后多自行消失。

【乳房的变化】

妊娠期胎盘分泌大量雌激素使乳腺腺管增殖，分泌大量孕激素使乳腺腺泡发育。乳腺发育完善还需人胎盘催乳素、垂体催乳素、胰岛素以及皮质醇等的协同参与。乳房于妊娠早期开始增大、充血明显。乳头增大着色，易勃起，乳晕皮脂腺肥大，形成散在的结节状小隆起，称蒙氏结节。妊娠期虽有大量、多种激素参与乳腺发育，为泌乳做准备，但妊娠期间并无乳汁分泌，可能与大量雌、孕激素抑制乳汁生成有关。妊娠末期，尤其在接近分娩期挤压乳房时，可有数滴稀薄黄色液体溢出，称为初乳。产后胎盘娩出，雌、孕激素水平迅速下降，新生儿吸吮乳头，乳腺开始泌乳。

【循环系统的变化】

1．心脏　妊娠后期因膈肌升高，心脏向左、上、前移位，心尖左移，心浊音界稍扩大。心脏容量从妊娠早期至妊娠末期约增加 10%，心率每分钟增加 10 ~ 15 次。心脏移位使大血管轻度扭曲，加之血流量增加及血流速度加快，在多数孕妇的心尖部可闻及 1 ~ 2 级柔和吹风样收缩期杂音。心电图除电轴左偏外无特殊变化。

2．心排血量　心排血量约自妊娠 10 周开始增加，至妊娠 32 ~ 34 周达高峰，持续至分娩，左侧卧位测量心排血量较未孕时约增加 30%，每次心排血量平均约为 80ml。心排血量增加为孕期循环系统最重要的改变，临产后在第二产程心排血量也显著增加。有原发性心脏病的孕妇易在妊娠、分娩期发生心力衰竭。

3．血压　妊娠早期及中期血压偏低，妊娠 24 ~ 26 周后血压轻度升高。一般收缩压无变化，舒张压降低，使脉压稍增大。孕妇体位影响血压，妊娠晚期仰卧位时增大的子宫压迫下腔静脉，回心血量减少、心排血量减少使血压下降，形成仰卧位低血压综合征（supine hypotensive syndrome）。左侧卧位能解除子宫压迫，改善血液回流。因此，妊娠中、晚期鼓励孕妇侧卧位休息。

【血液的改变】

1．血容量　血容量于妊娠 6 ~ 8 周开始增加，至妊娠 32 ~ 34 周达高峰，增加 40% ~ 45%，平均约增加 1450ml，维持此水平直至分娩。血浆增加多于红细胞增加，血浆约增加 1000ml，红细胞约增加 450ml，出现生理性血液稀释。

2．血液成分　血细胞比容从未孕时的 0.38 ~ 0.47 降至 0.31 ~ 0.34。孕妇储备铁约 0.5g，为适应红细胞增加和胎儿生长及孕妇各器官生理变化的需要，血红蛋白合成增加，孕妇容易缺铁，应在妊娠中、晚期开始补充铁剂，以防血红蛋白下降。孕晚期白细胞可增加至（10 ~ 15）$\times 10^9$/L，主要为中性粒细胞增多；血小板无明显变化；血浆纤维蛋白原比非孕妇女约增加 50%，于妊娠末期可达 4 ~ 5g/L；凝血因子Ⅱ、Ⅴ、Ⅶ、Ⅷ、Ⅸ、Ⅹ也增加，仅凝血因子Ⅺ、XIII降低，故孕妇血液黏稠度增加，处于高凝状态，有利于防止产后出血，但也容易发生弥散性血管内凝血（DIC）。因血液稀释，血浆蛋白从孕早期开始降低，至孕中期为 60 ~ 65g/L，主要是白蛋白减少，约为 35g/L，以后持续此水平直至分娩。

【泌尿系统的变化】

肾血浆流量（renal plasma flow，RPF）及肾小球滤过率（glomerular filtration rate，GFR）于妊娠早期均增加，整个妊娠期间维持高水平。孕晚期肾血浆流量比非孕时约增加 35%，肾小球滤过率（GFR）约增加 50%。由此导致代谢产物尿素、肌酐等排泄增多，其血清浓度低于非孕期。RPF 与 GFR 均受体位影响，孕妇仰卧位时尿量增加，故夜尿量多于日尿量。而肾小管对葡萄糖的重吸收能力不能相应增强，约 15% 孕妇餐后可出现糖尿，应注意与真性糖尿病相鉴别。

受孕激素影响，泌尿系统平滑肌张力降低，蠕动减弱，尿流缓慢，输尿管增粗，加之受右旋妊娠子宫的压迫及输尿管有尿液逆流现象，孕妇易患急性肾盂肾炎或肾盂积水，以右侧多见。增大的子宫或胎头压迫膀胱，孕妇可有尿频。

【呼吸系统的变化】

妊娠期耗氧量增加，气体交换量增加，呼吸稍增快。因妊娠子宫增大，膈肌上升，肋骨外展，胸廓横径加宽、周径加大，肺活量无明显改变，以胸式呼吸为主。上呼吸道黏膜充血、水肿，局部抵抗力降低，容易发生上呼吸道感染。

【消化系统的变化】

妊娠期受雌激素影响，牙龈肥厚，容易充血、水肿、出血，分娩后自然消失。孕激素使平滑肌张力降低、胃贲门括约肌松弛，胃内酸性内容物逆流至食管下部产生胃烧灼感；胃排空时间延长，易引起上腹部饱满感。胆囊排空时间延长，胆汁稍黏稠使胆汁淤积，易诱发胆囊炎及胆石症。肠蠕动减弱可致便秘，加之直肠静脉压增高，孕妇易发生痔或使原有痔加重。

【皮肤的变化】

妊娠期垂体分泌促黑素细胞激素增加，加之雌、孕激素大量增多，使黑色素增加，导致孕妇面部、乳头、乳晕、腹白线、外阴等处出现色素沉着，产后逐渐消退。孕妇腹壁皮肤弹性纤维因膨胀伸展而断裂，呈多量紫色或淡红色条纹，称妊娠纹，见于初产妇。旧妊娠纹呈银白色，见于经产妇。

【内分泌系统的变化】

1．垂体　妊娠期腺垂体增生、肥大明显，血流丰富。促性腺激素受大量雌激素、孕激素抑制分泌减少，故孕期卵巢无排卵。催乳素分泌增加，促进乳腺发育，为产后泌乳做准备。

2．肾上腺皮质　肾上腺皮质肥大，皮质醇及醛固酮分泌增加，因两种激素进入血液循环后大部分与蛋白质结合，起活性作用的游离部分增加不多，故孕妇无肾上腺皮质功能亢进的表现。

3．甲状腺　腺组织增生，血运丰富，功能旺盛，可轻度肿大。孕妇与胎儿体内的促甲状腺素均不能通过胎盘，而是各自负责自身甲状腺功能的调节。

【新陈代谢的变化】

1．基础代谢率　于妊娠早期稍下降，于妊娠中期逐渐增高，至妊娠晚期可增高 15% ~ 20%。

2．体重　孕中期起平均每周增加不超过 350g，直至妊娠足月时体重约增加 12.5kg。母亲孕前体重及孕期增加的体重与胎儿出生体重密切相关。

3．糖类代谢　妊娠期胰腺分泌胰岛素增多，胎盘产生的胰岛素酶、激素等拮抗胰岛素致其分泌相对不足。孕妇空腹血糖值略低，餐后高血糖和高胰岛素血症，以利于对胎儿葡萄糖的供给。妊娠期糖代谢的特点和变化可致妊娠糖尿病的发生。

4．脂肪代谢　妊娠期肠道吸收脂肪能力增强，血脂增高，妊娠期能量消耗多，母体脂肪积存多，糖原储备减少。若遇能量消耗过多，体内动用大量脂肪使血中酮体增加，导致酮血症。孕妇尿中出现酮体多见于妊娠剧吐时，或产妇因产程过长、能量过度消耗使糖原储备量相对减少。

5．蛋白质代谢　孕妇对蛋白质的需要量增加，呈正氮平衡。孕妇体内储备的氮除供给胎儿生长发育及子宫、乳房增大的需要外，还为分娩期消耗做准备。如果蛋白质储备不足，血浆蛋白质减少，组织间液增加，出现水肿。

6．水代谢　妊娠期机体水分平均约增加 7L，水、钠潴留与排泄形成适当比例而不引起水肿。但至妊娠末期组织间液可增加 1 ~ 2L，可致水肿。

7．电解质代谢　胎妊娠期总钾、钠的储存增加，但由于血容量的增加，血清中钾、钠的浓度与非孕期相近。妊娠期血清磷无明显变化，血清镁浓度下降。胎儿生长发育需要大量钙，足月妊娠胎儿骨骼储存约 30g 钙，其中 80% 在妊娠最后 3 个月内积累。因此，孕期中、晚期应注意加强饮食中钙的摄入，必要时补充钙剂。妊娠期孕妇约需要 1000mg 铁，其中 300mg 转运至胎盘、胎儿，200mg 通过各种生理途径（主要为胃肠道）排泄。孕期铁的需求主要在妊娠晚期，为 6 ~ 7 mg/d，多数孕妇铁的储存量不能满足需要，需要在妊娠中、晚期开始补充铁剂，以满足胎儿生长和孕妇的需要。

【骨骼、关节及韧带的变化】

骨质在妊娠期间一般无改变，仅在妊娠次数过多、过密又不注意补充维生素 D 及钙时，可引起骨质疏松症。部分孕妇自觉腰骶部及肢体疼痛不适，可能与松弛素使骨盆韧带及椎骨间的关节、韧带松弛有关。妊娠晚期孕妇重心向前移，为保持身体平衡，孕妇头部与肩部应向后仰，腰部向前挺，形成典型孕妇姿势。

本章临床执业助理医师考试要点

1．妊娠的概念。
2．胎儿附属物的形成及其功能。
3．妊娠期母体变化。

思考题

1．胎盘由哪儿部分组成？
2．胎盘有哪些功能？能分泌哪儿种激素？
3．羊水的主要来源及功能是什么？
4．简述妊娠期生殖系统和血液循环系统的变化。

（黄丽荣）

第五章 妊娠诊断

学习目标

通过本章内容的学习，学生应能：

识记：

1．说出早期妊娠的诊断方法。

2．复述胎产式、胎方位、胎先露的概念。

理解：

总结中、晚期妊娠的诊断方法。

应用：

1．通过触摸大、小囟门和矢状缝，判断胎方位。

2．演示各妊娠月份手测宫底高度。

妊娠期全过程从末次月经第 1 日开始计算，平均 280 日，即 40 周。为便于掌握妊娠不同时期的特点，临床上将妊娠分为三期：妊娠 13 周末以前称早期妊娠；第 14 ～ 27 周末称中期妊娠；第 28 周及其后称晚期妊娠。妊娠期妇女称为孕妇，初次妊娠者称为初孕妇，初次分娩者称为初产妇，已经妊娠和分娩一次以上者分别称为经孕妇和经产妇。

第一节 早期妊娠的诊断

【症状】

1．停经 育龄期有性生活史且未采取避孕措施的健康妇女，平时月经周期规则，一旦月经延期，就应考虑到妊娠，停经 10 日以上者高度怀疑妊娠。若停经达 8 周以上，则妊娠的可能性更大。停经是妊娠最主要的症状，哺乳期妇女月经虽未恢复，但仍有可能再次妊娠。

2．早孕反应 约半数妇女于停经 6 周左右出现食欲缺乏、喜食酸物或厌油腻、恶心、晨起呕吐、畏寒、头晕、流涎、乏力、嗜睡等症状，称为早孕反应（morning sickness）。食欲缺乏、恶心、晨起呕吐与体内 HCG 增多、胃酸分泌减少以及胃排空时间延长可能有关。早孕反应持续至停经 12 周左右自行消失。

3．尿频 为前倾增大的子宫在盆腔内压迫膀胱所致。在妊娠 7 ～ 8 周出现尿频，妊娠 12 周以后，宫体升入腹腔不再压迫膀胱时，尿频症状自然消失。

【体征】

1．乳房的变化 自妊娠 8 周起，乳房体积逐渐增大，乳头增大，乳头、乳晕着色加深，乳晕周围皮脂腺肥大而出现蒙氏结节。孕妇自觉乳房轻度胀痛及乳头疼痛，初孕妇较明显。哺乳期妇女受孕后乳汁分泌明显减少。

2．生殖器官的变化　于妊娠 6 ～ 8 周行阴道窥器检查，可见阴道壁及宫颈充血呈紫蓝色。双合诊检查时发现宫颈变软，子宫峡部极软，出现宫颈与宫体似不相连的感觉，称为黑加征（Hegar sign）。随妊娠进展，宫体逐渐增大变软，于妊娠 5 ～ 6 周时子宫呈球形，停经 8 周时子宫约为非孕时的 2 倍，停经 12 周时约为非孕时的 3 倍，可在耻骨联合上方触及宫底。

【辅助检查】

1．妊娠试验　受精卵着床后不久，采用放射免疫法测出受检者血中 β-HCG 升高。临床上多用早早孕试纸法检测受检者尿液，若为阳性，结合临床表现可诊断为妊娠。滋养细胞产生的 HCG 对诊断妊娠有极高的特异性，很少出现假阳性。

2．超声检查　B 超是快速、准确诊断早期妊娠的方法。主要目的是确诊宫内妊娠，排除异位妊娠和滋养细胞疾病，估计孕龄，排除盆腔肿块或子宫异常。停经 35 日时，宫腔内可见到圆形或椭圆形妊娠囊；妊娠 6 周时，妊娠囊内可见到胚芽和原始心管搏动。停经 12 周，测量胎儿头臀长度能较准确地估计孕周。停经 9 ～ 14 周 B 型超声检查可以发现严重的胎儿畸形，如无脑儿。彩色多普勒超声见到胎儿心脏区彩色血流，可以确诊为早期妊娠。妊娠 7 周后用超声多普勒在扩大的子宫区域内，听到胎心音或脐带血流音，可诊断为宫内妊娠、活胎。

3．黄体酮试验　对怀疑早孕的妇女，每日肌内注射黄体酮 10 ～ 20mg，连续使用 3 ～ 5 日，停药后 2 ～ 7 日出现撤退性出血为阳性，可以排除妊娠；若停药 7 日后仍无撤退性出血，为黄体酮试验为阴性，则早期妊娠的可能性大。

4．宫颈黏液检查　月经延期的妇女，宫颈黏液涂片干燥后镜下见到排列成行的椭圆体，结合临床表现，可诊断为妊娠。

5．基础体温（basal body temperature，BBT）测定　基础体温双相型的妇女，出现高温相持续 18 日不下降，早期妊娠的可能性大。高温相持续超过 21 日，则早期妊娠的可能性更大。

根据症状和体征怀疑早孕者，应尽快做妊娠试验以明确妊娠，停经 6 ～ 7 周可进行 B 型超声检查明确宫内妊娠，了解胚胎发育情况，确定孕周，排除异位妊娠，同时可以排除子宫肌瘤、卵巢肿瘤、假孕及尿潴留等病理情况。

第二节　中、晚期妊娠的诊断

妊娠 12 周以后，妊娠征象逐渐明显，子宫逐渐增大，能扪及胎体，感到胎动，听到胎心音，容易确诊。

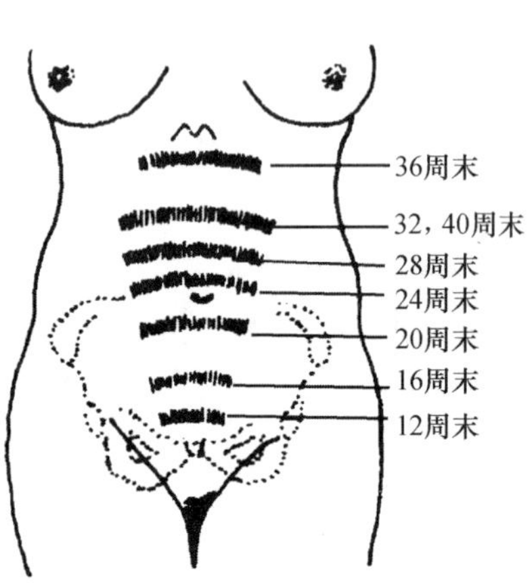

图 5-1　妊娠周数与子宫底高度

【症状】

1．停经　有停经及早孕反应史。

2．胎动　孕 18 ～ 20 周开始，孕妇自觉胎动。

3．腹部膨大　随停经月份增加，孕妇自觉腹部逐渐膨大。

【体征】

1．子宫增大　子宫随妊娠进展逐渐增大，宫底逐渐升高。检查腹部时，根据手测宫底高度（图 5-1）及尺测耻上子宫长度，可以初步估计胎儿大小，判断妊娠周数（表 5-1）。

表 5-1　不同妊娠周数的子宫底高度及子宫长度

妊娠周数	手测子宫底高度	尺测耻上子宫长度（cm）
12 周末	耻骨联合上 2 ～ 3 横指	
16 周末	脐与耻骨联合之间	
20 周末	脐下 1 横指	18（15.3 ～ 21.4）
24 周末	脐上 1 横指	24（22.0 ～ 25.1）
28 周末	脐上 3 横指	26（22.4 ～ 29.0）
32 周末	脐与剑突之间	29（25.3 ～ 32.0）
36 周末	剑突下 2 横指	32（29.8 ～ 34.5）
40 周末	脐与剑突之间或略高	33（30.0 ～ 35.3）

2．胎动　胎儿的躯体活动称为胎动，因冲击子宫壁而使孕妇感觉到。胎动是胎儿情况良好的表现，有时在腹部检查可以看到或触到胎动。孕妇于妊娠 18 ～ 20 周开始自觉胎动，胎动每小时约 3 ～ 5 次。

3．胎体　妊娠 20 周以后，经腹壁可触到胎体。妊娠 24 周以后，触诊时可区分胎头、胎背、胎臀和胎儿肢体。胎头圆而硬，且有浮球感；胎背宽而平坦；胎臀宽而软，形状略不规则；胎儿肢体小且有不规则活动。通过四步触诊法能够查清胎儿在子宫内的位置。

4．胎心音　在扩大的子宫区内听到胎心音能够确诊为妊娠且为活胎。于妊娠 12 周用多普勒胎心听诊仪能够探到胎心音；妊娠 18 ～ 20 周用听诊器经孕妇腹壁可听到胎心音。胎心音呈双音，似钟表“滴答”声，正常胎心率为每分钟 110 ～ 160 次。妊娠 24 周前，胎心音多在脐下正中或稍偏左、偏右听到；妊娠 24 周以后，胎心音多在胎背所在侧听得最清楚。头先露时胎心在脐下，臀先露时胎心在脐上，肩先露时在脐周围听得最清楚。胎心音应与腹主动脉音、子宫胎盘杂音、脐带杂音及胎动音相鉴别。若持续存在脐带杂音，则应注意有无脐带缠绕的可能。

【辅助检查】

1．超声检查　B 型超声检查可显示胎儿数目，有无胎心搏动，胎盘功能分级、位置及与宫颈内口的关系，显示胎产式、胎先露、胎方位、羊水量，评估胎儿体重，测量胎头双顶径、股骨长等多条径线，并可观察有无胎儿体表畸形，了解胎儿生长发育情况。彩色多普勒超声可以检测子宫动脉、脐动脉和胎儿动脉的血流速度及波形。通过妊娠中期子宫动脉血流波动指数和阻力指数可以评估子痫前期的风险，通过妊娠晚期脐动脉、子宫动脉血流波动指数和阻力指数可以评估胎盘的血流，通过胎儿大脑中动脉的收缩期峰值可以判断胎儿贫血的程度。

2．胎儿心电图　用间接法检测胎儿心电图，于妊娠 12 周后显示较规律的图形，妊娠 20 周后成功率更高。

第三节　胎产式、胎先露、胎方位

妊娠 28 周以前，由于羊水相对较多、胎体较小，胎儿在子宫内的活动范围较大，胎儿的位置和姿势容易改变。妊娠 30 周以后，由于胎儿生长迅速、羊水相对减少，胎儿与子宫壁贴近，胎儿的位置和姿势相对保持恒定。

1．胎姿势　胎儿在子宫内的姿势称为胎姿势（fetal attitude）。正常胎姿势为胎头俯屈，颏部贴近胸壁，四肢屈曲抱于胸腹前，脊柱略向前弯曲，整个胎体成为头端小、臀端大的椭圆形，以适应妊娠晚期宫腔的形状。

2．胎产式　胎体纵轴与母体纵轴的关系称为胎产式（fetal lie）（图 5-2）。胎体纵轴与母体纵轴平行者称为纵产式，占足月妊娠分娩总数的 99.75%；胎体纵轴与母体纵轴垂直者称为横产式，仅占足月妊娠分娩总数的 0.25%。胎体纵轴与母体纵轴斜方交叉呈角度者称为斜产式，斜产式为暂时性胎产式，在分娩前及分娩过程中多转为纵产式，偶可转成横产式。

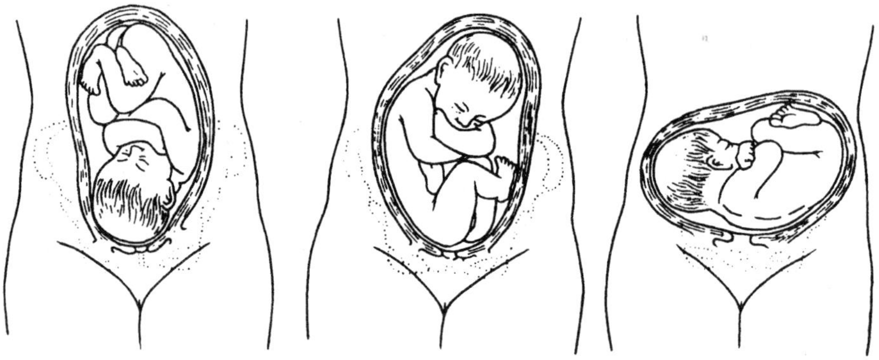

(1) 纵产式-头先露　　(2) 纵产式-臀先露　　(3) 横产式-肩先露

图 5-2　胎产式

3．胎先露　最先进入母体骨盆入口的胎儿部分称为胎先露（fetal presentation）。纵产式有头先露及臀先露，横产式为肩先露。头先露因胎头屈伸程度不同分为枕先露、前囟先露、额先露及面先露（图 5-3）。臀先露因入盆的先露部分不同分为单臀先露、混合臀先露、单足先露和双足先露（图 5-4）。横产式时最先进入骨盆的是胎儿肩部，称为肩先露。偶见头先露或臀先露与胎手或胎足同时入盆者，称为复合先露。

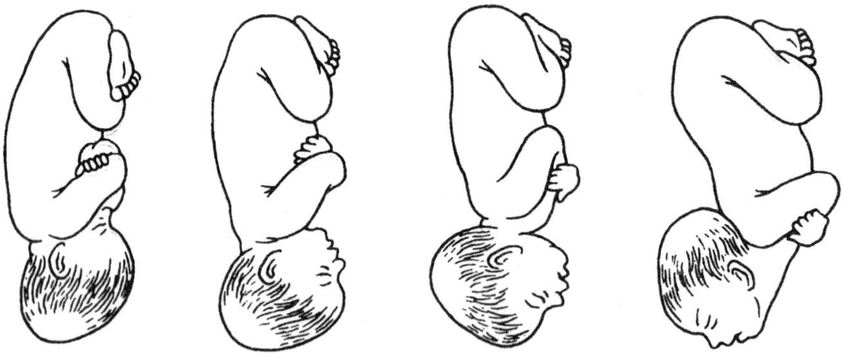

(1) 枕先露　　(2) 前囟先露　　(3) 额先露　　(4) 面先露

图 5-3　头先露的种类

4．胎方位　胎儿先露部的指示点与母体骨盆的关系称为胎方位（fetal position），简称胎位。枕先露以枕骨、面先露以颏骨、臀先露以骶骨、肩先露以肩胛骨为指示点。根据先露指示点与母体骨盆入口前、后、左、右的关系而有不同的胎位。头先露、臀先露各有 6 种胎方位，肩先露有 4 种胎方位。如枕先露时，胎头枕骨位于母体骨盆的右前方，称为枕右前位，其余类推。

可通过腹部视诊、触诊和必要的肛门指检、阴道检查及 B 型超声检查，确定胎产式、胎先露及胎方位。三者之间的关系及种类如下（图 5-5）。

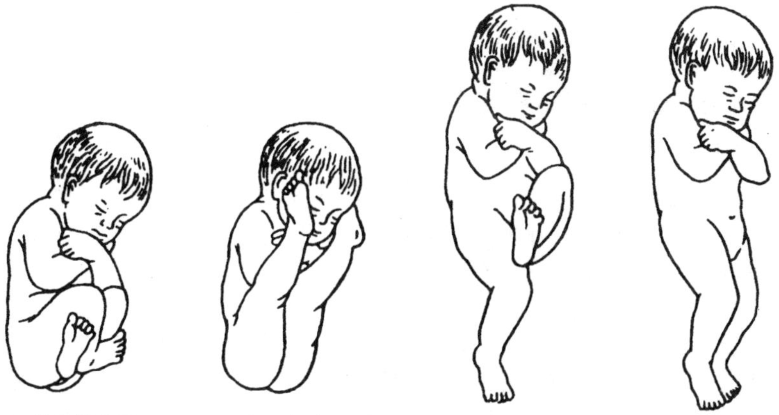

(1) 混合臀先露　(2) 单臀先露　(3) 单足先露　(4) 双足先露

图 5-4　臀先露的种类

- 纵产式
  - 头先露
    - 枕先露
      - 枕左前（LOA）枕左横（LOT）枕左后（LOP）
      - 枕右前（ROA）枕右横（ROT）枕右后（ROP）
    - 面先露
      - 颏左前（LMA）颏左横（LMT）颏左后（LMP）
      - 颏右前（RMA）颏右横（RMT）颏右后（RMP）
  - 臀先露
    - 骶左前（LSA）骶左横（LST）骶左后（LSP）
    - 骶右前（RSA）骶右横（RST）骶右后（RSP）
- 横产式——肩先露
  - 肩左前（LScA）肩左后（LScP）
  - 肩右前（RScA）肩右后（RScP）

图 5-5　胎产式、胎先露和胎方位的关系及种类

案例 5-1

某女 27 岁，结婚 1 年，未产妇，平素月经规律，周期为 28 ~ 30 天，经期为 4 ~ 6 天。现停经 57 天，出现晨起恶心、呕吐、头晕等症状 10 天，近日加重，来院就诊。妇科检查：外阴发育正常，已婚未产型，阴道黏膜轻度充血，阴道后穹窿有少量分泌物。宫颈光滑，子宫前位、增大、质软，双侧附件无异常。

问题与思考：

1．本例初步诊断是什么？

2．诊断依据有哪些？

3．为进一步明确诊断，应做哪些检查？

本章临床执业助理医师考试要点

1. 妊娠的分期。
2. 早期妊娠的临床表现、辅助检查、诊断。
3. 中、晚期妊娠的临床表现、辅助检查、诊断。
4. 胎产式、胎先露、胎方位。

思考题

1. 早期妊娠如何诊断？
2. 中、晚期妊娠如何诊断？
3. 正常胎心音和胎动的频率是多少？有何临床意义？
4. 何谓胎产式、胎先露、胎方位？

（黄丽荣）

第六章　孕期监护与孕期保健

学习目标

通过本章内容的学习，学生应能：

识记：

1．说出围生期Ⅰ、高危妊娠及高危儿的定义。

2．列举产前检查的内容及方法。

理解：

1．解释遗传咨询、产前筛查与产前诊断的区别。

2．描述胎儿监护的内容及方法。

应用：

运用孕期监护与孕期保健知识为孕妇进行孕期指导、用药指导及常见症状的处理。

第一节　围生医学概念

围生医学又称围产医学，是研究在围生期内加强对围生儿及孕产妇卫生保健的一门科学，对降低围生期母儿死亡率和病残儿发生率、保障母儿健康具有重要意义。

围生期是指产前、产时和产后的一段时期，这段时期孕产妇要经历妊娠期、分娩期和产褥期3个阶段。国际上对围生期的规定有4种，我国现阶段采用围生期Ⅰ（从妊娠满28周至产后1周）来计算围生期死亡率。围生期死亡率是衡量产科和新生儿科质量的重要标准。

孕期监护与保健不仅是贯彻预防为主方针的具体措施，也是降低围生期死亡率、确保孕妇及胎儿健康、安全分娩的必要措施。孕期监护包括对孕妇的定期产前检查和对胎儿的监护，以及对胎盘及胎儿成熟度的监测。此外，还应对孕妇在妊娠期间出现的一些症状予以及时处理，并进行卫生指导，使孕妇正确认识妊娠和分娩，消除不必要的顾虑。对有出生缺陷或遗传病家族史或分娩史者，应行绒毛培养，也可在妊娠中期抽取羊水做染色体核型分析，以降低先天缺陷患儿及遗传病患儿的出生率。此外，还要进行孕期卫生宣传教育，指导孕妇生活、工作，使孕妇对妊娠和分娩有正确认识，消除顾虑，预防妊娠并发症的发生。

第二节　产前检查与孕期监护

一、产前检查

首次产前检查应从确诊早孕时开始。主要目的是：①确定孕妇和胎儿的健康情况；②估计孕期及胎龄；③制订接下来的产科检查计划。首次产前检查应行盆腔双合诊检查，测量基础血压，检查心、肺，测尿蛋白和尿糖。首次产前检查未发现异常者，应于妊娠 20 ~ 36 周每 4 周检查一次，妊娠 36 周以后每周检查一次。对高危孕妇应酌情增加产前检查次数。

【初诊】

（一）询问病史

1．年龄　年龄过小容易发生难产；35 岁以上初孕妇容易并发妊娠高血压、产力异常等。

2．职业　对接触有毒物质的孕妇应注意检查血常规及肝功能。高温作业的孕妇在孕后期应调换工作。

3．推算预产期　预产期（expected date of confinement，EDC）按末次月经（last menstrual period，LMP）第一日算起，月份减 3 或加 9，日数加 7。如末次月经第一日是 2014 年 4 月 10 日，预产期应为 2015 年 1 月 17 日。若孕妇只知农历日期，应先换算成公历再推算预产期。实际分娩日期与推算的预产期可能相差 1 ~ 2 周。若孕妇记不清末次月经或哺乳期月经尚未复潮而受孕者，可根据早孕反应开始出现的时间、胎动开始时间、手测宫底高度、尺测子宫长度、B 型超声测得胎头双顶径值等推算出预产期。

4．月经史和孕产史　月经周期延长者的预产期需相应推迟。经产妇应了解有无难产史、死胎死产史、分娩方式及有无产后出血史，还应了解新生儿情况。

5．既往史和手术史　了解妊娠前有无高血压、心脏病、肝病、肾病、结核等和做过何种手术。

6．本次妊娠过程　了解妊娠早期有无病毒感染及用药史，妊娠晚期有无阴道流血、头痛等症状。

7．家族史　询问家族中有无妊娠合并症、双胎妊娠及其他遗传性疾病等。

8．丈夫情况　着重询问有无遗传性疾病等。

（二）全身检查

观察孕妇发育、营养及精神状态；注意步态及身高，身材矮小（< 145cm）者常伴有骨盆狭窄；检查心、肺有无病变；注意脊柱及下肢有无畸形；检查乳房发育情况、乳头大小及有无乳头凹陷；测量血压，正常血压不应超过 140/90mmHg，或与基础血压相比不超过 30/15 mmHg；注意有无水肿，妊娠晚期仅踝部或小腿下部水肿，经休息后能消退，不属于异常；测量体重，于妊娠晚期每周增加不应超过 500g，超过者多有水肿或隐性水肿。

（三）产科检查

产科检查包括腹部检查、骨盆测量、阴道检查和肛门检查。

1．腹部检查　借以了解胎儿大小、胎产式、胎先露及胎方位。

（1）视诊：排空膀胱后，孕妇双腿屈曲仰卧于检查床上，检查者站在孕妇右侧进行检查，注意腹形及大小，腹部有无妊娠纹、手术瘢痕等，注意有无悬垂腹。

（2）触诊：注意腹部肌肉的紧张度，有无腹直肌分离。运用四步触诊法确定胎产式、胎先露、胎方位及胎先露部是否衔接，测量宫底高度及腹围，估计胎儿大小及羊水多少等。在做前三步手法时，检查者应面向孕妇，做第四步时，检查者则应面向孕妇足端（图 6-1）。

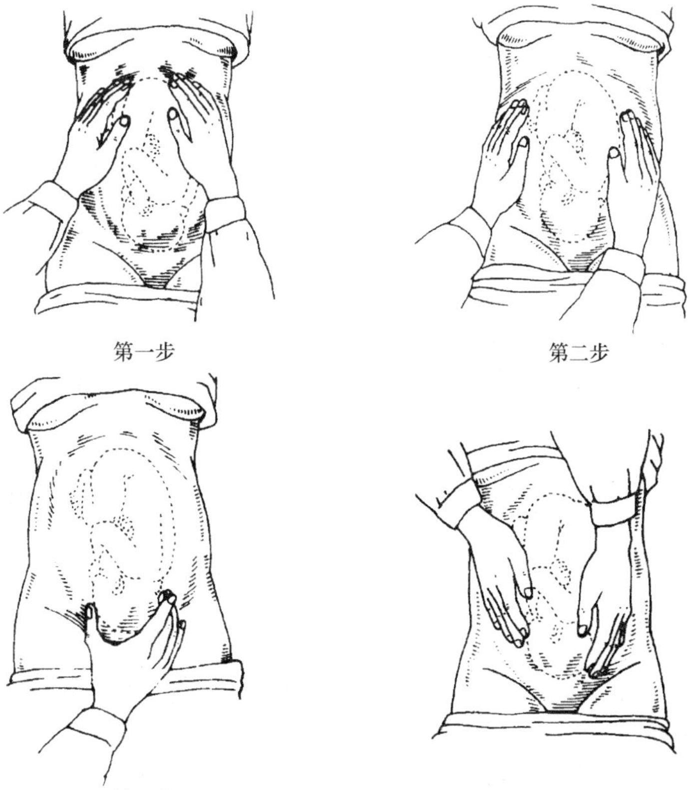

第一步　第二步

第三步　第四步

图 6-1　腹部触诊手法

第一步手法：检查者两手置于宫底部，手测宫底高度，根据其高度估计胎儿大小与妊娠周期是否相符。然后以两手指腹相对交替轻推，判断在宫底部的胎儿部分，若为胎头则硬而圆，且有浮球感，若为胎臀则柔软而宽，且形态不规则。

第二步手法：确定胎产式后，检查者两手掌分别置于腹部两侧，一手固定，另一手轻轻深按检查，两手交替。触到平坦饱满部分为胎背，并确定胎背向何方。触到可变形的高低不平部分为胎儿肢体，有时能感到胎儿肢体在活动。

第三步手法：检查者右手拇指与其余四指分开，置于耻骨联合上方握住胎先露，进一步查清是胎头还是胎臀。左右推动确定先露是否衔接。若已衔接，则先露部较固定，不易推动。

第四步手法：检查者两手分别置于先露两侧，轻轻深按，复核先露部诊断是否正确，并确定先露入盆的程度。

（3）听诊：胎心在靠近胎背上方的孕妇腹壁上听得最清楚。枕先露时，胎心在脐右（左）下方；臀先露时，胎心在脐右（左）上方；肩先露时，胎心在靠近脐部下方听得最清楚（图 6-2）。听诊部位取决于先露部和其下降程度。

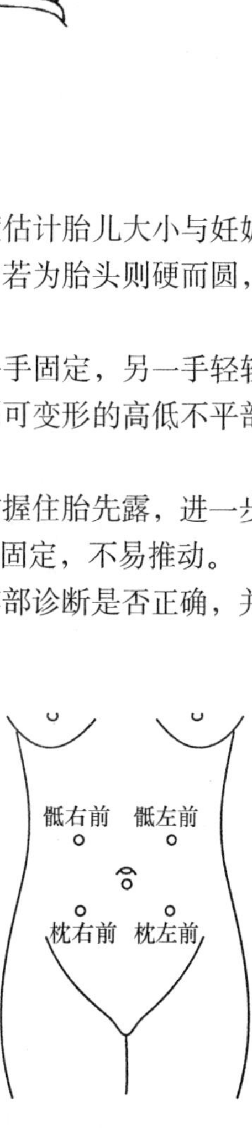

图 6-2　胎心音听取部位

2．骨盆测量　骨盆大小及其形状对分娩有直接影响，是决定胎儿能否顺利经阴道分娩的重要因素。产前检查时必须做骨盆测量。骨盆测量分外测量和内测量两种。

（1）骨盆外测量：产前检查应常规行骨盆外测量，能间接判断骨盆大小及其形状，操作简便。用骨盆测量器测量以下径线：嘱孕妇取伸腿仰卧位，测量髂棘间径、髂嵴间径；取左侧卧位，将左腿屈曲，右腿伸直，测量骶耻外径；取仰卧位，双腿向腹部弯曲，双手抱双膝，测量坐骨结节间径。

1）髂棘间径：测量两髂前上棘外缘的距离（图 6-3），正常值为 23 ～ 26cm。

2）髂嵴间径：为两髂嵴外缘间最宽的距离（图 6-4），正常值为 25 ～ 28cm。

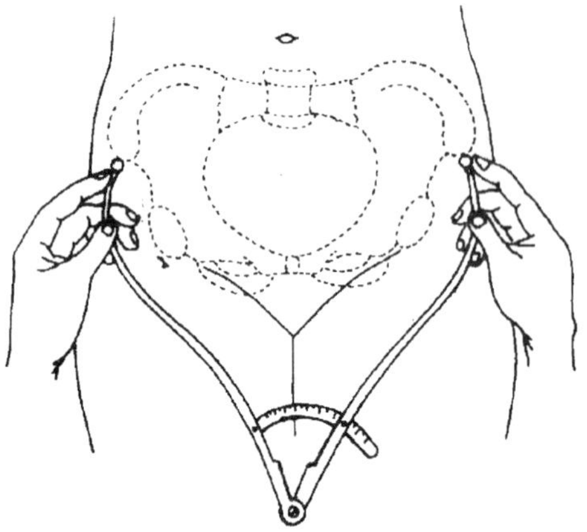

图 6-3　测量髂棘间径

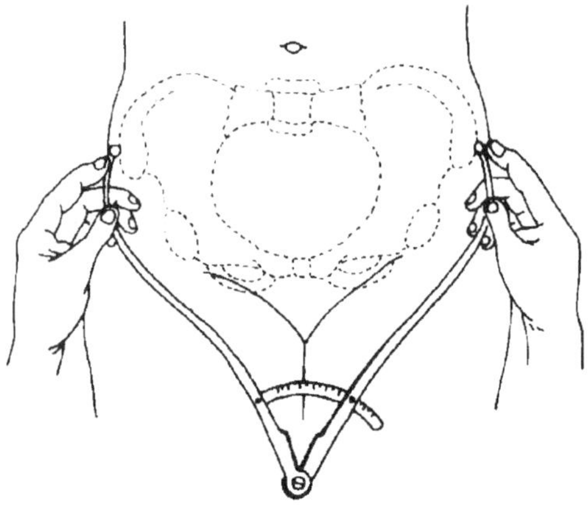

图 6-4　测量髂嵴间径

3）骶耻外径：为耻骨联合上缘中点至第 5 腰椎棘突下的距离（图 6-5），正常值为 18 ～ 20cm。可间接推测骨盆入口前后径长度，是骨盆外测量最重要的径线。

4）坐骨结节间径（出口横径）：测量两坐骨结节内侧缘的距离（图 6-6），正常值平均为 9cm。也可用检查者的拳头测量，能容纳成人横置手拳属正常。此径线直接测出骨盆出口横径长度。若此径值小于 8cm，则加测出口后矢状径。

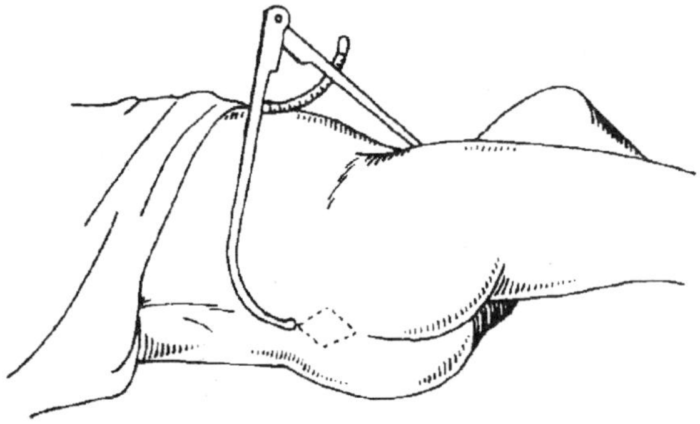

图 6-5　测量骶耻外径

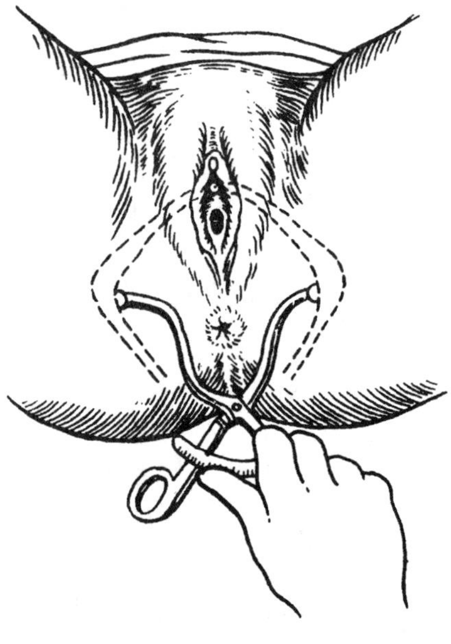

图 6-6　测量坐骨结节间径

5）出口后矢状径：为坐骨结节间径中点至骶骨尖端的长度，正常值约为 8.5cm。此值不小能弥补稍小的坐骨结节间径。出口后矢状径与坐骨结节间径值之和＞ 15cm，表示骨盆出口狭窄不明显。

6）耻骨弓角度：双手拇指指尖斜着对拢放置在耻骨联合下缘，左右两拇指平放在耻骨降支上，测量所得的两拇指间角度为耻骨弓角度，正常值为 90°，小于 80° 为不正常。此角度反映骨盆出口横径的宽度。

（2）骨盆内测量：当外测量值异常时，应行内测量。测量时孕妇取仰卧截石位。妊娠24 ~ 36周阴道松软时测量为宜，过早测量阴道较紧，近预产期测量则容易引起感染。主要测量的径线有：

1）骶耻内径（对角径）：为耻骨联合下缘至骶岬上缘中点间距离，正常值为12.5 ~ 13cm，此值减去1.5 ~ 2cm，即为骨盆入口前后径（真结合径）长度。检查者将一手示指、中指伸入阴道，用中指指尖触到骶岬上缘中点，示指上缘紧贴耻骨联合下缘，另一手示指记住此接触点，抽出阴道内的手指，测量中指尖到此接触点的距离（图6-7）。若测量时中指尖触不到骶骨岬，表示对角径值不小于12cm。

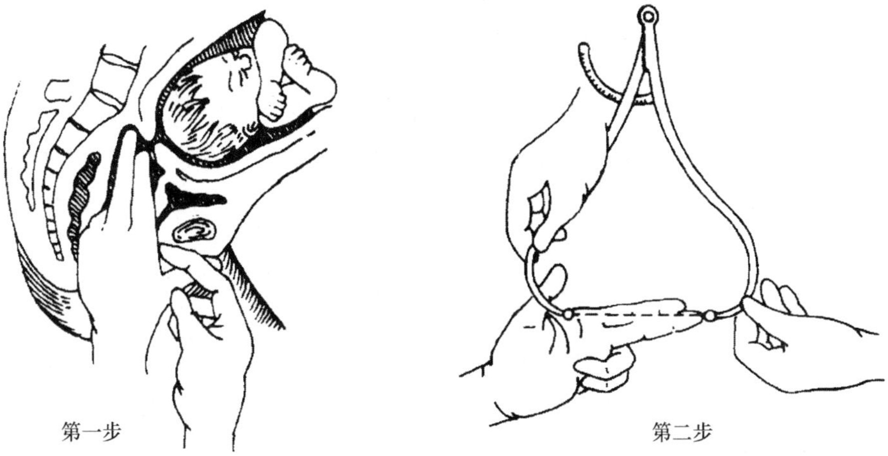

图6-7　骶耻内径测量法

2）坐骨棘间径：测量两侧坐骨棘间的距离，正常值为10cm（图6-8）。

3）坐骨切迹宽度：为坐骨棘与骶骨下部间的距离，即骶棘韧带长度。检查时，可将内诊手指并排置于坐骨切迹间、骶棘韧带之上（图6-9），以估计其宽度，正常能容纳3横指（5.5 ~ 6cm），否则属中骨盆狭窄。

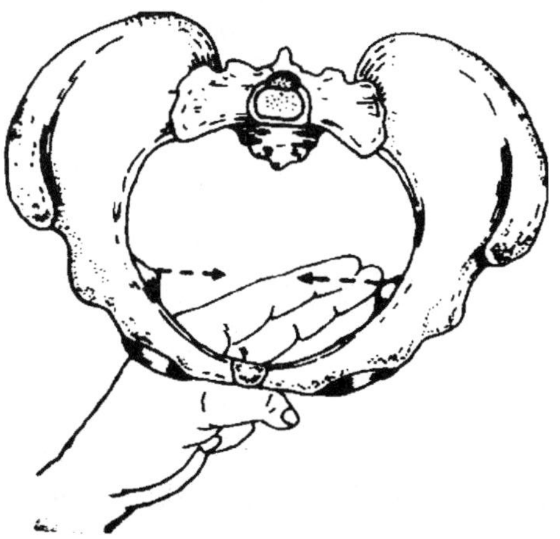

图6-8　测量坐骨棘间径

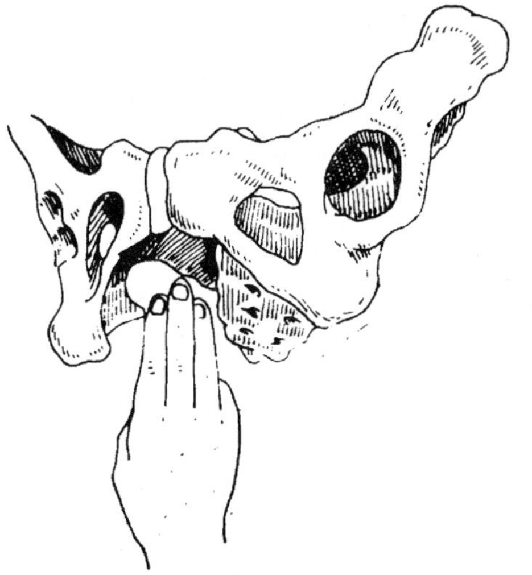

图6-9　测量坐骨切迹宽度

3．阴道检查　在妊娠早期初诊时，应做盆腔双合诊检查。妊娠 24 周左右首次产前检查时需测量对角径。妊娠最后 1 个月内应避免阴道检查。

4．肛门指检　可以了解胎先露部、骶骨前面弯曲度、坐骨棘间径、坐骨切迹宽度以及骶尾关节活动度，并测量出口后矢状径。

（四）辅助检查

1．基本检查项目　包括血常规、血型、尿常规、空腹血糖、阴道分泌物、肝功能、肾功能、乙型肝炎表面抗原、梅毒血清学检测、HIV 筛查、宫颈细胞学检查（1 年内未查者）等。

2．备查项目　包括：①弓形虫、风疹病毒、巨细胞病毒和单纯疱疹病毒（TORCH）筛查；②宫颈阴道分泌物检查（阴道分泌物常规、淋病奈瑟菌、沙眼衣原体）；③甲状腺功能检测；④地中海贫血筛查（广东、广西、海南、湖南、湖北、四川、重庆等地）；⑤口服葡萄糖耐量试验（OGTT，针对高危妇女）；⑥血脂检查；⑦妇科超声检查；⑧心电图检查；⑨胸部 X 线检查。

【复诊】

每次复诊是为了了解前次产前检查后有无异常情况，以便及时发现高危妊娠。检查内容包括询问孕妇有无异常情况出现，如头痛、阴道出血、胎动情况等；测体重、血压、宫底高度、腹围等；四步触诊了解胎位及先露衔接情况；复查尿蛋白；进行孕期卫生宣传教育，并预约下次复诊时间。

二、孕期监护

胎儿在宫内生长发育过程中，应定时对其进行监护，其内容主要包括：①首先确定是否为高危儿；②胎盘功能及胎儿成熟度的检查；③胎儿发育畸形及遗传性疾病的宫内诊断。

【高危妊娠和高危儿】

在妊娠期和分娩期，某种致病因素和并发症可能对孕妇、胎儿、新生儿产生影响，增加孕妇和围生儿的发病率和死亡率的情况称为高危妊娠。凡具有高危妊娠因素的孕妇均称高危孕妇。具有下列高危因素之一的围生儿则称高危儿：①孕龄＜ 37 周或≥ 42 周；②出生体重＜ 2500g 或≥ 4000g；③小于孕龄儿或大于孕龄儿；④出生 1 分钟，Apgar 评分≤ 3 分；⑤产时感染；⑥高危妊娠产妇的新生儿；⑦手术产儿；⑧新生儿期患有疾病，如颅内出血、病理性黄疸、感染、发热和抽搐等；⑨新生儿的兄姐有严重的新生儿病史或新生儿期死亡病史等。

【胎儿宫内安危的监护】

（一）妊娠早期

应从确诊为妊娠时开始，确定子宫大小与妊娠周数是否相符；推算预产期；B 型超声检查，最早可在妊娠第 5 周看见妊娠囊，妊娠第 7 周可测出胎芽及胎心搏动，孕 8 ～ 9 周时有明显胎动。

（二）妊娠中、晚期监护

通过产前检查，测量耻上子宫长度及腹围；B 超检查测量胎头双顶径，协助判断胎儿大小与妊娠周数是否相符；了解胎盘位置及胎盘成熟度；同时注意胎盘功能及胎儿成熟度的检查，以及胎儿电子监护。

1．胎盘功能检查　能间接判断胎儿在宫内的状态，早期发现胎儿窘迫，有助于及时采取处理措施。

（1）胎动：与胎盘血管状态关系密切，胎盘功能低下时，胎动＜ 10 次 /12 小时。

（2）雌三醇（estriol，E_3）测定：评估胎儿胎盘单位功能。正常足月时，24 小时尿 E_3 ＞ 15mg 为正常值，10 ～ 15mg 为警戒值，＜ 10mg 为危险值。也可测尿雌激素 / 肌酐（E/C）比值，＞ 15 为正常值，10 ～ 15 为警戒值，＜ 10 为危险值。

（3）血清人胎盘催乳素（hurman placental lactogen，HPL）测定：妊娠 30 周后血浆平均值为 4 ～ 11mg/L，＜ 4mg/L 或突然降低 50%，提示胎盘功能低下。

（4）缩宫素激惹试验（oxytocin challenge test，OCT）：无激惹试验无反应型需做 OCT，OCT 阳性提示胎盘功能减退。

2．胎儿成熟度的检查

（1）推算妊娠周数：通过末次月经或其他妊娠征象加以推算，但要问清月经周期是否正常，有无延长或缩短。同时测量孕妇耻上子宫底高度及腹围，估计胎儿发育情况。

（2）B 型超声检查：测量胎头双顶径、胸腹围及股骨长径，胎头双顶径＞ 8.5cm 提示胎儿成熟；胎盘成熟度，根据绒毛膜板、基底板、胎盘光点加以判定。三级胎盘（绒毛膜板与基底相连，形成明显胎盘小叶）出现的平均孕周为 38.6 周，若见三级胎盘，提示胎儿成熟。

（3）羊水检查：①卵磷脂 / 鞘磷脂（L/S）比值：了解胎儿肺泡成熟度，若该值＞ 2，提示胎儿肺已成熟。②肌酐测定：该值≥ 176.8μmol/L（2mg%），提示胎儿肾成熟。③胆红素测定：判断胎儿肝的成熟度，正常值△ OD_{450} ＜ 0.02。④羊水含脂肪细胞出现率：该值达 20%，提示胎儿皮肤成熟。

3．胎儿宫内安危情况的其他监护方法

（1）胎动计数：胎动监测是评价胎儿宫内情况最简便、有效的方法之一。若胎动计数＞ 30 次 /12 小时为正常，＜ 10 次 /12 小时提示胎儿缺氧。胎动可通过孕妇自测或 B 型超声检查监测。

（2）胎儿电子监护：胎儿电子监护仪在临床广泛应用，能够连续观察和记录胎心率（fetal heart reat，FHR）的动态变化，也可了解胎心与胎动及宫缩之间的关系，评估胎儿宫内安危情况。

1）胎心率的监测：胎儿监护仪记录的胎心率有两种变化，即胎心率基线（FHR-baseline，BFHR）及一过性胎心率变化。

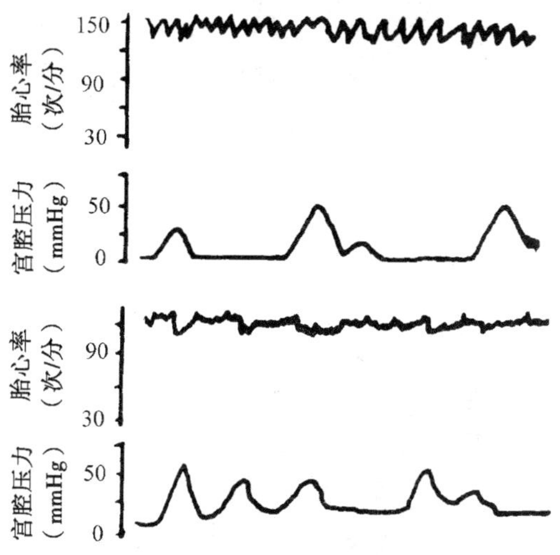

图 6-10　胎心率与基线摆动

①胎心率基线：指在无胎动、无宫缩或宫缩间歇期记录的 FHR。正常胎心率基线在 110 ～ 160 次 / 分，当胎动时有加速反应，是胎儿健康状况良好的表现。如果基线变平，则提示胎儿活力减低（图 6-10）

②一过性胎心率：指与子宫收缩有关的胎心率变化，有两种。

A．加速型：指子宫收缩后胎心率基线暂时增加 15 ～ 20 次 / 分，持续时间＞ 15 秒。这是胎儿状况良好的表现。一般认为与胎体局部或脐静脉暂时受压有关。

B．减速型：指当子宫收缩时胎心率减慢，可分三种类型。

a．早期减速型（ED）：其特点是宫缩开始，胎心率变慢，宫缩停止，胎心率恢复正常（图 6-11），胎心率一般不低于 100 次 / 分。

b．晚期减速型（LD）：其特点为宫缩高峰时，胎心率开始减慢，宫缩消失后，胎心率并不立即恢复，而是一般延后 30 ～ 60 秒才恢复（图 6-12）。晚期减速一般认为是胎儿缺氧的表现，它的出现提示应对胎儿的安危予以高度重视。

c．变异减速型（VD）：胎心率减慢与宫缩关系并不恒定，下降迅速，下降幅度大，持续时间长短不一，恢复也迅速，图形常呈“V”字形或“W”字形（图 6-13）。

2）预测胎儿宫内储备能力

①无激惹试验（non-stress test，NST）：本试验是在孕 32 周后，在无宫缩情况下观察胎心基线率，以及胎动、胎心的关系，了解胎儿的储备能力。方法：嘱孕妇取半卧位，将多普勒探头涂

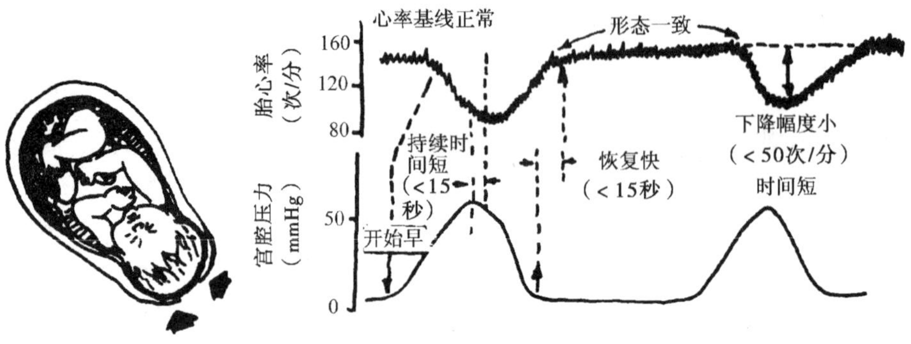

图 6-11　早期减速（1mmHg=0.133kPa）

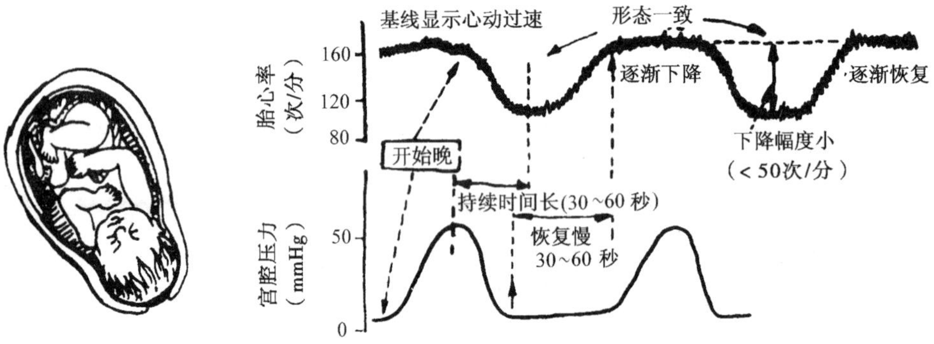

图 6-12　晚期减速

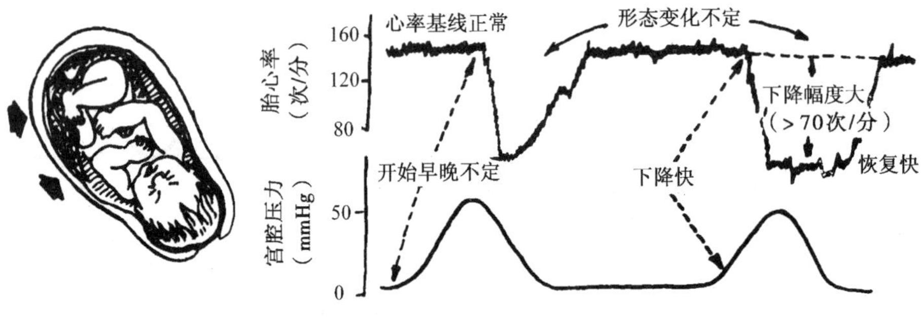

图 6-13　变异减速

以耦合剂，孕妇自己觉得有胎动时，手按机钮在描记胎心率纸上做出标记，至少连续做 20 分钟。一般认为至少有 3 次以上的胎动伴有胎心率加速＞ 15 次 / 分（beat per minute，bpm）、持续时间＞ 15 秒，为正常，称为反应型，1 周后复查。若＜ 10bpm 或无胎心率加速，则为无反应型，应寻找原因。此法可作为缩宫素激惹试验前的筛选试验。

②缩宫素激惹试验：又称宫缩应激试验（contraction stress test，CST），其原理为用缩宫素诱导宫缩，并用胎儿监护仪记录胎心率的变化。结果：如多次宫缩后连续重复出现晚期减速，胎动后无 FHR 增快，为 OCT 阳性；如胎心率基线有变异或胎动后 FHR 加快，无晚期减速，为 OCT 阴性。

4．胎儿先天畸形及其遗传性疾病的宫内诊断

（1）胎儿遗传学检查：可在妊娠早期取绒毛，或妊娠 16 ～ 20 周抽取羊水，也可取孕妇外周血分离胎儿细胞做遗传学检查，了解染色体数目与结构改变。

（2）胎儿影像学检查：妊娠 18 ～ 20 周进行超声筛查无脑儿、脊柱裂、脑积水等畸形。

（3）测定羊水中酶、蛋白：测羊水中酶，诊断代谢缺陷病。测羊水甲胎蛋白（alpha fetoprotein，AFP），诊断胎儿开放性神经管缺陷。

（4）羊膜腔内胎儿造影：直接观察胎儿体表畸形及泌尿系统、消化系统畸形。

第三节　遗传咨询、产前筛查与产前诊断

【遗传咨询】

遗传咨询是由从事医学遗传的专业人员或咨询医师，对咨询者就其提出的家庭中遗传性疾病的发病原因、遗传方式、诊断、预后、复发风险率、防治等问题予以解答，并就咨询者提出的婚育问题提出医学建议供咨询者参考。遗传咨询是预防遗传性疾病的一个重要环节。

（一）遗传咨询的意义

随着科学技术不断进展，诊断手段不断提高，新的遗传病不断被发现，遗传性疾病已成为人类常见病、多发病。不少遗传病病情严重，甚至导致终生残废，给患者带来痛苦，给家庭、社会造成沉重的精神负担和经济负担。遗传咨询是在临床遗传学、细胞遗传学、分子生物学、分子遗传学迅猛发展的基础上，与临床医学紧密结合而建立起来的一门新兴学科，其目的就是及时确定遗传性疾病患者和携带者，并对其生育患病后代的发生危险率进行预测，商谈应该采取的预防措施，从而减少遗传病患儿出生，降低遗传性疾病发生率，提高人群遗传素质和人口质量，获取优生效果。

（二）遗传咨询的对象

1．夫妇双方或家系成员患有某些遗传病或先天畸形者。

2．曾生育过遗传病患儿的夫妇。

3．不明原因智力低下或先天畸形儿的父母。

4．不明原因反复流产或有死胎、死产等情况的夫妇。

5．近亲结婚。

6．35 岁以上的高龄孕妇。

7．孕期接触不良环境因素以及患有某些慢性病的孕妇。

8．常规检查或常见遗传病筛查发现异常者。

9．婚后多年不育的夫妇。

10．其他需要咨询者。

（三）遗传咨询的步骤

1．明确诊断　通过家系调查、家谱分析、临床表现和实验室检查（如皮纹检查、染色体检查、生化检查及基因诊断等方法），首先应明确是不是遗传性疾病，要与先天性疾病和家族性疾病区别开来。遗传性疾病是指个体生殖细胞或受精卵的遗传物质发生突变引起的疾病，具有垂直传递和终生性特征。先天性疾病又称先天缺陷，是指个体出生后即表现出来的疾病，如先天梅毒、先天性白内障是先天性疾病而不是遗传性疾病，伴有形态结构异常则为先天畸形。家族性疾病是指表现出家族聚集现象的疾病，即在一个家庭中有两个以上成员患相同疾病。要依靠收集详细的病史资料，了解夫妻双方三代直系血亲。直系血亲是指具有直接血缘关系的亲属，即生育自己和自己所生育的上下各代亲属。如父母与子女，祖父母、外祖父母与孙子女、外孙子女等。若咨询者为近亲结婚，则其对遗传性疾病的影响应做出正确估计，应进行必要的、系统的体格检查和实验室检查来明确诊断。

2．确定遗传方式，预测子代再发风险　人类遗传性疾病分为五类：单基因遗传病、多基因遗传病、染色体病、体细胞遗传病和线粒体遗传病，后两种多发生在成人，目前尚无产前诊断方式，故不在此讨论。预测遗传性疾病患者子代再发风险率可以根据遗传性疾病类型和遗传方式进行估计。

（1）单基因遗传病：是指某种疾病的发生主要受一个基因控制，它们的传递方式遵循孟德尔分离定律。在单基因遗传病中，根据决定该疾病的基因所在染色体的不同（常染色体或性染色体），以及该基因性质的不同（显性或隐性），可将人类单基因遗传病分为三种主要遗传方式：①常染色体遗传：其中又包括常染色体显性遗传和隐性遗传；② X 伴性遗传：其中又包括 X 连锁显性遗传和 X 连锁隐性遗传；③ Y 伴性遗传。

1）常染色体显性遗传病：夫妻一方患病，子女预期危险率为 1/2，未发病的子女，其后代通常不发病。不应该再生育。

2）常染色体隐性遗传病：夫妻均为携带者，出生儿有 1/4 发病，以不生第二胎为佳。夫妻一方患病，另一方正常，且非近亲结婚，其子女通常不发病，均为携带者；若为近亲结婚，其子女的发病率明显增高。

3）X 连锁显性遗传病：妻患病，夫正常，其子女各有 1/2 发病，不许生第二胎。夫患病，妻正常，女儿全部发病，儿子均正常，只能允许生男胎。

4）X 连锁隐性遗传病：在妊娠第二胎后，应做产前诊断进行性别预测。妻患病，保留女胎；夫患病，妻正常，保留男胎；妻为携带者、夫正常，其儿子发病风险为 1/2；夫妻均患病，即使有特殊原因也不许生第二胎。

（2）多基因遗传病：　这类疾病的发生不是取决于一个基因，而是由两个或两个以上的基因座共同作用所致，同时疾病的形成还受到环境因素的影响。生第二胎应该做产前诊断，发现患儿应终止妊娠。

（3）染色体病：由染色体形态结构或数量上的异常所导致的疾病称为染色体病，包括染色体单体、三体征、三倍体等各种类型的染色体病。夫妻染色体正常，或夫妻之一为平衡易位携带者，允许生第二胎，但需做产前诊断。发现患儿应终止妊娠。

3．提出医学建议　发现影响婚育的先天畸形或遗传性疾病时，按暂缓结婚、可以结婚但禁止生育、限制生育、不能结婚 4 类情况掌握标准。这种指令性规定带有强制性，应认真执行。

（1）应暂缓结婚：可以矫正的生殖器畸形。在矫正之前暂缓结婚，待畸形矫正后再结婚。

（2）可以结婚，但禁止生育：①男女一方患严重的常染色体显性遗传病（如强直性肌营养不良、先天性成骨不全等），目前尚无有效的治疗方法，子女发病概率高，且产前不能做出诊断，故可以结婚，但不能生育。②男女双方均患严重且相同的常染色体隐性遗传病，如男女均患白化病，其子女发病概率几乎是 100%。遗传性聋哑男女患者通婚，其子女发病概率也极大。④男女一方患严重的多基因遗传病（如精神分裂症、躁狂抑郁型精神病、原发性癫痫等），又属于该病的高发家系，后代再现风险率增高，即使病情稳定，可以结婚，也不能生育。

（3）应限制生育：对于产前能做出诊断或植入前诊断的遗传病，可在获得确诊报告后对健康胎儿进行选择性生育，对 X 连锁隐性遗传孕妇可进行性别诊断并选择性生育，也可进行基因诊断。X 连锁隐性遗传病的传递特点是女方为携带者，1/2 可能将致病基因传给男孩成为患者，但男方为患者不直接传给男孩。若已知女方为 X 连锁隐性遗传病（如血友病）基因携带者与正常男性婚配，应做产前诊断判断胎儿性别，只准许生育女孩而限制生育男孩。基因诊断已能在妊娠期间确诊 X 连锁隐性遗传病，也能准确决定胎儿性别而做出是否继续妊娠的意见。

（4）不能结婚：直系血亲和三代以内旁系血亲。男女双方均患相同的遗传性疾病，或男女双方家系中患相同的遗传性疾病；严重智力低下者，常有各种畸形，生活不能自理。男女双方均患病无法承担家庭义务，无能力养育子女，加之其子女智力低下概率也大，故不能结婚。

（五）遗传咨询的注意事项

1．对咨询者必须做到"亲切、畅言、守密"，要有同情心、责任心，要满腔热情，以取得咨询者及其家属对咨询医师的信任与合作，使其能够主动、详尽地提供一切可能提供的病症和家系资料，使诊断和再发风险率的估计能更加接近实际。

2．谈话时语言要有分寸，解答问题要实事求是，避免使用带有刺激性的语言来形容患者特征，切勿损伤咨询者的自尊，应鼓励患者树立信心，积极防治遗传性疾病。

3．按照遗传病类型和遗传方式估计再发风险率，只能表示下一代发病概率，事实上下一个孩子是否发病，咨询医师不能够也不应该作出肯定或否定的保证，应该科学地说明婚育与优生优育的道理，与咨询者坦率地交换意见。

4．为保证咨询质量，应建立个案记录，咨询登记，以便查找，有利于咨询者再次咨询时参考。

【产前筛查】

产前筛查即是对胎儿的遗传筛查，通过简便、经济和较少创伤的检测方法，从孕妇群体中发现某些怀疑有先天畸形和遗传性疾病胎儿的高危孕妇，以便进一步明确诊断，是减少出生缺陷，提高人口素质的重要措施。产前筛查是对一般妊娠妇女进行筛查，发现子代具有患遗传性疾病高风险的可疑人群，对可疑者再进一步确诊，是预防遗传性疾病发生的重要步骤。但必须注意，产前筛查试验不是确诊试验，筛查阳性结果意味着患病的风险升高，需要进一步确诊；阴性结果提示患病风险未增加，并非正常。产前筛查要遵循知情同意的原则。目前广泛应用产前筛查的疾病有唐氏综合征和神经管畸形。

（一）唐氏综合征筛查

1．孕早期筛查　孕早期检查的方法包括孕妇血清学检查，超声或二者结合孕 10 ～ 13 周时测定妊娠相关性血浆蛋白 A（pregnancy associated plasma protein-A，PAPP-A）及游离 β-HCG，唐氏综合征的检出率约为 65%，假阳性率为 5%，是孕早期筛查唐氏综合征的最佳组合。孕 11 ～ 13^{+6} 周测定胎儿颈部透明层厚度（nuchal translucency，NT）可预测胎儿染色体异常，与唐氏综合征血清学指标联合应用可以提高染色体筛查的敏感性和特异性，以 NT ≥ 2.5mm 为诊断标准。

2．孕中期筛查　孕 15 ～ 20 周，可进行孕妇血清学二联筛查（AFP 和游离 β-HCG）、三联筛查（AFP、游离 β-HCG、游离 E_3）或四联筛查（三联指标加抑制素 A）。

NT、HCG 和 AFP：在孕 10 ～ 14 周时测定 NT，在孕 15 ～ 20 周时测定 HCG、AFP，唐氏综合征的阳性检出率为 87%。

（二）神经管畸形筛查

1．血清学筛查　90% 神经管畸形者母亲血清和羊水中 AFP 增高，因此血清中 AFP 增高可以作为神经管畸形的筛查指标。筛查时间为妊娠 14 ～ 22 周。

2．超声筛查　妊娠中期超声检查可发现无脑儿和脊柱裂畸形。

【产前诊断】

产前诊断又称宫内诊断或出生前诊断，是指在胎儿出生之前应用各种先进的科技手段，采用影像学、生物化学、细胞遗传学及分子生物学等技术，了解胎儿在宫内的发育状况（例如观察胎儿有无外形畸形，分析胎儿染色体核型有无异常，检测胎儿细胞的生化项目和基因等），对先天性和遗传性疾病作出诊断，以便进行选择性流产。

（一）产前诊断的对象

1．羊水过多或者过少的。

2．胎儿发育异常或者胎儿有可疑畸形的。

3．孕早期时接触过可能导致胎儿先天缺陷的物质的。

4．有遗传病家族史或者曾经分娩过先天性严重缺陷婴儿的。

5．年龄超过 35 周岁的。

（二）产前诊断的疾病种类

1．染色体病　包括染色体数目异常和结构异常。常染色体数目异常较常见，常表现为某对常染色体多一条额外的染色体，称三体。报道较多的有唐氏综合征（先天愚型）、18 三体综合征和 13 三体综合征。常染色体结构异常以缺失、重复、倒位、易位较常见。性染色体数目异常，常见有先天性卵巢发育不全症（45，XO）。

2．性连锁遗传病　以 X 连锁隐性遗传病居多，如红绿色盲、血友病、无丙种球蛋白血症等。致病基因在 X 染色体上，携带致病基因的男性必定发病，携带致病基因的女性为携带者，生育的男孩可能一半是患者，一半为健康者；生育的女孩外表虽均正常，但可能有一半为携带者，故判断为男胎后，应行人工流产终止妊娠。反之，患性连锁隐性遗传病的男性与正常女性婚配，生育的男孩不会患病，生育的女孩均为携带者，故判断女胎后，应行人工流产终止妊娠。

3．先天性代谢缺陷病　因基因突变导致某种酶缺失，引起代谢抑制、代谢中间产物累积而出现临床表现。除极少数疾病在早期用饮食控制法（如对于苯丙酮尿症）、药物治疗（如治疗肝豆状核变性）外，至今尚无有效治疗方法。

4．先天畸形　特点是有明显的结构改变，如无脑儿、脊柱裂等神经管缺陷，通常通过 B 型超声检查即可确诊。

（三）产前诊断的方法

主要从以下四个方面进行检测：

1．观察胎儿外形　利用 B 型超声、X 线检查、胎儿镜、磁共振成像等观察胎儿体表畸形。

2．染色体核型分析　利用羊水、绒毛细胞或胎儿血细胞培养，检测染色体病。

3．检测基因　利用 DNA 分子杂交、限制性核酸内切酶、聚合酶链反应（polymerase chain reaction，PCR）技术检测 DNA。

4．检测基因产物　利用羊水、羊水细胞、绒毛细胞或血液，进行蛋白质、酶和代谢产物检测，诊断胎儿神经管缺陷、先天性代谢疾病等。

（四）染色体病的产前诊断

染色体病的产前诊断主要依靠细胞遗传学方法。近年分子细胞遗传学不断进展，原位杂交技术（如荧光原位杂交和引物原位 DNA 合成技术）具有诊断准确、快速的优点。获取胎儿细胞的方法有胚胎植入前遗传诊断、绒毛穿刺取样、羊膜腔穿刺、经皮脐血穿刺、胎儿组织活检等。

（五）性连锁遗传病的产前诊断

性连锁遗传病患儿需确定性别，以便决定取舍。目前常用 Y 染色体特异性探针进行原位杂交，或 Y 染色体特异性 DNA 序列的聚合酶链反应（PCR）扩增，效果良好，结果准确。

（六）先天性代谢缺陷病的产前诊断

先天性代谢缺陷病多是常染色体隐性遗传病，由于基因突变导致某种酶或结构蛋白的缺失，引起代谢过程受阻，代谢中间产物积累而出现症状。测定培养的羊水细胞或绒毛细胞特异酶活性是产前生化诊断的经典方法。近年基因诊断（又称 DNA 诊断）能利用分子生物学技术在 DNA 分子水平上对待测的基因进行分析，能对有关的先天性代谢缺陷病作出诊断。常用的产前基因诊断技术有快速 DNA 斑点杂交法、限制性核酸内切酶酶谱分析、寡核苷酸探针杂交法、DNA 限制性片段长度多态性分析、聚合酶链反应（PCR）等。

（七）先天畸形的产前诊断

1．胎儿影像学检查　妊娠 18 ～ 20 周进行超声筛查无脑儿、脊柱裂、脑积水等畸形。磁共振成像（magnetic resonance imaging，MRI）可用于诊断胎儿中枢神经系统的畸形。

2．测定羊水中酶、蛋白质　测羊水甲胎蛋白（AFP），诊断胎儿开放性神经管缺陷畸形。

第四节　孕期指导及常见症状的处理

【孕期指导】

1．异常症状的判断　孕妇出现阴道流血，妊娠 3 个月后仍持续性呕吐、寒战、发热、头痛、眼花、胸闷、心悸、气促、腹痛、液体突然自阴道流出、胎动突然减少等症状时，应立即就诊。

2．饮食与营养　孕期应增加营养，以满足自身和胎儿生长发育的需要，并为分娩和哺乳做准备。摄入高热量，富含蛋白质、微量元素和维生素的适当脂肪和糖类，保持膳食均衡，避免摄入过多。戒烟，忌酒、浓咖啡、浓茶及辛辣等食品。

3．活动与休息　一般孕妇可坚持工作到 28 周，28 周后可适当减轻工作量，避免长时间站立或重体力劳动。孕期应保证充足的休息和睡眠。每日应有 8 ~ 9h 睡眠，午休 1 ~ 2h。卧床时宜左侧卧位，以增加胎盘血供。居室内保持安静、空气流通，避免到人群拥挤、空气不新鲜的公共场所。

4．衣着与卫生　孕妇衣着应宽松、舒适、柔软，避免穿紧身衣、裤或袜带，以免影响局部血液循环。胸罩宜舒适、合身，足以支托增大的乳房，以减轻不适。穿轻便、舒适的低跟鞋，以免引起腰椎过度前凸而导致腰背疼痛。孕期要有良好的刷牙习惯，宜用软毛牙刷。孕期出汗多，应注意清洁皮肤、勤换内衣，每日要清洗外阴。

5．乳房护理　进行乳房或乳头护理的目的：清洁乳房和乳头；强韧乳头，预防产后哺乳造成乳头皲裂；矫正乳头凹陷；适当按摩乳房，以利产后乳汁的产生和分泌。

6．胎儿监护　胎心率测定和胎动计数是孕妇自我监护胎儿宫内情况的重要手段。教会家庭成员听胎心音，并做记录。嘱孕妇自妊娠 30 周开始，每日早、中、晚各数胎动 1h。每小时不低于 3 次，3 次的胎动次数相加的和乘以 4，即得 12h 的胎动数。如 12h 胎动总数在 30 次或以上，反映胎儿情况良好，如下降至 10 次以下，多提示胎儿在宫内缺氧，应及时到医院就诊。

7．胎教　胎教是有目的、有计划地为胎儿的生长发育实施最佳的措施。现代技术对胎儿研究发现，胎儿眼睛能随光亮而活动，触其手足可产生收缩反应；外界声响可传入胎儿听觉器官，并能引起心律改变。因此，有人提出两种胎教方法：①对胎儿进行抚摸训练，提高胎儿活动的积极性；②对胎儿进行音乐训练。

8．性生活指导　妊娠前 3 个月及妊娠最后 3 个月，均应避免性生活，以防流产、早产及感染。

9．用药指导　许多药物可通过胎盘进入胎儿体内，影响胚胎及胎儿发育，可导致胎儿畸形甚至死亡。因此，孕期用药必须在医生的指导下进行。

【常见症状的处理】

1．便秘　养成按时排便的良好习惯，多吃易消化、含纤维素多的新鲜蔬菜和水果，并且每日进行适当的运动。必要时口服缓泻剂，禁用重泻剂，也不应灌肠，以免引起流产或早产。

2．痔　痔可在妊娠期间首次出现，妊娠也可使已有的痔复发和恶化，这是因增大妊娠子宫或妊娠期便秘使痔静脉回流受阻，引起直肠静脉压升高所致。应纠正便秘，多吃蔬菜，禁吃辛辣食物。

3．消化系统症状　于妊娠早期可出现恶心、呕吐，可给维生素 B_6 10 ~ 20mg，每日 3 次口服；对消化不良者可给予维生素 B_1 20mg，或干酵母片及胃蛋白酶 0.3g 餐前用，每日 3 次，也可给予健脾开胃中药汤剂。

4．下肢及外阴静脉曲张　静脉曲张因股静脉压力增高，随妊娠进展逐渐加重。妊娠末期，应尽量避免长时间站立，下肢绑以弹性绷带，夜间睡眠时应适当垫高下肢以利于静脉回流。分娩时应防止外阴部曲张的静脉破裂。

5．贫血　妊娠后半期，孕妇对铁需求量增加，单靠日常饮食不够，故在孕期要给一些铁剂补充，以防贫血。已贫血要找出原因，并予以纠正。妊娠期大多是缺铁性贫血，可给予硫酸亚铁0.3 ~ 0.6g或富马酸亚铁0.2g，每日3次。维生素C100mg、乳酸钙1g，每日3次口服，以促进铁的吸收。

6．下肢肌肉痉挛　是孕妇缺钙的表现，于妊娠后期多见，常在夜间发作，发作时进行局部按摩，小腿弯曲放松，症状多能迅速缓解。还应及时补钙，复方氨基酸螯合钙胶囊1粒，每日2次口服。

7．下肢水肿　孕妇在妊娠后期常有踝部、小腿下半部轻度水肿，休息后消退，属正常现象。如休息后不消退，应考虑妊娠高血压、妊娠合并肾疾病等。

8．仰卧位低血压综合征　妊娠末期，孕妇若较长时间取仰卧位姿势，由于增大妊娠子宫压迫下腔静脉，使回心血量及心排血量突然减少，故可出现低血压，此时孕妇改为左侧卧位，血压可随之恢复正常。

第五节　孕期合理用药

随着现代优生学的发展，孕期合理用药已日益受到重视。据统计，90%左右的孕妇均可能用过药。但药物具有双重性，若用药恰当可以治愈疾病，用药不当则可以带来危害。孕期用药要特别注意几乎所有药物都能通过胎盘，由于胎儿处于生长发育过程，故孕期用药不当，可能对胎儿造成不良影响，包括致死、致畸，或致胎儿脏器损伤和功能异常等。多数药物是安全的，但有少数药物可产生致畸及各种副作用。孕妇若用药不当，不仅对本人造成痛苦，还会危及胚胎、胎儿，甚至导致胎儿畸形，造成下一代终生残疾。所以临床上应根据病情需要及病情严重程度和妊娠月份，慎重地选择对胎儿没有影响或影响较小的药物，才能使孕妇安全度过妊娠期和分娩期。要提倡合理用药。

（一）妊娠期药理

1．药物在孕妇体内的代谢　妊娠期间，药物在消化道内停留时间延长。药物主要在肝代谢，妊娠期肝微粒体酶降解的药物减少，加上孕期高激素水平使胆汁在肝淤积，可使药物从胆汁中排出减慢，药物从肝胆廓清减慢。由于妊娠期肾小球滤过率增加，故经肾排出的药物增多。而在孕晚期仰卧位时肾血流量减少，可使经肾排出的药物作用延长，所以建议孕妇取侧卧位，以促进药物的排泄。

2．药物在胎盘的代谢　有些药物需要在胎盘经过代谢与转化，才能成为容易经胎盘输送的物质。由于胎盘的酶系统具有生物合成和降解药物的功能，所以有些药物通过胎盘代谢使活性增加，而有些药物则活性降低。例如泼尼松通过胎盘转化为失活的Ⅱ-酮衍化物，地塞米松通过胎盘不经代谢即可进入胎体。因此，选择用药时必须考虑这些因素，治疗孕妇疾病可用泼尼松，治疗胎儿疾病宜用地塞米松。

3．药物在胎儿体内的代谢　母体通过胎盘把药物输送至胎儿，最终又输送至胎盘并通过母体排出，但前者速度远快于后者。由于胎儿肾排泄、胆道排泄功能很弱，故药物排至羊膜腔后可重新被吞咽，导致药物在体内再次循环。同时胎儿肝缺少氧化酶和醛化酶，对药物的代谢能力无论是从质还是从量上均较成人差，而酶的缺乏又使药物半衰期延长，保持药量多，代谢产物减少。目前已明确的妊娠期应用会对胎儿有不良影响或致畸的常用药物如下（表 6-1）。

表 6-1　孕妇用药对胎儿的影响

药名	给药时间	不良影响
甲氨蝶呤	妊娠早期	无脑儿，脑积水，腭裂，流产
环磷酰胺	妊娠早期	四肢及鼻畸形，腭裂，耳缺如
己烯雌酚	妊娠期	女胎青春期患阴道腺病，男胎女性化，睾丸发育不全
雄激素	妊娠早期	女胎男性化
丙硫氧嘧啶	妊娠期	成骨迟缓，智力低下，甲状腺肿
肾上腺皮质激素	妊娠早期	腭裂，无脑儿，并指畸形，死胎，成骨迟缓
苯巴比妥	妊娠期	四肢畸形，肝、脑缺如
华法林	妊娠早期	小头畸形，大脑发育不良，先天性失明
链霉素	妊娠期	耳聋

（二）妊娠期用药与致畸作用

孕产妇患病能危及胚胎、胎儿，而应用药物治疗能尽早使疾病痊愈，但所应用的药物对胚胎、胎儿确实有不良影响，这种影响的程度又与用药时胎儿的胎龄密切相关。从卵子受精至受精卵着床于子宫内膜前的这段时期为着床前期。此期的受精卵与母体组织尚未直接接触，还在输卵管腔或宫腔的分泌液中，所以着床前期孕妇用药对其影响不大。药物影响囊胚的必备条件是药物必须进入分泌液中达到一定量才能起作用。晚期囊胚着床后至 12 周左右，是胚胎、胎儿各器官处于高度分化、迅速发育、不断形成的阶段，首先是心、脑开始分化发育，随后是眼、四肢等。此时孕妇用药，其毒性能干扰胚胎、胎儿组织细胞的正常分化。任何部位的细胞受到药物毒性的影响，均可造成该部位的组织或器官发生畸形。药物毒性作用出现越早，所致畸形可能越严重。若药物对囊胚的毒性极强，可以造成极早流产。可见妊娠 12 周内是药物致畸最敏感的时期。妊娠 4 个月以后，胎儿各器官已经形成，药物致畸的敏感性明显减弱，已不再能够造成大范围的畸形，但有些尚未分化完全的器官（如生殖系统）仍有可能受到不同程度的影响。神经系统因在整个妊娠期间持续分化发育，所以药物对神经系统的影响可以一直存在。分娩期用药还要考虑对即将出生的新生儿有无影响。

（三）妊娠期所用药物对胎儿的危害分级

美国食品和药物管理局（FDA）根据药物对胎儿的致畸情况，将药物对胎儿的危害分为 A、B、C、D、X 五个级别。

1．A 级药物：对孕妇安全，对胚胎、胎儿无危害。如适量的维生素类。

2．B 级药物：对孕妇比较安全，对胎儿基本无危害。如青霉素、红霉素、地高辛、胰岛素等。

3．C 级药物：仅在动物实验研究时证明，对胎儿致畸或可杀死胚胎，未在人类研究证实，孕妇用药须权衡利弊，确认利大于弊时才能应用。如庆大霉素、异丙嗪、异烟肼等。

4．D 级药物：对胎儿危害有确切证据，只有在孕妇有生命危险或严重疾病，而其他药物又无效的情况下才考虑使用。如硫酸链霉素（使胎儿第Ⅷ对脑神经受损、听力减退）、盐酸四环素（致腭裂、无脑儿等）等是在万不得已时才使用。

5．X 级药物：可使胎儿异常，在妊娠期间禁止使用。如甲氨蝶呤（可致胎儿唇裂、腭裂、无脑儿、脑积水、脑膜膨出等）、己烯雌酚（可致阴道腺病、阴道透明细胞癌）等。

在妊娠初 12 周内，以不用 C、D、X 级药物为好。孕产妇出现紧急情况必须用药时，也尽量选用确实经临床多年验证无致畸作用的 A、B 级药物。总之，应该强调孕产期合理用药，必须考虑孕产妇和胎儿两方面因素，认真权衡利弊，做到用药合理，确保母婴安全，进一步降低孕产妇死亡率和围生儿死亡率。

（四）妊娠期合理用药的原则

1．必须在产科医生指导下用药。
2．用药要有明确适应证，避免不必要的用药，包括保健药品。
3．能用一种药物时不要联合用药。
4．用疗效肯定的药物，不用未确定有无不良影响的新药。
5．能用小剂量药物时，不用大剂量药物。
6．注意用药时间和剂量，要根据胚胎、胎儿器官发育时期考虑用药，并及时停药。
7．致畸敏感期也要考虑母体安危。可以推迟治疗者，应尽量推迟到敏感期以后。

本章临床执业助理医师考试要点

1．围产医学的范畴和概念。
2．孕妇监护和产前检查的方法及时间。
3．孕妇管理和高危妊娠的监护及管理。
4．胎儿监护。

思考题

1．了解胎儿成熟度常用的检查项目有哪些？
2．产前检查的目的是什么？如何进行产前检查？
3．骨盆外测量和内测量分别测量哪些径线值？正常值分别是多少？
4．检查胎盘功能的方法有哪些？
5．胎儿宫内安危的监护方法有哪些？

（邓开玉）

第七章　正常分娩

学习目标

通过本章内容的学习，学生应能：

识记：

1．说出决定分娩的四个因素。

2．复述临产的诊断及产程分期。

理解：

1．领会枕先露的分娩机制。

2．总结分娩的临床经过及处理。

应用：

运用正常分娩模型演示各产程的临床经过及处理要点。

妊娠满 28 周（196 天）及以后，胎儿及其附属物从母体产道全部排出的过程称分娩。妊娠满 28 周至不足 37 周（196 ~ 258 天）之间分娩者称早产；妊娠满 37 周至不足 42 周（259 ~ 293 天）之间分娩者称足月产；妊娠满 42 周及以后（294 天及以上）分娩者称过期产。

第一节　影响分娩的因素

影响分娩的因素有产力、产道、胎儿及精神心理因素，若上述各因素均正常并能相互适应，胎儿能顺利经产道自然娩出，则为正常分娩。

【产力】

将胎儿及其附属物从子宫内逼出的力量称为产力。产力包括子宫收缩力（简称宫缩）、腹肌及膈肌收缩力和肛提肌收缩力。

（一）子宫收缩力

子宫收缩力是临产后的主要产力，贯穿于分娩全过程。临产后的子宫收缩力能迫使宫颈管变短直至消失、宫口扩张、胎先露部下降、胎儿及胎盘娩出。临产后的正常宫缩具有以下特点：

1．节律性　宫缩的节律性是临产的重要标志。正常宫缩是宫体部不随意的、有规律的阵发性收缩并伴有疼痛，故又称阵痛。每次宫缩总是由弱渐强（进行期），维持一段时间（极期），随后由强渐弱（退行期），直至消失进入间歇期（图 7-1）。间歇期子宫肌肉松弛。宫缩如此反复出现，直至分娩全过程结束。

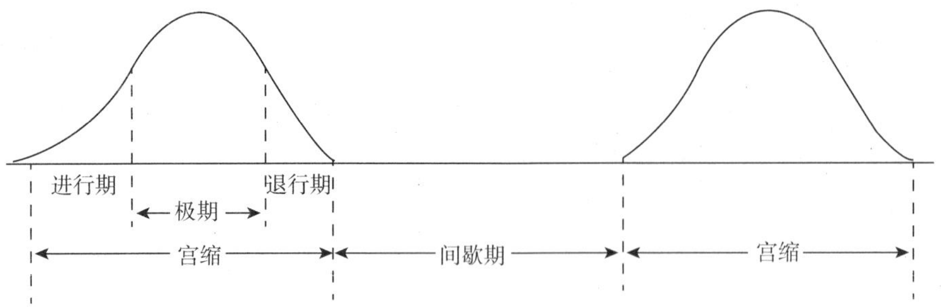

图 7-1　正常宫缩节律性示意图

临产开始时，宫缩持续时间约 30 秒，间歇期为 5 ～ 6 分钟。宫缩随产程进展持续时间逐渐延长，间歇期逐渐缩短。当宫口开全（10cm）后，宫缩持续时间可长达 60 秒，间歇期缩短至 1 ～ 2 分钟。宫缩强度也随产程进展逐渐增加，宫腔内压力于临产初期升高至 25 ～ 30mmHg，第一产程末可增加至 40 ～ 60 mmHg，第二产程期间可高达 100 ～ 150 mmHg，阵痛也随之加重，而间歇期宫腔内压力仅为 6 ～ 12 mmHg。宫缩时子宫血管及胎盘受压，子宫血流量减少，但宫缩间歇期子宫血流量再次恢复正常，因此，宫缩节律性对胎儿有利。

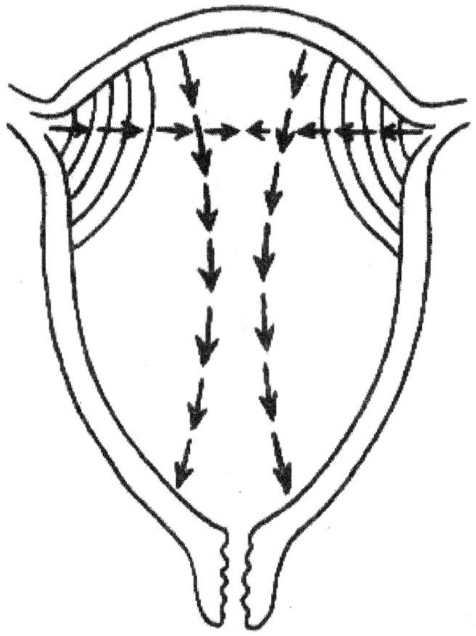

图 7-2　子宫收缩的对称性和极性

2．对称性　正常宫缩起自两侧宫角部（受起搏点控制），以微波形式迅速向宫底中线集中，左右对称，再以 2cm/s 的速度向子宫下段扩散，约 15 秒内均匀、协调地扩展至整个子宫，此为子宫收缩力的对称性（图 7-2）。

3．极性　宫缩以宫底部最强、最持久，向下逐渐减弱，此为子宫收缩力的极性（图 7-2）。宫底部肌肉收缩力的强度几乎是子宫下段的 2 倍。

4．缩复作用　每次宫缩时，宫体部肌纤维都会缩短变粗，宫缩间歇期肌纤维虽然松弛变长、变窄，但不能完全恢复到原来长度，经此反复收缩，肌纤维会越来越短，这种现象称为缩复作用。缩复作用随产程进展使宫腔内容积逐渐缩小，可迫使胎先露部不断下降、宫颈管逐渐缩短直至消失、宫口扩张。

（二）腹肌及膈肌收缩力

腹肌及膈肌收缩力是第二产程娩出胎儿的重要辅助力量。当宫口开全后，胎先露部已降至阴道。每次宫缩时，前羊水囊或胎先露部压迫骨盆底组织及直肠，反射性地引起排便动作，产妇主动屏气向下用力，腹肌及膈肌强而有力的收缩使腹内压增高，迫使胎儿娩出。腹压在第二产程，特别是第二产程末配合宫缩运用时最有效，过早运用腹压易使产妇疲劳且造成宫颈水肿，致使产程延长。腹压在第三产程还可促使已剥离的胎盘娩出。

（三）肛提肌收缩力

肛提肌收缩力协助胎先露部在盆腔内进行内旋转。当胎头枕部露于耻骨弓下方时，能协助胎头仰伸、娩出。当胎盘降至阴道时，可协助胎盘娩出。

【产道】

产道是胎儿娩出的通道，分为骨产道与软产道两部分。

（一）骨产道

骨产道即真骨盆，在分娩过程中基本无变化，其大小、形状与分娩关系密切。

1．骨盆平面及径线 分为 3 个平面。

（1）骨盆入口平面：为骨盆腔上口，呈横椭圆形。其前方为耻骨联合上缘，两侧为髂耻缘，后方为骶岬上缘。该平面有 4 条经线（图 7-3）。

1）入口前后径：又称真结合径。耻骨联合上缘中点至骶岬上缘正中间的距离，正常值平均 11cm，其长短与分娩关系密切。

2）入口横径：两侧髂耻缘间的最大距离，正常值平均为 13cm。

3）入口斜径：左、右各一。左侧骶髂关节至右侧髂耻隆起间的距离为左斜径；右侧骶髂关节至左侧髂耻隆起间的距离为右斜径，正常值平均为 12.75cm。

（2）中骨盆平面：是骨盆的最小平面，最狭窄，呈前后径长的纵椭圆形。其前方为耻骨联合的下缘，两侧为坐骨棘，后方为骶骨下端。该平面有 2 条经线（图 7-4）。

1）中骨盆前后径：耻骨联合下缘中点通过两侧坐骨棘连线中点至骶骨下端间的距离，正常值平均为 11.5cm。

2）中骨盆横径：又称坐骨棘间径。两坐骨棘间的距离，正常值平均为 10cm。此径线与分娩关系密切。

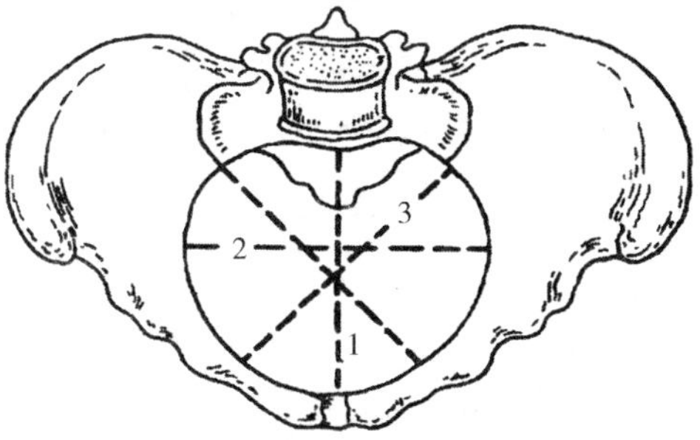

图 7-3 骨盆入口平面各径线

1．前后径 11cm；2．横径 13cm；3．斜径 12.75cm

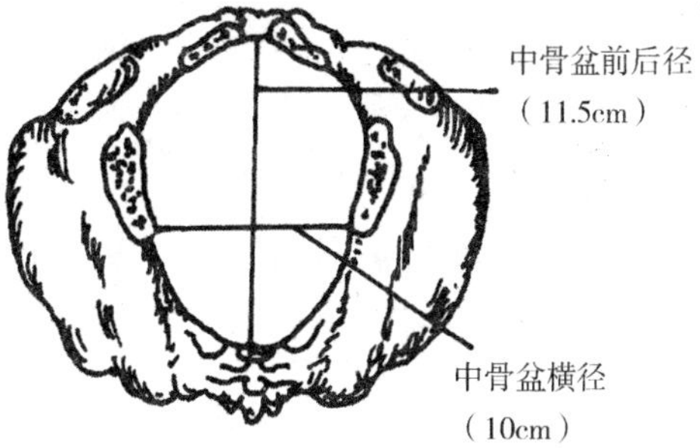

图 7-4 中骨盆平面各径线

（3）骨盆出口平面：为骨盆腔的下口，由两个不在同一平面的三角形组成。坐骨结节间径是两个三角形共同的底边。前三角平面的顶端为耻骨联合下缘中点，两侧为耻骨降支；后三角平面顶端为骶尾关节，两侧为骶结节韧带。该平面有 4 条经线（图 7-5）。

1）出口前后径：耻骨联合下缘中点至骶尾关节间的距离，正常值平均为 11.5cm。

2）出口横径：又称坐骨结节间径。两坐骨结节内侧缘之间的距离，正常值平均为 9cm。此径线与分娩关系密切。

3）出口前矢状径：耻骨联合下缘中点至坐骨结节间径中点间的距离，正常值平均为 6cm。

4）出口后矢状径：骶尾关节至坐骨结节中点间的距离，正常值平均为 8.5cm。若出口横径稍短，但与出口后矢状径之和＞15cm 时，正常大小的胎头可通过后三角区经阴道娩出。

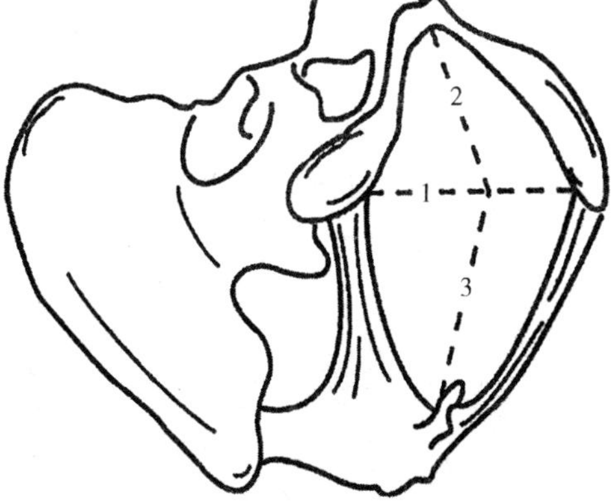

图 7-5 骨盆出口平面各径线

1．出口横径；2．出口前矢状径；3．出口后矢状径

2．骨盆轴与骨盆倾斜度

（1）骨盆轴：将连接骨盆各个假想平面中点

的曲线称为骨盆轴（图 7-6）。骨盆轴的方向：上段向下、向后；中段向下；下段向下、向前。分娩时，胎儿将沿此轴娩出。

（2）骨盆倾斜度：指妇女直立时，骨盆入口平面与地平面所形成的夹角，一般为 60°（图 7-7）。若骨盆倾斜度过大，将影响胎头衔接和娩出。

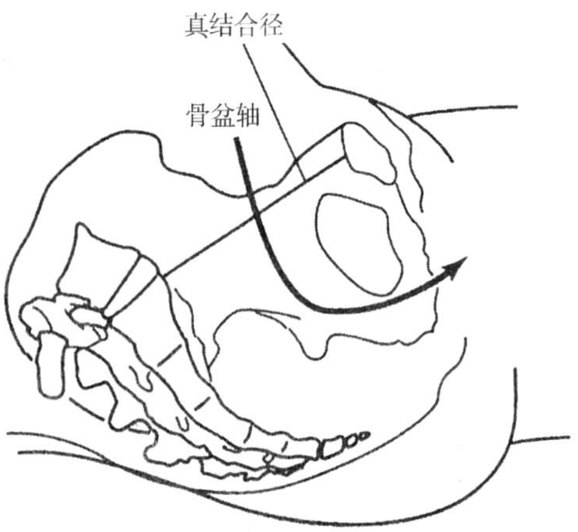

图 7-6 骨盆轴

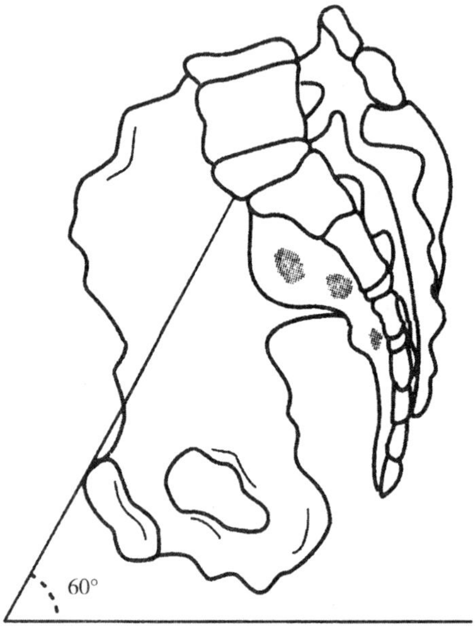

图 7-7 骨盆倾斜度

（二）软产道

软产道是由子宫下段、宫颈、阴道、外阴及骨盆底软组织构成的弯曲管道。

1．子宫下段的形成　由非孕时长约 1cm 的子宫峡部逐渐伸展而形成。妊娠 12 周以后子宫峡部逐渐扩展成宫腔的一部分，直至妊娠末期被逐渐拉长形成子宫下段。临产后规律宫缩使子宫下段进一步被拉长达 7 ～ 10cm，肌壁变薄成为软产道的一部分。由于子宫肌纤维的缩复作用，使子宫上段肌壁越来越厚，子宫下段肌壁被牵拉而越来越薄。由于子宫上下段的肌壁薄厚不同，在两者之间的子宫内面出现一环状隆起，称为生理缩复环。正常情况下，生理缩复环不易自腹部见到（图 7-8）。

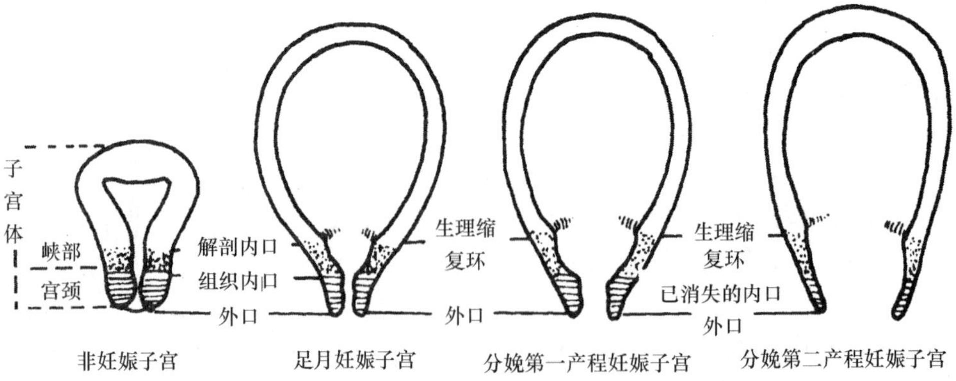

图 7-8 子宫下段形成

2．宫颈的变化

（1）宫颈管消失：临产前的宫颈管长 2 ~ 3cm，初产妇较经产妇稍长。临产后规律宫缩牵拉宫颈内口的子宫肌纤维及周围韧带，以及胎先露部前羊水囊呈楔状压迫扩张作用，致使宫颈内口向上、向外扩张，宫颈管形成漏斗状。随后在规律宫缩的持续作用下，宫颈管逐渐短缩直至消失。初产妇多是宫颈管先短缩消失，然后宫口逐渐扩张；而经产妇多是宫颈管短缩消失与宫口扩张同时进行（图 7-9）。

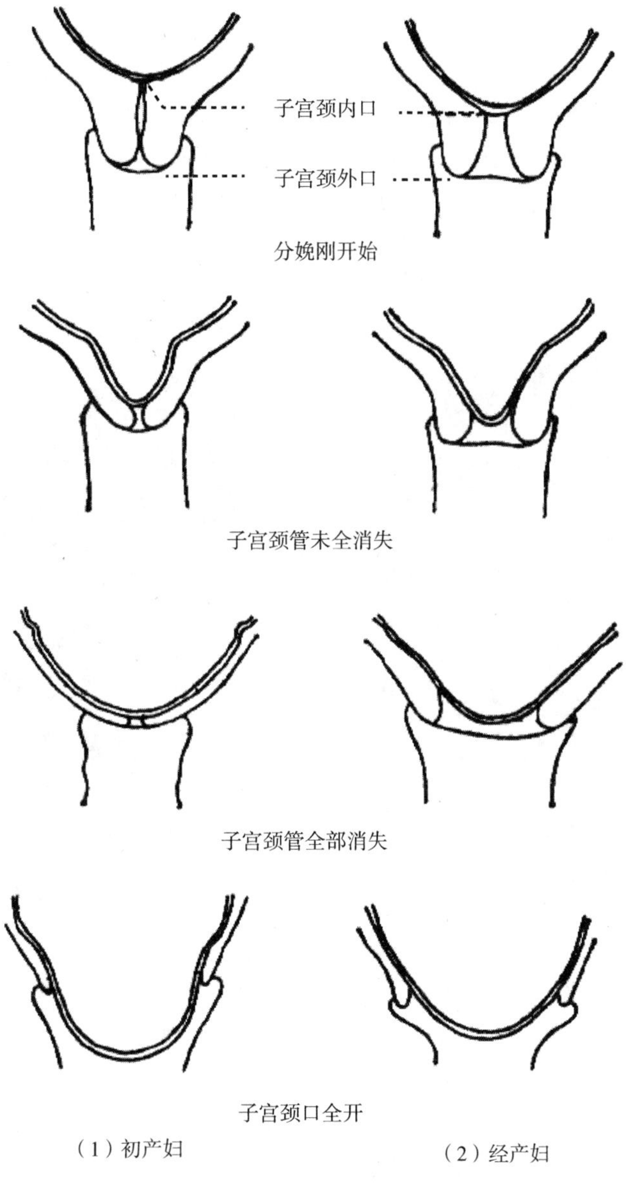

图 7-9　宫颈管消失与宫口扩张

（2）宫口扩张：临产前，一般初产妇的宫颈外口仅容一指尖，经产妇能容一指。临产后，宫口扩张主要是子宫收缩及缩复作用向上牵拉的结果。胎先露部衔接使前羊水于宫缩时不能回流，加之子宫下段蜕膜发育不良，胎膜容易与该处蜕膜分离而向宫颈管膨出形成前羊水囊，协助扩张宫口。胎膜自然破裂多发生在宫口近开全时。破膜后，胎先露部直接压迫到宫颈内口上，扩张宫口的作用更明显，产程继续进展。当宫口开全（10cm）时，足月胎头方能通过。

3．骨盆底、阴道及会阴的变化　前羊水囊及胎先露部先扩张阴道上段，破膜后胎先露部下降直接压迫骨盆底组织，使软产道下段形成一个向前、向下弯曲的长筒，前壁短、后壁长，阴道黏膜皱襞展平使阴道增宽。肛提肌向下及向两侧扩展，肌纤维拉长，使厚约 5cm 的会阴体伸展变薄为 2 ~ 4mm，以利胎儿通过。阴道及骨盆底的结缔组织和肌纤维于妊娠期增生肥大，血管变粗，血运丰富，组织变软。但分娩时若保护会阴不当，易造成裂伤。

【胎儿】

胎儿能否顺利通过产道，还取决于胎儿的大小、胎位及有无畸形。

1．胎儿大小　在分娩过程中，胎儿大小是决定分娩难易的重要因素之一。当胎儿过大致胎头径线过大时，尽管骨盆正常大，仍可引起相对性的骨盆狭窄而造成难产。

2．胎位　产道为一纵形管道。纵产式（头先露或臀先露）时，胎体纵轴与骨盆轴相一致，胎儿容易通过产道。枕先露时，较大的胎头先通过产道，较臀先露易娩出。肩先露时，胎体纵轴与骨盆轴相垂直，足月活胎不能通过产道，对母儿的威胁较大。除此之外，纵产式头先露分娩时胎头先露部位不同，胎儿下降的径线也不同，分娩难易也不同。

3．胎儿畸形　胎儿某一部分发育异常，如脑积水（图 7-10）、联体儿（图 7-11）等，由于胎头或胎体过大，故不易通过产道，造成难产。

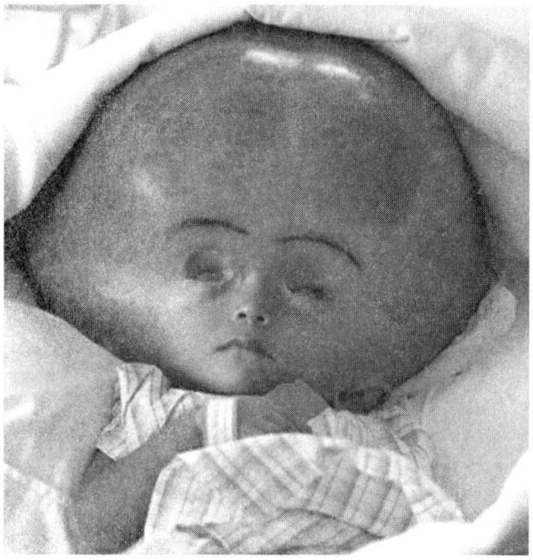

图 7-10　脑积水

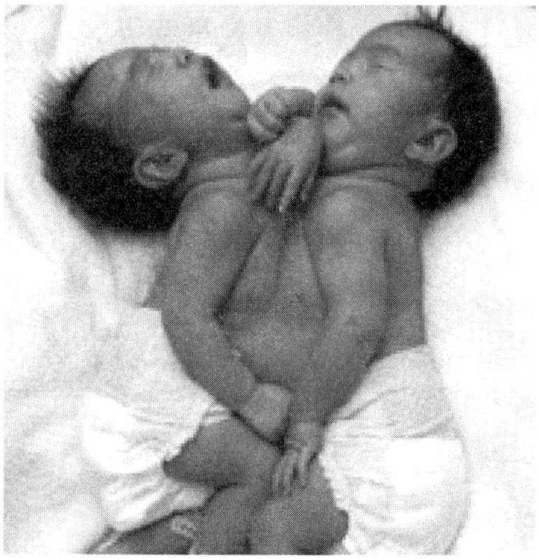

图 7-11　联体儿

【精神心理因素】

分娩虽是生理现象，但对产妇确实是一种持久而强烈的应激源。分娩应激既可以产生生理上的应激，也可以产生精神心理上的应激。产妇精神心理因素能够影响机体内部的平衡、适应力和健康。产科医生必须认识到产妇精神心理因素对分娩的影响。

相当数量的初产妇从亲友处听到有关分娩时的负面信息，害怕和恐惧分娩，怕疼痛、怕出血、怕发生难产、怕胎儿性别不理想、怕胎儿畸形、怕有生命危险等，致使临产后情绪紧张，常处于焦虑、不安和恐惧中。产妇精神心理因素可以影响产力，对分娩顾虑较多的产妇往往在分娩早期就出现宫缩乏力，直接影响产程进展。因此应该对孕妇进行分娩前的健康教育，让孕妇了解各种分娩方式及其优、缺点，了解分娩过程及其影响因素，让产妇树立信心，以利于顺利分娩。

第二节 枕先露的分娩机制

分娩机制是指胎儿先露部通过产道时，为了适应骨盆各个平面的不同形态而被动地进行一系列适应性转动，以其最小径线通过产道的全过程。临床上枕先露占 95.55% ~ 97.55%，以枕左前位最多见，故以枕左前位为例对分娩机制进行详细说明。

【衔接】

胎头双顶径进入骨盆入口平面，颅骨最低点接近或达到坐骨棘水平，称为衔接（图 7-12）。胎头以半俯屈状态进入骨盆入口，以枕额径（11.3cm）衔接，由于枕额径大于骨盆入口前后径（11cm），故胎头矢状缝坐落在骨盆入口右斜径上，胎头枕骨位于骨盆左前方。大部分初产妇在预产期前 1 ~ 2 周已经衔接，经产妇多在临产后衔接。若初产妇临产后胎头尚未衔接，应警惕有无头盆不称。

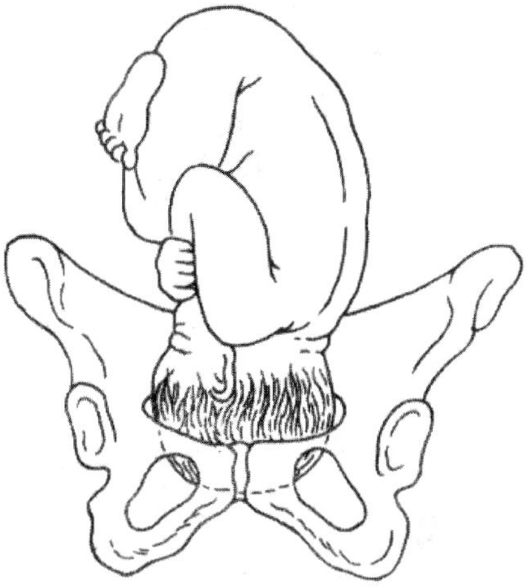
图 7-12 胎头衔接

【下降】

胎头沿骨盆轴前进的动作称为下降，是胎儿娩出的首要条件。下降贯穿于分娩全过程。下降动作呈间歇性，并与其他动作同相伴行，当子宫收缩时迫使胎头下降，间歇时胎头又稍回缩，因此胎头与骨盆之间的相互挤压也呈间歇性，这对母婴都有利。临床上把观察胎头下降的程度作为判断产程进展的一个重要标志。初产妇因宫口扩张缓慢、盆底软组织阻力大，胎头下降速度较经产妇慢。胎头在下降过程中，遇到盆底的阻力发生俯屈、内旋转、仰伸、复位及外旋转等动作，而这些动作都是连续进行的。

【俯屈】

当胎头继续下降至骨盆底时遇到阻力，使处于半俯屈状态的胎头进一步俯屈，胎儿颏部靠近胸部，胎头衔接时以枕额径（11.3cm）下降，俯屈后变成枕下前囟径（9.5cm）（图 7-13），以适应产道的最小径线，有利于胎儿继续下降。

【内旋转】

胎头下降至中骨盆平面时，为适应骨盆前后径宽大，胎头枕部逆时针旋转 45°达耻骨联合下方，使其矢状缝与中骨盆及骨盆出口前后径相一致而进行的适应性旋转称为内旋转。胎头于第一产程末完成内旋转。内旋转的目的是使胎头适应中骨盆及骨盆出口前后径大于横径的特点，有利于胎头下降。枕先露时胎头枕部位置最低，当枕部下降至骨盆底时遇到阻力，肛提肌的收缩力将胎头枕部推向阻力小、部位宽的前方，使枕部向前逆时针旋转 45°（图 7-14 A），枕部转到耻骨联合下方（图 7-14 B）。

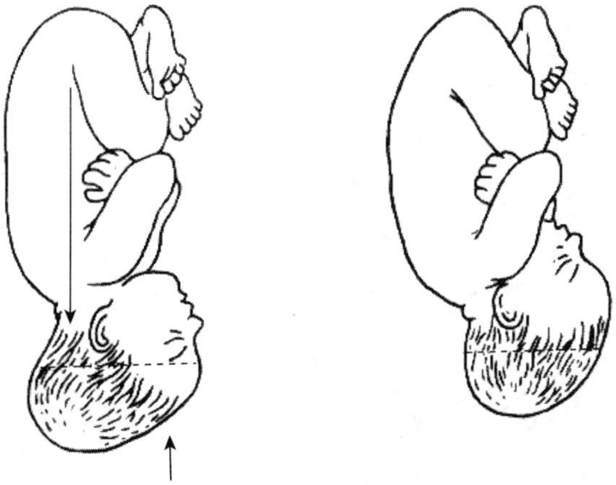
图 7-13 胎头俯屈

【仰伸】

阴道前壁短、后壁长，当胎头完成内旋转后，俯屈的胎头最低点已下降到达阴道外口。宫缩和腹压的合力迫使胎头继续下降，而肛提肌收缩力又将胎头向前推进，两者共同作用使胎头沿着骨盆轴下段向下、向前继续下降，胎头枕骨达到耻骨联合下缘时，以耻骨弓为支点逐渐仰伸，使胎头的顶、额、鼻、口、颏自阴道前缘相继娩出（图 7-15、16）。当胎头仰伸时，胎儿双肩径沿左斜径进入骨盆入口。

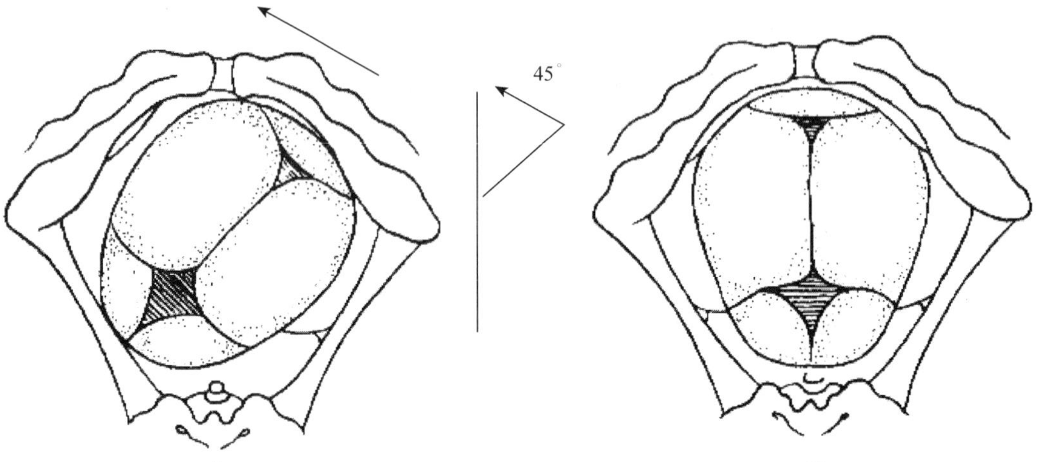

图 7-14 胎头内旋转

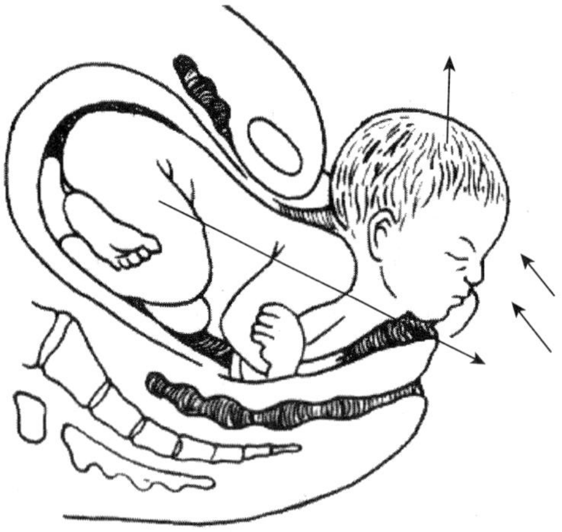

图 7-15 胎头仰伸

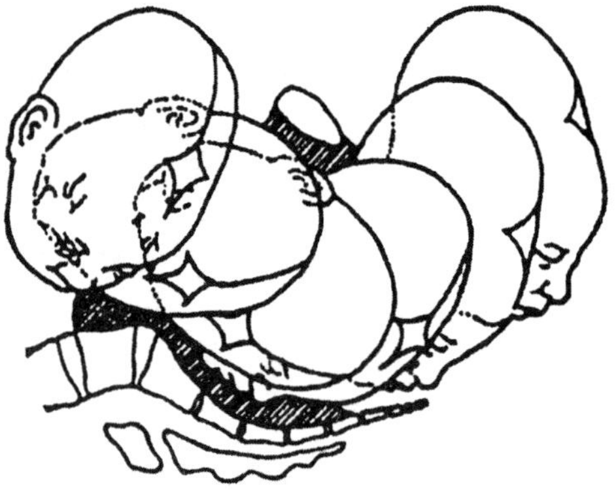

图 7-16 胎头娩出过程

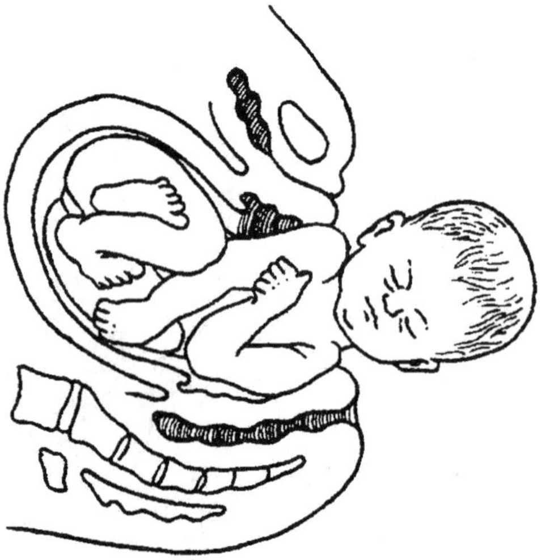

图 7-17 胎头复位及外旋转

【复位及外旋转】

胎头娩出时，胎儿双肩径沿骨盆入口左斜径下降，为使娩出的胎头与胎肩恢复正常位置关系，枕部向左侧顺时针旋转 45°，称复位。胎肩在骨盆腔内继续下降，为适应中骨盆及骨盆出口的形态，前肩在骨盆腔内向中线顺时针旋转 45°，使胎儿双肩径与骨盆出口前后径相一致。同时枕部继续向左顺时针旋转 45°，以保持胎头与胎肩的垂直关系，称为外旋转（图 7-17）。

【胎儿娩出】

胎头完成外旋转后，胎儿前（右）肩（图 7-18）在耻骨弓下先娩出，随之后（左）肩（图 7-19）从会阴前缘娩出，胎儿双肩娩出后，胎体及胎儿下肢顺利娩出，完成了胎儿娩出的全过程。

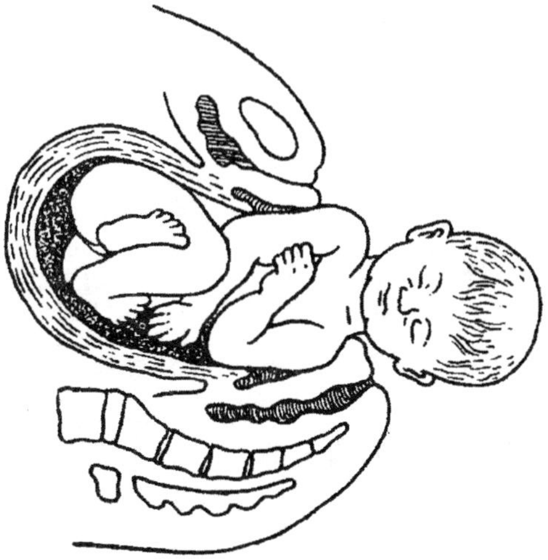

图 7-18 胎儿前肩娩出

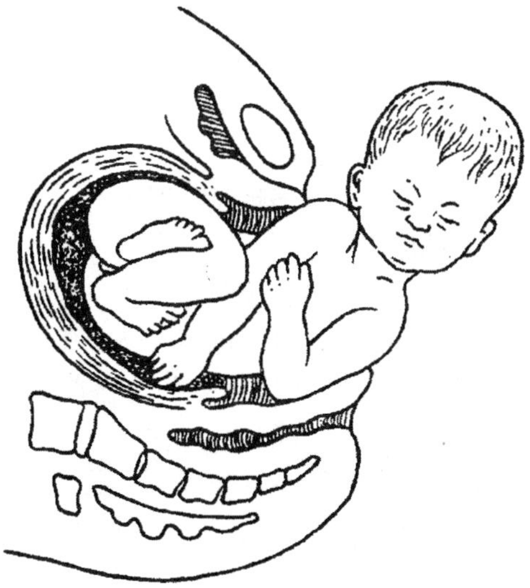

图 7-19 胎儿后肩娩出

第三节 先兆临产、临产的诊断及产程分期

【先兆临产】

分娩发动前，往往会出现一些预示产妇不久将要临产的症状，称为先兆临产。

1．假临产 孕妇分娩发动前，由于子宫肌层的敏感性增强，常出现不规律的子宫收缩，称假临产或假阵缩。其特点是宫缩持续时间短且不恒定，间歇时间长且不规律，宫缩强度不增加，常在夜间出现，清晨消失。宫缩可引起下腹部轻微胀痛，但宫颈管不缩短，宫口扩张不明显，给予镇静药后能抑制宫缩。

2．胎儿下降感 多数初孕妇于预产期前 1 ~ 2 周，胎先露入盆后宫底下降，感到上腹部较前舒适，进食量增多，呼吸较轻快。但因胎先露压迫膀胱常有尿频症状。

3．见红 在分娩发动前 24 ~ 48 小时内，由于成熟的子宫下段及宫颈受到宫腔内压力的作用而被迫扩张，使宫颈内口附近的胎膜与该处子宫壁分离，毛细血管破裂经阴道排出少量血液，与宫颈管内的黏液混合排出，称见红，是分娩即将开始比较可靠的征象。若阴道流血量较多，超过平时月经量，应考虑有无妊娠晚期出血（如前置胎盘等）。

【临产的诊断】

临产开始的重要标志是有规律且逐渐增强的子宫收缩，持续 30 秒或以上，间歇 5 ~ 6 分钟，同时伴有进行性的宫颈管消失、宫口扩张及胎先露部下降。使用镇静药后不能抑制宫缩。

【产程的分期】

分娩全过程即总产程，是指从出现规律宫缩开始至胎儿及胎盘娩出为止的整个过程。临床分为 3 个产程。

第一产程（又称宫口扩张期）：从开始出现间歇 5 ~ 6 分钟的规律宫缩至宫口开全。初产妇需 11 ~ 12 小时，经产妇需 6 ~ 8 小时。

第二产程（又称胎儿娩出期），从宫口开全到胎儿娩出。初产妇需 1 ~ 2 小时，经产妇大多数分钟即可完成，但也有长达 1 小时者。

第三产程（又称胎盘娩出期），从胎儿娩出到胎盘娩出，需 5 ~ 15 分钟，不超过 30 分钟。

第四节　分娩的临床经过与处理

【第一产程的临床表现及处理】

（一）临床表现

1．规律宫缩　第一产程开始时，出现伴有疼痛的子宫收缩（又称阵痛），起初时宫缩持续时间较短（约30秒）且弱，间歇期较长（5～6分钟）。随产程进展，持续时间渐长（50～60秒）且强度增加，间歇期渐短（2～3分钟）。当宫口近开全时，宫缩持续时间可长达1分钟甚至更长，间歇期仅1～2分钟。

2．宫口扩张　随着宫缩频率、强度的增加，宫颈管逐渐缩短直至消失，宫口逐渐扩张，肛门检查或阴道检查可以确定宫口扩张的程度。宫口扩张可分为两个时期：潜伏期及活跃期。潜伏期宫口扩张速度较慢，进入活跃期后宫口扩张速度加快。若不能如期扩张，应考虑有无宫缩乏力、胎位异常、头盆不称等原因。当宫口开全（10cm）时，宫口边缘消失，子宫下段、宫颈及阴道形成宽阔管腔，以利于胎儿通过。

3．胎头下降程度　是判断产程进展、决定能否经阴道分娩的重要观察项目。定时肛门检查能明确胎头颅骨最低点的位置，并能协助判断胎位。

4．胎膜破裂　胎儿先露部衔接后，将羊水阻隔为前、后两部分，在胎先露部前面的羊水约100ml，称为前羊水，形成的前羊水囊于宫缩时楔入宫颈管内，有助于扩张宫口。当羊膜腔内压力增加达到一定的程度时胎膜自然破裂，羊水流出，称胎膜破裂，简称破膜。破膜多发生在宫口近开全时。

（二）观察产程及处理

分娩是一个自然进展的生理过程，也是分娩四因素动态变化相互适应的过程。在分娩过程中，既要观察产程的变化，也要观察母儿的安危。为了细致观察产程，及时发现异常，尽早处理，要做到检查结果记录及时，目前多采用产程图（图7-20）。产程图横坐标为临产时间（h），纵坐标左侧为宫口扩张程度（cm），右侧为胎先露部下降程度（cm），根据宫口扩张程度及胎先露部下降位置绘制宫口扩张曲线和胎头下降曲线，对产程进展可一目了然。

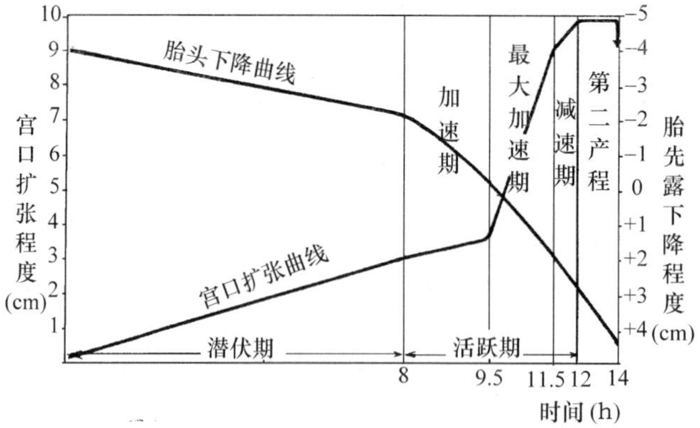

图7-20　产程图

1．子宫收缩　常用的观察子宫收缩力的方法有两种：手感和仪器监测。手感是最简单的监测方法，助产人员将手掌置于产妇腹壁上，可感到宫缩时宫体部隆起变硬，间歇期松弛变软。定时连续观察宫缩持续时间、强度、规律性以及间歇期时间，并及时记录。仪器检测使用胎儿电子监测仪描记宫缩曲线，根据曲线可以看出宫缩强度、频率和每次宫缩持续时间，是反映宫缩的一个客观指标。监测仪有两种类型：

（1）外监测：临床上最常用，将监测仪的宫缩压力探头固定在产妇腹壁宫体近宫底部，连续描记 40 分钟（图 7-21）。

（2）内监测：适用于胎膜已破，宫口至少扩张 1cm 者，将充水塑料导管经宫口置入到胎儿先露部上方的羊膜腔内，外端连接压力感受器，描记宫缩及间歇时产生的压力，所得结果较准确，但有引起宫腔内感染的缺点。

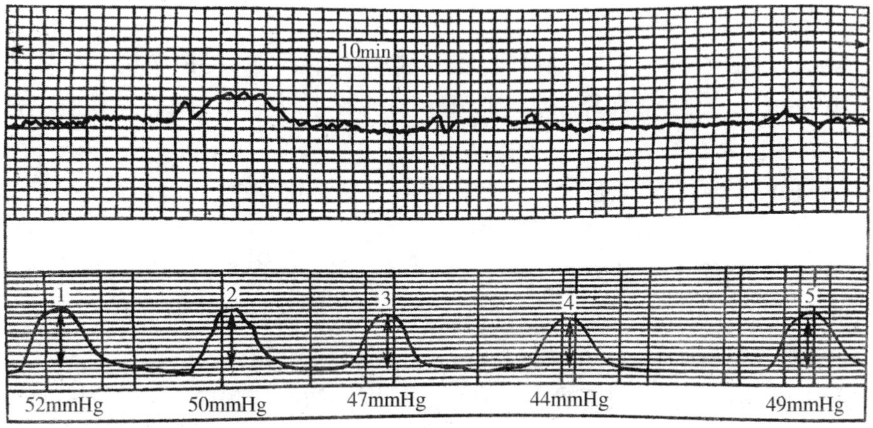

图 7-21　胎儿电子监测

2．胎心听诊方法

（1）听诊器：听胎心应在宫缩间歇时进行，潜伏期每隔 1 ～ 2 小时听胎心 1 次。进入活跃期后，宫缩较频繁，应每 15 ～ 30 分钟听胎心 1 次，每次听诊 1 分钟。此法能获得每分钟胎心率，但不能分辨胎心瞬间变化、胎心率变异及其与宫缩、胎动的关系。

（2）胎儿监测仪：临床上多用外监测描记胎心音曲线。可观察胎心率变异及其与宫缩、胎动的关系（图 7-21），此法还能判断胎儿在宫内的状态。

3．宫口扩张及胎先露部下降　描记宫口扩张曲线及胎头下降曲线，是产程图中重要的两项，它能表明产程进展情况，并能指导产程的处理。

（1）宫口扩张曲线：根据宫口扩张变化特点将第一产程分为潜伏期和活跃期。潜伏期是指从临产出现规律宫缩开始至宫口扩张 3cm。此期间宫口扩张速度较慢，平均 2 ～ 3 小时扩张 1cm，约需要 8 小时，最大时限为 16 小时。活跃期是指从宫口扩张 3cm 至宫口开全（10cm）。此期间宫口扩张速度明显加快，约需 4 小时，最大时限为 8 小时。活跃期又划分为 3 期：加速期是指宫口扩张 3 ～ 4cm，约需 1 小时 30 分钟；最大加速期是指宫口扩张 4 ～ 9cm，约需 2 小时；减速期是指宫口扩张 9cm 至开全（10cm），约需 30 分钟，宫口开全进入第二产程。

（2）胎头下降曲线：以胎头颅骨最低点与坐骨棘平面关系来标记。坐骨棘平面是判断胎头高低的标志。胎头颅骨最低点与坐骨棘平面相平时，用“0”标示；在坐骨棘平面上 1cm 时，用“−1”标示；在坐骨棘平面下 1cm 时，用“+1”标示，以此类推（图 7-22）。胎头于潜伏期下降不明显，于活跃期下降加快，平均每小时下降 0.86cm。宫口扩张及胎先露下降是判断产程进展与否的标志。

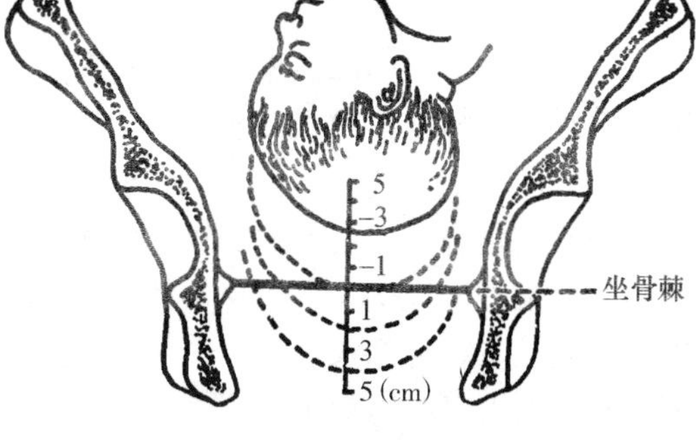

图 7-22　胎先露高低的判断

4．胎膜破裂　胎膜多在宫口近开全时自然破裂，前羊水流出。一旦胎膜破裂，应立即听胎心，并观察羊水性状、颜色和流出量，同时记录破膜时间。若羊水粪染、胎心有改变，应注意有无脐带脱垂可能；若胎头尚未入盆，羊水清、胎心好，需卧床预防脐带脱垂。破膜超过 12 小时应给予抗生素预防感染。

5．精神安慰　产妇的精神状态对宫缩和产程进展有一定的影响。初产妇产程长，易产生焦虑、紧张和急躁情绪，应安慰产妇并耐心讲解分娩是生理过程，让产妇与助产人员合作，能有利于顺利分娩。若产妇于宫缩时喊叫不安，应在宫缩时指导做深呼吸动作，或用双手轻柔下腹部。若腰骶部胀痛，用手握拳压迫、轻叩腰骶部常能减轻不适。必要时可应用哌替啶 50 ～ 100mg 肌内注射，也可选择连续硬膜外麻醉镇痛等。

6．生命体征　测量产妇的体温、脉搏、呼吸和血压并记录。一般于第一产程期间宫缩时血压常升高 5 ～ 10mmHg，间歇期恢复原状。应每隔 4 ～ 6 小时测量一次。发现血压升高时，应增加测量次数并予以相应处理。

7．饮食　鼓励产妇少量多次进食，进食高热量、易消化食物，并注意摄入充足的水分，以保证充沛的精力和体力。

8．活动与休息　宫缩不强且未破膜时，产妇可在病室内适当活动，有助于加速产程进展。初产妇宫口近开全或经产妇宫口扩张 4cm 时，应送入产房准备接产。

9．排尿与排便　产程中应鼓励产妇每 2 ～ 4 小时排尿一次，以免膀胱充盈影响宫缩及胎头下降。对于因胎头压迫而引起排尿困难者，必要时导尿。初产妇宫口扩张＜ 4cm、经产妇＜ 2cm 时，应行温肥皂水灌肠，既能清除粪便，避免分娩时排便造成污染，又能反射性刺激子宫收缩，加速产程进展。但胎膜早破、阴道流血、胎头高浮、胎位异常、有剖宫产史、宫缩强估计 1 小时内分娩者以及患有严重心脏病者等均不宜灌肠。

10．肛门检查　产程中应适时在宫缩时进行肛门检查，了解宫颈软硬度、厚薄、宫口扩张程度、是否破膜、骨盆腔的大小以及胎先露下降程度。肛门检查方法：产妇仰卧，双腿屈曲分开。检查前用消毒纸覆盖阴道口，避免粪便污染阴道。检查者右手示指戴指套蘸肥皂水深入直肠内，拇指伸直，其余各指均屈曲以利示指深入。示指向后触及尾骨末端，了解尾骨活动度，再触摸两侧坐骨棘是否突出，并确定胎先露高低，然后用指端指腹经直肠前壁探查宫口，摸清其四周边缘，估计宫口扩张的大小。宫口近开全时仅能摸到一个窄边。当宫口开全时，则摸不到宫口边缘。未破膜者在胎头前方可触到有弹性的羊膜囊。已破膜者则直接触到胎头，如胎头无产瘤，还能触清颅缝及囟门位置，有助于确定胎方位。

11．阴道检查　严格消毒后进行阴道检查并不增加感染机会，且能直接触清矢状缝及囟门，确定胎方位及宫口扩张程度。适用于肛门检查查不清、宫口扩张及胎头下降程度不明确、疑有脐带先露或脐带脱垂、轻度头盆不称、经试产 4 小时产程进展缓慢者等。

12．其他　外阴部应剃除阴毛，并用肥皂水和温开水清洗。初产妇及有难产史的经产妇，应再次行骨盆外测量。

【第二产程的临床经过及处理】

（一）临床表现

宫口开全进入第二产程后，胎膜多已自然破裂。若仍未破膜，将影响胎头下降，应行人工破膜。破膜后宫缩常暂时减弱或停止，产妇略感舒服，随后重现宫缩且较前增强，每次持续 1 分钟或更长，间歇 1 ～ 2 分钟。当胎头下降压迫盆底软组织时，产妇有排便感，且不由自主地向下屏气。随着产程进展，会阴渐膨隆、变薄，肛门括约肌松弛。胎头于宫缩时露出阴道口，宫缩间歇期胎头又缩回阴道内，称为胎头拨露（图 7-23）。胎头露出部分不断增大，直至宫缩间歇时胎头也不再回缩，称为胎头着冠（图 7-24）。此时会阴极度扩张，产程继续进展，胎头枕骨以耻骨弓下方为支点出现仰伸动作，随之额、鼻、口、颏部相继娩出。

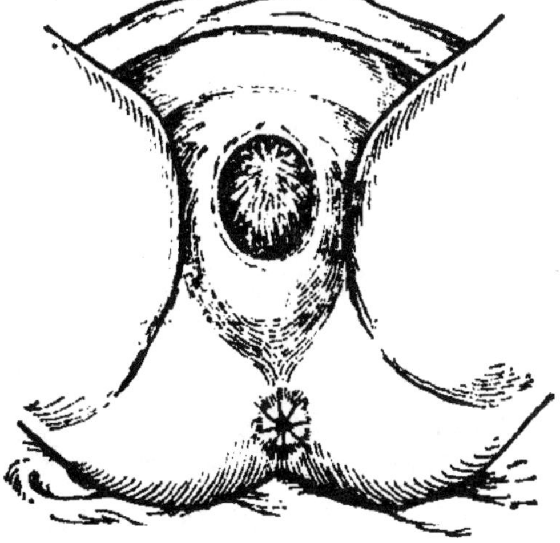

图 7-23　胎头拨露

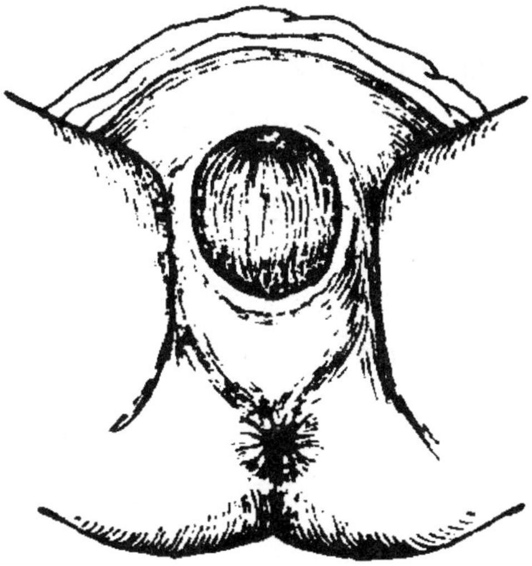

图 7-24　胎头着冠

胎头娩出后，接着发生复位及外旋转，随后前、后肩也相继娩出，胎体很快顺利娩出，后羊水随之涌出。经产妇第二产程较短，有时仅需几次宫缩即可完成胎头娩出。

（二）产程观察及处理

1．密切监测胎心　第二产程宫缩频而强，应勤听胎心，5 ~ 10 分钟听一次，密切监测胎儿有无缺氧，最好用胎儿监测仪监测。若发现胎心减慢，出现缺氧表现，应立即行阴道检查，尽快结束分娩。

2．指导产妇屏气　正确地指导产妇运用腹压，方法是让产妇双足蹬在产床，两手握产床把手，宫缩时深吸气屏住，然后如解大便样向下屏气用力以增加腹压。宫缩间歇时，产妇呼气并使全身肌肉放松。宫缩时再次屏气用力，以加速产程进展。

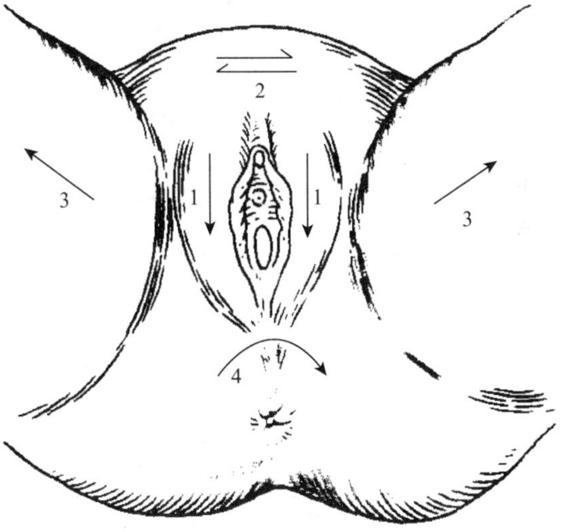

图 7-25　会阴消毒顺序

3．接产准备　初产妇宫口开全、经产妇宫口扩张 4cm 且宫缩规律而强有力时，应将产妇送至产房做好接产准备工作。让产妇仰卧于产床上，双腿屈曲分开，露出外阴部，在臀部下方放置一便盆，用消毒纱布蘸肥皂水擦洗外阴部，顺序是大阴唇、小阴唇、阴阜、大腿内上 1/3、会阴及肛门周围（图 7-25）。然后用温开水冲掉肥皂水，为防止冲洗液进入阴道，需用消毒干纱布盖住阴道口。再涂以聚维酮碘进行消毒，随后取下阴道口的纱布球和臀下的便盆，然后于臀部下方铺消毒巾。接产者按无菌操作常规洗手、穿手术衣、戴手套，打开产包，铺好消毒巾准备接产。

4．接产

（1）接产要领：保护会阴的同时，还应协助胎头俯屈。让胎头以最小径线（枕下前囟径）在宫缩间歇期缓慢地通过阴道口，是预防会阴撕裂的关键，产妇与接产者要充分合作才能做到。接产者还必须正确协助胎肩娩出，胎肩娩出时也要注意保护好会阴。

（2）接产步骤：接产者站在产妇右侧，当胎头拨露使阴唇后联合紧张时，应开始保护会阴。方法：会阴部盖消毒巾，接产者右肘部支在产床上，右手拇指与其余四指分开，利用手掌大鱼际肌顶住会阴部。每当宫缩时应向上内方托压，同时左手应轻轻下压胎头枕部，协助胎头俯屈（图 7-26A），使胎头缓慢下降。宫缩间歇期保护会阴的右手稍放松，以免压迫过久引起会阴水肿，当胎头枕骨在耻骨弓下方露出时，左手应按分娩机制协助胎头仰伸（图 7-26B）。此时若宫缩强，应嘱产妇张口哈气以消除腹压作用，让产妇在宫缩间歇时稍向下屏气用力，使胎头缓慢娩出。

当胎头娩出时，见脐带绕颈 1 周且较松时，接产者可用手将脐带顺胎肩上推或从胎头上退下；脐带绕颈过紧、绕 2 周或以上时，可先用 2 把血管钳将其一段夹住从中间剪断脐带，注意勿伤及胎儿颈部（图 7-27）。

胎头娩出后，右手仍应注意保护会阴，不要急于娩出胎肩，而应先用左手自胎儿鼻根部向下颌挤压，挤出胎儿口鼻内的黏液和羊水，然后协助胎头复位及外旋转，使胎儿双肩径与骨盆出口前后径相一致。接产者的左手向下轻压胎儿颈部，使前肩从耻骨弓下先娩出（图 7-26C），再把胎颈向上托，使后肩从会阴前缘缓慢娩出（图 7-26D）。双肩娩出后，保护会阴的右手可放松，然后双手协助使胎体及下肢相继以侧位娩出，并记录胎儿娩出时间。

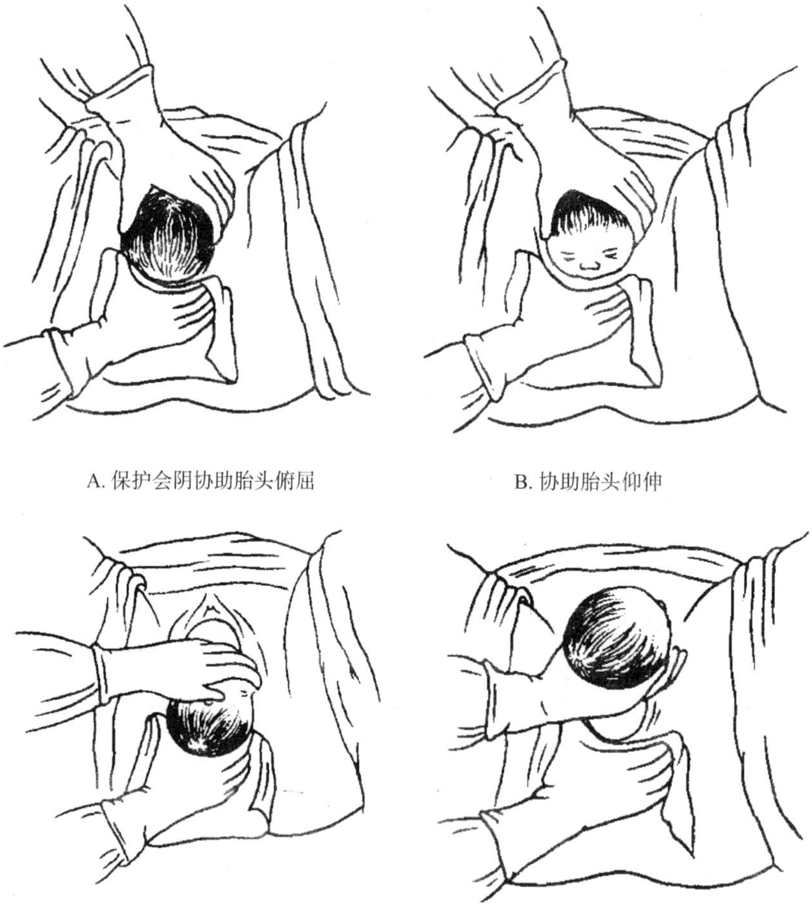

A. 保护会阴协助胎头俯屈　　B. 协助胎头仰伸

C. 助前肩娩出　　D. 助后肩娩出

图 7-26　接产步骤

对于合并有会阴水肿、会阴过紧缺乏弹力、耻骨弓过低、胎儿过大、胎儿娩出过快等因素的孕妇，分娩时均易造成会阴撕裂，接产者在接产前应做出正确判断，及时行会阴切开术（见第二十六第一节章）。

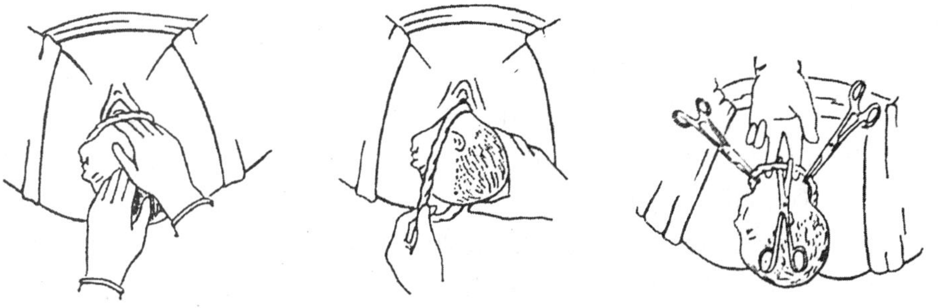

图 7-27　脐带绕颈的处理

【第三产程的临床经过及处理】

（一）临床表现

胎儿娩出后，子宫腔容积骤然缩小，宫底降至平脐甚至脐以下，产妇倍感轻松，宫缩暂停数分钟后又重新出现。由于宫腔容积明显缩小，胎盘不能相应缩小，此时胎盘与子宫壁发生错位而剥离。剥离面出血形成胎盘后血肿。子宫继续收缩，胎盘剥离面积逐渐增加，直至胎盘完全剥离而娩出。

胎盘剥离征象：①宫体变硬呈球形，胎盘剥离后降至子宫下段，下段被扩张，宫体呈狭长形被推向上，宫底升高达脐上（图 7-28）；②剥离的胎盘降至子宫下段，阴道口外露的脐带自行延长；③阴道少量流血；④用手掌尺侧在产妇耻骨联合上方轻压子宫下段时，宫底上升而外露的脐带不再回缩。

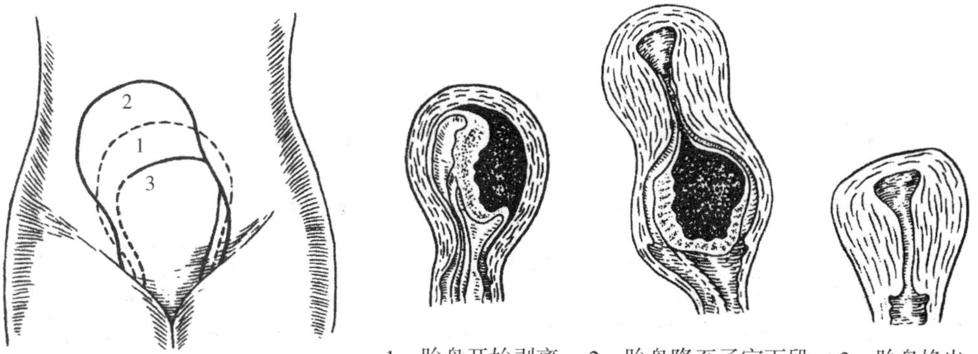

图 7-28　胎盘剥离时子宫的形状

胎盘剥离及娩出方式有两种：①胎儿面娩出式：胎盘与子宫壁发生错位，胎盘先从中央开始剥离，而后向周围剥离，胎盘胎儿面先娩出。其特点是胎盘先娩出，随后见少量阴道流血。此娩出方式较多见。②母体面娩出式：胎盘先从边缘开始剥离，血液沿剥离面流出，胎盘母体面先娩出。其特点是先有较多量阴道流血，胎盘后娩出，此娩出方式较少见。

（二）处理

1．新生儿处理　胎儿娩出后，先清理呼吸道，后处理脐带。

（1）清理呼吸道：胎儿娩出后接产者先用右手拇指与其余四指相对轻轻挤压鼻根部及下颌部（或用纱布轻轻擦去口、鼻黏液），挤出口鼻内的羊水和黏液，剪断脐带后可继续用吸痰管轻轻吸除新生儿咽部及鼻腔内的黏液和羊水，以免发生吸入性肺炎。当确认新生儿呼吸道黏液和羊水已经吸净而仍未啼哭时，可用手轻拍新生儿足底部。新生儿哭声洪亮表示呼吸道已通畅，即可处理脐带。

（2）处理脐带：胎儿娩出后，先在距脐带根部 15 ~ 20cm 处，用两把血管钳钳夹并在两钳之间剪断脐带。同时在产妇臀下放一弯盘接血，以测量出血量。新生儿呼吸道清理通畅后，用聚维酮碘消毒脐带根部周围，在距脐带根部 0.5cm 处用脐带夹（或用气门芯、粗丝线结扎第一道，再在结扎线外 0.5cm 处结扎第二道）夹住脐带，必须夹紧防止脐带出血，避免用力过猛造成脐带断裂。在距脐带夹外侧 0.5cm 处剪去多余脐带，再用 20% 高锰酸钾溶液消毒脐带断端，药液切勿接触新生儿皮肤，以免发生皮肤灼伤。待脐带断端干燥后，用无菌纱布包扎好。处理脐带时，应注意给新生儿保暖。

（3）新生儿阿普加评分（Apgar score）及其意义：新生儿阿普加评分用以判断新生儿有无窒息及窒息严重程度。以出生后 1 分钟内的皮肤颜色、肌张力、喉反射、呼吸及心率 5 项体征为依据，每项为 0 ~ 2 分（表 7-1），满分为 10 分，8 ~ 10 分属正常新生儿。4 ~ 7 分为轻度窒息，需清理呼吸道、人工呼吸、吸氧、应用药物等措施后才能恢复，若处理不当将会加重窒息。0 ~ 3 分为重度窒息，因缺氧严重，需紧急抢救，用喉镜在直视下气管内插管并给氧。对缺氧较严重和严重的新生儿，应在出生后 5 分钟、10 分钟时再次分别评分，直至连续 2 次 ≥ 8 分。1 分钟评分反映胎儿在宫内的情况，是出生当时的情况；而 5 分钟及以后评分则反映复苏效果，与预后关系密切。

表 7-1　新生儿阿普加评分法

体征	0 分	1 分	2 分
心率	0	< 100 次 / 分	≥ 100 次 / 分
呼吸	0	浅慢且不规则	佳，哭声响亮
肌张力	松弛	四肢稍屈曲	四肢屈曲，活动良好
喉反射	无反射	有些动作	咳嗽、恶心
皮肤颜色	全身苍白	躯干红、四肢青紫	全身红润

（4）其他：对新生儿进行体格检查后，擦净其一足底胎脂，打足印及母亲拇指印于新生儿病历上，系上标明新生儿性别、体重、出生时间、母亲姓名及床号的手腕带和包被。将新生儿交由母亲抱入怀中，让其尽早吸吮乳头。

2．协助胎盘娩出　及时、正确地协助胎盘娩出可减少产后出血的发生。为了促使胎盘迅速剥离减少出血，可于胎肩娩出后静脉注射催产素 10U。切忌在胎盘尚未完全剥离时用手按揉、下压宫底或牵拉脐带，以免引起胎盘部分剥离而出血或拉断脐带，甚至造成子宫内翻。若已确认胎盘完全剥离，可于宫缩时用左手握住宫底（拇指置于子宫前壁，其余 4 指放于子宫后壁）并按压，同时右手轻轻牵拉脐带，协助胎盘娩出。当胎盘部分娩出阴道口时，接产者用双手捧住胎盘，向一个方向旋转并缓慢向外牵拉，协助胎盘、胎膜完整剥离娩出（图 7-29）。在娩出过程中若发现胎膜部分断裂，可用血管钳夹住断裂上端的胎膜，再继续向原方向旋转，直至胎膜完全剥离排出。胎盘、胎膜娩出后，按摩子宫刺激其收缩，减少产后出血，同时应注意观察并测量出血量。

3．检查胎盘、胎膜　将胎盘铺平，先检查胎盘母体面胎盘小叶有无缺损。然后将胎盘提起，检查胎膜是否完整，再检查胎盘胎儿面边缘有无血管断裂，及时发现副胎盘（图 7-30）。副胎盘为一小胎盘，与正常胎盘界限清楚，但两者间有血管相连。若有副胎盘、胎盘小叶残留或大胎膜残留，应更换无菌手套后伸手入宫腔取出残留组织。若确认仅有少量胎膜残留，可给予子宫收缩药待其自然排出。

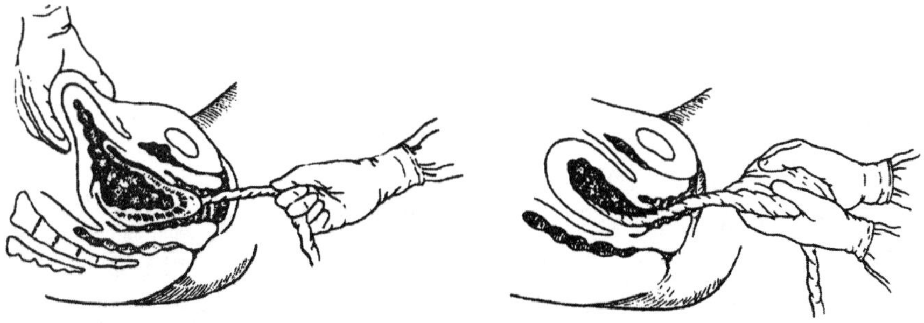

(1)　　　　(2)

图 7-29　协助胎盘娩出

4．检查软产道　胎盘胎膜娩出后，还应仔细检查会阴、小阴唇内侧、尿道口周围、阴道、宫颈有无裂伤。若有裂伤应立即缝合。

5．预防产后出血　正常分娩后出血量多数不超过 300ml。若遇到曾有产后出血史或易发生宫缩乏力的产妇（如分娩次数≥ 5 次的多产妇、双胎妊娠、羊水过多、产程延长、滞产等），可在胎儿前肩娩出时静脉注射麦角新碱 0.2mg，或缩宫素 10U 加于 25% 葡萄糖溶液 20ml 内静脉注射，也可在胎儿娩出后立即经脐静脉快速注入生理盐水 20ml 内加缩宫素 10U，均能促使胎盘迅速剥离，减少出血。胎盘未完全剥离而出血多时，应行手取胎盘术（图 7-31）。

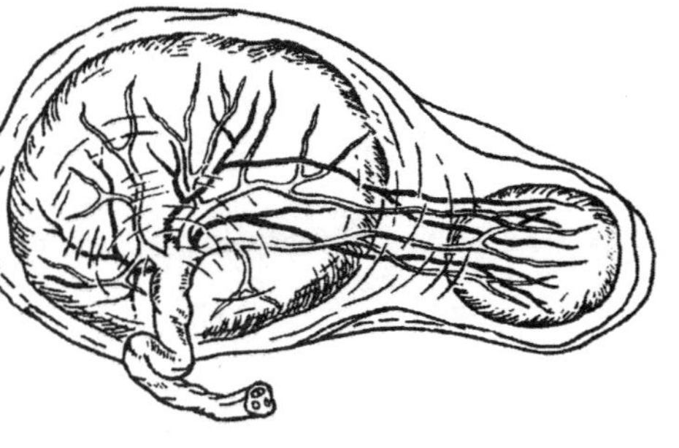

图 7-30　副胎盘

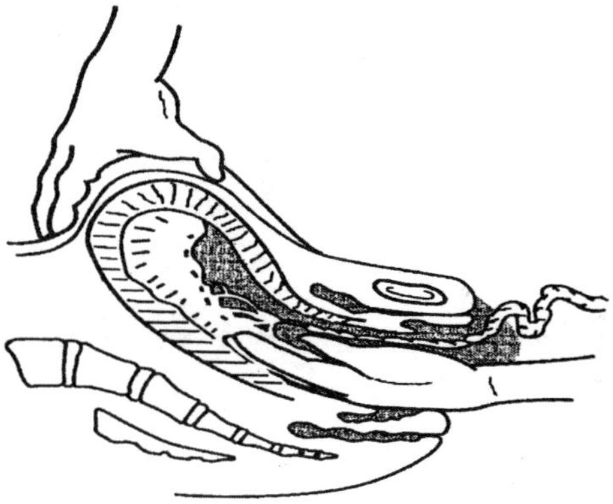

图 7-31　手取胎盘术

若胎儿已娩出 30 分钟，胎盘仍未娩出，应注意排空膀胱，再轻轻按压子宫并静脉注射子宫收缩药。若仍不能使胎盘娩出，再行手取胎盘术。若胎盘娩出后出血较多，可经下腹部向宫体肌壁内直接注射或肌内注射麦角新碱 0.2 ~ 0.4mg，并将缩宫素 20U 加于 10% 葡萄糖溶液 500ml 内静脉滴注。

6．产后处理　80% 的产后出血发生在产后 2 小时内。产后应将产妇在产房内留观 2 小时，观测面色、血压、脉搏；观察子宫收缩、子宫底高度、膀胱是否充盈、阴道流血量、会阴及阴道有无血肿等。发现异常情况及时处理，若无异常，产后 2 小时后将产妇和新生儿送回病房。

案例 7-1

某女，26 岁，孕 40^{+2} 周，孕 $_1$ 产 $_0$，阵发性腹痛 10 小时，加重 2 小时余。查体：T 36.6℃，P 96 次 / 分，R 21 次 / 分，BP 120/80mmHg，精神尚可，心、肺未闻及明显异常。足月孕周腹形，LOA 位，胎心 146 次 / 分，宫口开大 5cm，边缘薄，先露坐骨棘下 1cm，胎膜未破，宫缩 35 ~ 45 秒 /3 ~ 4 分钟。骨盆外测量：髂嵴间径 26cm，髂棘间径 24cm，骶耻外径 19cm，坐骨结节间径 9cm，耻骨弓角度 90°。预测胎儿体重 3400g。

问题与思考：

①请写出该产妇的诊断。

②该产妇产程是否正常？

③该如何处理？

本章临床执业助理医师考试要点

1. 影响分娩的因素。
2. 枕先露的分娩机制。
3. 先兆临产及临产的诊断。
4. 分娩的临床经过及处理。

思考题

1. 决定分娩的因素有哪些？
2. 临产如何诊断？
3. 产程如何分期？各产程经历多长时间？
4. 各产程如何处理？灌肠的适应证和禁忌证有哪些？
5. 新生儿 Apgar 评分法评分标准是什么？
6. 胎盘剥离的征象有哪些？

（常爱红）

第八章　正常产褥

学习目标

通过本章内容的学习，学生应能：

识记：

1．说出产褥期的定义。

2．熟悉正常产褥期母体各系统（生殖系统、泌尿系统及乳房）的生理变化。

理解：

1．解释正常产褥期母体生殖系统的生理变化。

2．举例产后子宫复旧情况。

3．判断产后恶露的类型。

应用：

根据产褥期母体变化特点，制订产后保健方案，并指导产妇做产后恢复保健操。

第一节　产褥期母体变化

从胎盘娩出至产妇全身各器官除乳腺外恢复或接近正常未孕状态所需的一段时期，称产褥期，一般为6周。

【生殖系统变化】

1．子宫　产褥期变化最大的是子宫。

（1）子宫复旧：胎盘娩出后，子宫逐渐恢复至未孕状态的过程，称子宫复旧。子宫复旧的主要表现是宫体肌纤维缩复和子宫内膜再生。子宫复旧时肌细胞数量没有明显变化，肌细胞长度和体积却明显缩小。使得子宫体积和重量都逐渐缩小；产后1天宫底平脐，产后10天宫底进骨盆腔，产后6周子宫恢复正常大小。分娩结束时子宫重量约为1000g，产后6周恢复至孕前重量50g左右。

（2）子宫内膜的再生：胎盘娩出时，子宫肌纤维强烈收缩，使胎盘附着面缩小，螺旋小动脉和静脉血窦受挤压而止血。分娩后2～3日蜕膜表层发生变形、坏死、脱落并随血液自阴道排出，形成恶露。约于产后3周，除胎盘附着部位以外的子宫内膜基本修复，产后6周胎盘附着部位全部修复。

（3）子宫下段及宫颈：产后几周内子宫下段随肌纤维缩复，拉长的子宫下段缩复逐渐恢复至非孕时的子宫峡部。分娩结束时宫颈外口呈袖口状；产后10日宫颈内口恢复至未孕状态；产后4周宫颈恢复至孕前状态。宫颈外口3点和9点处分娩时撕裂，使得初产妇宫颈外口由圆形（未产型）变为产后“一”字形（已产型）。

2．阴道　分娩后阴道腔扩大，阴道壁松弛，肌张力降低，阴道黏膜皱襞因过度伸展而减少甚至消失。产褥期阴道腔逐渐缩小，阴道壁肌张力逐渐恢复。产后3周重新出现黏膜皱襞，但阴道产褥期结束时尚不能完全恢复至未孕时的紧张度。

3．外阴　分娩后轻度水肿，产后2～3日内自行消退，会阴部裂伤及侧切口可于3～5日内愈合。处女膜在分娩过程中受损撕裂而形成处女膜痕。

4．盆底组织　因分娩造成盆底组织过度扩张，弹性减低，一般于产褥期内坚持做产后保健操可恢复接近孕前状态。

【乳房的变化】

主要是泌乳。分娩后体内雌、孕激素水平迅速下降，乳腺开始泌乳。每次吸吮刺激乳头可导致催乳激素呈脉冲式释放，促进乳汁分泌。吸吮动作还可引起神经垂体释放缩宫素，缩宫素使输乳管收缩而射出乳汁。

1．乳汁的特点

（1）初乳：产后7日内分泌的乳汁。淡黄色，质稠，含β-胡萝卜素和蛋白质较多，尤其是分泌型IgA多，脂肪和乳糖较成熟乳少，极易消化，是新生儿早期理想的天然食物。

（2）过渡乳：产后7～14日分泌的乳汁。蛋白质含量逐渐减少，脂肪和乳糖含量逐渐增多。

（3）成熟乳：产后14日以后分泌的乳汁。白色，含蛋白质2%～3%，脂肪4%，糖8%～9%，无机盐0.4%～0.5%。

2．影响乳汁分泌的因素

（1）吸吮乳头是保持乳腺不断泌乳的关键。

（2）不断排空乳房，也是维持乳汁分泌的一个重要条件：母婴同室，按需哺乳。

（3）产妇营养、睡眠：保证休息、睡眠、饮食。

（4）泌乳与产妇情绪有关，哺乳期应避免精神刺激。

（5）泌乳与产妇健康状况有关。

【血液及循环系统的变化】

1．血液系统　产褥早期血液处于高凝状态，产褥早期白细胞总数可增加至（15～30）×10^9L，一般于产后1～2周恢复正常。产褥早期可继续贫血，红细胞计数及血红蛋白一般于产后10日回升。红细胞沉降率于产后3～4周恢复正常。

2．循环系统　产后3天内，产妇血容量增加15%～25%，故产后72小时内心脏负担加重，此时应注意防止心力衰竭的发生。循环血量一般于产后2～6周恢复。

【消化系统的变化】

产后1～2日内产妇自觉口渴，喜进流食或半流食，但食欲不佳，以后逐渐好转，胃酸分泌减少，产后1～2周恢复，此时胃肠肌张力减弱，加之产妇活动少，肠蠕动功能减弱，易发生便秘。

【泌尿系统的变化】

妊娠期体内潴留的水分在产褥期主要经肾排出，产后最初数日尿量增多。由于分娩过程中膀胱受压时间长，膀胱黏膜充血、水肿，肌张力降低及外阴疼痛使产妇不愿用力排尿及不习惯卧床排尿等因素，可导致排尿不畅或一过性尿潴留。

【内分泌系统的变化】

分娩1周后，产妇血清中雌、孕激素恢复至孕前水平，月经复潮及排卵受哺乳影响，如哺乳期妇女月经复潮常延迟，但平均在产后4～6个月恢复排卵，故哺乳期尽管未见月经复潮，仍有受孕的可能。不哺乳的产妇一般于产后6～10周月经复潮，产后10周左右恢复排卵。

【腹壁的变化】

妊娠期出现的下腹正中线色素沉着，在产褥期逐渐消退，腹壁妊娠纹由紫红色变成银白色妊娠纹永久性。

第二节　产褥期临床表现

【生命体征】

1．体温　产后体温多数正常。产程长致过度疲劳者，最初24小时内体温略升高，但一般不超过38℃。不哺乳者，产后3～4日因乳房血管、淋巴管极度充盈，乳房胀大，可发热，达37.8～39℃。一般持续4～16小时，体温即下降，不属于病态，这种发热称为泌乳热。

2．脉搏　产后脉搏缓慢，为60～70次/分，产后1周恢复。

3．呼吸　产后腹压降低，膈肌下降，由妊娠期的胸式呼吸变为胸腹式呼吸，使呼吸深慢，为14～16次/分。

4．血压　产后血压平稳，变化不大。但妊娠高血压综合征产妇血压降低明显。

【子宫复旧和宫缩痛】

胎盘娩出后子宫收缩，圆而硬，宫底降至脐下1横指，产后第1日，宫底上升平脐，以后每日下降1～2cm，产后10～14日降入骨盆腔。产后吸吮乳头可反射性引起宫缩，产后因子宫收缩引起下腹部呈阵发性剧烈疼痛，称为产后宫缩痛。产后1～2日出现，持续2～3日自然消失。经产妇和剖宫产产妇多见，哺乳时加重。

【褥汗】

产褥早期，皮肤排泄功能旺盛，孕期潴留的水分通过皮肤排出大量汗液，夜间睡眠和初醒时明显，习称“褥汗”，产后1周内自行好转。

【恶露】

产后随子宫蜕膜的脱落，含有血液、坏死蜕膜等组织经阴道排出，称为恶露。根据其颜色及内容物分三种：

1．血性恶露　色鲜红，含大量血液，有时有小血块，有少量胎膜及坏死蜕膜组织。血性恶露持续3～4日，转为浆液性恶露。

2．浆液性恶露　色淡红，似浆液，含有少量血液，有较多的坏死蜕膜组织、宫颈黏液，阴道排液有细菌。浆液性恶露持续10日左右，变为白色恶露。

3．白色恶露　质黏稠，色泽较白，含大量白细胞、坏死蜕膜组织、表皮细胞及细菌，白色恶露大约持续3周干净。

正常恶露有血腥味，无臭味，持续4～6周，总量达500ml，个体差异较大。若子宫复旧不全，或宫腔内残留胎盘、多量胎膜，或合并感染时，恶露量增多，血性恶露持续时间延长，并伴有臭味。

第三节　产褥期处理及保健

【产褥期处理】

产褥期母体各系统发生很大变化，虽属生理范畴，但是如不能正确处理产褥期的这些变化，则容易发生感染和其他病理情况，故及时发现异常并进行处理至关重要。

1．产后 2 小时处理　产后 2 小时内极易发生产后出血、子痫、心力衰竭等严重的并发症，故应在产房严密观察，并协助产妇首次哺乳。应定时观察生命体征，每半小时测一次心率、血压、呼吸。此外，还应注意阴道流血及子宫收缩情况。若产后 2 小时一切正常，则可将产妇连同新生儿送回病室，注意巡视。

2．饮食　产后 1 小时，可让产妇进流食或清淡半流食，以后进软食，食物宜营养丰富、足热量和水分充足。哺乳者应多进蛋白质和汤汁食物，并适当补充维生素和铁剂。

3．排尿和排便　产后应鼓励产妇尽早自行排尿，产后 4 小时内应鼓励并帮助产妇排尿。对排尿困难者应帮助产妇解除怕疼痛的思想顾虑，鼓励其坐起排尿。此外，还可采取以下方法促进排尿：热水熏洗外阴，或温开水冲洗尿道外口周围诱导排尿；下腹部正中放置热水袋热敷，并按摩膀胱，刺激膀胱肌收缩；针刺关元、气海、三阴交等穴位；肌内注射新斯的明 1mg，兴奋膀胱逼尿肌，促使排尿。上述方法如无效则应予以导尿。产后应鼓励产妇早下床活动，多食蔬菜、水果，以防便秘。便秘者可口服适量缓泻剂，予以开塞露塞肛或肥皂水灌肠。

4．观察子宫复旧及恶露　产后 1 周内每天检查子宫底部高度，以了解子宫复旧的情况并观察恶露的情况。检查前嘱咐产妇排空膀胱，并按摩子宫促进收缩，再用手测量宫底高度，同时观察恶露的量、颜色及气味。若复旧不全，恶露增多、色红且持续时间延长，应及早予以子宫收缩药。如合并感染，恶露有异味且有子宫压痛，应给予广谱抗生素控制感染。

5．会阴处理　用 2% 苯扎溴铵溶液擦洗外阴，每天 2 ～ 3 次。对会阴部有水肿者，可用 50% 硫酸镁湿热敷，产后 24 小时可用红外线局部照射。会阴缝线一般在产后 3 ～ 5 日拆线。若伤口感染，应提前拆线，充分引流或行扩创处理，并定时换药。

6．乳房处理　提倡母婴同室，母乳喂养，早接触，早吸吮。母乳喂养原则是“按需哺乳”，于产后半小时内开始哺乳。哺乳前，应清洗双手，用温开水清洁乳房及乳头；哺乳时，全身放松，一手拇指和其余四指分开并分别放在乳房上下方，将乳头及大部分乳晕放入新生儿口中。一般吸空一侧乳房后再吸另一侧乳房。每次哺乳后，应将新生儿抱起轻拍背部 1 ～ 2 分钟，排出胃内空气以防吐奶。在产褥期内如出现以下症状则应对症处理：①乳房胀痛：可用凉毛巾冷敷乳房并按摩，促进乳汁流畅，必要时用吸乳器将乳汁吸出。也可口服散结通乳中药，常用药物有王不留行、漏芦等。②乳头皲裂：轻者可继续哺乳，哺乳前湿热敷 3 ～ 5 分钟，挤出少量乳汁，先哺损伤轻的一侧，哺乳后涂 10% 复方苯甲酸酊或抗生素软膏。皲裂严重者应停止哺乳，可挤出乳汁或用吸乳器将乳汁吸出后喂给新生儿。③退乳：产妇因疾病因素不能哺乳，应及时退乳。退乳时停止哺乳，不排空乳房，少进汤汁。可将生麦芽水煎当茶饮；芒硝外敷于乳房及口服维生素 B_6。④催乳：鼓励产妇树立信心，指导哺乳方法，按需哺乳、夜间哺乳，并将乳汁吸尽。调节饮食，猪蹄炖烂食用，也可选用针刺穴位及服用中药通乳方法催乳。

【产褥期保健】

1．饮食起居　产后建议少食多餐，以清淡、高蛋白质饮食为宜，同时注意补充水分。产妇居住环境宜清洁、通风。产褥期注意休息，避免重体力劳动，以防子宫脱垂。

2．适当活动　产后尽早适当活动，经阴道分娩的产妇，产后 6 ～ 12 小时即可轻微活动，次日可以下床行走，按时做产后健身操。剖宫产或经阴道助产分娩的产妇，可延迟下床活动时间，待伤口愈合后也需按时做产后健身操。产后活动量应循序渐进。

3．计划生育指导　产后 2 个月内禁忌性生活。产后一旦恢复性生活，就必须采取相应的避孕措施。避孕方法：①最好男方用避孕套或用避孕药膏；②产后 6 个月，女方可放置宫内节育器；③希望永久避孕者，也可做绝育术；④不哺乳者，可口服避孕药。

4．产后检查　包括产后访视和产后健康检查。产后访视是在产妇出院后由社区医疗保健人员在产妇出院后 3 日内、产后 14 日、28 日分别做 3 次访视，了解产妇和新生儿健康状况和哺乳情况，并及时给予指导。产后健康检查是在产后 42 日产妇到分娩医院做产后常规检查，同时携带婴儿一起到医院做一次全面检查。产妇检查内容包括：①一般检查：生命体征，血、尿常规检查；②妇科检查：检查外阴、阴道、宫颈、子宫及附件等情况；③检查会阴伤口、剖宫产产妇腹部伤口愈合情况。

本章临床执业助理医师考试要点

1．产褥期母体变化。
2．产褥期临床表现。
3．产褥期处理及保健。
4．母乳喂养。

思考题

1．何谓产褥期？何谓恶露？恶露有哪几种？
2．影响乳汁分泌的因素有哪些？乳汁分泌不足如何处理？
3．会阴切开者如何处理？
4．如何处理尿潴留？

（唐海芽）

第九章　妊娠并发症

学习目标

通过本章内容的学习，学生应能：

识记：

1．说出流产和异位妊娠的定义、病理结局、临床诊断及处理。

2．说出前置胎盘和胎盘早剥的概念、诊断要点和处理。

3．复述妊娠期高血压的概念、病理、并发症、分类、诊断及处理原则。

4．复述胎儿窘迫与胎膜早破的定义、诊断及处理要点。

理解：

1．解释引起流产、异位妊娠、前置胎盘、胎盘早剥、早产、过期妊娠、胎儿窘迫及胎膜早破的病因。

2．总结羊水过多、羊水过少、妊娠剧吐、妊娠肝内胆汁淤积症、胎儿窘迫、胎膜早破的定义、诊断标准及处理的方法。

3．理解胎儿生长受限的定义、临床表现及分类、处理原则。

4．理解前置胎盘和胎盘早剥的并发症。

5．理解死胎的定义、临床表现及诊断、处理方法。

应用：

1．能运用妊娠并发症相关知识和技能，进行常见病理妊娠的分类、诊断及治疗。

2．通过演示妊娠并发症诊治过程，培养学生关爱患者、团结协作、沉着冷静、快速及准确处理患者的职业素质。

第一节　异位妊娠

案例 9-1

某女性，30岁，2年前患过“盆腔炎”。因“停经45天，右下腹剧痛2小时”于2014年7月4日15：00入院。患者平素月经规律13 $\frac{3\sim4\text{天}}{28\sim30\text{天}}$，孕$_2$产$_1$，末次月经2014年5月19日，停经40天出现轻微早孕反应，于2014年7月4日14：00突然出现右下腹撕裂样疼痛，伴恶心、呕吐，肛门坠胀感，急诊入院。查体：体温36.5℃，脉搏

案例 9-1

108 次 / 分，血压 60/40mmHg。一般状况差，神志淡漠，面色苍白，心、肺听诊未闻及杂音。腹部平坦，右下腹压痛（+），反跳痛（±），无明显肌紧张，移动性浊音（+）。妇科检查：阴道有少量流血，宫颈光滑，正常大小，有明显举痛和摆痛。后穹隆饱满，宫体稍大、略软，右附件区触痛明显。辅助检查：血常规：WBC 11.1×10^9/L，HGB 91g/L，PLT 235×10^9/L，血 β-HCG 125 U/L，后穹窿穿刺抽出 2ml 不凝血。B 超提示：子宫饱满，右侧附件区可探及一胎囊光环。

问题与思考：

1. 本病的初步诊断是什么？
2. 诊断依据有哪些？
3. 如何处理？

【概念】

受精卵在子宫腔以外着床，称为异位妊娠（ectopic pregnancy），习称宫外孕（extrauterine pregnancy）。根据受精卵着床部位不同分为：输卵管妊娠、卵巢妊娠、腹腔妊娠、宫颈妊娠、阔韧带妊娠及子宫残角妊娠等（图 9-1）。其中以输卵管妊娠最多见，约占 95%。故本章节以输卵管妊娠为代表进行介绍。输卵管妊娠（tubal pregnancy）发病部位以壶腹部最多见，约占 60%；其次为峡部；伞部及间质部妊娠较少见。

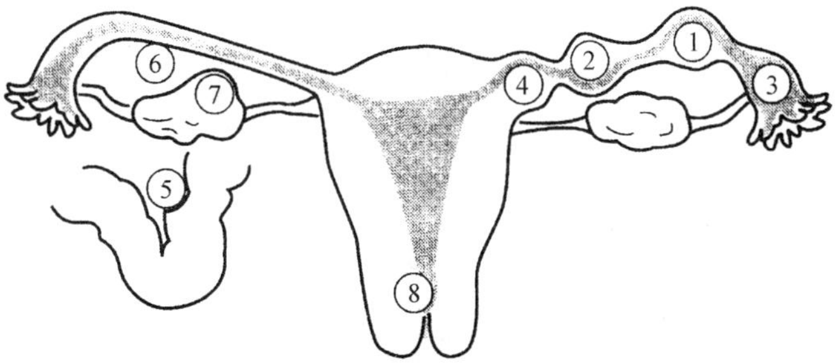

图 9-1　异位妊娠的发生部位

①输卵管壶腹部妊娠；②输卵管峡部妊娠；③输卵管伞部妊娠；④输卵管间质部妊娠；⑤腹腔妊娠；⑥阔韧带妊娠；⑦卵巢妊娠；⑧宫颈妊娠

【病因】

1．输卵管炎症　是输卵管妊娠的主要原因。输卵管黏膜炎症轻者可使输卵管黏膜皱襞粘连，管腔狭窄，妨碍受精卵的顺利通过和输送。重者管腔扭曲、堵塞，管壁僵硬，阻碍受精卵的正常运行。流产、分娩、放置宫内节育器是上述感染发生、发展的常见诱因。

2．输卵管手术　输卵管绝育术及其他手术（如形成输卵管瘘管或再通），均有导致输卵管妊娠的可能，尤其是腹腔镜下电凝输卵管及硅胶环套术绝育。

3．输卵管发育不良或功能异常　输卵管发育不良常表现为输卵管过长、过细，黏膜纤毛缺如等。

4．辅助生殖技术　近年由于辅助生殖技术的应用，使输卵管妊娠发生率增加，既往少见的异位妊娠（如卵巢妊娠、宫颈妊娠、腹腔妊娠）的发生率也增加。

5．避孕失败　宫内节育器避孕失败者，发生异位妊娠的机会较大。

6．其他　子宫肌瘤或卵巢肿瘤压迫输卵管，影响输卵管管腔通畅，使受精卵运行受阻。子宫内膜异位症可增加受精卵着床于输卵管的可能性。

【病理】

1．输卵管妊娠的特点　由于输卵管管腔狭小，管壁薄且缺乏黏膜下组织，其肌层远不如子宫肌壁厚与坚韧，故妊娠时不能形成完好的蜕膜，当孕卵植入后，不能适应孕卵发育，可发生以下几种结局。

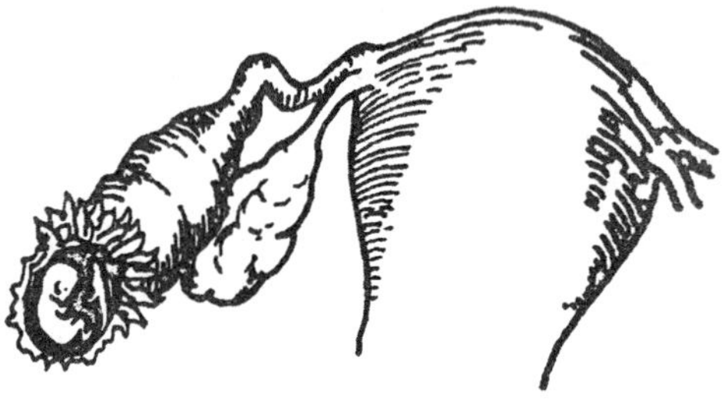

图 9-2　输卵管妊娠流产

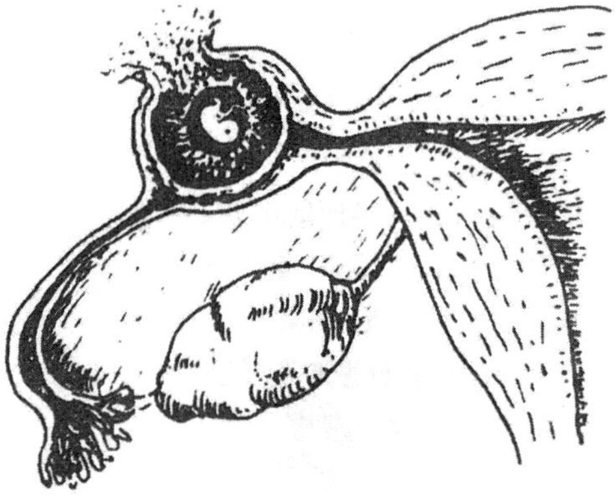

图 9-3　输卵管妊娠破裂

（1）输卵管妊娠流产（tubal abortion）：多见于妊娠 8 ~ 12 周输卵管壶腹部妊娠者。受精卵种植在输卵管黏膜皱襞内，由于蜕膜形成不完整，发育中的胚囊易向管腔膨出，最终突破包膜而出血，胚囊与管壁分离，落入管腔，随输卵管蠕动排至腹腔，形成输卵管妊娠完全流产，腹腔内出血一般不多（图 9-2）。若胚囊剥离不完整，尚有部分胚胎组织附着于输卵管壁，形成输卵管妊娠不全流产，导致输卵管血肿或输卵管周围血肿，血液不断流出积聚在直肠子宫陷凹，形成盆腔血肿，甚或流向腹腔。

（2）输卵管妊娠破裂（rupture of tubal pregnancy）：多见于妊娠 6 周左右输卵管峡部妊娠者。受精卵着床于输卵管黏膜皱襞间，胚囊生长时易向管壁方向侵蚀肌层及浆膜，最后穿破浆膜，造成输卵管妊娠破裂（图 9-3）。输卵管肌层血管丰富，短时间内大量血液流入腹腔，严重时可引起休克。也可反复出血，在腹腔中积血形成血肿。输卵管间质部妊娠虽少见，但后果严重，其结局几乎全为输卵管妊娠破裂。由于输卵管间质部肌肉组织较厚，故破裂时间最晚，在妊娠 12 ~ 16 周发病。该部位破裂时症状极为严重，往往在极短时间内发生致命性腹腔内出血。

（3）陈旧性异位妊娠：输卵管妊娠流产或破裂后，未能及时治疗，由于反复腹腔内出血，形成血肿，血肿机化变硬，与周围组织粘连，临床上称为陈旧性异位妊娠。

（4）继发性腹腔妊娠：少数输卵管妊娠流产或破裂者，胚胎被排入腹腔后，种植于附近脏器，继续生长，形成继发性腹腔妊娠。

2．子宫的变化　输卵管妊娠与正常妊娠一样，滋养细胞产生的 HCG 维持黄体生长，使甾体激素分泌增加，子宫增大变软，子宫内膜出现蜕膜反应。若胚胎死亡，蜕膜退行性变，蜕膜自子宫壁剥离而发生阴道流血。有时蜕膜完整剥离，呈三角形蜕膜管型（decidual cast）。排出的组织无绒毛，有时可呈 Arias-Stella（A-S）反应。这种子宫内膜过度增生和分泌的反应可能为甾体激素过度刺激所致。虽对诊断有一定价值，但并非异位妊娠时所特有。

【临床表现】

输卵管妊娠的临床表现与受精卵着床部位、有无流产或破裂、出血量多少与时间长短等有关。

1．症状

（1）停经：除输卵管间质部妊娠停经时间较长外，大多停经 6 ~ 8 周。但少数患者可无停经史。

（2）腹痛：为本病的主要症状。患者突感一侧下腹撕裂样疼痛，常伴恶心、呕吐。若血液局限于病变区，表现为下腹局部疼痛；血液积聚在直肠子宫陷凹时，肛门有坠胀感；出血量过多，血液由盆腔流至腹腔，疼痛即由下腹向全腹扩散；血液刺激膈肌时，可引起肩胛部放射痛。

（3）阴道出血：胚胎死亡后，常有不规则阴道出血，量少呈点滴状，一般不超过月经量，少数患者阴道流血量较多，似月经量。偶有蜕膜完整排出，呈管状，称为蜕膜管型。

（4）晕厥与休克：由于腹腔内出血及剧烈腹痛，可引起晕厥、休克，其严重程度与腹腔内出血速度和出血量呈正比，但与阴道出血量不呈正比。

2．体征

（1）一般情况：腹腔内出血较多时，患者呈急性贫血貌，出现面色苍白、脉搏快而细弱、血压下降、体温正常或略低等休克表现。腹腔内血液吸收时体温可稍升高，但不超过38℃。

（2）腹部检查：下腹部有明显压痛及反跳痛，尤以患侧为重，腹肌紧张不明显。出血较多时，叩诊有移动性浊音，血凝后下腹可触及包块。

（3）盆腔检查：阴道后穹窿饱满，触痛。宫颈举痛或摆痛明显。子宫稍大略软，与停经月份不符。内出血多时，子宫有漂浮感，有时盆腔一侧可触及肿块。

【诊断】

根据上述症状和体征，诊断并不困难。但在输卵管妊娠流产或破裂前，诊断较为困难。必要时可采用下列辅助检查。

1．妊娠试验　尿妊娠试验阳性有助于诊断，阴性并不能排除异位妊娠。灵敏度较高的血β-HCG测定是早期诊断异位妊娠的重要方法。

2．超声诊断　B超可见子宫增大，但宫腔空虚，宫旁出现低回声区。如能在肿块内观察到妊娠囊和胎心搏动，则可明确诊断。

3．阴道后穹窿穿刺　是一种简单、可靠的诊断方法。适用于疑有腹腔内出血的患者。抽出暗红色不凝血液，说明有腹腔内积血存在。即使未能抽出，也不能排除异位妊娠。若针头误入静脉，则血液较红，将标本放置10分钟左右即可凝结。

4．腹腔镜检查　目前腹腔镜检查被视为诊断异位妊娠的金标准，同时也是治疗异位妊娠的重要手段之一，尤其适用于输卵管妊娠尚未破裂流产的早期患者。在早期异位妊娠患者，可见一侧输卵管肿大，表面呈紫蓝色，腹腔内无出血或少量出血。

5．子宫内膜病理检查　目前很少依靠诊断性刮宫协助诊断，诊断性刮宫仅适用于阴道出血较多的患者，目的是排除宫内妊娠。宫腔排出物应常规送病理检查，仅见蜕膜而无绒毛有助于诊断。

【鉴别诊断】

输卵管妊娠应与流产、急性阑尾炎、黄体破裂等鉴别（表9-1）。

表9-1　异位妊娠的鉴别诊断

	输卵管妊娠	流产	急性阑尾炎	黄体破裂
停经	多有	有	无	多无
腹痛	突然撕裂样剧痛，自下腹一侧开始向全腹扩散	下腹中央阵发性坠痛	持续性疼痛，从上腹部开始经脐周转至右下腹	下腹一侧突发性疼痛
阴道流血	量少，暗红色，可有蜕膜组织或管型排出	先量少，后增多，鲜红色，有小血块或绒毛排出	无	无或有如月经量
休克	程度与外出血不呈正比	程度与外出血呈正比	无	无或有轻度休克
体温	正常，有时稍高	正常	升高	正常
盆腔检查	宫颈举痛，宫旁或直肠子宫陷凹有肿块	宫口稍开，子宫增大变软	无肿块触及	无肿块触及，一侧附件压痛

续表

	输卵管妊娠	流产	急性阑尾炎	黄体破裂
白细胞计数	正常或稍高	正常	升高	正常或稍高
血红蛋白	下降	正常或稍低	正常	下降
阴道后穹窿穿刺	可抽出不凝血液	阴性	阴性	可抽出血液
β-HCG 检测	多为阳性	多为阳性	阴性	阴性
B 型超声	一侧附件低回声区，其内有妊娠囊	宫内可见妊娠囊	子宫附件区无异常回声	一侧附件低回声区

【治疗】

异位妊娠的治疗包括期待疗法、药物治疗和手术治疗。

1．期待疗法　少数输卵管妊娠可能发生自然流产或被吸收，症状较轻而无需手术或药物治疗。期待疗法适用于：①疼痛轻微，出血少；②随诊可靠；③无输卵管妊娠破裂证据；④血 β-HCG ＜ 1000U/L 且继续下降；⑤输卵管妊娠包块直径＜ 3cm；⑥无腹腔内出血。在期待过程中应注意生命体征、腹痛变化，并进行 B 型超声和血 β-HCG 监测。

2．药物治疗

（1）化学药物治疗：主要适用于早期异位妊娠、要求保存生育能力的年轻患者。符合下列条件可采用此法：①无药物治疗禁忌证；②输卵管妊娠未破裂或流产；③输卵管妊娠包块直径 3 ～ 4cm；④血 β-HCG ＜ 2000U/L；⑤无明显内出血。化疗可采用全身或局部用药。全身用药常用甲氨蝶呤（MTX），常用剂量为 0.4mg/（kg・d），肌内注射，5 日为一疗程。单次剂量肌内注射常按 1mg/kg 或 50mg/m^2 计算，在治疗第 4 日和第 7 日测血 β-HCG。局部用药可采用在 B 型超声引导下穿刺或在腹腔镜下将甲氨蝶呤直接注入输卵管的妊娠囊内。治疗期间应用 B 型超声和 β-HCG 进行监测，若病情无改善，甚至发生急性腹痛或输卵管破裂症状，应立即手术治疗。

（2）中药治疗：祖国医学认为本病属血瘀少腹，不通则痛的实证。以活血化瘀、止痛为主。

3．手术治疗　分为保守手术、根治手术和腹腔镜手术。保守手术为保留患侧输卵管，根治手术为切除患侧输卵管。手术治疗适用于：①生命体征不稳定或有腹腔内出血者；②诊断不明确者；③异位妊娠有进展者（如血 β-HCG ＞ 3000U/L 或持续升高，附件区大包块或有胎心搏动等）；④随诊不可靠者；⑤期待疗法或药物治疗禁忌证者。

（1）保守手术：适用于有生育要求的年轻妇女。根据受精卵着床部位及输卵管病变情况选择术式，若为伞部妊娠可行挤压将妊娠产物挤出；壶腹部妊娠行输卵管切开取出胚胎再缝合；峡部妊娠行病变节段切除及断端吻合。

（2）根治手术：即患侧输卵管切除术，有绝育要求者可同时结扎对侧输卵管。

（3）腹腔镜手术：是近年治疗异位妊娠的主要方法。多数输卵管妊娠可在腹腔镜直视下在病变部位一次性注入 MTX 50mg，或行输卵管切除术、输卵管切开取胚等。

（姚丽艳）

第二节　妊娠时限异常

一、自然流产

妊娠不足28周，胎儿体重不足1000g而终止者称流产（abortion）。妊娠12周前终止者称为早期流产，妊娠12周至不足28周终止者，称为晚期流产。流产分自然流产和人工流产。自然流产的发生率占全部妊娠的15%左右，多数为早期流产。

【病因】

病因包括胚胎因素、母体因素、环境因素和免疫因素。

1．胚胎因素　染色体异常是早期流产的主要原因。早期流产时，染色体异常的胚胎占50%～60%，多为染色体数目异常，其次为染色体结构异常。染色体异常的胚胎多数结局为流产，极少数可继续发育成胎儿，但出生后会发生畸形或功能缺陷。

2．母体因素

（1）全身性疾病：妊娠期急性高热可引起子宫收缩而发生流产；细菌毒素和病毒（如单纯疱疹病毒、巨细胞病毒等）通过胎盘进入胎儿血循环，使胎儿死亡而导致流产；孕妇患严重贫血或心力衰竭可致胎儿缺氧，引起流产；孕妇患慢性肾炎或原发性高血压，胎盘发生梗死也可引起流产。

（2）内分泌失调：黄体功能不足、甲状腺功能减退等均可导致流产。

（3）生殖器官异常：子宫畸形（子宫发育不良、双子宫、子宫纵隔等）、子宫肌瘤等均可影响胚胎着床和发育而导致流产。子宫颈重度裂伤、宫颈内口松弛易致胎膜早破而造成晚期流产。

（4）创伤刺激与不良习惯：子宫创伤（如手术、外伤、性交过度或心理过度紧张等）均可导致流产。孕妇过量吸烟、酗酒、吸食毒品，均可能导致流产。

3．环境因素　许多外界不良因素可以直接或间接对胚胎或胎儿造成损害。过多接触某些有害化学物质（如砷、铅、苯等）和物理因素（如放射线及高温等）均可引起流产。

4．免疫因素　胚胎和胎儿属于同种异体移植物，母体对胚胎和胎儿的免疫耐受是胎儿在母体内得以生存的基础。若孕妇于妊娠期间对胎儿免疫耐受降低，则可致流产。

【病理变化】

由于流产发生的时间不同，其病理过程也不一致。早期流产胚胎多先死亡，随后发生底蜕膜出血，造成胚胎的绒毛与蜕膜层分离、出血，已分离的胚胎组织如同异物，引起子宫收缩而被排出。所以，早期流产往往是先有出血，后有腹痛。妊娠8周前胎盘绒毛发育尚不成熟，与子宫蜕膜联系还不牢固，整个胎囊及绒毛易从子宫壁完全剥离而排出，出血不多。在妊娠8～12周，胎盘绒毛发育茂盛，深植于蜕膜中，与蜕膜层联系牢固，但尚未形成完整的胎盘，故此时流产，胎儿及其附属物往往不易完整剥离排出，常有部分组织残留宫内，影响子宫收缩，出血较多。妊娠12周后，胎盘已完全形成，其流产过程与足月分娩相似。往往先有腹痛，然后排出胎儿、胎盘。

【临床表现】

停经、腹痛及阴道流血是流产的主要症状。阴道流血发生在妊娠12周以内流产者，开始时绒毛与蜕膜分离，血窦开放，即开始出血。当胚胎完全分离排出后，由于子宫收缩，出血停止。早期流产的全过程均伴有阴道流血；晚期流产时，胎盘已形成，流产过程与早产相似，胎盘继胎儿娩出后排出，一般出血不多，往往先有腹痛，然后出现阴道流血。

【临床类型】

按发展的不同阶段，自然流产分为以下临床类型。

1．先兆流产（threatened abortion）　指妊娠28周前，先出现少量阴道流血，常为暗红色或血性白带；早孕反应仍存在，有时伴有轻微下腹痛、腰酸。妇科检查宫颈口未开，子宫大小与停经月份相符，尿妊娠试验阳性。经休息及治疗后症状消失，可以继续妊娠。

2．难免流产（inevitable abortion） 由先兆流产发展而来，流产已不可避免。表现为阴道出血量增多，阵发性下腹痛加重，或出现阴道流液（胎膜破裂）。妇科检查宫颈口已扩张，有时可见胚胎组织或胎囊堵塞于宫颈口，子宫与停经月份相符或略小。

3．不全流产（incomplete abortion） 难免流产继续发展，妊娠物已部分排出体外，但尚有部分残留于宫腔内，子宫不能很好地收缩，致使阴道出血持续不止，严重时可引起出血性休克，如不及时处理可危及生命。妇科检查宫颈口已扩张，有时可见组织物堵塞于宫颈口，子宫小于停经月份。

4．完全流产（complete abortion） 妊娠物已全部排出，阴道出血渐停止，腹痛逐渐消失。妇科检查宫颈口关闭，子宫接近正常大小。

自然流产的发展过程简示如下：

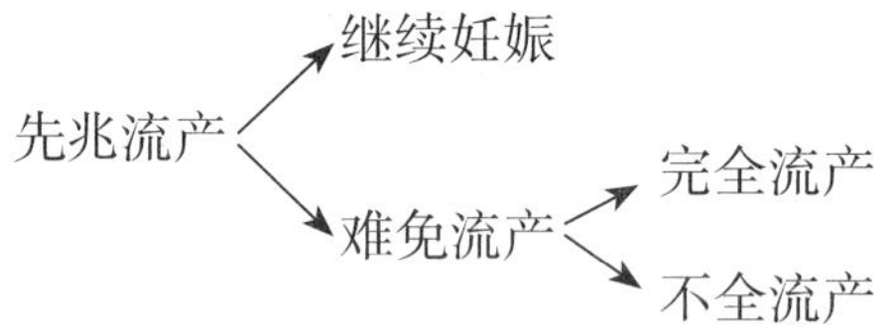

此外，流产还有三种特殊类型。

1．稽留流产（missed abortion） 指胚胎或胎儿已死亡滞留在宫腔内但尚未自然排出者。表现为胚胎或胎儿死亡后子宫不再增大反而缩小，早孕反应消失。若已到妊娠中期，孕妇腹部不见增大，胎动消失。妇科检查宫颈口未开，子宫小于停经月份，质地不软，未闻及胎心。尿妊娠试验阴性，有时坏死蜕变的胎盘蜕膜组织可释放凝血活酶入血，引起弥散性血管内凝血（DIC）。

2．复发性流产（recurrent abortion） 指自然流产连续发生 3 次及 3 次以上者现在大多数专家认为。对连续 2 次及 2 次以上的自然流产应予以高度重视与评估。早期习惯性流产的常见原因为胚胎染色体异常、免疫因素异常、黄体功能不足、甲状腺功能减退等。晚期习惯性流产的常见原因为子宫畸形或发育不良、宫颈内口松弛、子宫肌瘤等。宫颈内口松弛常发生于妊娠中期，患者多无自觉症状，一旦胎膜破裂，胎儿即迅速排出。

3．流产感染（septic abortion） 流产过程中，若阴道流血时间过长、宫腔内有残留组织，可能引起宫腔感染，严重时感染扩散而并发盆腔炎、腹膜炎、败血症及感染性休克等，称流产感染。

【诊断】

根据病史、体格检查、辅助检查（如血 β-HCG 的定量测定，B 型超声检查有无胎心、胎动等）明确是否为流产，再确定为何种类型流产。

【鉴别诊断】

流产应与功能失调性子宫出血、输卵管妊娠、葡萄胎、子宫肌瘤等进行鉴别。此外，还应鉴别各种类型的流产（表 9-2）。

表 9-2 各型流产的鉴别诊断

类型	病史			妇科检查	
	出血量	下腹痛	组织排出	宫颈口	子宫大小
先兆流产	少	无或轻	无	闭	与妊娠周数相符
难免流产	中→多	加剧	无	扩张	相符或略小
不全流产	少→多	减轻	部分排出	扩张，或有物堵塞，或闭	小于妊娠周数
完全流产	少→无	无	全部排出	闭	正常或略大

【治疗】

确定自然流产后，应根据流产的不同类型，及时进行恰当的处理。

1．先兆流产　卧床休息，禁止性生活。尽量不做阴道检查，以减少刺激。必要时给予对胎儿危害小的镇静药，如苯巴比妥 0.02g，每日 2 ～ 3 次。对黄体功能不足者可每日肌内注射黄体酮注射液 10 ～ 20mg，口服维生素 E 10 ～ 20mg，每日 3 次。经治疗后如阴道流血停止，B 超提示胚胎存活，则可继续妊娠。临床症状不见好转反而加重者，提示可能胚胎发育异常，应进行 B 超检查及 β-HCG 测定，根据胚胎状况给予相应处理。

2．难免流产　一旦确诊，即应尽早促使胚胎和胎盘组织完全排出，以防止出血和感染。早期流产应及时进行吸宫术，对妊娠物要仔细检查，并送病理检查。晚期流产时子宫较大，吸宫或刮宫有困难，可用缩宫素 10 ～ 20 U 加入 5% 葡萄糖注射液 500ml 中静脉滴注，促进子宫收缩。当胎儿、胎盘排出后需检查是否完全，必要时刮宫以清除宫腔内残留的妊娠物。

3．不全流产　一经确诊，应尽快行刮宫术或钳刮术以清除宫腔内残留组织。对出血时间较长者，应同时给抗生素预防感染。出血较多时，可在静脉滴注子宫收缩药的同时进行钳刮术，必要时输血。

4．完全流产　如无感染，一般不需要特殊处理。

5．稽留流产　及早促使宫腔内组织排出，以防稽留时间过长而发生凝血功能障碍。处理前应检查血常规、凝血功能等，并做好输血准备。若凝血功能正常，则先口服己烯雌酚 5mg，每日 3 次，连用 5 日，以提高子宫平滑肌对缩宫素的敏感性。对子宫小于 12 孕周者，可行刮宫术。术前做输血准备，术中可注射缩宫素以减少出血。由于胎盘与子宫壁粘连较紧，操作应轻柔、小心，防止子宫穿孔。一次刮不净者，1 周后再刮。目前有报道用药物流产疗效较好，效果肯定的药物是米非司酮配伍米索前列醇，具体用法是：米非司酮 150mg 分 2 日服完，第 3 日一次性口服米索前列醇 600mg，大部分患者用药后可一次性排出胚胎。如用药后胚胎排出不完全，宫内有残留，可行清宫术。对子宫大于 12 孕周者，可给予静脉滴注缩宫素，也可用前列腺素及依沙吖啶引产等，促使胎儿、胎盘排出。若出现凝血功能障碍，应尽早使用肝素、纤维蛋白原及新鲜血等，待凝血功能好转后，再行引产或刮宫。

6．复发性流产　应在妊娠前进行必要检查，包括卵巢功能、基础代谢率、男方精液检查，以及夫妻双方染色体核型分析和血型检查。女方尚需进行生殖道的详细检查，以确定子宫有无畸形与病变以及检查有无宫颈口松弛等，查出原因，若能纠正，应于妊娠前治疗。对宫颈内口松弛者应在妊娠前行宫颈内口修补术，或于妊娠 14 ～ 18 周行宫颈内口环扎术，术后定期随诊，提前住院，在分娩发动前拆除缝线，以免造成宫颈撕裂。原因不明的复发性流产妇女，当有妊娠征兆时，应及时补充维生素 E，肌内注射黄体酮注射液 10 ～ 20mg，每日 1 次，或肌内注射绒促性素 3000U，隔日 1 次。确诊妊娠后，继续治疗直至妊娠 10 周或超过以往发生流产的月份。嘱卧床休息，禁止性生活，并予以心理治疗，安定情绪。

7．流产感染　治疗原则为控制感染的同时尽快清除宫腔内残留组织。若阴道出血量不多，应用广谱抗生素 2 ～ 3 日，待感染控制后再行刮宫。若阴道出血量多，静脉滴注广谱抗生素的同时，用卵圆钳将宫腔内残留组织夹出，使出血减少，切不可用刮匙全面搔刮宫腔，以免造成感染扩散。术后应继续应用广谱抗生素，待感染控制后再行彻底刮宫。对已合并感染性休克者，应积极抢救休克。感染严重或盆腔有脓肿形成时，应行手术引流，必要时切除子宫。

案例 9-2

患者，女性，25 岁，因“停经 41 天，阴道流血 3 天，增多伴下腹阵痛 3 小时”于 2010 年 7 月 15 日 11 时就诊。患者月经规律，$13\frac{4 \sim 5\text{天}}{28 \sim 30\text{天}}$，末次月经 2010 年 6 月 4 日，停经 35 天，出现恶心、厌油腻，3 天前无诱因出现阴道少量流血，量少于平素月经，无组织物排出，感轻微阵发下腹痛。2010 年 7 月 15 日 8 时患者突然阴道流血增多，如平时月经量的 2 倍，伴下腹阵发性剧痛，来院就诊。查体：体温 37℃，脉搏 80 次 / 分，呼吸 20 次 / 分，血压 100/60mmHg，一般情况可，心、肺正常，腹平软，无压痛及反跳痛，未扪及包块。消毒后妇科检查：外阴有血迹，阴道内有多量血，宫颈光滑，无举痛，宫口开，有组织堵塞于宫口，宫体前位，子宫如孕 5 周大小，双侧附件无异常。血常规：Hb 110g/L，WBC 9.0×10^9/L，N 60%，PLT 133×10^9/L；尿妊娠试验阳性。

问题与思考：

1. 本例的初步诊断是什么？
2. 还应做何项检查？
3. 应如何处理？

二、早产

早产（premature delivery）是指妊娠满 28 周至不足 37 周（196 ～ 258 日）间分娩者。此时娩出的新生儿称早产儿（premature infant），出生体重多在 2500g 以下，各器官发育尚不够成熟。出生孕周越小，早产儿体重越轻，其预后越差。国内早产占分娩总数的 5% ～ 15%。早产儿中新生儿期死亡者约占 15%。近年来由于早产儿治疗及监护手段的进步，其生存率明显提高。

【原因】

1．感染　约 70% 以上的早产与感染有关。尤其是下生殖道及泌尿道感染，如 B 族溶血性链球菌、沙眼衣原体、支原体的感染，以及急性肾盂肾炎等。

2．胎膜早破、绒毛膜羊膜炎　30% ～ 40% 早产与此有关。

3．子宫膨胀过度及胎盘因素　如羊水过多、多胎妊娠、前置胎盘、胎盘早剥等。

4．妊娠合并症与并发症　如妊娠高血压，妊娠合并内、外科疾病。

5．子宫异常　如纵隔子宫、双子宫、双角子宫与子宫肌瘤、宫颈内口松弛等。

6．孕妇的不良行为　如酗酒、吸烟、吸毒等。

7．医源性早产　孕妇患妊娠高血压、心脏病、肾炎等，因病情需要提前终止妊娠。

【临床表现及诊断】

早产最常见的症状是子宫收缩，并常伴有少量阴道流血及血性分泌物，以后可发展为规律宫缩，其过程与足月临产相似。胎膜早破较足月临产多。宫颈管先逐渐消退，然后扩张。妊娠满 28 周至不足 37 周出现至少 10 分钟 1 次的规律宫缩，伴宫颈管缩短，可诊断先兆早产。妊娠满 28 周至不足 37 周，出现规律宫缩（20 分钟 ≥ 4 次，每次持续 ≥ 30 秒），伴宫颈管缩短 ≥ 75%、宫颈扩张 2cm 以上，可诊断为早产临产。部分患者可伴有少量阴道流血或阴道流液。诊断早产应与妊娠晚期出现的生理性子宫收缩相鉴别。

【预测】

预测早产的方法有以下两种。

1．B 型超声　检查宫颈长度及宫颈内口漏斗形成情况，若宫颈内口漏斗长度大于宫颈总长度的 25%，或功能性宫颈内口长度＜ 30mm，提示早产可能性大（图 9-4）。

2．阴道后穹窿棉拭子检测胎儿纤维连接蛋白（fetal fibronectin，fFN）预测早产的发生。

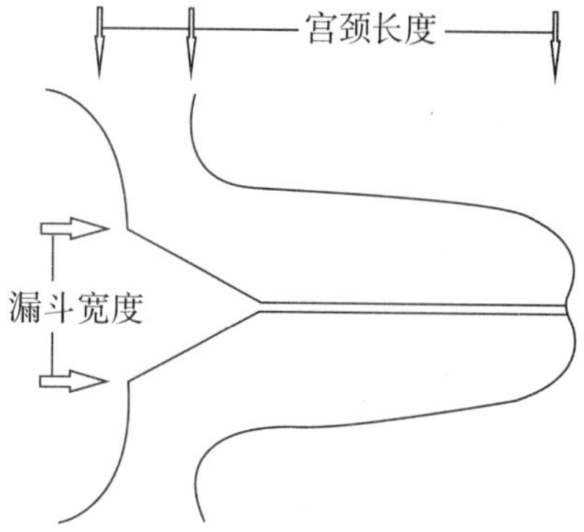

图 9-4　超声检查宫颈管剖面图

【预防】

预防早产是降低围生儿死亡率的重要措施之一。

1．加强营养，避免精神创伤，保持身心健康。妊娠晚期禁止性交。

2．注意休息，一般采用左侧卧位，可增加子宫胎盘血流量，改善胎儿的氧气和营养供应。

3．宫颈内口松弛者，应于妊娠 14 ～ 18 周时行宫颈内口环扎术。

4．加强对高危妊娠的管理，积极治疗妊娠合并症，预防胎膜早破。

5．加强产前保健，指导孕期卫生，积极治疗生殖道及泌尿道感染。

【治疗】

治疗原则：若胎儿存活、无胎儿窘迫、胎膜未破，应设法抑制宫缩，尽可能使妊娠继续维持。若胎膜已破，早产已不可避免，应设法提高早产儿的存活率。

1．一般治疗　卧床休息，取左侧卧位，可减少自发性宫缩，增加子宫血流量，增加胎盘对氧、营养和代谢物质的交换。

2．药物治疗

（1）宫缩抑制剂：应用宫缩抑制剂是为了延长孕龄。

1）β_2- 肾上腺素能受体激动药：能抑制子宫平滑肌收缩，减少子宫的活动而延长妊娠期。不良反应有：孕妇心率增快、心肌耗氧量增加、心肌缺血、肺水肿、血糖升高及血钾降低等；胎儿可出现心动过速等。目前常用的药物有：①利托君（ritodrine）：150mg 加于 5% 葡萄糖溶液 500ml 静脉滴注，开始以 0.1mg/min 静脉滴注，每 10 ～ 15 分钟加 0.05mg/min，直至 0.35mg/min，待宫缩抑制后至少持续滴注 12 小时，再改为口服 10mg，每日 4 次。静脉滴注时左侧卧位，以减少低血压危险。②沙丁胺醇：口服 2.4 ～ 4.8mg，通常首次 4.8mg，以后每 8 小时口服 2.4 ～ 4.8mg，直到宫缩消失后停药。

2）硫酸镁：镁离子直接作用于子宫平滑肌细胞，拮抗钙离子对子宫收缩的活性，抑制子宫收缩。常用方法为：首次剂量 5g，加入 25% 葡萄糖溶液 20ml 中，在 5 ～ 10 分钟内缓慢静脉滴注，然后用 25% 硫酸镁 20 ～ 40ml 加入 5% 葡萄糖溶液 500ml 中，以每小时 1 ～ 2g 速度静脉滴注，直到宫缩停止。用药过程中注意呼吸（每分钟不少于 16 次）、膝反射（正常）及尿量（不少于 25ml/h）等。

3）钙拮抗剂：能选择性减少慢通道 Ca^{2+} 内流、干扰细胞内 Ca^{2+} 浓度、抑制子宫收缩。常用硝苯地平 5 ～ 10mg 舌下含服，每日 3 次，应密切注意孕妇心率及血压的变化。已用硫酸镁者慎用。

4）前列腺素合成酶抑制剂：减少前列腺素的合成或抑制前列腺素的释放，从而抑制宫缩。常用的药物有吲哚美辛。因该药可使胎儿动脉导管狭窄或过早闭合，并引起胎儿肾血流量下降而尿排出量减少，故临床上应慎用。

（2）抗生素：感染是早产的重要诱因，应用抗生素治疗可预防胎膜早破时阴道微生物上行感染，降低产褥感染率及新生儿感染率。

(3) 糖皮质激素：糖皮质激素可促进胎儿肺泡Ⅱ型上皮细胞成熟，明显降低新生儿呼吸窘迫综合征的发生。可在分娩前7日内应用地塞米松6mg肌内注射，每12小时一次，共4次；必要时羊膜腔内注射10mg。也可应用倍他米松12mg肌内注射，每12小时一次，共2次。

3．分娩处理　临产后慎用吗啡、哌替啶等抑制新生儿呼吸中枢的药物。停用抑制宫缩的药物，产程中给予氧气吸入。分娩时适时做会阴切开，缩短第二产程，预防新生儿颅内出血。

案例 9-3

患者，女性，25岁，孕$_2$产$_0$。因“停经33周，腹痛2小时”入院。患者月经规则，$13\frac{4\sim5\text{天}}{28\sim30\text{天}}$，末次月经2010年6月9日，预产期2011年3月16日，停经45天查尿妊娠试验阳性。孕4个月出现胎动至今。今晨7时许感腹部阵痛，急诊入院。查体：体温37℃，脉搏80次/分，呼吸20次/分，血压120/70mmHg，一般情况可，心、肺正常，腹软，无压痛及反跳痛。产科检查：宫高31cm，腹围95cm，左枕横位，胎心率145次/分，头先露，浮。不规律宫缩，每5～10分钟1次，每次持续10～20秒。肛门检查：宫口未开，先露高浮。血常规：Hb 112g/L，WBC 9.0×10^9/L，N 60%，PLT 139×10^9/L。B超：宫内单活胎，33周，胎盘位于宫底。

问题与思考：

1. 本例的产科诊断是什么？

2. 应如何处理？

三、过期妊娠

凡平时月经周期规则，妊娠达到或超过42周（≥294日）尚未分娩者，均称为过期妊娠(postterm pregnancy)。其发生率占总妊娠数的3%～15%。

【病因】

过期妊娠的病因目前尚不清楚，可能与妊娠末期雌、孕激素比例失调（如雌二醇分泌不足而孕酮水平增高)，胎儿肾上腺皮质功能低下，内源性前列腺素分泌不足，头盆不称及遗传因素有关。

【病理】

1．胎盘　过期妊娠的胎盘有两种表现。一种是胎盘功能正常，胎盘外观和镜检均与妊娠足月胎盘相似，仅重量略有增加。另一种是胎盘功能减退，胎盘绒毛内血管床减少，间质纤维化增加，合体细胞小结增加等胎盘老化现象，使胎盘的物质交换与转运能力下降。

2．羊水　羊水量明显减少，可减少至300ml以下。羊水粪染率明显升高，可达足月妊娠的2～3倍。

3．胎儿　过期妊娠胎儿宫内生长模式有以下两种。

(1) 正常生长：胎盘功能正常时，胎儿继续生长，体重增加成为巨大胎儿，体重可>4000g。

(2) 成熟障碍：由于胎盘血流量不足，致使胎儿缺氧及养分供应不足，胎儿不再继续生长。表现为皮下脂肪减少，皮肤干燥、松弛且多皱褶，头发、指（趾）甲长，身体瘦长，胎儿容貌似“小老人”。有些肛门括约肌松弛，胎粪排出，使羊水和胎儿皮肤粪染，羊膜和脐带绿染。

【对母儿的影响】

过期妊娠时，由于胎盘的病理改变致使胎儿窘迫、胎粪吸入综合征、过熟综合征、新生儿窒息等发病率及病死率明显增加。同时因胎儿窘迫或巨大胎儿使手术产率及母体产伤率明显增加。

【诊断】

1．核实孕周　详细询问月经史，既往月经周期的时间长短，判断妊娠是否过期。若孕妇月经周期不规则、末次月经记忆不清或哺乳期受孕，不能准确计算预产期时，以下内容有助于诊断：① 早孕反应出现的时间；②妊娠试验出现阳性的时间；③早孕检查时的子宫大小；④孕妇首次感到胎动的时间；⑤子宫底的高度及胎儿的大小；⑥羊水量的多少。如子宫已达到足月妊娠大小，胎头入盆，宫颈已成熟，羊水越来越少，孕妇体重不再增加反而有减轻，应视为过期妊娠。

2．判断胎盘功能

（1）胎动计数：孕妇自数胎动。胎动计数＞ 30 次 /12h 为正常，＜ 10 次 /12h 或逐日下降超过 50%，提示胎儿缺氧。

（2）胎儿电子监测：无应激试验（NST）每周 2 次。NST 无反应型需进一步做缩宫素激惹试验（OCT），若多次反复出现胎心晚期减速，提示胎盘功能减退，胎儿明显缺氧。

（3）B 型超声检查：观察羊水量、胎盘成熟度、胎动、胎儿呼吸运动、胎儿肌张力，测定胎儿双顶径（biparietal diameter，BPD）、股骨长度（femur length，FL）、腹围（abdominal circumference，AC），以推断胎龄。

（4）胎盘功能检查：通过胎动计数、尿雌三醇测定、尿雌三醇与肌酐（E/C）比值测定、胎心监测仪测定，了解胎盘老化情况。

【处理】

目前一般在妊娠延期超过 1 周时，为了预防胎儿宫内窘迫及各种并发症，应考虑终止妊娠。终止妊娠的方法应根据宫颈成熟度和胎盘功能综合考虑。

1．引产　适应于胎盘功能尚好，估计能阴道分娩者。

（1）对宫颈成熟度差者可选用前列腺素，或小剂量缩宫素将脉滴注促宫颈成熟。

（2）对宫颈管已消失者可采用人工破膜，破膜后羊水清亮可经阴道分娩。若羊水量少且混有胎粪，甚至呈糊状，应行剖宫产术结束分娩。因过期妊娠胎儿易发生宫内窘迫，临产后应特别注意胎心变化，有条件者同时应行胎心监测仪进行监测。对发生胎心异常，短时间内不能阴道分娩者应行剖宫产术。如宫口开全，可行阴道助产术。

2．剖宫产术　适用于：①引产失败；②产程长，胎先露下降不满意；③产程中出现胎儿窘迫征象；④头盆不称；⑤巨大胎儿；⑥臀先露伴轻度骨盆狭窄；⑦高龄初产妇；⑧破膜后羊水量少、粪染、黏稠；⑨同时存在妊娠合并症，如慢性肾炎、糖尿病等。在分娩时，应做好抢救新生儿的一切准备工作，及时发现和处理新生儿并发症。

【预防】

1．加强孕期教育，重视过期妊娠的危害性。

2．定期进行产前检查，适时结束分娩。

案例 9-4

患者，女性，30 岁。因停经 42^{+5} 周，自觉胎动减少 5 天入院。末次月经 2009 年 10 月 9 日，预产期 2010 年 7 月 16 日。近 5 日自觉胎动减少入院。既往月经规律，孕$_2$产$_0$，查体：体温 37℃，脉搏 80 次 / 分，呼吸 20 次 / 分，血压 110/70mmHg，一般情况可，心、肺无异常，腹软，无压痛及反跳痛，双下肢无水肿。产科检查：宫高 30cm，腹围 89cm，枕左前位，胎头已入盆，胎心率 160 次 / 分。肛门检查：宫口未开，先露 S^{-2}。骨盆外测量均在正常范围内。

问题与思考：

1．本例的诊断是什么？

2．应如何处理？

（姚丽艳）

第三节　妊娠晚期出血性疾病

一、前置胎盘

【概念】

正常位置的胎盘附着于子宫体部。妊娠 28 周后，胎盘附着于子宫下段，甚至胎盘下缘达到或覆盖宫颈内口，其位置低于胎先露部，称为前置胎盘（placenta previa）。前置胎盘是妊娠期的严重并发症，也是妊娠晚期阴道流血的常见原因，若处理不当，可危及母儿生命安全，多见于经产妇。

【病因】

尚不清楚，可能与以下因素有关。

1．子宫内膜病变或损伤　产褥感染、多产、人工流产、刮宫、剖宫产等，引起子宫内膜炎或子宫内膜受损，再次受孕时子宫蜕膜血管形成不良，胎盘血供不足，为了摄取足够营养，胎盘伸展到子宫下段。

2．受精卵滋养层发育迟缓　受精卵到达宫腔后滋养层尚未发育到能着床阶段，继续下行而着床于子宫下段。

3．胎盘面积过大　双胎妊娠时胎盘面积过大、副胎盘等可使胎盘延伸至子宫下段，形成前置胎盘。

【分类】

按胎盘下缘与宫颈内口的关系，将前置胎盘分为三种类型（图 9-5）。

1．完全性前置胎盘（complete placenta previa）　又称中央性前置胎盘，胎盘组织完全覆盖宫颈内口。

2．部分性前置胎盘（partial placenta previa）　胎盘组织部分覆盖宫颈内口。

3．边缘性前置胎盘（marginal placenta previa）　胎盘附着于子宫下段，胎盘边缘到达宫颈内

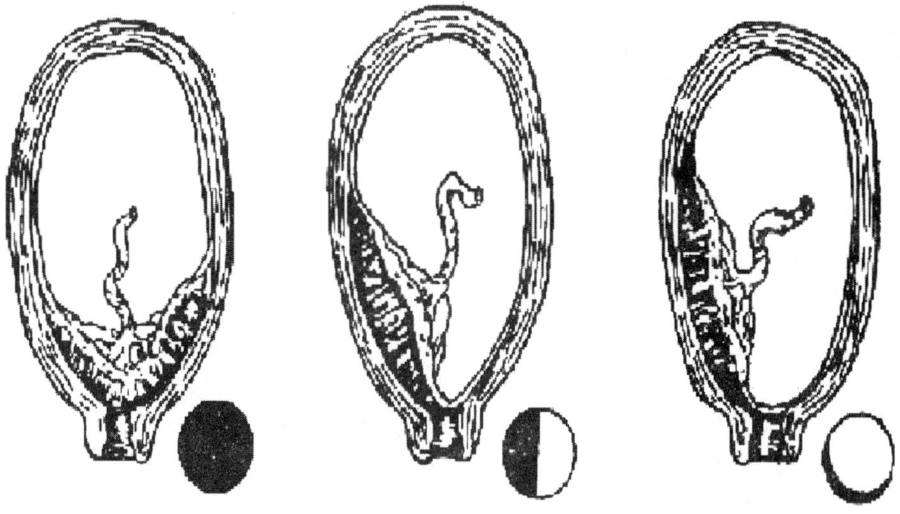

（1）完全性前置胎盘　（2）部分性前置胎盘　（3）边缘性前置胎盘

图 9-5　前置胎盘的类型

口，未覆盖宫颈内口。

胎盘边缘与宫颈内口的关系随着宫颈管的消失、宫口扩张而改变。临产前的完全性前置胎盘可因临产后宫颈口扩张而变为部分性前置胎盘，目前临床上均以处理前最后一次检查结果来确定其分类。

【临床表现】

1．症状　妊娠晚期或临产时，发生无诱因无痛性反复阴道出血是前置胎盘的主要症状。出血是由于妊娠晚期或临产后子宫下段逐渐伸展，宫颈管消失，宫颈口扩张，附着于子宫下段或宫颈内口的胎盘不能相应地伸展，而与其附着处剥离，使血窦破裂出血。出血多无诱因，阴道出血发生时间的早晚，反复发作的次数，出血量的多少与前置胎盘的类型有很大关系。完全性前置胎盘往往初次出血时间早，在妊娠 28 周左右，称为“警戒性出血”。边缘性前置胎盘出血多发生在妊娠晚期或临产后，出血量较少。部分性前置胎盘初次出血时间和出血量介于两者之间。

2．体征　患者一般情况与出血量有关，大量出血时出现面色苍白、脉搏增快微弱、血压下降等休克表现。腹部检查：子宫软，无压痛，大小与妊娠周数相符。由于子宫下段被胎盘占据，影响胎先露部入盆，故先露部高浮，易并发胎位异常。反复出血或一次出血量过多可使胎儿宫内缺氧，严重者胎死宫内。当前置胎盘附着于子宫前壁时，可在耻骨联合上方听到胎盘杂音。临产时检查见宫缩为阵发性，间歇期子宫完全松弛。

【诊断】

1．病史及临床表现　多次刮宫、多产等孕妇，有上述症状及体征，应考虑为前置胎盘，并对其类型做出初步判断。

2．辅助检查　B 型超声检查可清楚显示子宫壁、胎盘、胎先露和宫颈位置，并根据胎盘边缘与宫颈内口的关系进一步明确前置胎盘的类型。胎盘定位准确率达 95% 以上，并可重复检查，近年国内外已广泛应用，基本取代了其他方法。

3．产后检查胎盘及胎膜　对产前出血患者，产后应仔细检查娩出的胎盘，以便核实诊断。若前置部分的胎盘有陈旧性黑紫色血块附着，或胎膜破口距胎盘边缘＜ 7cm，则为前置胎盘。

【鉴别诊断】

前置胎盘应与Ⅰ度胎盘早剥、脐带帆状附着、前置血管破裂、胎盘边缘血窦破裂、宫颈病变等产前出血相鉴别。

【对母儿的影响】

1．产后出血　分娩后由于子宫下段肌肉组织菲薄，收缩力较差，附着于此处的胎盘剥离后血窦一时不易缩紧闭合，故常发生产后出血。

2．植入性胎盘　因子宫蜕膜发育不良，胎盘绒毛可植入子宫肌层，使胎盘剥离不全而发生大出血。

3．产褥感染　前置胎盘的胎盘剥离面接近宫颈外口，细菌易从阴道侵入胎盘剥离面，多数产妇贫血，体质虚弱，易发生感染。

4．早产及围生儿死亡率高　前置胎盘出血大多发生于妊娠晚期，易导致早产、胎儿窘迫、胎死宫内。

【治疗】

处理原则是抑制宫缩、止血、纠正贫血和预防感染。根据阴道流血量、有无休克、妊娠周数、产次、胎位、胎儿是否存活、是否临产及前置胎盘类型等综合分析，做出决定。

1．期待疗法　应在保证孕妇安全的前提下尽可能延长孕周，以提高围生儿存活率。适用于妊娠＜34周、胎儿体重＜2000g、胎儿存活、阴道流血量不多、一般情况良好的孕妇。应住院观察，绝对卧床休息，禁止性生活，可给镇静药、宫缩抑制剂、纠正贫血及止血药物。若反复出血需提前终止妊娠，为促胎肺成熟应用地塞米松5～10mg，肌内注射，每日2次，连用2～3日。

2．终止妊娠

(1) 终止妊娠的适应证：孕妇反复发生多量出血甚至休克，无论胎儿成熟与否，为了母亲安全都应终止妊娠；胎龄达36周以上；胎儿成熟度检查提示胎儿肺成熟者；胎龄未达36周，出现胎儿窘迫征象，或胎儿电子监测发现胎心异常者。

(2) 剖宫产：剖宫产术能迅速结束分娩，对母儿相对安全，是处理前置胎盘的主要手段。剖宫产适应证包括：完全性前置胎盘，持续大量阴道流血；部分性和边缘性前置胎盘出血量较多，先露高浮，短时间内不能结束分娩；胎心异常。术前应积极纠正休克，输液、输血补充血容量。术中注意选择子宫切口位置，尽可能避开胎盘。胎儿娩出后，于子宫肌壁内立即注射子宫收缩药，促使胎盘迅速娩出，使子宫下段血窦尽快闭合，减少出血。

(3) 阴道分娩：阴道分娩是利用胎先露部压迫胎盘达到止血目的，此法仅适用于边缘性前置胎盘、枕先露、阴道流血不多、估计在短时间内能结束分娩者。人工破膜后胎头下降，压迫胎盘，达到止血目的，并可促进子宫收缩，加速分娩。一旦产程停滞或阴道流血增多，应立即剖宫产结束分娩。

3．预防产后出血及感染　胎儿娩出后，及早应用缩宫素，预防产后出血。产时、产后予以抗生素预防感染。

4．紧急情况下的转运　无输血、手术等抢救条件时，在消毒条件下用无菌纱布进行阴道填塞、腹部加压包扎，迅速将孕妇转送到上级医院治疗。

案例 9-5

患者，女性，29岁，孕$_3$产$_1$，因“停经28周，无痛性阴道流血2小时”于2013年4月19日13时入院。平素月经规律，末次月经2012年10月6日，预产期2013年7月13日。停经1个月余出现早孕反应，孕4个月始感胎动，孕期未进行产检。2小时

案例 9-5

前突然出现阴道流血，量多，无腹痛。检查：T 36.6℃，P 105 次 / 分，R 19 次 / 分，BP 105/68mmHg，胎心率 166 次 / 分，宫底在脐上 2 横指，耻骨联合上闻及胎盘杂音，子宫软，宫体无压痛，臀位。

问题与思考：

1. 最可能的诊断是什么？

2. 应如何处理？

二、胎盘早剥

【概念】

妊娠 20 周以后或分娩期正常位置的胎盘在胎儿娩出前部分或全部从子宫壁剥离，称胎盘早剥（placental abruption）。胎盘早剥是妊娠晚期的一种严重并发症，起病急，进展快，若处理不及时，可危及母儿生命。国内发病率为 0.46% ～ 2.1%。

【病因】

胎盘早剥确切的原因及发病机制尚不清楚，可能与下列因素有关。

1．血管病变　孕妇患严重妊娠高血压、慢性高血压、慢性肾病或全身血管病变时，胎盘早剥的发生率高。其原因是底蜕膜螺旋小动脉痉挛或硬化，引起远端毛细血管缺血、坏死以致破裂出血，血液流到底蜕膜层形成血肿，导致胎盘与子宫壁剥离。

2．机械性因素　腹部外伤或直接被撞击，外倒转术，脐带过短、绕颈、绕肢体，胎儿下降时牵拉造成胎盘早剥。

3．宫腔内压力骤降　羊水过多破膜后大量羊水突然流出，或双胎妊娠第一胎儿娩出过快，均可因宫腔压力骤降、宫腔体积突然缩小而引起胎盘早剥。

4．子宫静脉压突然升高　仰卧位低血压综合征时，子宫压迫下腔静脉使回心血量减少，子宫静脉淤血使静脉压升高，导致蜕膜静脉床淤血或破裂而发生胎盘早剥。

5．其他　高龄孕妇、经产妇易发生胎盘早剥。吸烟、滥用可卡因、孕妇有血栓形成倾向、子宫肌瘤等与胎盘早剥发生有关。

【病理及类型】

胎盘早剥分为显性、隐性及混合性剥离三种类型（图 9-6）。其主要病理变化是底蜕膜出血，形成血肿，使胎盘从附着处分离。如剥离面小，血浆很快凝固，临床可无症状。若底蜕膜继续出血，形成胎盘后血肿，胎盘剥离面随之扩大，血液冲开胎盘边缘，沿胎膜与子宫壁之间向宫颈口外流出，为显性剥离或外出血。若胎盘边缘仍附着于子宫壁或胎儿头部已固定于骨盆入口，使血液积聚于胎盘与子宫壁之间，为隐性出血或内出血。由于血液不能外流，胎盘后积血增多，子宫底随之升高，当内出血达到一定程度时，血液终会冲开胎盘边缘，向宫颈口外流，形成混合性出血。有时出血穿破羊膜溢入羊水中，成为血性羊水。

胎盘早剥发生内出血时，血液积聚于胎盘与子宫壁之间，随着胎盘后血肿压力的增加，血液渗入子宫肌层，引起肌纤维分离、断裂甚至变性，当血液渗透至子宫浆膜层时，子宫表面呈现紫蓝色瘀斑，称为子宫胎盘卒中（uteroplacental apoplexy）。有时血液可渗入阔韧带以及输卵管系膜等处，甚至可能经输卵管流入腹腔。严重的胎盘早剥往往导致凝血功能障碍，主要是由于从剥离

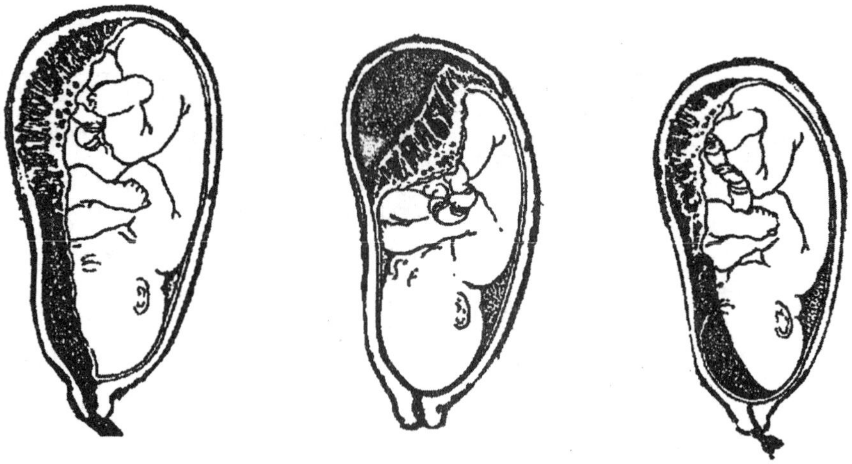

图 9-6 胎盘早剥的类型

的胎盘绒毛和蜕膜中释放大量的组织凝血活酶，进入母体循环内，激活凝血系统而发生弥散性血管内凝血（DIC）。

【分度】

根据病情严重程度，Sher 将胎盘早剥分为 3 度。

Ⅰ度：多见于分娩期，胎盘剥离面积小，患者常无腹痛或腹痛轻微，贫血体征不明显。腹部检查子宫软，大小与妊娠周数相符，胎位清楚，胎心音正常。产后检查胎盘，可见胎盘母体面上有凝血块及压迹。

Ⅱ度：胎盘剥离面为胎盘面积的 1/3 左右。主要症状为突然发生的持续性腹痛、腰酸或腰背痛，疼痛的程度与胎盘后积血多少呈正比。无阴道流血或流血量不多，贫血程度与阴道流血量不相符。腹部检查子宫大于妊娠周数，宫底随胎盘后血肿增大而升高。胎盘附着处压痛明显（胎盘位于后壁则不明显），宫缩有间歇期，胎位可扪及，胎儿存活。

Ⅲ度：胎盘剥离面超过胎盘面积的 1/2，临床表现较Ⅱ度加重。患者可出现恶心、呕吐、面色苍白、四肢厥冷、脉搏细速、血压下降等休克症状。腹部检查见子宫硬如板状，有压痛，在宫缩间歇期不能松弛，胎位扪不清，胎心消失。患者无凝血功能障碍属Ⅲa，有凝血功能障碍属Ⅲb。

【临床表现】

1．病史与体征　患者常有妊娠高血压或外伤史，在妊娠晚期或临产时突然发生腹部剧痛，有急性贫血或休克现象，其严重程度与阴道出血量不呈比例，子宫坚硬，宫底升高，胎心音弱或消失等，不难诊断。Ⅰ度症状不典型，需结合辅助检查来判断。

2．辅助检查

（1）超声检查：B 型超声检查可见胎盘与子宫壁之间出现液性暗区，还可观察到胎动及胎心搏动，了解胎儿的存活情况。

（2）实验室检查：包括全血细胞计数及凝血功能检查。对Ⅱ度及Ⅲ度患者应检测肾功能及二氧化碳结合力，若并发 DIC 应做筛选试验（血小板计数、凝血酶原时间、血纤维蛋白原测定），结果可疑者，可做纤溶确诊试验（凝血酶时间、优球蛋白溶解时间测定和血浆鱼精蛋白副凝试验）。

【鉴别诊断】

应注意与前置胎盘、先兆子宫破裂相鉴别（表 9-3）。

表 9-3　胎盘早剥、前置胎盘、先兆子宫破裂的鉴别诊断

项目	胎盘早剥	前置胎盘	先兆子宫破裂
病因	有妊娠高血压、原发性高血压、外伤史	多次人工流产、多次分娩史	有分娩梗阻史或剖宫产史
腹痛	突发剧烈腹痛	无腹痛	强烈子宫收缩，烦躁不安
阴道出血	有内、外出血，阴道出血量与贫血程度不呈正比	外出血，阴道出血量与贫血程度呈正比	少量阴道出血，可有血尿
子宫	板样硬，有压痛，子宫底升高	子宫软，无压痛	可见病理缩复环，子宫下段有压痛
胎儿	胎位不清，胎心音多消失	胎位清楚，胎心音正常	胎儿窘迫或胎心音消失
胎盘检查	母体面有凝血块压迹	胎膜破口距胎盘边缘在 7cm 以内	无特殊变化
B 超	胎盘位置正常，有胎盘后血肿	胎盘位于子宫下段或覆盖宫颈内口	无特殊变化

【并发症】

1．DIC 与凝血功能障碍　Ⅱ度及Ⅲ度胎盘早剥特别是胎死宫内的患者可能发生 DIC，出现皮下、黏膜及注射部位出血，子宫出血不凝或凝血块较软，甚至发生血尿、咯血及呕血现象。对胎盘早剥患者从入院到产后都应密切观察，结合实验室检查结果，注意 DIC 的发生及凝血功能障碍的出现。一旦发生 DIC，病死率较高，应积极预防。

2．产后出血　胎盘早剥发生子宫胎盘卒中时可影响子宫肌收缩及引起凝血功能障碍，导致产后出血。临床表现为胎盘娩出后发生大量阴道流血，血液不凝，子宫轮廓不清及出血性休克的症状和体征。

3．急性肾衰竭　胎盘早剥多伴发妊娠高血压、慢性高血压、慢性肾病等，加之失血过多、休克及 DIC 等因素，均可影响肾血流量，导致肾皮质或肾小管缺血、坏死，出现急性肾衰竭。

4．羊水栓塞　胎盘早剥时，剥离面子宫血管开放，破膜后羊水可沿开放的血管进入母血循环，羊水中有形成分形成栓子，栓塞肺血管导致羊水栓塞。

5．胎儿宫内死亡　胎盘剥离面积超过胎盘面积的 1/2 时，胎儿可因缺血、缺氧而死亡。

【治疗】

胎盘早剥若处理不及时，严重危及母儿生命，故应及时诊断，积极治疗。

1．纠正休克　对处于休克状态的危重患者，积极开放静脉通道，迅速补充血容量，改善血液循环。最好输新鲜血，既可补充血容量，又能补充凝血因子。

2．及时终止妊娠　胎儿娩出前胎盘剥离有可能继续加重，一旦确诊胎盘早剥，应及时终止妊娠。

（1）阴道分娩：以外出血为主，Ⅰ度患者一般情况良好，宫口已扩张，估计短时间内能结束分娩者可经阴道分娩。先人工破膜，减小子宫张力，并加速产程进展。破膜后用腹带包裹腹部，密切观察患者的血压、脉搏、宫底高度、宫体压痛、阴道出血及胎心音等变化，必要时静脉滴注催产素，以缩短产程。

（2）剖宫产：适用于①Ⅱ度胎盘早剥，特别是初产妇，不能在短时间内结束分娩者；②Ⅰ度胎盘早剥，出现胎儿窘迫征象，须抢救胎儿者；③Ⅲ度胎盘早剥，产妇病情恶化，胎儿已死，不能立即分娩者；④破膜后产程无进展者。剖宫产娩出胎儿及胎盘后，立即子宫壁注射子宫收缩药并按摩子宫，促使子宫收缩。若发生难以控制的大量出血，可在输新鲜血的同时行子宫次全切除术。

2．并发症的处理

（1）凝血功能障碍：必须在迅速终止妊娠、阻断促凝物质继续进入母血循环基础上纠正凝血机制障碍。①补充凝血因子：及时、足量输入新鲜血及血小板是补充血容量和凝血因子的有效措

施。②肝素的应用：DIC 高凝阶段主张及早应用肝素，禁止在有显著出血倾向或纤溶亢进阶段应用。③抗纤溶药物的应用：应在肝素化和补充凝血因子的基础上应用抗纤溶药物。常用的药物有氨基己酸、氨甲环酸、氨甲苯酸等。

（2）急性肾衰竭：在治疗过程中应注意尿量，如＜30ml/h，应及时补充血容量。如少于 17ml/h 或无尿，应考虑有肾衰竭的可能，可用 20% 甘露醇 500ml 快速滴注，或呋塞米 20 ～ 40mg 静脉注射，必要时可重复应用。如已出现肾衰竭，经一般治疗无效，应限制进液量，积极采取措施，以挽救产妇生命。

【预防】

建立健全孕产妇三级保健制度，积极防治妊娠高血压、慢性高血压、肾病。妊娠晚期避免仰卧及腹部外伤。行外倒转术纠正胎位时，操作应轻柔。处理羊水过多或双胎分娩时避免宫腔压力骤然降低。

案例 9-6

患者，女性，35 岁，孕$_3$产$_1$，停经 31 周，2011 年 3 月 15 日 15 时入院。既往月经规律，否认高血压病史。末次月经 2010 年 8 月 11 日，预产期 2011 年 5 月 18 日。早孕反应不明显，停经 18 周自觉胎动，孕期无特殊。入院前 2 小时不小心跌倒，出现下腹持续性疼痛伴阴道流血，量如月经，胎动频繁。入院检查：T 36.6℃，P 105 次 / 分，R 19 次 / 分，BP 80/60mmHg，贫血貌，痛苦面容，胎心率 161 次 / 分，宫底在脐上 3 横指，子宫硬，宫体压痛，头先露。

问题与思考：

1．最可能的诊断是什么？

2．为明确诊断，应做何项检查？

3．如何处理？

（谢花香）

第四节　羊水量异常

一、羊水过多

【概念】

妊娠期间羊水量超过 2000ml，称为羊水过多（polyhydramnios），发生率为 0.5% ～ 1%。羊水量在数日内急剧增多，称为急性羊水过多。羊水量在较长时期内缓慢增多，称为慢性羊水过多。羊水过多时羊水外观、性状与正常者并无差异。

【病因】

病因尚不清楚，可能与胎儿和母体的一些疾病有关。

1．胎儿畸形　羊水过多孕妇中约 25% 合并胎儿畸形，以中枢神经系统和消化道畸形最常见。中枢神经系统畸形多为无脑儿、脊柱裂等神经管缺陷。因脑脊膜裸露，脉络膜组织增殖，渗出液增加，导致羊水量增加。无脑儿不具备中枢吞咽反射及缺乏抗利尿激素致尿量增多，导致羊水过多。消化道畸形以食管和十二指肠闭锁最常见，因胎儿不能吞咽羊水，导致羊水积聚而造成羊水过多。

2．多胎妊娠　双胎妊娠羊水过多的发生率约为单胎妊娠的10倍，以单卵双胎居多，此时两个胎儿间血液循环相互沟通，占优势胎儿（多为体重较大胎儿）的循环血量多，尿量增加，使羊水形成过多。

3．孕妇疾病　糖尿病孕妇的胎儿血糖也增高，产生渗透性利尿及胎盘膜渗出增加，使羊水过多。妊娠高血压、急性病毒性肝炎、重度贫血时，均容易发生羊水过多。母儿血型不合时，胎儿免疫性水肿、胎盘绒毛水肿，影响液体交换，导致羊水过多。

4．胎盘、脐带病变　胎盘绒毛血管瘤、巨大胎盘、脐带帆状附着等使胎盘面积增大，也能导致羊水过多。

5．特发性羊水过多　特发性羊水过多约占30%，其原因不明，未合并孕妇、胎儿或胎盘异常。

【临床表现】

1．急性羊水过多　较少见，多发生在妊娠20～24周。羊水急速增多，子宫迅速增大，产生一系列压迫症状。孕妇感腹部胀痛、行动不便、呼吸困难、不能平卧。检查见腹壁皮肤紧绷发亮，严重者皮肤变薄，皮下静脉清晰可见，下肢及外阴部水肿及静脉曲张。子宫明显大于妊娠月份，胎位不清，胎心遥远或听不清。

2．慢性羊水过多　较多见，多发生在妊娠晚期。数周内羊水缓慢增多，症状较缓和，仅感腹部增大较快，临床上无明显不适或仅轻微胸闷、气促，但能忍受。查体宫高及腹围大于同期妊娠正常值，腹壁皮肤发亮、变薄。触诊时感子宫张力大，有液体震颤感，胎位不清，胎心遥远。

【诊断及鉴别诊断】

根据临床表现，诊断并不困难，但应排除腹腔积液、双胎、巨大胎儿、卵巢囊肿及葡萄胎等疾病，应做下列辅助检查明确诊断。

1．B型超声检查　是羊水过多的重要辅助检查方法，能了解羊水量和胎儿情况。诊断羊水过多的标准有两个：①测量羊水最大暗区垂直深度即羊水池（amniotic fluid volume，AFV）＞7cm为羊水过多。②羊水指数（amniotic fluid index，AFI）：以孕妇腹部经脐横线与腹白线作为标志线，分为4个区，4个区羊水最大暗区垂直深度之和，即为羊水指数。国内资料羊水指数＞18cm诊断为羊水过多；国外资料羊水指数＞20cm诊断为羊水过多。

2．甲胎蛋白（AFP）测定　母血、羊水中AFP明显增高提示胎儿畸形。胎儿神经管畸形（无脑儿、脊柱裂）、上消化道闭锁等羊水AFP呈进行性增加。羊水AFP平均值超过同期正常妊娠平均值3个标准差以上；孕妇血清AFP平均值超过同期正常妊娠平均值2个标准差以上，有助于临床诊断。

3．羊膜腔造影　可以显示部分胎儿畸形。但放射线和造影剂对胎儿有一定损害，临床应慎用。

4．其他　孕妇血糖检测排除妊娠糖尿病，血型检查排除母儿血型不合，胎儿染色体检查了解染色体数目、结构有无异常。

【对母儿的影响】

羊水过多时子宫张力增高，孕妇易并发妊娠高血压、胎膜早破、早产。破膜时宫腔内压力骤然降低，易发生胎盘早剥、脐带脱垂、胎儿窘迫等。子宫肌纤维伸展过度可致产后子宫收缩乏力，引起产后出血，胎儿畸形率和死亡率高。

【处理】

根据胎儿有无畸形、孕周和孕妇自觉症状的严重程度而定。

1．羊水过多合并胎儿畸形　一经确诊，及时终止妊娠。

（1）人工破膜：行高位破膜，使羊水缓慢流出，避免宫腔内压力骤然下降引起胎盘早剥。羊水流出后腹部放置沙袋以防血压骤降，甚至休克。严格无菌操作，羊水流出过程中密切观察孕妇血压、心率变化。破膜 12 小时后未临产，可静脉滴注缩宫素诱发宫缩。

（2）经羊膜腔穿刺：放出适量羊水后，注入依沙吖啶 50 ～ 100mg 引产。

2．羊水过多但胎儿正常

（1）对孕周＜ 37 周、胎肺不成熟者，应尽量延长孕周。自觉症状轻者应注意休息，给予低盐饮食、镇静药。自觉症状重者可在 B 型超声监测下经羊膜腔穿刺放羊水，速度不宜过快，每小时约 500ml，一次放羊水量不超过 1500ml。必要时 3 ～ 4 周后再次放羊水，以降低宫腔内压力。

（2）应用前列腺素合成酶抑制剂：吲哚美辛有抗利尿作用，能抑制胎儿排尿，使羊水量减少。用量为吲哚美辛 1.5 ～ 3mg/（kg・d），分 3 次口服。用药期间每周做 1 次 B 超监测羊水量。

（3）病因治疗：积极治疗糖尿病、妊娠高血压等合并症。

（4）对孕周＞ 37 周者，在确定胎儿已成熟的情况下行人工破膜，终止妊娠。

二、羊水过少

【概念】

妊娠晚期羊水量少于 300ml 者称羊水过少（oligohydramnios）。发生率为 0.4% ～ 4%。羊水过少严重影响围生儿预后，若羊水量少于 50ml，围生儿死亡率高达 88%，应高度重视。

【病因】

病因不明，临床多见于下列情况。

1．胎儿畸形　以胎儿泌尿系畸形为主，如胎儿肾缺如、肾发育不全、输尿管或尿道梗阻引起少尿或无尿，导致羊水过少。

2．胎盘功能减退　过期妊娠、胎儿生长受限、妊娠高血压、胎盘退行性变等均可导致胎盘功能减退，胎儿宫内慢性缺氧，引起胎儿血液重新分配。为保障胎儿脑和心脏血供，肾血流量降低，胎儿尿生成减少致羊水过少。

3．羊膜病变　某些原因不明的羊水过少与羊膜本身病变可能有关。

4．孕妇患病　孕妇脱水、血容量不足时，导致胎儿血浆渗透压增高，尿液生成减少。孕妇服用某些药物（如利尿药、吲哚美辛），也能引起羊水过少。

【临床表现及诊断】

1．临床表现　羊水过少的临床症状多不典型，孕妇于胎动时感腹痛，胎盘功能减退时常有胎动减少。检查见宫高、腹围小于孕周，有子宫紧裹胎儿感。子宫较敏感，轻微刺激易诱发宫缩。临产后阵痛明显，可出现宫缩不协调，阴道检查时扪及前羊膜囊不明显，人工破膜时羊水流出极少。

2．B 型超声检查　是诊断羊水过少的重要方法。妊娠晚期羊水量最大暗区（最大羊水池）垂直深度（AFV）≤ 2cm 为羊水过少，≤ 1cm 为严重羊水过少。羊水指数（AFI）≤ 8cm 为可疑羊水过少，≤ 5cm 可诊断为羊水过少。

3．羊水直接测量　破膜时羊水量少于 300ml 即可诊断。

4．胎心电子监护仪检查　子宫收缩时可出现胎心晚期减速，结合以上结果可诊断羊水过少。

【对母儿的影响】

羊水过少是胎儿危险的重要信号，可导致围生儿发病率和死亡率明显增高。死因主要是胎儿缺氧和胎儿畸形，使孕妇手术产率和引产率均增加。

【处理】

根据胎儿有无畸形和孕周选择治疗方案。

1．羊水过少合并胎儿畸形　一经确诊，及时终止妊娠。多选用经腹羊膜腔穿刺注入依沙吖啶引产。

2．羊水过少但胎儿正常

（1）终止妊娠：妊娠已足月，应终止妊娠。产程中严密观察胎儿情况，若出现胎儿窘迫，可行剖宫产术结束分娩。

（2）期待治疗：妊娠未足月，胎肺不成熟，可行增加羊水量期待治疗。经羊膜腔灌注液体解除脐带受压，能使胎心变异减速发生率、羊水胎粪污染率及剖宫产率降低，提高围生儿存活率。羊膜腔灌注的具体方法：常规消毒腹部皮肤，在 B 超引导下行羊膜腔穿刺，以每分钟 10 ～ 15ml 速度输入 37℃的 0.9% 氯化钠注射液 200 ～ 300ml。同时，应选用宫缩抑制剂预防流产或早产。

（邵阳医学高等专科学校　谢花香）

第五节　妊娠期特有疾病

一、妊娠高血压

妊娠高血压是妊娠期特有的疾病，本病多发生在妊娠 20 周以后，临床表现主要为高血压、水肿、蛋白尿，严重者可出现抽搐、昏迷、颅内出血、心力衰竭、肾衰竭，甚至母婴死亡。该病严重影响母婴的身体健康，是孕产妇及围生儿死亡的主要原因之一。我国的发病率为 9.4%，国外报道为 7% ～ 12%。

【病因和发病机制】

至今尚不清楚。

1．免疫学说　妊娠被认为是成功的半同种异体移植。妊娠高血压被认为可能是母体的免疫系统对滋养层父系来源的抗原异常反应的结果。

2．胎盘缺血学说　妊娠过程中由于滋养细胞侵入蜕膜和螺旋小动脉重铸不足，螺旋动脉总横截面积仅为正常妊娠的 40%，胎盘灌注不足，处于相对缺氧状态。

3．氧化应激学说　氧化应激反应产生的不稳定活性氧沉积于血管内皮下，产生相对稳定的脂质过氧化物。这些物质进一步损伤血管内皮细胞的结构和功能，导致血管收缩因子和舒张因子比例失调，引起血压升高，从而导致一系列病理变化。

4．遗传学说　妊娠高血压的家族多发性等临床流行病学调查结果提示，该病可能存在遗传易感性。但其遗传方式尚无定论，有待进一步研究。

【高危因素】

流行病学调查发现以下高危因素：初产妇、孕妇年龄小于 18 岁或大于 40 岁、多胎妊娠、妊娠高血压史及家族史、慢性高血压、慢性肾炎、抗磷脂综合征、糖尿病、血管紧张素基因 T235 阳性、营养不良、低社会经济状况均与妊娠高血压发生风险增加密切相关。

【病理生理】

全身小动脉痉挛是妊娠高血压的基本病理变化，由于小动脉痉挛，引起心、脑、肺、肝、肾等重要脏器严重缺血而产生的一系列症状和体征，主要表现为高血压、水肿、蛋白尿。全身各主要器官的病理变化如下。

1．脑　脑血管痉挛，引起脑组织缺血、水肿，严重者甚至出血等。轻度患者产生头晕、头痛、恶心、呕吐等症状，重症患者出现视力减退、失明，甚至抽搐、昏迷等症状。

2．肾　肾血管痉挛，缺血致肾小球内皮细胞肿胀，使肾血流量和肾小球滤过率均下降，出现少尿、水肿、蛋白尿及管型等，严重者可出现肾衰竭。

3．心血管　血管痉挛、引起血压升高，外周阻力增加，心肌收缩力增强及射血阻力（及心脏后负荷）增加，心排血量减少，心血管系统处于低排高阻状态。冠状小动脉痉挛引起心肌缺血、间质水肿、点状出血或坏死。肺血管痉挛，肺动脉高压，易发生肺水肿，严重时可导致心力衰竭。

4．肝　肝内小动脉痉挛，可使肝细胞发生不同程度缺血、坏死，并引起转氨酶升高及黄疸。严重者门静脉周围缺血、坏死、出血，肝包膜下血肿形成，甚至发生肝破裂，危及母儿生命，临床表现为持续右上腹疼痛。

5．眼　眼底小动脉痉挛，组织缺氧、水肿，患者可出现视力障碍，视物不清，严重者可引起视网膜剥脱，突然失明。

6．子宫、胎盘　血管痉挛导致胎盘灌注量下降，影响对胎儿营养物质及氧气的供给，可导致胎儿生长受限、胎儿宫内窘迫，甚至死亡，或者因胎盘后血管破裂引起胎盘早剥。子宫胎盘缺血，也可引起胎盘组织缺血、缺氧，广泛梗死，释放组织凝血活酶，导致 DIC 的发生。胎盘功能下降可导致胎儿生长受限、胎儿窘迫、羊水过少，严重者可致胎儿死亡。

7．血液

（1）血容量：由于全身小动脉痉挛，可使血管壁通透性增加，血液浓缩，血容量相对不足，血细胞比容升高。当血细胞比容下降时多合并贫血或红细胞受损或溶血，应引起注意。

（2）凝血：妊娠高血压患者由于血管痉挛导致血管内皮损伤，启动外源性或内源性凝血机制，表现为凝血因子缺乏或变异所致的高凝状态。严重者可发生微血管内溶血，并伴有红细胞破坏的表现，主要表现为血小板减少、肝酶升高、溶血（即 HELLP 综合征），反映疾病的严重程度且凝血功能受到严重的损害。

【临床表现与分类】

典型的临床表现为妊娠 20 周后出现高血压、水肿、蛋白尿。视病变程度不同，轻者可无症状或有轻度头晕、血压轻度增高，伴水肿或轻微蛋白尿；重者出现头痛、眼花、恶心、呕吐、持续性右上腹疼痛等，血压明显增高，尿蛋白增多及明显水肿，甚至抽搐、昏迷。具体分类如下（表 9-4）。

表 9-4　妊娠高血压的分类

分类		临床表现
妊娠高血压		妊娠期首次出现收缩压≥ 140mmHg 和（或）舒张压≥ 90mmHg，并于产后 12 周恢复正常；尿蛋白（-）；患者可伴有上腹部不适或血小板减少，产后方可确诊
子痫前期	轻度	孕 20 周以后出现收缩压≥ 140mmHg 和（或）舒张压≥ 90mmHg，伴尿蛋白≥ 300mg/24h，或随机尿蛋白（+）
	重度	血压和尿蛋白持续升高，发生母体脏器功能不全或胎儿并发症，出现下述任意不良情况即可诊断为重度子痫前期：①血压持续升高，收缩压≥ 160mmHg 和（或）舒张压≥ 110mmHg。②尿蛋白≥ 5.0g/24h 或随机蛋白尿（+++）。③持续性头痛或视觉障碍或其他脑神经症状。④持续性上腹疼痛，肝包膜下血肿或肝破裂症状。⑤肝功能异常：血清 ALT 或 AST 升高。⑥肾功能异常：少尿（24 小时尿量＜ 400ml 或每小时尿量＜ 17ml）或血肌酐＞ 106μmol/L。⑦低蛋白血症伴胸腔积液或腹腔积液。⑧血液系统异常：血小板呈持续性下降并＜ 100×10^9/L；血管内溶血、贫血、黄疸或血 LDH 升高。⑨心力衰竭、肺水肿。⑩胎儿生长受限或羊水过少；早发型即妊娠 34 周前发病
子痫		子痫前期基础上孕妇抽搐不能用其他原因解释 子痫抽搐进展迅速，前驱症状短暂，表现为抽搐、面部青紫、口吐白沫、深昏迷；随之深部肌肉僵硬，很快发展成典型的全身高张性阵挛惊厥、有节律的肌肉收缩和紧张，持续 1 ～ 1.5 分钟，期间患者无呼吸动作；此后抽搐停止，呼吸恢复，发出鼾声，但患者仍昏迷；最后意识恢复，但患者困惑、易激惹、烦躁

续表

分类	临床表现
慢性高血压合并子痫前期	慢性高血压患者妊娠前无蛋白尿，妊娠后出现尿蛋白≥ 300mg/24h；或妊娠前有蛋白尿，妊娠后蛋白尿明显增加，或血压进一步升高，或出现血小板＜ 100×10^9/L
妊娠合并慢性高血压	BP ≥ 140/90mmHg，妊娠 20 周前收缩压≥ 140 mmHg 和（或）舒张压≥ 90mmHg（除外滋养细胞疾病），妊娠期无明显加重；或妊娠 20 周后首次诊断为高血压并持续到产后 12 周以后

妊娠期正常妊娠、贫血及低蛋白血症均可发生水肿，因此妊娠高血压所致水肿无特异性，不能作为妊娠高血压的诊断标准及分类依据。

血压较基础血压升高 30/15mmHg，但低于 140/90mmHg 时，不作为诊断依据，须严密观察。

在子痫前期的基础上出现抽搐发作，或伴有昏迷，称为子痫。子痫前可有不断加重的子痫前期；子痫也可发生于高血压不显著、无蛋白尿或水肿的患者，但子痫很少发生于孕 20 周前。一般产前子痫占 71%，产时子痫与产后子痫占 29%。

子痫抽搐进展迅速，前驱症状短暂，表现为抽搐、面部青紫、口吐白沫、深昏迷；随之深部肌肉僵硬，很快发展成典型的全身高张性阵挛惊厥，有节律的肌肉收缩和紧张，持续 1 ～ 1.5 分钟，期间患者无呼吸动作；此后抽搐停止，呼吸恢复，发出鼾声，但患者仍昏迷；最后意识恢复，但患者困惑、易激惹、烦躁。子痫或者抽搐过程中易发生唇舌咬伤、坠地摔伤甚至骨折等创伤，昏迷中呕吐可造成窒息或吸入性肺炎。

【对母儿的影响】

1．对母体的影响　严重的妊娠高血压患者可发生心力衰竭，肝、肾功能衰竭，肺水肿，DIC，胎盘早剥，产后出血及 HLEEP 综合征（溶血、肝酶增高、血小板减少）等并发症，其中妊娠高血压并发心力衰竭、脑出血是导致孕产妇死亡的主要原因。

2．对胎儿、新生儿的影响　可使胎盘功能减退，胎盘供血不足，导致早产、胎儿生长受限、胎儿宫内窘迫、死胎、新生儿窒息及死亡等。

【诊断】

根据病史、临床表现、体征及辅助检查一般均可作出诊断，但应注意有无并发症及凝血机制障碍。

1．病史　患者有本病的高危因素及高血压、蛋白尿、水肿等临床表现，尤其应注意询问有无头痛、视力改变、上腹部不适等症状。

2．体格检查　全面体格检查，了解血压情况、有无贫血貌、水肿程度、宫高、腹围（胎儿发育情况），以及心、肺有无异常等。

3．实验室检查

（1）血常规及凝血功能检查：包括全血细胞、血红蛋白、血细胞比容、血液黏稠度、凝血功能等，妊娠晚期全血黏度大于 3.6，血浆黏度大于 1.6 和（或）血细胞比容≥ 0.35，提示血黏度增加有血液浓缩存在。

（2）尿液检查：高危孕妇每次产前检查都应测尿蛋白。应测定尿比重、尿常规以及 24 小时尿蛋白定量。尿比重≥ 1.020 提示尿液浓缩；一般尿蛋白（+）时尿蛋白含量约 300mg/24h；当尿蛋白（++++）时，尿蛋白含量 5g/24h。尿蛋白≥ 2.0g/24h 提示病情较重，对严重的妊娠高血压患者应每 1 ～ 2 天检测一次尿蛋白。蛋白尿的多少标志着肾功能的损害程度。

（3）血生化检查：当肝功能受损时可致 ALT、AST 升高，患者可出现低蛋白血症，白 / 球蛋白比值倒置。肾功能受损时，血清肌酐、尿素氮、尿酸升高，肌酐升高与病情的严重程度相一致，尿酸在慢性高血压患者中升高不明显，因此可用于本病与慢性高血压的鉴别诊断。病情较重者还应检测电解质、二氧化碳结合力等，以便及早发现水、电解质紊乱及酸碱平衡失调，并予以纠正。

4．眼底检查　通过检查眼底小动脉痉挛的程度可以间接地了解本病的严重程度。患者视网膜动静脉管径比例可由正常的 2 ∶ 3 变为 1 ∶ 2、1 ∶ 3 或 1 ∶ 4，视神经盘水肿，絮状渗出或出血，严重者可发生视网膜剥离，导致视物模糊或失明。

5．其他　通过心电图、超声心动图可了解心功能。疑有脑出血可做 CT 或 MRI 检查。还应检查胎盘功能、胎儿宫内安危状况及胎儿成熟度等，视病情而定。

【鉴别诊断】

妊娠高血压应与慢性肾炎合并妊娠相鉴别；子痫应与癫痫、癔症、脑炎、糖尿病高渗性昏迷、低血糖昏迷等鉴别。

【治疗】

妊娠高血压治疗的目的和原则是争取母体产后能够完全恢复健康，胎儿出生后可以存活，选择对母儿影响最小的方式终止妊娠。

1．妊娠期高血压　可在家治疗。

（1）休息：左侧卧位，保证充足的睡眠，休息不少于 10 小时，不必完全卧床。左侧卧位可减轻子宫对主动脉、下腔静脉的压迫，改善子宫、胎盘的血流灌注。有研究发现左侧卧位 24 小时可使舒张压降低 10mmHg。

（2）饮食：一般不限制盐和水的摄入量，但对于全身水肿者应适当限制盐的摄入量。

（3）间断吸氧：可增加血氧含量，改善全身主要脏器和胎盘的氧供。

（4）药物治疗：一般不需要药物治疗。对精神紧张、焦虑及夜间睡眠欠佳者，可给予地西泮 2.5 ～ 5mg，口服，每日 3 次，或 5mg 晚上临睡前口服。

（5）密切监护母儿状态：应询问孕妇是否出现头痛、视力改变、上腹不适等症状。每天监测体重、血压，每周查尿蛋白 1 ～ 2 次，定期监测胎儿发育状况及胎盘功能，病情加重时应住院治疗。

（6）终止妊娠：病情不加重，母、儿情况良好，可待自然临产。

2．子痫前期的治疗　应住院治疗，避免子痫及其并发症的发生。治疗原则为：休息、镇静、解痉、降压、合理扩容及利尿，密切监测母、儿状态，适时终止妊娠。

（1）休息：同妊娠高血压。

（2）镇静：轻度患者一般不需药物治疗，对精神紧张、焦虑及夜间睡眠欠佳者，可给予镇静药。适当使用镇静药可达到降低血压、缓解症状及预防子痫发作的作用。

1）地西泮：具有较强的镇静、抗惊厥、催眠、肌肉松弛作用，且对胎儿及新生儿的影响较小。用法：2.5 ～ 5mg 口服，每日 3 次，也可 10mg 肌内注射或静脉缓慢注射（> 2 分钟）。由于该药对胎儿呼吸有抑制作用，故在分娩前 6 小时应慎用，其次在抽搐过程中也应慎用，以免导致心搏骤停。

2）冬眠合剂：可广泛抑制神经系统，有助于解痉、降压，控制子痫抽搐。用法：①哌替啶 50mg，异丙嗪 25mg 肌内注射，间隔 12 小时可重复使用，估计 6 小时内分娩者应禁用。②哌替啶 100mg，异丙嗪 50mg，氯丙嗪 50mg 加入 10% 葡萄糖溶液 500ml 缓慢静脉滴注；紧急情况下，可将上述三种药物的 1/3 量加入 25% 葡萄糖溶液 20ml 缓慢静脉注射（> 5 分钟），其余 2/3 量加入 10% 葡萄糖溶液 250ml 静脉滴注。由于氯丙嗪可引起血压骤降，导致肾及子宫、胎盘血供减少，致使胎儿缺血、缺氧，而且对母儿肝也有一定的损害，现仅用于对硫酸镁效果欠佳者。

（3）解痉：是治疗的主要方法，可减轻全身小动脉痉挛，缓解临床症状，预防子痫发作。首选硫酸镁。

1）硫酸镁作用机制：① Mg^{2+} 抑制运动神经末梢与肌肉交接处 Ca^{2+} 及乙酰胆碱的释放，阻断神经 - 肌肉间的信息传导，使骨骼肌松弛；② Mg^{2+} 可刺激血管内皮合成前列环素，抑制内皮素合成，降低机体对血管紧张素Ⅱ的反应，缓解血管痉挛状态；③ Mg^{2+} 可使平滑肌细胞内 Ca^{2+} 水平下降，从而缓解血管痉挛，减少血管内皮损伤；④降低中枢神经系统兴奋性及脑细胞的耗氧量，降低血压，抑制抽搐发生。

2）用药方案：静脉给药结合肌内注射：①静脉给药：首次负荷剂量 25% 硫酸镁 20ml 加至 10% 葡萄糖溶液 20ml 中静脉缓慢推注，时间不少于 5 分钟；随后给予 25% 硫酸镁 60ml 加至 5% 葡萄糖溶液 500ml 中缓慢静脉滴注，滴速为 1 ~ 2g/h。②根据血压情况决定是否加用肌内注射，用法：25% 硫酸镁 20ml+2% 利多卡因 2ml，臀肌深部注射，每日 1 ~ 2 次。每日总量为 25 ~ 30g。用药过程中可监测血清 Mg^{2+} 浓度。

3）毒性反应：正常孕妇血清 Mg^{2+} 浓度为 0.75 ~ 1mmol/L，治疗有效浓度为 1.7 ~ 3mmol/L，当血清 Mg^{2+} 高于 3mmol/L 时，即可发生镁中毒。首先表现为腱反射减弱或消失，随后可出现全身肌张力减弱、呼吸困难、复视、语言不清，严重者呼吸机麻痹，心搏、呼吸停止。

4）注意事项：用药前及用药过程中应注意：①定时查膝跳反射是否减弱或消失；②呼吸不少于 16 次 / 分；③尿量不少于 25ml/h 或不少于 600ml/24h；④治疗时须备钙剂，当出现镁中毒时，立即静脉注射 10% 葡萄糖酸钙 10ml；⑤有条件者监测血清 Mg^{+2} 浓度，肾功能不全者应减量或停用。

（4）降血压：目的是延长孕周，改善围生期结局。对于舒张压≥ 110mmHg 或平均动脉压≥ 140mmHg 者，应使用降压药。选择的降压药物应对胎儿无副作用，降压且不影响胎盘、胎儿血供，避免血压骤降或下降过低。

1）肼屈嗪：作用于血管舒张中枢或直接作用于小动脉平滑肌，可降低血管紧张度，扩张周围血管而降低血压，能增加心排血量，有益于脑、肾、子宫、胎盘的血流灌注。剂量：每 15 ~ 20 分钟给药 5 ~ 10mg，使舒张压控制在 90 ~ 100mmHg 为宜。或 10 ~ 20mg，每日 2 ~ 3 次，口服。副作用有头痛、心率增快、潮热等。有心脏病或心力衰竭者不宜使用。

2）拉贝洛尔：为 α、β 受体阻断药，降低血压且不影响肾及胎盘血流量，并可对抗血小板凝集、促进胎肺成熟。用法：100mg，每日 2 ~ 3 次，疗效不佳时，可根据需要加量，常用维持量 200 ~ 400mg，每日 2 ~ 3 次，餐后服用。总计量不超过 2400mg/d。不良反应有头皮刺痛及呕吐等。

3）硝苯地平：钙拮抗剂，可解除外周血管痉挛，使全身血管扩张，血压下降。用法：10mg 口服（降压迅速，不主张舌下含化），每日 3 次，总量不超过 60mg/d。不良反应有心悸、头痛等，与硫酸镁有协同作用。

4）尼莫地平可选择性扩张脑血管，用法：20 ~ 60mg 口服，每日 2 ~ 3 次或 20 ~ 40mg 加入 5% 葡萄糖 100 ~ 200ml，每日＜ 360mg。副作用为头痛、恶心、心悸及颜面潮红。

5）甲基多巴：可兴奋血管中枢的 α 受体，抑制外周交感神经而降压。孕期使用效果较好。用法：250mg 口服，每日 3 次。不良反应有嗜睡、心动过缓等。

6）其他：硝普钠、肾素血管紧张素抑制药皆具有良好降压作用，但硝普钠的代谢产物（氰化物）对胎儿有毒性作用，孕期慎用；而肾素血管紧张素抑制药可致胎儿生长受限、畸形，新生儿呼吸窘迫综合征等，孕期应禁用。

（5）扩容：一般不主张用血管扩张药，该类药仅用于严重的低蛋白血症、贫血，可选用人血白蛋白、血浆、全血。

（6）利尿：仅用于急性心力衰竭、全身性水肿、肺水肿、脑水肿及血容量过多且伴有潜在性肺水肿者。常用利尿药有呋塞米、甘露醇等。

（7）适时终止妊娠：是治疗妊娠高血压的有效措施。

1）终止妊娠适应证：①重度子痫前期患者经积极治疗 24 ~ 48 小时仍无明显好转者；②重度子痫前期患者孕周已超过 34 周；③子痫前期患者孕龄不足 34 周，胎盘功能减退，胎儿已成熟者；④子痫前期患者，孕龄不足 34 周，胎盘功能减退，胎儿尚未成熟者，可用地塞米松促胎肺成熟后终止妊娠；⑤子痫控制后 2 小时可考虑终止妊娠。

2）终止妊娠的方式：①引产：适用于病情控制后，宫颈条件成熟者。先行人工破膜，羊水清亮者可给予缩宫素静脉滴注引产。第一产程应严密观察产程进展状况，使产妇保持安静、充分休息。第二产程应行会阴后—侧切开术、胎头吸引或低位产钳助产缩短产程。第三产程应预防产后出血。产程中应加强母儿安危状况及血压监测，若出现头痛、眼花、恶心、呕吐等症状，提示病情加重，应立即行剖宫产结束分娩。②剖宫产：适用于有产科适应证，宫颈条件不成熟、不能在短时间内经阴道分娩，引产失败，胎盘功能明显减退，或已有胎儿窘迫征象者。

3．子痫的处理　子痫是妊娠高血压最严重的阶段，是妊娠高血压所致母儿死亡的最主要原因，应积极处理。

（1）处理原则：控制抽搐，纠正缺氧和酸中毒，控制血压，抽搐控制后终止妊娠。

1）控制抽搐：① 25% 硫酸镁 20ml 加于 10% 葡萄糖溶液 20ml 静脉注射（＞ 5 分钟），继之以 2g/h 的滴速静脉滴注，维持血药浓度，同时应用有效镇静药物，控制抽搐；② 20% 甘露醇 250ml 快速静脉滴注降低颅内压。

2）血压过高时给予降压药。

3）纠正缺氧和酸中毒：间断面罩吸氧，根据二氧化碳结合力及尿素氮值给予适量 4% 碳酸氢钠纠正酸中毒。

4）终止妊娠：抽搐控制后 2 小时可考虑终止妊娠。对于早发性高血压治疗效果较好者，可适当延长孕周，但必须密切监护孕妇和胎儿。

（2）护理：保持环境安静，避免声、光刺激；吸氧，防止口舌咬伤；防止窒息；防止坠地受伤；密切观察血压、呼吸、脉搏、体温、神志、尿量（应保留导尿管监测）等。

（3）密切观察病情变化：及早发现心力衰竭、肺水肿、脑出血、HELLP 综合征、肾衰竭、DIC 等并发症，并积极处理。

【预防】

1．建立健全三级妇幼保健网，开展妊娠期及围生期保健工作。

2．加强健康教育，使孕妇掌握孕期卫生的基础知识，自觉进行产前检查。

3．指导孕妇合理饮食与休息，保持心情愉悦及足够休息，坚持左侧卧位以增加胎盘绒毛的血供。

4．孕 20 周起补钙（1 ～ 2g/d）有预防妊娠高血压的作用。

二、妊娠肝内胆汁淤积症

妊娠肝内胆汁淤积症（intrahepatic cholestasis of pregnancy，ICP）多发生在妊娠晚期，有少数可发生在妊娠中期，以皮肤瘙痒和胆酸值升高为特征，主要危及胎儿，发病率为 0.8% ～ 12.0%，有明显的地域、种族差异。我国四川省、上海市发病率较高。国外以智利发病率最高。

【病因】

至今尚不清楚，可能与雌激素及遗传、环境等因素有关。

1．雌激素作用　妊娠后体内雌激素水平大幅度增高，雌激素可使 Na^+ 浓度降低、K^+-ATP 酶活性下降，能量提供减少，导致胆酸代谢障碍。雌激素使肝细胞膜中胆固醇与磷脂比例上升，流动性降低，影响对胆酸的通透性，致使胆汁流出受阻。雌激素作用于肝细胞内的雌激素受体，改变肝细胞蛋白质的合成，导致胆汁回流增加。上述因素综合作用可能导致 ICP 的发生。

2．遗传与环境因素　流行病学研究发现，ICP 发病率与季节有关，冬季高于夏季。世界各地 ICP 的发病率明显不同，而且在母亲或姐妹中有 ICP 病史的孕妇 ICP 发病率明显增高，其完全外显及母婴垂直传播的特性，符合孟德尔显性遗传定律，表明环境及遗传因素在 ICP 发生中起一定作用。

【ICP 对母儿的影响】

1．对孕妇的影响　ICP 患者对脂溶性维生素 K 的吸收减少，致使凝血功能异常，导致产后出血，也可引起糖代谢、脂代谢紊乱。

2．对胎儿、新生儿的影响　由于胆汁酸毒性作用使围生儿的发病率及死亡率明显增高，可导致胎膜早破、胎儿宫内窘迫、自发性早产或孕期羊水胎粪污染。此外，还有胎儿生长受限，以及妊娠晚期不能预测的胎儿突然死亡、新生儿颅内出血、新生儿神经系统后遗症等。

【临床表现】

1．症状　绝大多数患者首发症状为妊娠晚期发生的无皮肤损伤的瘙痒，大约 80% 患者在孕 30 周后出现，有的甚至更早。瘙痒程度轻重不一，常呈持续性，白昼轻，夜间加剧。瘙痒一般开始于手掌和足掌，然后逐渐向肢体近端延伸，甚至可发展到颜面部，但极少侵及黏膜。这种瘙痒症状在分娩后数小时或数日内迅速消失。严重瘙痒时可引起失眠和疲劳、恶心、呕吐、食欲减退。

2．体征　四肢皮肤可见抓痕。20% ~ 50% 的患者在瘙痒发生数日至数周内出现轻度黄疸，部分患者黄疸与瘙痒同时发生，于分娩后数日内消退，同时伴尿色加深等高胆红素血症表现。ICP 孕妇有无黄疸与胎儿预后关系密切，有黄疸者羊水粪染、新生儿窒息及围生儿死亡率均明显增加。

【诊断】

根据典型的临床表现及实验室检查结果，可诊断 ICP。

1．临床表现　妊娠晚期出现皮肤瘙痒、黄疸等不适。

2．实验室检查

（1）血清胆酸测定：胆汁中的胆酸主要是甘胆酸（CG）及牛磺酸，其比值为 3 ∶ 1，临床上常通过检测血清中 CG 值来了解血液中的胆酸水平。ICP 患者血清 CG 浓度在 30 周时突然升高至 2 ~ 2.5μmol/L，为正常水平的 100 倍左右，且持续至产后下降，5 ~ 8 周后恢复正常。血清胆酸升高是 ICP 最主要的特异性实验室诊断依据。在出现瘙痒症状或转氨酶升高前数周血清胆酸已升高，且胆酸值越高，病情越严重，瘙痒出现的时间越早。因此测定孕妇血清甘胆酸不但是早期诊断 ICP 最敏感的方法，而且对判断病情的严重程度和及时监护、处理均有参考价值。

（2）肝功能测定：大多数 ICP 患者门冬氨酸转氨酶（AST）、丙氨酸转氨酶（ALT）轻至中度升高，为正常水平的 2 ~ 10 倍，ALT 较 AST 更敏感。部分患者血清胆红素轻至中度升高，但很少超过 85.5μmol/L，其中直接胆红素占 50% 以上。

【鉴别诊断】

诊断 ICP 需要排除其他能引起瘙痒、黄疸和肝功能异常的疾病。ICP 患者无发热、急性上腹痛等肝炎表现。当患者出现剧烈呕吐、精神症状或高血压时，应考虑妊娠急性脂肪肝和先兆子痫。最重要的是分娩后 ICP 患者所有症状很快消失，实验室检查异常结果恢复正常，否则应考虑其他原因引起的胆汁淤积。

【治疗】

ICP 治疗的目的是为了缓解瘙痒症状，恢复肝功能，降低血胆酸水平，改善妊娠结局。重点是监护胎儿宫内安危，及时发现胎儿宫内缺氧并采取措施。

1．一般处理　适当卧床休息，左侧卧位以增加胎盘血流量，间断吸氧、给予高渗葡萄糖溶液、维生素类及能量合剂，既能保肝，又可以提高胎儿对缺氧的耐受性。定期检查肝功能、血胆酸、胆红素，以了解病情变化。

2．药物治疗　使孕妇临床症状减轻，胆汁淤积的生化指标和围生儿预后得到改善，常用的药物有以下几种。

（1）考来烯胺（消胆胺）：能与肠道内的胆酸结合后形成不被吸收的复合物而随粪便排出，阻断胆酸的肝肠循环，降低血胆酸的浓度，有助于减轻瘙痒症状，但不能改善异常生化参数及胎儿预后。用量每次 4g，每日 2 ～ 3 次口服。由于考来烯胺影响脂溶性维生素 K、脂肪以及其他脂溶性维生素的吸收，可发生脂肪痢，可使凝血酶原时间延长，因此用药期间应补充维生素 K 和其他脂溶性维生素。

（2）苯巴比妥：可诱导酶活性和产生细胞色素 P_{450}，增加胆汁流量，改善瘙痒症状。可使肝细胞微粒体与葡糖醛酸结合，降低血胆酸水平，但生化参数改善不明显。每次用量 0.03g，每日 3 次，连用 2 ～ 3 周。

（3）地塞米松：可诱导酶的活性，能通过胎盘减少胎儿肾上腺脱氢表雄酮的分泌，降低雌激素的分泌，减少胆汁淤积，而且能促胎肺成熟。可使瘙痒症状减轻，降低早产儿呼吸窘迫综合征的发生。

（4）熊去氧胆酸：服用后能抑制肠道对疏水性胆酸的重吸收，降低胆酸水平，改善肝功能及胎儿胎盘单位的代谢环境，延长孕龄。用法：15mg/（kg・d），分 3 次口服，共 20 日。瘙痒症状和生化指标均有明显改善，停药后症状和生化指标如有波动，继续用药仍有效。

3．产科处理

（1）产前监护：妊娠晚期应加强监护，尽可能防止胎儿突然死亡。从妊娠 34 周起每周行 NST 试验，以便及时发现慢性胎儿宫内缺氧。每日测胎动，定期 B 型超声检查，警惕羊水过少的发生。

（2）适时终止妊娠

1）终止妊娠适应证：孕妇出现黄疸，胎龄已达 36 周者；无黄疸，妊娠已足月或胎肺已成熟者；羊水量逐渐减少者。

2）终止妊娠的方式：以剖宫产结束分娩为宜，经阴道分娩可加重胎儿缺氧，甚至导致死亡。

三、妊娠剧吐

妊娠剧吐是在妊娠早期发生的以频繁恶心、呕吐为主要症状的一组综合征，发病率为 0.3% ～ 1%。恶性呕吐者可出现酸中毒、电解质紊乱、肝衰竭、肾衰竭，甚至危及孕妇生命。

【病因】

目前尚不明确。由于早孕反应的发生和消失过程与孕妇血 HCG 的升降时间相一致；多胎妊娠、葡萄胎患者的 HCG 水平显著增高，剧烈呕吐发生率也较高，症状也较重；妊娠终止后，呕吐消失。故认为妊娠剧吐与 HCG 水平升高密切相关。但事实上症状的轻重与血 HCG 水平并不一定呈正比。另外，恐惧、精神过度紧张、情绪不稳、生活环境和经济条件差的孕妇易患妊娠剧吐，提示精神及社会因素对发病有一定的影响。

【临床表现】

年轻初孕妇多见，停经 6 周左右出现恶心、呕吐和流涎等早孕反应。初以晨间为重，随病情加重而呕吐频繁、不能进食，且不局限于晨间。呕出物中有胆汁或咖啡样物。严重呕吐可引起水、电解质紊乱，动用体内脂肪，使其中间产物酮体增多而出现代谢性酸中毒。患者明显消瘦、极度疲乏、口唇干裂、皮肤干燥、眼窝凹陷、尿量减少。体温轻度升高，脉搏增快，血压下降，尿比重增加，尿酮体阳性。肝、肾功能受损时可出现黄疸，血胆红素、转氨酶、肌酐和尿素氮升高，尿中出现蛋白和管型。严重者可发生视网膜出血、意识不清、昏睡、谵妄，甚至昏迷。

【诊断及鉴别诊断】

根据病史、临床表现、妇科检查以及 B 型超声检查，不难确诊。妊娠剧吐主要应与葡萄胎及可能引起呕吐的疾病（如肝炎、胃肠炎、脑膜炎等）相鉴别。

对于妊娠剧吐的孕妇还应行以下实验室检查来了解病情。

1．尿液检查　测定尿量、尿比重、酮体，以及有无蛋白及管型。

2．血液检查　查血常规、血液黏稠度，了解有无血液浓缩；动脉血气分析，测定血液 pH 值，二氧化碳结合力和血清钠、钾、氯等，了解酸碱平衡及电解质有无紊乱情况；还应查肝、肾功能，了解肝、肾功能有无损害等。

3．必要时行眼底及神经系统检查。

【治疗】

对妊娠剧吐患者应收住院治疗，禁食 2 ～ 3 天，每日静脉滴注林格液及葡萄糖溶液共约 3000ml，加维生素 B_6、维生素 C 等，使每天尿量维持在 1000ml 以上，并给予维生素 B_1 肌内注射。出现代谢性酸中毒时，可适当给予碳酸氢钠纠正，有电解质紊乱者及时纠正电解质紊乱，营养不良者给予氨基酸、脂肪乳等静脉滴注。经上述治疗呕吐减轻或停止，症状好转后可试着少量进食。一般治疗 2 ～ 3 天后病情多能好转。如果出现以下情况应考虑终止妊娠：体温持续高于 38℃ ；脉搏≥ 120 次 / 分；持续黄疸或蛋白尿；出现多发性神经炎及神经系统体征；出现 Wernicke 脑病等。

案例 9-7

26 岁初孕妇，孕 36 周，因头痛、眼花 1 周入院。查体：神志清楚，精神差，血压 165/100mmHg，心率 96 次 / 分，呼吸 20 次 / 分，宫底位于脐与剑突之间，枕左前位，胎心 152 次 / 分，双下肢呈凹陷性水肿。

问题与思考：

1．此患者的诊断是什么？

2．如何正确处理此类疾病？

3．如何解释本患者的病情？

4．对该患者的进一步治疗是什么？

（常爱红）

第六节　胎儿窘迫与胎膜早破

一、胎儿窘迫

胎儿在子宫内因急性或慢性缺氧而危及其健康和生命者，称为胎儿窘迫（fetal distress）。发病率为 2.7% ～ 38.5%。胎儿窘迫分为急性胎儿窘迫和慢性胎儿窘迫，急性胎儿窘迫常发生在分娩期，慢性胎儿窘迫多发生在妊娠晚期，但可延续至分娩期并逐渐加重，临产后往往表现为急性胎儿窘迫。

【病因】

涉及多个方面，主要与以下因素有关。

1．母体因素　任何引起母体血液含氧量不足、胎盘功能障碍等因素，均可导致胎儿窘迫。

常见因素有：①红细胞携氧量不足：如妊娠合并各种严重的心、肺疾患，重度贫血等；②胎盘微循环障碍：如妊娠高血压、慢性高血压、慢性肾炎、过期妊娠等；③血容量不足：如前置胎盘、胎盘早剥等；④子宫、胎盘血运受阻：如缩宫素使用不当、子宫收缩过强、急产、产程延长等；⑤其他：如过量使用镇静药、急性感染、过度紧张、仰卧位低血压综合征等。

2．胎盘、脐带因素　①胎盘功能低下：如过期妊娠、膜状胎盘等。②脐带异常：如脐带先露、脐带脱垂、脐带打结、脐带扭转等。

3．胎儿因素　胎儿畸形、严重的心血管系统疾病、母儿血型不合、胎儿宫内感染等均可导致胎儿宫内窘迫。

【病理生理变化】

胎儿对宫内缺氧有一定的代偿能力。轻、中度或一过性缺氧，往往可通过减少自身及胎盘耗氧量、增加血红蛋白释放氧而缓解，不会产生严重的代谢障碍及器官损害，但长时间重度缺氧可引起严重并发症。当胎儿宫内轻度缺氧时，交感神经兴奋，肾上腺儿茶酚胺及肾上腺素分泌增多，引起代偿性血压升高及心率加快。重度缺氧时，转为迷走神经兴奋，心功能失代偿，心率由快变慢。无氧糖酵解增加，丙酮酸及乳酸堆积，胎儿血 pH 值下降，出现混合性酸中毒。缺氧可使肠蠕动亢进，肛门括约肌松弛，胎粪排出污染羊水，胎儿呼吸运动加深，致羊水吸入，出生后可出现新生儿吸入性肺炎。妊娠期慢性缺氧，可使胎儿生长受限；分娩期急性缺氧可导致缺血缺氧性脑病及脑瘫等。

【临床表现及诊断】

主要临床表现为：胎心率异常、羊水粪染、胎动减少甚至消失。

1．急性胎儿窘迫　常发生在分娩期，多因脐带脱垂、前置胎盘、胎盘早剥、宫缩过强等引起。

（1）胎心率异常：胎心率变化是急性胎儿窘迫的一项重要指标。缺氧早期胎心率于无宫缩时加快＞ 160bpm；缺氧严重时胎心率＜ 120bpm。如行胎儿电子监护催产素激惹试验可出现晚期减速或变异减速。当胎心率＜ 100bpm，并伴频发晚期减速时，提示胎儿缺氧严重，可随时胎死宫内。

（2）羊水粪染：胎儿缺氧可兴奋迷走神经，使肠蠕动亢进、肛门括约肌松弛，因而胎粪排入羊水中。羊水粪染的程度与胎粪排出时间及量有关，排出时间越长，羊水颜色越深，越黏稠。羊水粪染根据粪染程度分为 3 度：Ⅰ度呈浅绿色；Ⅱ度呈黄绿色、浑浊；Ⅲ度呈棕黄色、稠厚，提示胎儿缺氧严重。若胎先露部已固定，前羊水的性状可与后羊水不同。因此，当胎心率有异常改变，而前羊水清时，应在无菌条件下于宫缩间歇期上推胎先露以了解后羊水性状，上推时注意避免脐带脱垂。

（3）胎动异常：胎动是反映胎儿宫内安危的重要指标之一，缺氧初期胎动频繁，随着缺氧的加重，胎动减少直至消失。

（4）酸中毒：胎儿头皮血血气分析，若 pH ＜ 7.2（正常值 7.25 ～ 7.35），PO_2 ＜ 10mmHg（正常值 15 ～ 30 mmHg）及 PCO_2 ＞ 60 mmHg（正常值 35 ～ 55 mmHg），即可诊断为胎儿酸中毒。

2．慢性胎儿窘迫　多发生在妊娠晚期，常因妊娠高血压、慢性肾炎、糖尿病、严重贫血、过期妊娠等所致。

（1）胎动减少或消失：胎动＜ 10 次 /12h 为胎动减少，是胎儿缺氧的重要表现之一。临床上常可见到胎动消失 24h 后胎心突然消失，应警惕。常用的胎动监测方法：嘱孕妇每天早、中、晚自行计数胎动各 1 小时，3 小时胎动之和乘以 4 即得到 12 小时胎动计数。

（2）胎儿电子监护异常：NST 表现为无反应型，即持续监护 20 ～ 40 分钟，胎动时胎心率加速≤ 15bpm，且持续时间≤ 15 秒，基线变异频率＜ 5bpm。OCT 可见频发的晚期减速或变异减速；无胎动、无宫缩时，若胎心率＞ 180bpm 或＜ 120bpm，持续 10 分钟以上，也应引起重视。

（3）胎儿生物物理评分低：根据B型超声监测胎动、胎儿的呼吸运动和肌张力、羊水量，加胎儿电子监护NST结果综合评分（每项2分，满分为10分），4～7分为胎儿可疑缺氧，≤3分提示胎儿窘迫。

（4）胎盘功能低下：监测24小时尿E_3，若妊娠晚期＜10mg或连续监测急剧下降＞30%～40%；随意尿中E/C比值＜10；妊娠晚期胎盘催乳素＜4mg/L，妊娠特异性β_1糖蛋白（SP_1）＜100 mg/L，均提示胎盘功能不良，胎儿缺氧。

（5）羊水粪染：行羊膜镜检查可见羊水呈浅绿色、深绿色或棕黄色。

【处理】

1．急性胎儿窘迫　应果断采取措施，紧急处理，改善胎儿缺氧状态。

（1）一般处理：左侧卧位，面罩高浓度间断吸氧，流量10L/min，以提高血氧含量。

（2）病因治疗：积极寻找病因，若为缩宫素使用不当致子宫收缩过强，应立即停用缩宫素，必要时可给予宫缩抑制剂。若考虑仰卧位低血压综合征或脐带受压引起，可立即嘱患者改变体位等，针对病因积极治疗。

（3）尽快终止妊娠：根据母儿状况及产程进展综合分析，决定分娩方式。①宫口未开全：若出现下列情况，均应急诊行剖宫产术结束分娩：胎心率持续＜120bpm或＞180bpm，并伴羊水Ⅱ度粪染者；羊水Ⅲ度粪染，伴羊水过少者；胎儿电子监护CST或OCT出现频发的晚期减速或重度变异减速；胎儿头皮血pH＜7.2。②宫口开全：头盆相称，胎儿双顶径已达坐骨棘以下（S≥3cm），尽快行阴道助产结束分娩。无论采取何种分娩方式，均应做好新生儿抢救准备。

2．慢性胎儿窘迫　根据孕周、胎儿成熟度及胎儿窘迫的严重程度综合分析，针对病因，制订处理方案。

（1）一般处理：左侧卧位，定时吸氧，每日2～3次，每次30分钟，积极治疗妊娠合并症及并发症。

（2）期待疗法：对于孕周小、估计胎儿娩出后存活概率小，尽量保守治疗延长孕周，同时促胎肺成熟，争取胎儿成熟后终止妊娠。但应告知家属期待过程中，胎儿可能会胎死宫内。胎盘功能低下可能影响胎儿发育，预后不良。

（3）终止妊娠：妊娠近足月，若出现胎动减少或OCT出现频发晚期减速、重度变异减速或胎儿生物物理评分≤3分，则以剖宫产术终止妊娠为宜。

案例 9-8

某女性，30岁，初产妇，妊娠40^{+2}周，破膜12小时，有规律宫缩8小时，宫口开大8cm，先露S^{+1}，胎位LOA，骨盆外测量正常，预测胎儿体重3100g，羊水呈淡黄色，CST胎心基线120bpm，可见变异减速，胎儿头皮血pH 7.17。

问题与思考：

1．该孕妇可能的诊断是什么？

2．应如何处理？

二、胎膜早破

胎膜早破（premature rupture of membrane，PROM）是指在临产前胎膜破裂者。一旦胎膜早破，可引起脐带脱垂、早产、母儿感染等并发症。妊娠不足37周者胎膜早破发生率为

2.0% ～ 3.5%，妊娠满 37 周后胎膜早破的发生率约为 10%。

【病因】

导致胎膜早破的因素很多，常见因素有：

1．生殖道病原微生物上行性感染　可引起胎膜炎，使局部张力下降而导致胎膜破裂。

2．羊膜腔压力增高　多见于双胎妊娠、羊水过多等。

3．胎膜受力不均　头盆不称、胎位异常使胎儿先露部不能与骨盆很好地衔接，使前羊水囊所受压力不均匀，导致胎膜早破。

4．营养因素　缺乏维生素 C、铜、锌等，使胎膜弹性下降，脆性增加，易发生胎膜破裂。

5．宫颈内口松弛　常因手术创伤、产伤或先天性宫颈局部组织结构薄弱等，使宫颈内口松弛，前羊水囊楔入，局部受压不均匀，加之此处接近阴道，缺乏宫颈黏液保护，易受病原微生物感染，发生胎膜早破。

【临床表现及诊断】

1．临床表现　孕妇突感较多液体自阴道流出，不能控制，但无腹痛等其他临产征兆。肛门检查：上推胎先露部有时可见胎脂或胎粪随羊水流出，呈黄绿色。流液量的多少与胎膜破口的位置和大小有关。若并发明显羊膜腔感染，则阴道流出液伴有臭味，并伴有发热、母儿心率增快、子宫压痛、白细胞计数增高、C- 反应蛋白阳性等急性感染的表现。胎膜破裂后，多数患者很快会出现宫缩并伴有宫口扩张。

2．辅助检查

（1）阴道窥器检查：可见液体自宫口流出，流出液或后穹窿积液中可见到胎脂或胎粪污染，是诊断胎膜早破的直接依据。

（2）阴道 pH 值测定：正常阴道液 pH 值为 4.5 ～ 5.5，羊水 pH 值为 7.0 ～ 7.5，如阴道液 pH ＞ 6.5，提示胎膜早破可能性大，该方法诊断正确率可达 90%。若阴道液被血液、精液及细菌性阴道病所致的大量白带污染，可产生假阳性。

（3）阴道液涂片检查：取阴道后穹窿积液置于干净玻片上，待其干燥后镜检，显微镜下若能见到羊齿植物叶状结晶则为羊水。其诊断准确率可达 95%。若阴道液涂片用 0.5% 硫酸尼罗蓝染色，镜下见橘黄色胎儿上皮细胞可确定为羊水；若用苏丹 3 染色，则见到黄色脂肪小粒时可确定为羊水。

（4）羊膜镜检查：可以直视胎先露部，看不到前羊水囊即可诊断胎膜早破。

【对母儿的影响】

1．对母体的影响　胎膜破裂后，阴道病原微生物上行性感染更容易、更快。感染的机会与破膜时间有关，破膜超过 24h，感染率增加 5 ～ 10 倍。胎膜突然破裂，羊水大量流出，子宫骤然缩小，可导致胎盘早剥。

2．对胎儿的影响　胎膜早破易引发早产，早产儿易发生新生儿呼吸窘迫综合征、吸入性肺炎、颅内出血等。胎膜早破并发绒毛膜羊膜炎时，易引起胎儿及新生儿感染，表现为肺炎、败血症等。胎膜早破常引起脐带脱垂、胎儿窘迫等。严重者可危及围产儿生命。

【治疗】

1．足月胎膜早破治疗　抬高臀部卧床休息。观察 12 ～ 24h，80% 患者可自然临产。临产后密切观察体温，心率，宫缩，羊水流出量、性状及气味，以及产程进展情况，必要时 B 型超声监测了解羊水量。破膜后 12h 给予抗生素预防感染。对破膜 24h 仍未临产且无头盆不称者，应予引产。

2．未足月胎膜早破治疗　是胎膜早破的治疗难点，其处理原则是：若胎肺不成熟，无明显临床感染征象，无胎儿窘迫，则可期待治疗；若胎肺成熟或有明显临床感染征象，应立即终止妊娠；对胎儿窘迫者，应针对宫内缺氧的原因进行治疗。

（1）期待治疗：适用于妊娠 28 ～ 35 周、无感染征象、最大羊水暗区 ≥ 3cm 者。

1）一般处理：卧床休息，适当抬高臀部，保持会阴部清洁，避免不必要的肛门检查及阴道检查。密切观察体温、心率、宫缩、阴道流液量和性状、白细胞计数等，发现异常及时处理。

2）应用抗生素：对破膜超过 12h 者，应预防性应用抗生素。

3）宫缩抑制剂的应用：对无继续妊娠禁忌的患者，可考虑应用宫缩抑制剂预防早产。若无明显宫缩，可口服沙丁胺醇、利托君等；对有宫缩者，给予硫酸镁静脉滴注，待宫缩消失后，改口服药维持应用。

4）促胎肺成熟：对于妊娠＜ 35 周胎膜早破者，应给予地塞米松 10mg 静脉滴注，每日 1 次，共 2 次。

5）纠正羊水过少：如孕周小，羊水明显减少而无感染征象者，必要时可进行羊膜腔输液补充羊水，以缓解脐带受压，一般较少用。

（2）终止妊娠：一旦胎肺成熟或发现明显的临床感染征象，在抗感染的同时，应立即终止妊娠。对于胎位异常或宫颈未成熟，缩宫素引产不易成功者，应根据胎儿出生后存活的可能性，考虑剖宫产或其他引产方法，同时要做好新生儿抢救准备。

【预防】

1．加强围生期卫生宣传教育，妊娠晚期禁止性生活。

2．不宜过劳，避免腹压突然增加。

3．积极预防和治疗下生殖道感染。

4．注意营养均衡　适量补充维生素、钙、锌、铜等营养素。

5．有宫颈内口松弛症者，可于妊娠 14 ～ 16 周行宫颈环扎术。

6．有胎位异常、子宫张力过大、骨盆狭窄等异常者应提前入院待产。

（常爱红）

第七节　胎儿生长发育异常及死胎

一、胎儿生长受限

胎儿生长受限（fetal growth restriction，FGR）是指妊娠 37 周后胎儿的出生体重小于 2500g，或低于同孕龄平均体重 2 个标准差，或低于同孕龄正常体重的第 10 百分位数，是围生期重要的并发症。国内发病率 3% ～ 7%。胎儿生长受限围生儿的死亡率为正常胎儿的 4 ～ 6 倍，占我国围生儿死亡总数的 42.3%。FGR 不仅影响胎儿的发育，其新生儿的近期和远期并发症也明显增加。

【病因】

病因尚不明确，主要的危险因素有：

1．母体因素　胎儿体重与孕妇身高、孕前体重、年龄以及孕产次有关。孕妇身材矮小、孕前体重低、孕龄过小或过大，发生 FGR 的机会均增加。所有影响子宫、胎盘血流灌注的妊娠并发症及合并症（如妊娠合并严重贫血、严重心脏病、肾病、严重营养不良特别是蛋白质和能量供应不足、长期低氧血症或氧转运能力低下、妊娠高血压、慢性高血压等）均可导致胎儿生长受限；免疫性疾病、内分泌疾病、感染性疾病以及子宫病变（如子宫肌瘤、子宫畸形等），亦可影响胎儿生长。

此外，孕妇吸烟、吸毒、酗酒等不良嗜好，以及社会状况、经济条件较差时，FGR 的发生概率也会增加。

2．胎儿因素　胎儿生长发育与种族、性别有关。胎儿基因或染色体异常时也常伴有胎儿生长受限，如唐氏综合征、18 三体综合征、13 三体综合征、Turner 综合征（45，X）、三倍体畸形等，约 10% 的 FGR 围生儿患染色体疾病。胎儿宫内感染（TORCH 感染等）也可致 FGR。

3．胎盘、脐带因素　胎盘的各种病变、脐带异常等可导致子宫、胎盘血流量减少，胎儿血供不足，可引起 FGE。

【分类及临床表现】

胎儿生长发育基本分 3 期：妊娠 16 周以前主要是细胞增殖、细胞数量增多；妊娠 17 ～ 32 周，细胞继续增殖但速度减慢，细胞体积开始增大；妊娠 32 周后，细胞增生肥大。在妊娠的不同时期胎儿生长发育受到致病因素的影响，其结局不同。根据其发生的时间、胎儿的生长特征、体重以及病因等分为以下 3 类。

1．内因性匀称型 FGR　又称为早发性 FGR，少见。在受精卵或胚胎早期受不良因素的作用，如基因或染色体异常、病毒感染、接触放射性物质及其他有毒物质等，使胎儿生长发育严重受限。特点：体重、身长、头径相称，但均小于该孕龄正常值，故称匀称型。新生儿身材矮小，外观无营养不良表现，器官分化或成熟度与孕龄相符，但各器官的细胞数量均减少，脑重量轻，常有脑神经发育障碍；胎盘体积小、重量轻，但组织结构无异常。胎儿无缺氧表现，胎儿出生缺陷发生率高，围生儿死亡率高，预后不良。新生儿多有脑神经发育障碍，伴小儿智力障碍。

2．外因性不匀称型 FGR　常见，胚胎早期发育正常，在妊娠中、晚期才受到不良因素的作用，多因子宫胎盘功能低下所致，常见于妊娠高血压、慢性高血压、糖尿病、过期妊娠、胎盘病变等。特点：新生儿头大，外观呈营养不良或过熟儿状态，发育不匀称，身长、头径与孕龄相符而体重偏低；胎儿各器官细胞数量正常，但细胞体积缩小；胎盘体积、重量正常，但常有组织学改变，如梗死、钙化等。胎儿常有宫内慢性缺氧及代谢障碍，分娩时胎儿对缺氧的耐受能力降低，新生儿易发生缺血缺氧性脑病。

3．外因性匀称型 FGR　为上述两型的混合型，致病因素在整个妊娠期间均产生影响，常因营养不良，缺乏叶酸、氨基酸、微量元素等重要营养物质，吸烟，酗酒，吸毒等所致。特点：新生儿头径、身长、体重均小于该孕龄正常值，且相称。各器官细胞数目减少，体积小、重量轻；胎盘体积小，外观正常。新生儿外观有营养不良表现，常伴智力发育障碍。

【诊断】

1．病史　详细询问病史，是否有引起 FGR 的高危因素。曾经是否有出生缺陷儿、FGR、死胎等不良分娩史，有无吸烟、吸毒及酗酒等不良嗜好，有无营养不良、贫血、滥用药物、宫内感染史，有无妊娠并发症及有害、有毒物质接触史等。

2．症状及体征　连续定期测量宫高、腹围、体重，描记妊娠图，判断胎儿宫内发育状况。

（1）子宫大小检查：子宫明显小于孕龄是 FGR 最显著、最容易识别的体征。定期测量宫高、腹围，如宫高值连续 3 周测量均在第 10 百分位数以下或停滞不变或增长缓慢，应为筛查 FGR 的指标，预测准确率可达 85% 以上。

（2）胎儿发育指数：胎儿发育指数 = 宫高（cm）$-3\times$（月份 +1），指数在 -3 ～ $+3$ 为正常儿，<-3 则提示有 FGR 的可能。

（3）孕妇体重：妊娠晚期孕妇体重每周平均增加 0.5kg，若体重增长停滞或增长缓慢时则有 FGR 可能。

3．辅助检查

（1）B 型超声检查

1）双顶径（BPD）：正常妊娠 24 周前，每周平均增长约 3mm，妊娠 25 ～ 32 周每周增长约 2mm，妊娠 33 ～ 38 周每周增长约 1mm。妊娠 38 周后胎头生长速度明显减慢。若能连续动态监测其变化，可期望及早发现 FGR。

2）头围与腹围的比值（HC/AC）：妊娠 36 周以前胎儿头围大于腹围，36 周时两者相等，36 周后腹围大于头围。若 HC/AC 比值小于正常同孕周平均值的第 10 百分位数，则应考虑有 FGR 的可能，也有助于判断 FGR 类型。

（2）超声多普勒：测定脐动脉收缩期最大血流速度 / 舒张末期血流速度（S/D）比值≤ 3 为正常值，脐血 S/D 比值升高时提示有 FGR 可能。

（3）胎儿宫内情况评估

1）羊水量与胎盘成熟度：多数 FGR 出现羊水过少、胎盘老化的 B 型超声图像。

2）胎儿生物物理评分：应用 B 超监测胎儿呼吸运动、肌张力，胎动，羊水量及胎儿电子监护 NST 结果进行综合评分，满分为 10 分，FGR 时可出现异常。

（4）实验室检查：FGR 常有胎盘功能减退，故测孕妇尿 E_3 和尿雌激素 / 肌酐比值（E/C 比值）、血胎盘催乳素（HPL）以及 TORCH 病毒感染等也有助于诊断。

（5）胎儿电子监护：有利于判断胎儿宫内情况，有助于把握分娩时机选择分娩方式。

【治疗】

排除胎儿畸形后，治疗越早，效果越好。孕 32 周前治疗疗效佳，孕 36 周后疗效差。

1．一般处理　去除不良因素，改善胎儿缺氧及营养状态。

（1）纠正不良生活习惯，如吸烟、酗酒、吸毒、滥用药物及接触有害物质等。

（2）卧床休息、吸氧　左侧卧位、吸氧，可改善子宫胎盘血液循环。

（3）积极治疗各种并发症及合并症。

（4）改善子宫胎盘绒毛间隙的血供，改善微循环，改善胎盘功能。可给予丹参注射液 4 ～ 6ml 加入低分子右旋糖酐 500ml 静脉滴注，每日 1 次，7 ～ 10 日为一疗程。也可用 β 肾上腺素受体激动药舒张血管、松弛子宫，改善子宫胎盘血流，促进胎儿生长发育。硫酸镁能恢复胎盘正常的血流灌注。

（5）补充营养物质：加强营养，均衡膳食，可口服复合氨基酸片 1 片，每日 1 ～ 2 次；脂肪乳注射液静脉滴注 250 ～ 500ml，3 日一次，连用 1 ～ 2 周；10% 葡萄糖注射液 500ml 加维生素 C，每日 1 次，连用 10 日；口服维生素 E、维生素 B 族、叶酸、钙剂、铁剂、锌剂等。

（6）定期监测：可定期 B 超监测胎儿各径线、胎儿电子监护、胎儿生物物理评分、脐血 S/D 比值、E/C 比值等，了解胎儿宫内发育情况及安危。

2．产科处理　关键在于确定分娩的时机和分娩方式的选择。对于可疑 FGR 者，应先排除胎儿畸形，准确计算孕龄，根据各项指标综合评估胎儿宫内情况，确定终止妊娠的时机及方法。

（1）继续妊娠：妊娠未足月，胎儿宫内监护情况良好，胎盘功能良好，治疗有效，孕妇无妊娠合并症及并发症者可在密切监护下继续妊娠至足月，但不应超过预产期。

（2）终止妊娠：经积极治疗效果差，孕龄已超过 34 周；有胎儿宫内窘迫表现，胎盘功能减退，胎儿停止生长 3 周以上者；治疗中妊娠合并症、并发症病情加重，继续妊娠将危及母婴健康或生命者；妊娠不足 34 周者，应用地塞米松促胎肺成熟 2 ～ 3 日后再终止妊娠。加强产前和产时监护，做好新生儿复苏抢救准备。

（3）分娩方式选择：根据胎儿有无畸形、孕妇合并症及并发症的严重程度、胎儿宫内状况等综合分析。FGR 的胎儿对缺氧的耐受能力差，应适当放宽剖宫产适应证。

【预防】

1．建立健全三级围生期保健网，定期行产前检查，做到早发现、早诊断、早治疗。

2．孕期加强卫生宣传教育，注意营养均衡，避免接触有害毒物。禁烟、酒，孕期需在医生指导下用药。

3．积极防治妊娠合并症及并发症。

4．孕16周时行B型超声检测胎儿各径线，作为胎儿生长发育的基线。若发现外因性不匀称型FGR，可早诊断、早干预，减少后遗症的发生。

5．可口服小剂量阿司匹林，扩张血管、抗血小板聚集，促进子宫胎盘血液循环，一般用药不超过6～8周。

二、死胎

妊娠20周以后，胎儿在宫内死亡者称死胎（fetal death）。胎儿在分娩过程中死亡者，称为死产（stillbirth），亦是死胎的一种。若死胎在宫腔内滞留过久，可引起母体凝血功能障碍，并发产后出血。

【病因】

1．母体因素　孕妇有严重的妊娠合并症及并发症，如妊娠高血压、慢性肾炎、糖尿病、过期妊娠、心血管疾病、全身和腹腔感染、各种原因引起的休克等。子宫局部因素有：子宫张力过大或收缩力过强、子宫肌瘤、子宫畸形、子宫破裂等致局部缺血而影响胎盘、胎儿。

2．胎儿因素　如胎儿严重畸形、严重的遗传性疾病、胎儿生长受限、胎儿宫内感染、母儿血型不合等。

3．胎盘及脐带因素　如前置胎盘、胎盘早剥、胎盘、胎膜感染、胎盘梗死、脐带脱垂、脐带打结、脐带扭转、前置血管破裂出血等。

【临床表现】

主要临床表现为孕妇自觉胎动消失，腹部不再继续增大。检查时听不到胎心，子宫小于停经月份，可考虑为胎死宫内。大多数胎儿于死亡后2～3周内自然娩出，如果胎儿宫内死亡时间过长，退行性变的胎盘可以释放凝血活酶进入母体血循环，激活血管内凝血因子，引起弥散性血管内凝血（DIC），消耗血液中纤维蛋白原及血小板等凝血因子。胎儿宫内死亡4周以上发生DIC的机会明显增加，可引起分娩时严重出血。

【诊断】

1．临床表现　孕妇自觉胎动消失，腹部不再继续增大。

2．腹部检查　发现子宫小于停经月份，无胎动，未闻及胎心音。

3．B超检查　B超是诊断死胎最常用、最准确、最方便的方法。B超检查不显示胎动及胎心音，若胎儿死亡过久，可显示颅骨塌陷、颅骨重叠、颅内结构不清楚、胎头变形。

【处理】

死胎一经确诊，无论胎儿死亡时间长短，均应积极处理。

1．胎儿死亡不久　可直接采用依沙吖啶羊膜腔内注射或前列腺素引产。术前应详细询问病史，判断有无合并引起产后出血及产褥感染的疾病（如血液系统疾病、肝炎等），并予以及时治疗。

2．死胎超过3周　应常规检查凝血功能。若血浆纤维蛋白原含量 $< 1.5g/L$，血小板 $< 100 \times 10^9/L$，应给予肝素治疗，剂量为每次0.5mg/kg，每6h给药一次。用药期间注意监测凝血时间。一般用药24～48h后即可使纤维蛋白原和血小板恢复到有效止血水平，然后再引产。术前应备新鲜血，注意预防产后出血和感染。引产可选用依沙吖啶羊膜腔内注射或前列腺素制剂引产。在宫颈成熟的基础上也可用缩宫素静脉滴注。

3．引产方法　①羊膜腔内依沙吖啶引产：依沙吖啶在妊娠晚期可引起子宫收缩力过强，导致子宫破裂，故对于有前次剖宫产史者应慎用。肝、肾功能不全者禁用。②缩宫素引产：使用缩宫素前应先口服己烯雌酚5mg，每日3次，连用5日，以提高子宫平滑肌对催产素的敏感性。③米非司酮配伍前列腺素引产：此法方便，越来越受到临床医生的认可，只要剂量掌握合适，临床应用还是比较安全、可靠的。胎盘娩出后应详细检查胎盘、脐带，以明确死亡原因。产后注意观察子宫收缩情况，以防产后出血，并及时服用退乳药物，防止泌乳。退乳可给予己烯雌酚 5mg，每日 3 次，连用 5 日。亦可炒麦芽 30g，煎后代茶饮。

本章临床执业助理医师考试要点

1．异位妊娠的病因、病理、临床表现、诊断与鉴别诊断、处理。

2．流产的概念、病因、临床类型、临床表现、诊断及鉴别诊断、治疗与预防。

3．早产的概念、病因、临床表现、诊断及鉴别诊断、治疗与预防。

4．过期妊娠的概念、病因、病理、诊断、对母儿的影响、治疗与预防。

5．前置胎盘的概念、病因、分类、临床表现、诊断与鉴别诊断、对母儿的影响及处理。

6．胎盘早剥的概念、病因、病理、临床表现、诊断与鉴别诊断、并发症、对母儿的影响及处理。

7．妊娠高血压的概念与分类、高危因素、病因、病理生理、对母儿的影响、临床表现、诊断、治疗与预防。

8．胎儿窘迫的病因、临床表现、诊断及处理。

9．胎膜早破的定义、病因、诊断、对母儿的影响及处理。

10．死胎的概念、病因、诊断方法及处理措施。

思考题

1．输卵管妊娠的结局有哪些？输卵管妊娠如何诊断与治疗？

2．输卵管妊娠应与哪些疾病相鉴别？

3．流产分几类？各型流产如何诊断？

4．流产应与哪些疾病进行鉴别？

5．早产如何诊断与预防？

6．过期妊娠如何诊断？处理原则是什么？

7．前置胎盘与胎盘早剥如何鉴别诊断？

8．胎盘早剥的常见并发症及处理是什么？

9．何谓妊娠高血压？妊娠高血压的诊断标准是什么？如何进行分类？妊娠高血压的并发症有哪些？

10．子痫前期和子痫的治疗原则是什么？

11．$MgSO_4$ 使用的注意事项有哪些？

12．胎儿窘迫的临床表现及诊断依据有哪些？胎儿窘迫如何处理？

13．胎膜早破的诊断方法有哪些？胎膜早破处理的原则是什么？

14．胎儿生长受限如何诊断、处理？

15．死胎处理的原则是什么？

（常爱红）

第十章　妊娠合并症

学习目标

通过本章内容的学习，学生应能：

识记：

1. 说出妊娠合并症的临床表现、诊断及其与妊娠的相互影响。
2. 列举妊娠合并心脏病的常见并发症和防治措施。

理解：

1. 解释妊娠合并症的病因。
2. 分析妊娠合并症的临床表现及防治原则。

应用：

评估妊娠合并症，并制订诊疗方案。

第一节　妊娠合并心脏病

妊娠期、分娩期及产褥期为了适应胎儿生长、分娩的需要，母体心血管系统发生一系列变化，可加重心脏病患者的心脏负担，从而诱发心力衰竭。妊娠合并心脏病是产科一种严重合并症，是孕产妇死亡的重要原因之一，其发生率国内报道为 1.1%，国外报道为 1%，在我国孕产妇死因顺位中高居第二位。正确诊断和处理妊娠合并心脏病对降低孕产妇及围产儿死亡率非常重要。

【妊娠、分娩对心脏病的影响】

1．妊娠期　孕妇的血容量随妊娠的进展，从妊娠 6 周开始增加，到妊娠 32 ~ 34 周达高峰，比孕前增加 30% ~ 45%，平均增加 1500ml，并维持高水平至分娩。因血容量的增多使心排血量增加，心率加快，心肌耗氧量加大，表现为每搏输出量加大，心率每分钟增加 10 ~ 15 次，加重心脏的负担。妊娠期子宫增大，膈肌上移，大血管扭曲，机械性地增加了心脏的负担。由于上述各种因素都使心脏负担加重，合并有心脏病的孕妇可能会出现明显症状，甚至发生心力衰竭。

2．分娩期　分娩期为心脏负担最重的时期。子宫收缩时子宫动脉压与子宫内压之间压力差减小，每次宫缩时有 250 ~ 500ml 液体从子宫中被挤入体循环，全身血容量增加；第二产程中产妇屏气用力，腹肌与骨骼肌都参加活动，外周阻力增加，动、静脉压增加，加之腹压加大，使内脏血液涌向心脏；第三产程，胎儿娩出后，子宫迅速缩小，子宫血窦内大量血液突然进入体循环，同时腹腔内压力骤减，血液流向内脏，回心血量急剧增加，造成血流动力学的急剧变化。上述因素加重了心脏的负担，使心脏病孕妇极易发生心力衰竭。

3．产褥期　产后3日内仍是心脏负担较重的时期。除子宫收缩，一部分血液进入体循环外，机体组织内潴留的液体也开始回到体循环，此时，心脏负担最重，是心脏病孕妇最危险的时期，应警惕心力衰竭的发生。

因此，妊娠32～34周、分娩期及产褥期最初3日内是妊娠合并心脏病孕妇最危险的时期，临床上应严密观察，注意监护。

【心脏病对妊娠的影响】

心脏病不影响生育能力，但心脏病孕妇会因慢性缺氧而引起胎儿生长发育受限。当发生心力衰竭时，则可因缺氧引起子宫收缩，导致流产、早产或胎儿窘迫、死胎。围生儿的死亡率是正常妊娠的2～3倍。

【妊娠合并心脏病的种类】

妊娠合并心脏病过去以风湿性心脏病多见。随着心血管系统诊断及检查技术的改进和提高，先天性心脏病占35%～50%，位居第一位。其次是风湿性心脏病、妊娠高血压心脏病、围生期心肌病、贫血性心脏病及慢性高血压心脏病等。

（一）先天性心脏病

先天性心脏病分为发绀型和无发绀型两类。无发绀型比较多见。大部分无发绀型患者能安全度过孕产期。发绀型患者对妊娠血流动力学改变的耐受力差，一旦妊娠，母儿死亡率可高达30%～50%，因此不宜妊娠。

（二）风湿性心脏病

以二尖瓣病变最多见，尤其是单纯性二尖瓣狭窄，主动脉瓣病变少见。

1．二尖瓣狭窄　占风湿性心脏病的2/3～3/4。患者早期无明显症状或轻微心悸、胸闷，随着妊娠月份的增加，临床症状加重，甚至发生急性肺水肿和充血性心力衰竭。

2．二尖瓣关闭不全　单纯二尖瓣关闭不全患者一般能耐受妊娠，很少发生心力衰竭。

3．主动脉瓣狭窄　单纯主动脉瓣狭窄较少见，轻型孕妇能安全度过妊娠期、分娩期和产褥期。重症者早期症状有疲劳感、活动后呼吸困难、眩晕或晕厥、左心衰竭，甚至死亡。

4．主动脉瓣关闭不全　主动脉瓣关闭不全的孕妇能较好地耐受妊娠，但重症患者可出现呼吸困难，甚至心力衰竭。

5．风湿性心脏病患者有下列情况不宜妊娠。

（1）有肺动脉高压、慢性心房颤动、Ⅲ度房室传导阻滞者。

（2）近期有活动性风湿热或并发细菌性心内膜炎。

（3）有过心力衰竭史。

（4）合并有严重的内科其他疾病，如有慢性肾炎、高血压、肺结核、糖尿病、严重贫血者。

凡不宜妊娠却已妊娠者，应于妊娠早期行人工流产，防止孕产期发生心力衰竭，危及母儿生命。

（三）妊娠高血压心脏病

妊娠高血压孕妇，过去无心脏病病史及体征，突然发生以左心衰竭为主的全心衰竭，称为妊娠高血压心脏病。因冠状动脉痉挛，心肌缺血，周围小动脉阻力增加，水、钠潴留及血黏稠度增加等，加重了心脏负担而诱发急性心力衰竭。临床上常见症状为干咳，夜间较明显。若诊断及时、治疗得当，孕妇常能度过妊娠期及分期娩，产后病因消除，病情会逐渐缓解，多不遗留器质性心脏病变。

（四）围生期心肌病

围生期心肌病（peripartum cardiomyopathy）是发生在妊娠最后3个月或产后6个月内的扩张型心肌病。患者既往无心脏疾病、妊娠高血压及肾疾病。确切病因不清楚。临床表现不尽相同，主要表现为呼吸困难、心悸、咯血、端坐呼吸、胸痛、水肿、肝大、心律失常等心力衰竭症状。心电图显示左心室扩大，ST段及T波异常改变，可伴有各种心律失常。胸部X线检查见心脏增大、肺淤血。超声心动图见心脏扩大，以左心室为主，心脏搏动无力，射血分数降低，可见左心房内附壁血栓。本病发生与妊娠无关，无特殊治疗方法，若能早期诊断并及时处理，可降低死亡率。再次妊娠可以复发，应注意避孕。

（五）心肌炎

心肌炎（myocarditis）是心肌本身局灶性或弥漫性炎性改变，可发生在妊娠任何阶段。主要病因认为与病毒感染有关。临床表现缺乏特异性，可为隐匿性发病，患者常有发热、咳嗽、咽痛、咳嗽、恶心、呕吐、乏力，之后出现心悸、胸痛、呼吸困难和心前区不适。体格检查可见与发热不平行的心动过速、心律失常、心脏普遍性扩大、心电图 ST 段及 T 波异常改变和各种心律失常。辅助检查见白细胞增多、红细胞沉降率加快、C- 反应蛋白增加、心肌酶谱增高。发病 3 周后血清抗体滴度增高 4 倍，有利于心肌炎的诊断。

【诊断】

（一）妊娠合并心脏病的诊断

1．病史　详细询问妊娠前有无心脏病、风湿热病史，有无心力衰竭史。

2．临床表现　由于妊娠后孕妇心血管系统发生变化，可出现类似心脏病的症状与体征，如心悸、气促、下肢水肿、心动过速等。心脏检查发现有轻度增大和心脏收缩期杂音。妊娠还可以使原有心脏病的某些体征发生变化，给心脏病的诊断增加难度。因此，应注意以下有意义的症状和体征。

（1）孕前有心悸、气促，心力衰竭或风湿热史。

（2）有发绀、杵状指、持续颈静脉怒张。心脏听诊有舒张期 2 级以上杂音、或全收缩期 3 级以上杂音。

（3）严重心律失常，如心房颤动、ST 段及 T 波异常改变、Ⅲ度房室传导阻滞。

（4）X 线检查显示有明显的心界扩大及心脏结构异常。

3．辅助检查　心电图检查提示心律失常或心肌损害，ST 段及 T 波异常；X 线检查心界扩大；超声心动检查发现“城垛样”改变，提示二尖瓣狭窄。

（二）心功能分级心脏病

根据美国纽约心脏病协会（NYHA）提出，按照患者所能负担的劳动程度，将心脏病孕妇心功能分为四级：

Ⅰ级　一般体力活动不受限。

Ⅱ级　一般体力活动轻度受限，活动后心悸、轻度气促，休息时无症状。

Ⅲ级　一般体力活动明显受限，休息时无不适，轻微日常工作即感不适、心悸、呼吸困难，或既往有心力衰竭史者。

Ⅳ级　一般体力活动严重受限，不能进行任何体力活动，休息时有心悸、呼吸困难等心力衰竭表现。

（三）早期心力衰竭的诊断标准

1．轻微活动后即感胸闷、心悸、气促。

2．休息时，心率每分钟超过 110 次，呼吸每分钟超过 20 次。

3．夜间常因胸闷而坐起呼吸，或到窗口呼吸新鲜空气。

4．肺底部出现少量持续性湿啰音，咳嗽后不消失。

（四）心力衰竭的诊断

1．诱因　心力衰竭发生前常有上呼吸道感染、妊娠高血压、重度贫血、心房颤动、产后发热或过度劳累等。

2．临床表现　有气促、发绀、端坐呼吸、咳嗽、咯白色泡沫样痰，严重者咯粉红色泡沫痰。体格检查：心率增快、呼吸次数增多，肺底部可闻及湿啰音。颈静脉充盈、肝大、下肢水肿，有心脏病体征。

（五）心脏病患者可否妊娠的依据

根据心脏病种类、病变程度、是否需手术矫治、心功能分级别及医疗条件等，综合判断耐受妊娠的能力。

1．可以妊娠　心功能Ⅰ～Ⅱ级，既往无心力衰竭史，心脏病变较轻者。

2．不宜妊娠　心功能Ⅲ～Ⅳ级，既往有心力衰竭史，心脏病变较重，有肺动脉高压、发绀型先天性心脏病、严重心律失常、活动性风湿热、心脏病并发细菌性心内膜炎、急性心肌炎等患者，不宜妊娠；年龄超过35岁，心脏病病程较长者，不宜妊娠。

【处理】

（一）妊娠期

1．判断能否继续妊娠　根据上述依据，对不宜妊娠的心脏病孕妇，应在妊娠12周前行人工流产术终止妊娠。对超过妊娠12周以上者可行钳刮术或中期引产术。若已发生心力衰竭，控制心力衰竭后终止妊娠。对超过妊娠28周以上者，应加强孕期检查，提前留住院待产，保证患者安全度过孕产期。

2．加强孕期保健，定期进行产前检查　及早发现心力衰竭的早期征象。妊娠20周前，每2周进行1次产前检查。妊娠20周后，尤其是孕32周后，发生心力衰竭的概率增加，产前检查应每周1次，发现心力衰竭的早期征象，立即住院治疗。注意休息，预防心力衰竭的发生。保证合理的高蛋白、高维生素、低盐、低脂肪饮食。积极预防和治疗各种引起心力衰竭的诱因，如上呼吸道感染、贫血、妊娠高血压等。

（二）分娩期

妊娠晚期，根据孕妇的心功能及身体状况提前选择适当的分娩方式。

1．经阴道分娩　心功能Ⅰ～Ⅱ级、胎儿不大、胎位正常、宫颈条件良好者，可经阴道分娩。产时严密监护心功能。

（1）第一产程：安慰及鼓励产妇，消除其精神紧张。密切注意脉搏、呼吸、血压及心功能情况。宫缩开始后疼痛可加重心脏负担，可适当给予地西泮、哌替啶等镇静药，如哌替啶50～100mg、地西泮10mg肌内注射。一旦发生心力衰竭征象，应取半卧位，高浓度面罩吸氧，同时给强心药，如去乙酰毛花苷0.4mg加25%葡萄糖溶液20ml，缓慢静脉注射。必要时每隔4～6小时重复给药一次。产程开始后应给予抗生素预防感染。如心力衰竭不易控制，应在控制心力衰竭的同时行剖宫产术。

（2）第二产程：避免产妇用力屏气，尽量缩短第二产程。宫口开全，胎先露较低时，可行阴道助产术（胎头吸引术、低位产钳或臀牵引术）。

（3）第三产程：胎儿娩出后，产妇腹部应立即放置沙袋，防止腹压骤降而诱发心力衰竭。预防产后出血，可静脉或肌内注射缩宫素10～20U，禁用麦角新碱，以防静脉压增高。产后出血过多时，应及时输血、输液，注意速度不宜过快。

2．剖宫产术　有产科适应证及心功能在Ⅲ～Ⅳ级以上者，应择期行剖宫产术。如已有心力衰竭，则应，先控制心力衰竭，然后进行手术。选择适当的麻醉方式——连续硬膜外阻滞麻醉，术中加强监护及抢救措施。对不宜再妊娠者，可同时行输卵管结扎术。

（三）产褥期

产后3日内，尤其产后24小时内心脏负担依然很重，应卧床休息，防止心力衰竭的发生。应用广谱抗生素预防感染，至产后1周，无感染征象时停药。心功能Ⅱ级以上者不宜哺乳。不宜再妊娠者，应避孕或行绝育术。若有心力衰竭，须充分控制后，再择期行绝育术。

（四）心脏手术适应证

妊娠期血流动力学的改变使心脏储备能力下降，影响心脏手术后的恢复，加之术中用药及体外循环对胎儿的影响，一般不主张在孕期手术，尽可能在幼年、孕前或延至分娩后再行心脏手术。

第二节　妊娠合并急性病毒性肝炎

妊娠合并急性病毒性肝炎时，由肝炎病毒引起的肝损害较非孕时重。病毒性肝炎按病原分为甲型、乙型、丙型、丁型和戊型 5 种，以乙型肝炎最常见。重症肝炎是我国孕产妇死亡的主要原因之一。

【妊娠对病毒性肝炎的影响】

妊娠本身不增加肝炎病毒的感染性。但妊娠期间肝负担加重，肝抗病能力降低，可使病毒性肝炎病情加重，增加诊断和治疗难度。重症肝炎及肝性脑病发生率增加。

【病毒性肝炎对母儿的影响】

1．对孕妇的影响　妊娠早期患病者，恶心、呕吐症状明显加重。妊娠晚期患病者，易转变成重症肝炎，重度妊娠高血压发生率增高。产后出血率增加。

2．对胎儿及新生儿的影响　妊娠早期，胎儿的畸形发生率增高 2 倍，流产、早产、死胎、死产及新生儿死亡率增高。近年来研究发现，病毒性肝炎与唐氏综合征的发病密切相关。妊娠期患病毒性肝炎可通过垂直传播而感染胎儿，围生期感染的婴儿可转为慢性病毒携带者。

3．母婴传播　不同类型肝炎传播途径不同。乙型肝炎、丙型肝炎和丁型肝炎以母婴传播为主。

（1）甲型病毒性肝炎（viral hepatitis type A）：由甲型肝炎病毒（HAV）引起，潜伏期平均 20 ～ 30 日，经粪 - 口途径传播。临床表现为急性起病，畏寒、发热、食欲减退、恶心、乏力、肝大、肝功能异常，部分患者出现黄疸。HAV 不经胎盘感染胎儿，若在妊娠晚期患 HAV，分娩过程中接触母体血液或受粪便污染可使新生儿感染。

（2）乙型病毒性肝炎（viral hepatitis type B）：由乙型肝炎病毒（HBV）引起，以母婴传播为主。临床表现多样化，可发展成慢性肝炎和肝硬化，甚至肝癌。潜伏期 30 ～ 150 日。

乙型病毒性肝炎病毒血清学标记及其临床意义：① HBsAg（+）：提示感染 HBV，多见于乙型病毒性肝炎患者或乙型肝炎病毒携带者。② HBsAb（+）：提示曾感染过 HBV，已产生免疫。③ HBeAg（+）：提示血液中有大量 HBV 存在，传染性较强。④ HBeAb（+）：提示 HBV 感染恢复期，传染性较低。⑤ HBcAb-IgM（+）：提示处于 HBV 复制阶段，是 HBV 感染期。

（3）丙型病毒性肝炎（viral hepatitis type C）：由丙型肝炎病毒（HCV）引起，主要通过输血、血液制品、注射、性生活、母婴传播等途径传播。临床表现与乙型肝炎相似。潜伏期 5 ～ 12 周。

（4）丁型病毒性肝炎（viral hepatitis type D）　由丁型肝炎病毒（HDV）引起，是一种缺陷性负链病毒，须与乙型肝炎病毒共生才能复制。传播途径与乙型肝炎相同，孕期少见。潜伏期 4 ～ 20 周。

（5）戊型病毒性肝炎（viral hepatitis type E）：由戊型肝炎病毒（HEV）引起，传播途径及临床表现与甲型肝炎相似。潜伏期 15 ～ 62 日。孕期感染易发生重症肝炎，死亡率高，妊娠晚期死亡率达到 10% ～ 20%。

【诊断】

妊娠期病毒性肝炎诊断与非孕期相同，但比非孕期困难。应根据流行病学详细询问病史，结合临床症状、体征及实验室检查进行综合判断。

1．病史　有与病毒性肝炎患者密切接触史，半年内有输血、注射血制品史。

2．临床表现　常出现消化系统症状，如食欲减退、恶心、呕吐、腹胀、肝区痛等，不能用妊娠或其他原因解释，继而出现乏力、畏寒、发热。体格检查可见部分患者有皮肤、巩膜黄染，可触及肝大，肝区叩击痛。

3．辅助检查　肝转氨酶增高，血清总胆红素在 17μmol/L 以上，尿胆红素阳性。相应肝炎病毒血清学检查发现阳性。

4．妊娠合并重症肝炎的诊断

（1）消化道症状明显，表现为食欲极度减退，频繁呕吐、腹胀，出现腹腔积液。

（2）黄疸迅速加深。

（3）出现肝进行性缩小，有肝臭气味。

（4）迅速出现肝性脑病表现，如嗜睡、烦躁不安、神志不清，甚至昏迷。

（5）肝功能异常，酶胆分离。

（6）凝血功能障碍，全身有出血。

（7）肝肾综合征：表现为急性肾衰竭。

【鉴别诊断】

1．妊娠剧吐引起的肝损害　妊娠早期因反复呕吐或长期饥饿，导致水、电解质及酸碱平衡紊乱，甚至肝、肾功能受损。但表现为肝转氨酶 ALT 轻度升高，黄疸轻微，尿酮体阳性，纠正酸碱平衡及水、电解质紊乱后，症状迅速好转，病毒血清学检查无异常。

2．妊娠高血压引起的肝损害　多发生在妊娠 20 周后，肝转氨酶 ALT 轻度至中度升高，但胃肠道症状不明显，且有妊娠高血压的典型表现，终止妊娠后肝功能迅速恢复正常。妊娠期病毒性肝炎孕妇常合并有妊娠高血压。

3．妊娠肝内胆汁淤积症　多在妊娠 28 周前后出现，主要症状有全身瘙痒，随后出现黄疸，无明显消化道症状，一般情况良好。产后迅速恢复，再次妊娠容易复发。血清学检查血清总胆酸 > 15μmol/L 即可诊断，可伴直接胆红素轻度至中度升高，肝转氨酶正常或轻度升高。

4．妊娠期急性脂肪肝　是发生在妊娠晚期的严重肝功能障碍，又称妊娠特发性脂肪肝。起病时表现为恶心、呕吐、出血倾向、黄疸和肝性脑病等。直接胆红素和间接胆红素均升高，但尿胆红素多为阴性，易被误诊为重症肝炎。但终止妊娠后病情明显好转，肝活检发现肝细胞严重脂肪变性可确诊。

5．妊娠期药物性肝损害　使用过对肝有损害的药物，如氯丙嗪、异丙嗪、苯巴比妥等。无病毒性肝炎史，服药时出皮疹、瘙痒，嗜酸性粒细胞增高，停药后多数恢复正常。

【处理】

1．妊娠期轻型肝炎　可继续妊娠，治疗与非孕期相同，但需注意应尽量避免使用损害肝的药物，以免加重肝负担。注意休息，避免过量活动。加强营养，给予高维生素、高蛋白、足量糖类、低脂肪饮食。注意预防感染，产时严格消毒，使用广谱抗生素。有黄疸者住院治疗，按重症肝炎处理。积极保肝治疗，可服用葡醛内酯等保肝药物。

2．妊娠期重型肝炎

（1）保肝治疗：可用胰高血糖素 1 ～ 2mg，胰岛素 6 ～ 12U 溶入 10% 葡萄糖溶液 500ml 中静脉滴注，2 ～ 3 周为一疗程。也可用新鲜血浆 200 ～ 400ml，每周 2 ～ 4 次，可补充凝血因子。

（2）预防和治疗肝性脑病：出现肝性脑病前驱症状时，应限制蛋白质的摄入量（< 0.5g/d），增加糖类，保持大便通畅，减少氨及毒素的吸收。常用醋谷胺 600 mg 静脉滴注抑制血氨，也可用精氨酸 25 ～ 50g 静脉滴注，纠正氨中毒，解除肝性脑病。复方氨基酸注射液 250ml，每日 1 ～ 2 次静脉滴注，能调整血清氨基酸比值，使肝性脑病患者清醒。

（3）预防及治疗 DIC：DIC 是妊娠期重症肝炎孕妇的主要死亡原因。及时补充新鲜血及凝血酶原复合物。有 DIC 者，在凝血功能监测下，酌情使用肝素治疗。产前 4 小时至产后 12 小时内不宜使用肝素，以免发生产后出血。

（4）肾衰竭的治疗：按急性肾衰竭处理，严格限制入液量，及时补充血容量，改善肾血液循环，增加尿量，限制含钾食物，纠正酸中毒。可予利尿及扩血管治疗。如呋塞米 60 ~ 80mg 静脉注射，必要时 2 ~ 4 小时重复一次。多巴胺 20 ~ 80mg 静脉滴注。避免使用损害肾的药物。

3．产科处理

（1）妊娠期：早期患重症肝炎，经积极治疗，病情好转后可终止妊娠。妊娠中、晚期者，尽量避免终止妊娠、避免手术和药物对肝的影响。给予维生素 C、葡醛内酯保肝治疗。病情无好转者，应考虑终止妊娠。

（2）分娩期：主张选择剖宫产，术中尽可能少出血及缩短手术时间。若经阴道分娩应尽量避免损伤，分娩前数日肌内注射维生素 K_1，每日 20 ~ 40mg；准备好新鲜血液，间断吸氧，注意胎心变化及凝血功能；防止滞产，宫口开全后应缩短产程，可行会阴侧切术，必要时行胎头吸引或产钳助产；动作轻柔，防止软产道裂伤；预防产后出血，可给缩宫素及按摩子宫。对重症肝炎患者，经积极控制 24 小时后迅速终止妊娠。

（3）产褥期：注意休息，加强营养，应用对肝损害小的广谱抗生素预防感染。注意血压、脉搏及阴道出血量，观察病情及肝功能的变化。HBsAg 阳性可以哺乳，HBeAg 阳性孕妇者不宜哺乳，应尽早退乳，退乳避免使用对肝有损害的雌激素，可口服生麦芽或外敷芒硝。患肝炎妇女应于肝炎痊愈半年，最好 2 年后再妊娠。

4．新生儿处理　妊娠合并急性病毒性肝炎患者，对其新生儿应做相应处理。

（1）取脐血检查各项肝功能指标及乙型肝炎病毒血清学指标。

（2）预防接种：①主动免疫：出生后 24 小时内注射乙型肝炎疫苗 30μg，生后 1 个月、6 个月时再分别注射乙型肝炎疫苗 10μg（0.5ml）。②被动免疫：出生后立即肌内注射乙型肝炎免疫球蛋白 0.5ml，生后 1 个月、3 个月、6 个月再分别注射 0.5ml。③联合免疫：新生儿出生后 6 小时内和出生后 3 ~ 4 周时分别肌内注射 100U 乙型肝炎免疫球蛋白，乙型肝炎疫苗按上述方法接种。

第三节　妊娠合并贫血

贫血是妊娠期较常见的合并症。由于妊娠期血容量增加，血液呈稀释状态，又称“生理性贫血”。贫血对母、儿均造成一定伤害，是孕妇死亡的重要原因之一。妊娠合并缺铁性贫血最常见。

【贫血对妊娠的影响】

1．对孕妇的影响　轻度贫血影响不大，重度贫血时会出现贫血性心脏病；胎盘缺氧易发生妊娠高血压；严重贫血，易发生失血性休克；贫血时机体抵抗力低，易发生产褥感染危及生命。

2．对胎儿的影响　孕妇骨髓和胎儿在竞争摄取孕妇血清铁的过程中，胎儿组织占优势，而铁通过胎盘由孕妇运至胎儿是单向运输，当孕妇患重度贫血时，容易造成胎儿生长受限、胎儿窘迫、早产或死胎。

【妊娠期贫血的诊断标准】

由于妊娠期血液系统的生理变化，妊娠期贫血的诊断标准不同于非孕妇女。世界卫生组织的标准为：孕妇外周血血红蛋白 $<$ 110g/L 及血细胞比容 $<$ 0.33 为妊娠期贫血。我国的标准为：血红蛋白 $<$ 100g/L、红细胞计数 $< 3.5 \times 10^{12}$/L 或血细胞比容 $<$ 0.30 为妊娠期贫血。

一、缺铁性贫血

缺铁性贫血是妊娠期最常见的贫血，占妊娠期贫血的 95%。由于胎儿的发育及妊娠期血容量增加，对铁的需求增加，尤其是妊娠期后期，孕妇对铁的摄取不足或吸收不良，均可引起贫血。

【病因】

孕妇缺铁的主要原因是妊娠期铁的需要量增加。以每毫升血液含铁 0.5ml 计算，妊娠期血容量增加需铁 650 ～ 750mg，胎儿生长发育需铁 250 ～ 350mg，故孕期需铁 1000mg 左右。孕妇每日需铁至少 4mg。每日饮食中含铁 10 ～ 15mg，吸收率为 10%，即 1 ～ 1.5mg，妊娠后期铁的最大吸收率为 40%，仍不能满足需要。若不补充铁剂，则容易耗尽体内储存的铁而造成铁缺乏，导致缺铁性贫血。

【诊断】

1．病史　既往有月经过多等慢性失血性疾病史；有长期偏食、孕早期呕吐、胃肠功能紊乱导致的营养不良病史等。

2．临床表现　轻者无明显症状，重者可有乏力、头晕、心悸、气促、食欲缺乏、腹胀、腹泻。皮肤黏膜苍白，皮肤、毛发干燥，指甲脆、薄，以及口腔炎、舌炎等。

3．实验室检查

（1）外周血象：妊娠期或产褥期，血红蛋白＜ 100g/L 即为贫血。其他指标也低，如红细胞＜ 3.5×10^{12}/L、血细胞比容＜ 0.30、红细胞平均体积（MCV）＜ 80fl、红细胞平均血红蛋白浓度（MCHC）＜ 0.32，而白细胞计数及血小板计数均在正常范围内。

（2）铁代谢检查：血清铁＜ 5.37μmol/L，总铁结合力＞ 64.44μmol/L，可以诊断为缺铁性贫血。血清铁下降可以出现在血红蛋白下降以前，是缺铁性贫血的早期表现。

（3）骨髓检查：红细胞系增生活跃，以中、晚幼红细胞增生为主。

【预防】

1．妊娠前积极治疗失血性疾病（如月经过多等），以增加铁的储备。

2．孕期加强营养，鼓励进食含铁丰富的食物，如猪肝、鸡血、豆类等。

3．在产前检查时，孕妇必须定期检测血常规，尤其在妊娠后期应重复检查。

4．妊娠 4 个月起应常规补充铁剂，每日口服硫酸亚铁 0.3g。

【治疗】

治疗原则是补充铁剂和去除导致缺铁性贫血的原因。一般性治疗包括增加营养和食用含铁丰富的食物，对胃肠道功能紊乱和消化不良者给予对症处理。

1．补充铁剂　以口服给药为主。硫酸亚铁 0.3g，每日 3 次，同时服维生素 CO 0.3g 和 10% 稀盐酸 0.5 ～ 2ml 促进铁的吸收。也可选用 10% 枸橼酸铁铵 10 ～ 20ml，每日 3 次口服。多糖铁复合物的不良反应较少，每次 150mg，每日 1 ～ 2 次。对妊娠后期重度缺铁性贫血或因严重胃肠道反应不能口服铁剂者，可用右旋糖酐铁或山梨醇铁。两种制剂分别含铁 25mg/ml 和 50mg/ml。给药途径为深部肌内注射，首次给药应从小剂量开始，第 1 日 50mg，若无不良反应，第 2 日可增至 100mg，每日 1 次肌内注射。

2．输血　多数缺铁性贫血孕妇经补充铁剂后血象很快改善，不需输血。当血红蛋白＜ 60g/L、接近预产期或短期内需行剖宫产术者，应少量、多次输红细胞悬液或全血，避免加重心脏负担而诱发急性左心衰竭。

3．预防产时并发症　对中、重度贫血产妇于临产后配血备用。严密监护产程，防止产程过长，阴道助产缩短第二产程。积极预防产后出血，当胎儿前肩娩出后，肌内注射或静脉注射缩宫素 10 ～ 20U。如无禁忌证，胎盘娩出后可肌内注射或静脉注射麦角新碱 0.2mg，同时用缩宫素 20U 加于 5% 葡萄糖注射液中静脉滴注，持续至少 2 小时。出血多时应及时输血。产程中严格无菌操作，产时及产后给广谱抗生素预防感染。

二、巨幼细胞贫血

巨幼细胞贫血（megaloblastic anemia）是由叶酸或维生素 B_{12} 缺乏引起 DNA 合成障碍所致

的贫血。外周血呈大细胞高血红蛋白性贫血。其发病率国外报道为 0.5% ～ 2.6%，国内报道为 0.7%。

【病因】

妊娠期本病 95% 由于叶酸缺乏所致。少数患者因缺乏维生素 B_{12} 而发病，人体需要维生素 B_{12} 量很少，贮存量较多，单纯因维生素 B_{12} 缺乏而发病者较少。

【对孕妇及胎儿的影响】

重度贫血时，贫血性心脏病、妊娠高血压、胎盘早剥、早产、产褥感染等疾病的发病率明显增高。叶酸缺乏可致胎儿神经管缺陷等多种畸形，胎儿宫内生长受限、死胎等发生率也明显增高。

【临床表现与诊断】

1．贫血　本病多发生在妊娠中、晚期，起病较急，贫血多为中、重度。表现为乏力、头晕、心悸、气促、皮肤黏膜苍白等。

2．消化道症状　食欲缺乏、恶心、呕吐、腹泻、腹胀、厌食、舌炎、舌乳头萎缩等。

3．周围神经炎症状　手足麻木、针刺、冰冷等感觉异常以及行走困难等。

4．其他　低热、水肿、脾大等，严重者可出现腹腔积液或浆膜腔积液。

5．实验室检查

（1）外周血象：为大细胞性贫血，血细胞比容降低，红细胞平均体积（MCV）> 100fl，红细胞平均血红蛋白含量（MCH）> 32pg，大卵圆形红细胞增多、中性粒细胞核分叶过多，粒细胞体积增大，核肿胀，网织红细胞大多减少，血小板减少。

（2）骨髓象：红细胞系呈巨幼细胞增生，不同成熟期的巨幼细胞系占骨髓细胞总数的 30% ～ 50%，核染色质疏松，可见核分裂象。

（3）叶酸及维生素 B_{12} 值：血清叶酸 < 6.8mmol/L、红细胞叶酸 < 227nmol/L 提示叶酸缺乏。血清维生素 B_{12} < 90pg，提示维生素 B_{12} 缺乏。叶酸和维生素 B_{12} 缺乏的临床症状、骨髓象及血象改变均相似，但维生素 B_{12} 缺乏时常有神经系统症状，而叶酸缺乏时无神经系统症状。

【防治】

1．加强孕期营养指导　改变不良饮食习惯，多食新鲜蔬菜、水果、瓜豆类、肉类、动物肝及肾等食物。对有高危因素的孕妇应从妊娠 3 个月开始，每日口服叶酸 0.5 ～ 1mg，连续服用 8 ～ 12 周。

2．补充叶酸　确诊为巨幼细胞贫血的孕妇，应每日口服叶酸 15mg，或每日肌内注射叶酸 10 ～ 30mg，直至症状消失、贫血纠正。若治疗效果不显著，检查发现缺铁，应同时补给铁剂。有神经系统症状者，单独用叶酸有可能使神经系统症状加重，应及时补充维生素 B_{12}。

3．维生素 B_{12}100 ～ 200μg 肌内注射，每日 1 次，2 周后改为每周 2 次，直至血红蛋白值恢复正常。

4．血红蛋白 < 60g/L 时，应少量、间断输新鲜血或红细胞悬液。

5．分娩时避免产程延长，预防产后出血，预防感染。

三、再生障碍性贫血

再生障碍性贫血（aplastic anemia），简称再障，是因骨髓造血干细胞数量减少和质的缺陷导致造血障碍，引起外周全血细胞（红细胞、白细胞、血小板）减少为主要表现的一组综合征。国内报道，妊娠合并再生障碍性贫血占分娩总数的 0.3% ～ 0.8%。再生障碍性贫血孕妇妊娠高血压、感染、出血的概率增加，是孕产妇的重要死因。

【临床表现及诊断】

主要表现为进行性贫血、皮肤及内脏出血或反复感染，可分为急性型和慢性型，孕妇以慢性型居多。贫血呈正细胞型、全血细胞减少。骨髓象见多部位增生减低或严重减低，有核细胞甚少，幼粒细胞、幼红细胞、巨核细胞均减少，淋巴细胞相对增高。孕期血红蛋白≤ 60g/L 对胎儿不利，可导致流产、早产、胎儿生长受限、死胎及死产等。

【处理】

应由产科医生及血液科医生共同管理，主要以支持疗法为主。

1．妊娠期

（1）治疗性人工流产：再生障碍性贫血患者在病情未缓解之前应避孕，若已妊娠，在妊娠早期应做好输血准备的同时行人工流产。对妊娠中、晚期孕妇，由于终止妊娠有较大危险，应加强支持治疗，在严密监护下妊娠至足月分娩。

（2）支持疗法：注意休息，加强营养。间断吸氧，少量、间断、多次输新鲜血，增加全血细胞，使血红蛋白＞ 60g/L。或间断成分输血，输白细胞、血小板及红细胞悬液。

（3）出现明显出血倾向：给予肾上腺皮质激素治疗，如泼尼松 10mg，每日 3 次口服，但肾上腺皮质激素抑制免疫功能，易致感染，不宜久用。也可用蛋白合成激素，如羟甲烯龙 5mg，每日 2 次口服，有刺激红细胞生成的作用。

（4）预防感染：选用对胎儿无影响的广谱抗生素。

2．分娩期　尽量经阴道分娩，缩短第二产程，防止第二产程用力过度，造成脑等重要脏器出血或胎儿颅内出血。防止产道裂伤、产后出血和感染。

3．产褥期　继续支持疗法，应用子宫收缩药加强宫缩，预防产后出血，使用广谱抗生素预防感染。

第四节　妊娠合并糖尿病

妊娠期间糖尿病包括妊娠前已有糖尿病（糖尿病合并妊娠）和妊娠前糖代谢正常，妊娠期才出现的糖尿病（妊娠糖尿病 gestational diabetes mellitus，GDM）两种。GDM 患者糖代谢异常多于分娩后能恢复正常，但 30% 的患者 5 ～ 10 年后发生糖尿病的机会增加。由于妊娠糖尿病的临床过程较为复杂，对母儿有较大的危害，必须引起重视。

【妊娠对糖尿病的影响】

1．妊娠使孕妇对胰岛素的需求量增加　妊娠期糖代谢发生明显变化，此外，随着妊娠的进展，抗胰岛素样物质（如胎盘催乳素、雌激素、孕酮、皮质醇和胎盘胰岛素酶等）增加，使孕妇对胰岛素的敏感性下降，为维持正常糖代谢水平，胰岛素需求量增加，比非孕时增加 1 倍。

2．妊娠使糖尿病诊断难度加大　妊娠早期的食欲缺乏、剧吐以及分娩期体力消耗加大造成糖代谢明显变化。孕妇肾排糖阈降低，影响对胰岛素需求量的正确评价。妊娠的各种并发症、哺乳和产后感染增加病情的复杂性。胎盘催乳素促进脂肪的分解和酮体的形成。由于妊娠期糖代谢变化复杂，妊娠糖尿病患者若不及时调整胰岛素的用量，较易发生酮症酸中毒、低血糖昏迷等并发症。

【糖尿病对妊娠的影响】

（一）对孕妇的影响

1．自然流产　高血糖可使胚胎发育异常甚至死亡。流产发生率达 15% ～ 30%。糖尿病患者宜在血糖控制正常后妊娠。

2．妊娠高血压　糖尿病孕妇妊娠高血压的发病率比正常孕妇高 3 ～ 5 倍。糖尿病孕妇因糖尿病导致血管病变，发生小血管内皮细胞增厚及管腔狭窄，组织供血不足。尤其并发肾病变时，妊娠高血压的发生率可高达 50% 以上。糖尿病孕妇一旦并发妊娠高血压，病情较重，对母儿影响极大。

3．感染　是糖尿病的主要并发症。糖尿病造成白细胞的多种功能缺陷，抵抗力下降而导致感染，常由细菌或者真菌引起，如泌尿系感染或外阴阴道假丝酵母菌病，严重者引起感染性休克。

4．羊水过多　因胎儿高血糖、高渗性利尿致使胎尿排出增多，羊水量增加，其发生率较非糖尿病孕妇多 10 倍。血糖控制后，羊水量也逐渐转为正常。

5．手术产及产伤　因巨大胎儿发生率明显增高，难产、手术产发生率随之增高。产程延长导致产后出血。

6．酮症酸中毒　由于妊娠期糖代谢的复杂变化，胰岛素相对或绝对缺乏，血糖不能被利用，体内脂肪分解增加，酮体产生增多。酮症酸中毒加重胎儿缺氧，严重时可导致死胎。酮症酸中毒主要见于 1 型糖尿病或未能及时诊断、治疗的 GDM 患者。

（二）对胎儿及新生儿的影响

1．巨大胎儿　发生率高达 25% ～ 42%。其原因为葡萄糖可通过胎盘进入胎儿血循环，胎儿长期处于高糖状态，刺激胰岛细胞增生，产生过量胰岛素，促进蛋白质、脂肪合成和抑制脂肪分解作用，导致胎儿躯干过度发育。

2．畸形胎儿　发生率高，可能与代谢紊乱、缺氧或应用治疗糖尿病的药物有关。

3．早产和流产　发生率增高 10% ～ 25%。其原因有羊水过多、妊娠高血压、胎儿窘迫及其他合并症，常需提前终止妊娠。

4．新生儿合并症　若糖尿病合并妊娠高血压、酮症酸中毒，使胎儿慢性缺氧，诱导红细胞生成素产生增多，引起红细胞生成增多，导致新生儿红细胞增多症的发生。新生儿出生后体内大量红细胞被破坏，胆红素产生增加，造成新生儿高胆红素血症。高胰岛素血症具有拮抗糖皮质激素的作用，因而使胎儿肺表面活性物质分泌减少，从而导致胎儿肺成熟延迟，故新生儿呼吸窘迫综合征发生率增高。胎儿娩出后，母体血糖供应中断而出现反应性低血糖，严重危及新生儿生命。

【诊断】

1．病史　既往有糖尿病家族史、肥胖、巨大胎儿、畸形儿、无原因的反复流产史、死胎、死产、新生儿呼吸窘迫综合征等病史。

2．临床表现　患者妊娠期出现多饮、多食、多尿，体重不升或减轻，甚至出现血糖增高伴酮症酸中毒。高龄、肥胖、孕期多次尿糖阳性、反复真菌性阴道炎、本次妊娠胎儿偏大或羊水过多等，应警惕有妊娠糖尿病。

3．辅助检查

（1）空腹血糖测定：2 次或 2 次以上空腹血糖≥ 5.8mmol/L 者，可诊断为糖尿病。

（2）糖筛查试验：我国学者建议在妊娠 24 ～ 28 周进行 GDM 筛查。试验方法为：将 50g 葡萄糖粉溶于 200ml 水中，5 分钟内服完，测服糖后 1 小时血糖值，若血糖值≥ 7.8mmol/L 为糖筛查阳性，需行口服葡萄糖耐量试验（oral glucose tolerance test，OGTT）以明确诊断。若血糖≥ 11.2mmol/L，则检查空腹血糖，若 2 次空腹血糖≥ 5.8mmol/L，则诊断为 GDM；若空腹血糖正常，则再行口服葡萄糖耐量试验（OGTT）。

（3）口服葡萄糖耐量试验（OGTT）：我国多采用 75g 葡萄糖耐量试验。禁食 12 小时后，口服葡萄糖 75g，其诊断标准：空腹血糖 5.6 mmol/L，1 小时 10.3mmol/L，2 小时 8.6mmol/L，3 小时 6.7mmol/ L。若四个时点血糖值其中有 2 项或 2 项以上达到或超过正常值，即可诊断为妊娠糖尿病。仅 1 项高于正常值，即诊断为糖耐量减低。

【妊娠合并糖尿病的分级】

A 级：妊娠期出现或发现糖尿病。

A_1 级：经控制饮食，空腹血糖＜ 5.8mmol/L，餐后 2 小时血糖＜ 6.7mmol/L。

A_2 级：经控制饮食，空腹血糖≥ 5.8mmol/L，餐后 2 小时血糖≥ 6.7mmol/L。

B 级：显性糖尿病，20 岁以后，或合并单纯性视网膜病。

C 级：发病年龄 10 ～ 20 岁，或病程达 10 ～ 19 年。

D 级：10 岁前发病，或病程≥ 20 年，或合并单纯性视网膜病。

F 级：糖尿病肾病。

R 级：眼底有增生性视网膜病变或玻璃体积血。

H 级：冠状动脉粥样硬化性心脏病。

T 级：有肾移植史。

【处理】

（一）糖尿病患者可否妊娠

D 级、F 级、R 级糖尿病患者不宜妊娠，一旦妊娠，应尽早终止；器质性病变较轻或血糖控制较好者，可以在积极治疗、密切监护下继续妊娠。

（二）妊娠期治疗

饮食控制十分重要，妊娠早期与非妊娠患者相同，妊娠中、晚期每日总热量以 125kJ/kg（30kcal/kg）计算，空腹血糖控制在 5.8mmol/L、餐后 1 小时血糖控制在 8mmol/L 以下。但要避免过分控制饮食，影响胎儿生长发育。

（三）产科监护

1．孕妇监护　包括肾功能监护、眼底检查、血压监测、血糖监测、宫底高度测量、B 型超声，及早发现羊水过多或巨大胎儿。妊娠早期应密切监测血糖变化，及时调整胰岛素用量，以防发生低血糖。每周检查一次，至妊娠第 10 周。妊娠中期应每 2 周检查一次，一般妊娠 20 周时胰岛素的需要量开始增加，需及时进行调整。妊娠 32 周以后应每周检查一次。注意血压、水肿、尿蛋白情况。

2．胎儿监测　糖尿病孕妇中死胎及畸形儿发生率较高，应对胎儿进行监测。应将患者在妊娠 35 周收住院并严密监护，包括胎儿生长发育情况、胎儿成熟度、胎盘功能监测以及甲胎蛋白测定等。

（四）分娩期处理

1．一般处理　注意休息、镇静，给予适当饮食，严密观察血糖、尿糖及酮体变化，及时调整胰岛素用量，加强监护。

2．分娩时间　严格控制孕期血糖，加强胎儿监测，尽量推迟终止妊娠时间。若 GDM 孕妇血糖控制良好，妊娠晚期无合并症，胎儿情况正常，一般应到近预产期再终止妊娠。如果孕期血糖控制不理想，并伴有妊娠高血压等，或出现胎儿缺氧情况，应及时终止妊娠。

3．分娩方式　巨大胎儿、胎盘功能不良、糖尿病病情较重、胎位异常或有其他产科适应证者，应行剖宫产分娩。麻醉可选用连续硬膜外阻滞。经阴道试产过程中应严密监护胎心率，有胎儿窘迫或产程进展缓慢，也应行剖宫产。阴道分娩过程中，应及时监测血糖、尿糖和尿酮体，使血糖不低于 5.6mmol/L，以防发生低血糖。产程中避免产程过长，应在 12 小时内结束分娩，产程大于 16 小时易发生酮症酸中毒。分娩后应注意电解质平衡，应用广谱抗生素预防切口感染，防治产后出血。

（五）产褥期治疗

胎盘娩出后，抗胰岛素物质迅速下降，患者对胰岛素特别敏感，所需胰岛素量明显下降，产后 24 小时内的胰岛素用量应减至原用量的 1/2，第 2 日以后约为原用量的 1/3，并应根据空腹血糖调整胰岛素用量。妊娠糖尿病患者产后一般不需用胰岛素治疗，若需要可按 4g 葡萄糖加 1U 胰岛素的比例进行，若产后血糖过高者胰岛素用量可适当增加。

（六）新生儿处理

妊娠合并糖尿病孕妇，其新生儿均应视为高危新生儿，需加强监护，注意保暖、吸氧，防止新生儿低血糖。新生儿娩出后 30 分钟开始定期滴服 25% 葡萄糖溶液，多数新生儿在出生后 6 小时内血糖恢复正常值。足月新生儿血糖＜ 2.2mmol/L，可诊断新生儿低血糖。若出生时一般状态较差，则应根据血糖水平必要时静脉滴注葡萄糖溶液。

第五节　妊娠合并急性阑尾炎

急性阑尾炎（acute appendicitis）是妊娠期最常见的外科合并症。妊娠期急性阑尾炎的发病率与非孕期相同，国内资料报道为 0.5% ～ 1%。妊娠各期均可发生急性阑尾炎，妊娠前 6 个月常见，分娩期及产褥期少见。

【妊娠期阑尾位置的变化】

妊娠初期阑尾的位置与非孕期相似，其根部在右髂前上棘至脐连线中、外 1/3 交点处。随妊娠周数增加，盲肠和阑尾的位置向上、向外、向后移位。妊娠 3 个月末位于髂嵴下 2 横指，妊娠 5 个月末达髂嵴水平，妊娠 8 个月末上升至髂嵴上 2 横指，妊娠足月可达胆囊区。随着盲肠向上移位的同时，阑尾呈逆时针方向旋转，被增大子宫推向外、上、后方，阑尾被增大的子宫所覆盖，产后 10 ～ 12 日恢复到非孕时位置（图 10-1）。

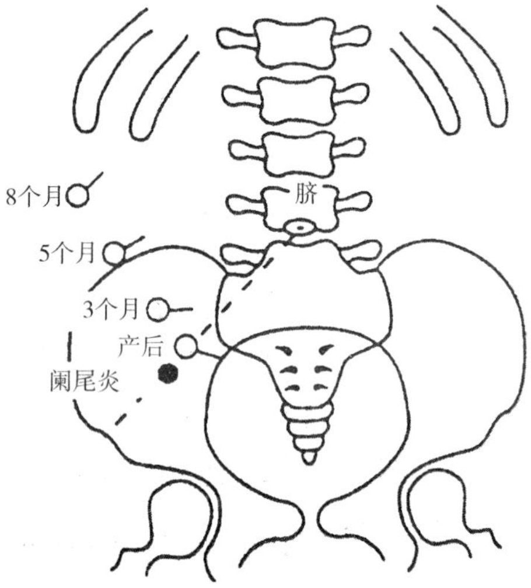

图 10-1　妊娠时阑尾位置的变化

【妊娠期阑尾炎特点】

妊娠并不诱发阑尾炎，但由于妊娠期解剖生理的改变，阑尾炎的体征不典型，炎症不易包裹与局限，常形成腹膜炎。妊娠期阑尾炎有两个特点：一是诊断比较困难；二是炎症容易扩散。导致诊断困难的原因有：①早孕反应的恶心、呕吐与阑尾炎的症状相似；②增大的子宫导致阑尾移位，使腹痛不局限于右下腹；③妊娠期白细胞计数升高；④容易与其他妊娠期腹痛性疾病相混淆；⑤妊娠中、晚期阑尾炎的症状不典型。导致炎症容易扩散的原因有：①妊娠期盆腔血液及淋巴循环旺盛，毛细血管通透性及组织蛋白溶解能力增强；②增大子宫将腹壁与炎症阑尾分开，使腹壁防卫能力减弱；③子宫妨碍大网膜游走，使大网膜不能抵达感染部位发挥防卫作用；④妊娠期类固醇激素分泌增多，抑制孕妇的免疫机制，促进炎症发展；⑤炎症波及子宫可诱发宫缩，宫缩又促使炎症扩散，易导致弥漫性腹膜炎；⑥症状及体征不典型，容易延误诊疗。

【临床表现及诊断】

1．妊娠早期　急性阑尾炎症状及体征与非孕期基本相同，即有转移性右下腹痛伴恶心、呕吐、发热，右下腹压痛或肌紧张，白细胞计数增高等。

2．妊娠中、晚期　急性阑尾炎症状与非孕期表现不同。患者常无明显的转移性右下腹痛，腹痛和压痛的位置逐渐上升，甚至可达右肋下肝区。阑尾位于子宫背面时，疼痛可位于右侧腰部，增大子宫将壁腹膜向前顶起，故压痛、反跳痛和肌紧张常不明显。由于妊娠期有生理性白细胞增加，故白细胞计数对诊断帮助不大，但白细胞计数＞ 15×10^9/L 时有诊断意义，但也有白细胞升高不明显者。

【鉴别诊断】

妊娠期急性阑尾炎的鉴别诊断较困难。妊娠早期需与右侧卵巢囊肿蒂扭转和右侧输卵管妊娠相鉴别。妊娠中期应与右侧卵巢囊肿蒂扭转、右侧肾盂积水、右侧急性肾盂肾炎、右侧输尿管结石、急性胆囊炎相鉴别。妊娠晚期要与先兆临产、胎盘早剥、妊娠期急性脂肪肝、子宫肌瘤红色变性相鉴别。分娩期需与子宫破裂相鉴别。产褥期需与产褥感染相鉴别。

【治疗】

妊娠期急性阑尾炎不主张保守治疗。一旦确诊，应在积极抗感染治疗的同时，立即手术治疗。若一时难以明确诊断，又高度怀疑急性阑尾炎，应尽早剖腹探查，有产科适应证者可同时行剖宫产。

1．手术　妊娠早期手术要求与未孕时阑尾切除术相同。妊娠中、晚期按下述要求进行。

（1）麻醉：以连续硬膜外麻醉为宜。病情危重合并休克者，以气管内麻醉安全。

（2）体位：右侧臀部垫高 30° ～ 45° 或左侧卧位。

（3）切口选择：妊娠早期可取麦氏切口。诊断不能肯定时行正中切口。妊娠中、晚期采取右侧腹直肌旁切口，高度相当于宫体上 1/3 部位。

（4）术中操作：避开子宫找到盲肠及阑尾，在基底部结扎、切除阑尾，内翻缝合。最好不放置腹腔引流，以减少对子宫刺激而引起早产。若腹腔炎症严重而局限，阑尾穿孔，盲肠壁水肿，应在其附近放置引流管，避免引流物直接与子宫壁接触。

（5）下述情况应先行剖宫产：①术中暴露阑尾困难；②阑尾穿孔并发弥漫性腹膜炎，盆腔感染严重，子宫已有感染征象；③近预产期或胎儿基本成熟，已具备宫外生存能力。

（6）妊娠前半期可在腹腔镜下行阑尾切除术，妊娠后半期则应慎用。

2．术后处理　继续抗感染治疗，需继续妊娠者，应选择对胎儿影响小、敏感的广谱抗生素，建议使用头孢类或青霉素药物。阑尾炎厌氧菌感染占 75% ～ 90%，应选择针对厌氧菌的抗生素。甲硝唑在妊娠各期对胎儿影响较小，可以应用，应同时与青霉素、氨苄西林、头孢菌素类等配伍使用。若继续妊娠，术后 3 ～ 4 日内应给予抑制宫缩药及镇静药保胎治疗。

第六节　妊娠合并性传播疾病

性传播疾病（sexually transmitted diseases，STD）是指以性行为为主要传播途径的一组传染病，近年在我国发病率明显上升，病原体包括细菌、病毒、螺旋体、衣原体、支原体、真菌、原虫及寄生虫 8 类。我国重点监测的性传播疾病有梅毒、淋病、艾滋病、尖锐湿疣、软下疳、性病性淋巴肉芽肿、生殖器疱疹和非淋菌性尿道炎，其中梅毒、淋病、艾滋病被列为乙类传染病。性传播疾病的主要传播途径是性行为直接传播，但患者污染衣物、便器等也可间接传播，同时也可经血液及医源性传播。

孕妇一旦感染性传播疾病，若未能及时诊治，即可通过垂直传播（母婴传播）使胎儿感染，导致流产、早产、死胎、死产或新生儿感染，严重影响下一代健康。

一、妊娠合并梅毒

【疾病概要】

梅毒（syphilis）是由苍白密螺旋体引起的慢性全身性传播疾病。早期主要表现为皮肤黏膜损害，晚期侵犯心血管、神经系统等重要器官，产生各种严重症状及体征，造成劳力丧失或死亡。患梅毒孕妇能通过胎盘将螺旋体传给胎儿，引起晚期流产、早产、死产或分娩先天梅毒儿。

治疗原则是早期确诊，及时治疗，用药足量，疗程规范。治疗期间避免性生活，性伴侣同时接受检查与治疗。

【治疗要点】

1．孕妇早期梅毒　包括一期、二期及早期潜伏梅毒。首选青霉素疗法：①普鲁卡因青霉素80万U，肌内注射，每日1次，连用10～15日；②苄星青霉素240万U，两侧臀部肌内注射，每周1次，连续3次。若青霉素过敏，应改用红霉素0.5g，每6小时1次，连服15日。或多西环素100mg，每日2次口服，连用15日。

2．孕妇晚期梅毒　包括三期及晚期潜伏梅毒。首选青霉素疗法：①普鲁卡因青霉素80万U，肌内注射，每日1次，连用20日，必要时间隔2周后重复治疗一疗程；②苄星青霉素240万U，两侧臀部内注射，每周1次，连续3次。若青霉素过敏，应改用红霉素0.5g，每6小时1次，连服30日。

3．先天梅毒　因母血梅毒螺旋体IgG抗体可经胎盘传到胎儿，若脐血或新生儿血中快速血浆反应素环状卡片试验（rapid plasma reagin，RRR）滴度高于母血的4倍，则可诊断为新生儿感染。先天梅毒新生儿应做腰椎穿刺取脑脊液做RPR或性病研究所实验室玻片试验、白细胞计数与蛋白测定，对已确诊为先天梅毒的新生儿进行治疗。普鲁卡因青霉素5万U/(kg·d)，肌内注射，连续10～15日。脑脊液正常者，可用苄星青霉素5万U/(kg·d)，一次肌内注射。对青霉素过敏者，改用红霉素7.5～12.5mg/(kg·d)，分4次口服，连续30日。

【治愈标准】

治愈标准包括临床治愈及血清学治愈。各种损害消退、症状消失为临床治愈。抗梅毒治疗2年梅毒血清学试验由阳性转为阴性，脑脊液检查阴性为血清学治愈。

【随访】

梅毒经充分治疗后，应随访患者2～3年。第1年每3个月随访1次，以后每半年随访1次，包括临床及血清非梅毒螺旋体抗原血清试验。若在治疗后6个月内血清滴度未下降4倍，则应视为治疗失败或再感染，除需重新加倍治疗剂量外，还应行脑脊液检查，观察有无神经梅毒。多数一期梅毒在1年内，二期梅毒在2年内血清学试验转阴。少数晚期梅毒血清梅毒螺旋体抗体滴度低水平持续3年以上，可判为血清固定。

二、妊娠合并淋病

【疾病概要】

淋病（gonorrhea）是由淋病奈瑟菌（简称淋菌）引起的以泌尿生殖系统为主的化脓性感染，也可表现为眼、咽、直肠的感染及全身感染。淋病奈瑟菌为革兰阴性双球菌，呈肾形，常成双排列，离开人体不易生存，一般消毒剂易将其杀灭。淋病奈瑟菌对柱状上皮及移行上皮有亲和力，常隐匿于女性泌尿生殖道引起感染。

1．对妊娠、分娩及胎儿的影响　孕妇感染淋病奈瑟菌占1%～8%。妊娠期任何阶段感染淋病奈瑟菌，对妊娠预后均有影响。孕早期淋菌性宫颈管炎可导致感染性流产及人工流产后感染。孕晚期易因宫颈管炎发生胎膜早破和绒毛膜羊膜炎，分娩后易引起子宫内膜炎、输卵管炎，严重者可导致播散性淋病。对胎儿的威胁为早产和胎儿宫内感染。胎儿感染易引起胎儿生长受限、胎儿窘迫，甚至导致死胎、死产。

2．对新生儿的影响　约1/3新生儿通过未治疗产妇软产道时感染淋病奈瑟菌，发生新生儿淋菌性结膜炎、肺炎，甚至淋菌败血症，使围生儿死亡率明显增加。新生儿淋菌结膜炎多在生后1～2周内发病。

【治疗】

治疗应尽早、彻底，遵循及时、足量、规范用药原则。首选第三代头孢菌素。对轻症大剂量单次给药，使血中有足够高药物浓度杀灭淋菌；对重症患者连续每日给药，保证足够治疗时间，彻底治愈。20% ～ 40% 淋病同时合并沙眼衣原体感染，可同时应用抗衣原体药物。孕期禁用喹诺酮类及四环素类药物。对性伴侣同时治疗。

妊娠期淋病严重影响母儿健康，应及时治疗，可首选头孢曲松钠 1g，单次肌内注射，加用红霉素 0.5g，每日 4 次口服，连用 7 ～ 10 日。

淋病产妇娩出的新生儿，均用 1% 硝酸银溶液滴眼，预防淋菌眼炎。头孢曲松钠 25 ～ 50mg/kg（最大剂量不超过 125mg）肌内注射或静脉注射，单次给药。注意新生儿播散性淋病的发生，出生后不久出现淋菌关节炎、脑膜炎、败血症等。治疗不及可导致新生儿死亡。

【治愈标准】

治疗结束后 2 周内，在无性接触史情况下符合下列标准为治愈：①临床症状和体征全部消失；②在治疗结束后 4 ～ 7 日取宫颈管分泌物做涂片及细菌培养，连续 3 次阴性为治愈。

【预防】

在淋病高发地区，对孕妇应于产前常规筛查淋病奈瑟菌，最好在妊娠早期、中期、晚期各做一次宫颈分泌物涂片镜检或淋病奈瑟菌培养，以便及早确诊并彻底治疗。

三、妊娠合并尖锐湿疣

【疾病概要】

尖锐湿疣（condyloma acuminata）是由人乳头瘤病毒（human papilloma virus，HPV）感染引起鳞状上皮疣状增生病变的性传播疾病。发病率仅次于淋病，居第二位，常与多种性传播疾病同时存在。

妊娠期尖锐湿疣生长迅速，数目多，体积大，区域多，形态多。巨大尖锐湿疣可阻塞产道。妊娠期尖锐湿疣组织脆弱，阴道分娩时容易导致大出血。孕妇患尖锐湿疣，有垂直传播的危险。胎儿宫内感染罕见。

【处理】

1．妊娠 36 周前　孕妇尖锐湿疣病灶小、位于外阴者，选用苯甲酸局部涂擦，每周 1 次，共 5 ～ 6 次；0.5% 鬼臼毒素外用，每日 2 次，连用 3 日，停药 4 日为一疗程，可用 1 ～ 4 个疗程；50% 三氯醋酸涂擦病灶局部，或 5% 氟尿嘧啶软膏涂擦均可治愈。若病灶大，有蒂，可行物理及手术治疗，如激光、微波、冷冻、电灼等。巨大尖锐湿疣可行手术切除，待愈合后再采用药物局部治疗。对性伴侣同时治疗。

2．妊娠近足月或足月　孕妇尖锐湿疣病灶局限于外阴者，仍可行冷冻或手术切除病灶，可经阴道分娩。若病灶广泛，存在于外阴、阴道、宫颈时，经阴道分娩易发生软产道裂伤，引起大出血；巨大病灶堵塞软产道，均应行剖宫产术结束分娩。

【治愈标准】

治愈标准为疣体消失，预后好，治愈率高，但易复发。对治愈后反复复发的尖锐湿疣，应及时取活组织检查排除恶变。

四、妊娠合并其他性传播疾病

【巨细胞病毒感染】

巨细胞病毒感染是由巨细胞病毒（cytomegalovirus，CMV）引起的性传播疾病。巨细胞病毒为 DNA 病毒，多为潜伏感染，可因妊娠而被激活。成人的主要传播途径为性接触，亦可经唾液、精液、血液、尿液传播。孕妇患巨细胞病毒感染能通过宫内感染、产道感染、出生后接触感染垂直传播给胎儿。巨细胞病毒先天感染发病率为 0.4% ～ 2.4%，严重者可致流产、死胎、死产及新生儿死亡。巨细胞病毒感染的存活新生儿，绝大多数无明显症状和体征，仅约 10% 出现低体重、黄疸、紫癜、肝脾大、智力障碍、视网膜脉络膜炎、脑内钙化、小头症等。多数患儿出生后数小时至数周内死亡，死亡率高达 50% ～ 80%。幸存者常有智力低下、听力丧失和迟发性中枢神经系统损害为主的远期后遗症；无症状者中有 5% ～ 15% 在出生后 2 年起出现发育异常。

巨细胞病毒感染特征性病变为感染细胞增大，细胞核和细胞质内分别出现嗜酸性和嗜碱性包涵体。妊娠早期一经确诊，即应行人工流产。妊娠晚期感染巨细胞病毒或从宫颈管分离出病毒无需处理。妊娠足月可经阴道分娩，因胎儿可能已在宫内感染巨细胞病毒。产妇乳汁中检测出巨细胞病毒，应停止哺乳，改为人工喂养。大剂量干扰素可抑制病毒血症，缓解病情。

【生殖器疱疹】

生殖器疱疹（genital herpes）是由单纯疱疹病毒（herpes simplex virus，HSV）引起的性传播疾病。单纯疱疹病毒Ⅰ型（HSV-1）、Ⅱ型（HSV-2）均可致人类感染。HSV-1 主要引起上半身皮肤、黏膜或器官疱疹，如唇疱疹、疱疹性脑炎等，极少感染胎儿，仅占 10% ～ 30%。HSV-2 主要引起生殖器、肛门及腰以下皮肤疱疹，占 70% ～ 90%，以年轻女性居多。

妊娠 20 周前患生殖器疱疹可感染胎儿，流产率高达 34%。妊娠 20 周后患病感染胎儿，以低体重儿居多，也可导致早产。产道感染占 80% 以上，多于出生后 4 ～ 7 日发病，表现为发热、出血倾向、吸吮能力差、黄疸、水疱疹、痉挛、肝大等。新生儿病死率高达 70% 以上，常在生后 10 ～ 14 日死亡，幸存者常有中枢神经系统后遗症。

治疗原则为减轻症状，缩短病程。选用阿昔洛韦干扰其 DNA 聚合酶，抑制 HSV-DNA 合成。每日口服 5 ～ 6 次，每次 0.2g，连用 7 ～ 10 日为一疗程。复发者同样剂量，口服 5 日，该药也可制成软膏或霜剂局部涂抹，对胎儿无明显毒性。

原发型生殖道疱疹对胎儿危害大，妊娠早期应终止妊娠。分娩时原则上采用剖宫产，即使病变已治愈，初次感染发病不足 1 个月者，也以剖宫产结束分娩为宜。

【支原体感染】

感染人类的支原体（mycoplasma）以人型支原体（mycorplasma hominis，MH）及解脲支原体（ureaplasma urealyticum，UU）最常见。MH 感染引起阴道炎、宫颈炎和输卵管炎，UU 多引起非淋菌性尿道炎（nongonococcal urethritis，NGU）。近年发现肺炎支原体、生殖道支原体（mycoplasma genitalium，MG）等也可引起母儿感染。

孕妇感染 UU 及 MH 后，造成绒毛膜炎，导致晚期流产、早产或死产，存活胎儿可发生先天畸形。新生儿特别是早产儿被 UU 感染后，可发生支原体肺炎。MH 可导致产妇产后盆腔炎及产后支原体血症及新生儿支原体血症。产后哺乳等接触或空气传播感染 MH 可引起新生儿肺炎。

MH 或 UU 对多种抗生素均敏感。孕妇首选红霉素 250mg，每日 4 次口服，连用 14 日，非孕妇选用四环素或克林霉素。新生儿支原体感染选用红霉素 25 ～ 40mg/（kg·d），分 4 次静脉滴注，或口服红霉素，用药 7 ～ 14 日。

【获得性免疫缺陷综合征】

获得性免疫缺陷综合征（acquired immunodeficiency syndrome，AIDS），又称艾滋病，是由人类免疫缺陷病毒（human immunodeficiency virus，HIV）引起的性传播疾病。HIV 引起 T 淋巴细胞损害，导致持续性免疫缺陷，多个器官出现机会性感染及罕见恶性肿瘤，最后导致死亡。

HIV 存在于感染者血液、精液、阴道分泌物、泪液、尿液、乳汁、脑脊液中。艾滋病患者及 HIV 携带者均有传染性。本病主要为经性接触直接传播，其次为血液传播，宫内感染为 HIV 垂直传播的主要方式，孕妇感染 HIV 能通过胎盘传染给胎儿，或分娩时经软产道及出生后经母乳喂养感染新生儿。约 82% 的 HIV 感染孕妇无临床症状，12% 有 HIV 相关症状，仅 6% 为艾滋病。妊娠期因免疫受抑制，可能影响 HIV 感染病程，加速 HIV 感染者从无症状期发展为艾滋病。对 HIV 感染合并妊娠者可建议终止妊娠。母乳传播风险尚不完全清楚，为降低风险，产后不应哺乳。

目前尚无治愈方法，主要采取一般治疗、抗病毒药物及对症处理。被 HIV 感染的孕产妇在产前、产时或产后正确应用抗病毒药物治疗，其新生儿 HIV 感染率有可能显著下降（< 8%），主要治疗药物如下：

1．抗病毒药物　有三大类药物可供选择：①核苷类反转录酶抑制剂（NRTI）：齐多夫定（zidovudine，ZDV）200mg，每日 3 次，或 300mg，每日 2 次；司坦夫定（stavudine，d4T）40mg，每日 2 次；扎西他滨（zalcitabine，DDC）0.75mg，每日 3 次。②蛋白酶抑制剂（PI）：茚地那韦（indinavir，IDV）800mg，每日 3 次；奈非那韦（nelfinavir，NFV）750mg，每日 3 次；利托那韦（ritonavir，RTV）600mg，每日 2 次；沙奎那韦（saquinavir，SQV）600mg，每日 3 次。③非核苷类反转录酶抑制剂（N-NRTI）：地拉韦啶（delavirtine，DLV）400mg，每日 3 次；奈韦拉平（nevirapine，NVP）200mg，每日 1 次，2 周后改为 400mg，每日 1 次。联合用药（鸡尾酒疗法）可增加疗效。联合用药多选用 2 种 NRTI 加 1 种 PI 或 2 种 NRTI 加 1 种 N-NRTI 的三联治疗，也可选用 2 种 NRTI 加 1 种 PI 加 1 种 N-NRTI 或 2 种 NRTI 加 2 种 PI 的四联治疗。注意 d4T 与 DDC 不能联合应用。

2．其他免疫调节药　α 干扰素、IL-2、中药香菇多糖等也可应用，并应加强全身支持，注意营养，治疗机会性感染及恶性肿瘤。

3．孕产妇应用齐多夫定（zidovudine，ZDV）治疗　产前 500mg/d 口服，从妊娠 14 ~ 34 周或直至分娩。或首次 2mg/kg 静脉注射后 1mg/（kg · h）直至分娩。产后齐多夫定 2mg/kg，每 6 小时一次，直至产后 6 周。

本章临床执业助理医师考试要点

1．妊娠合并心脏病的临床表现、常见并发症、诊断和处理。
2．妊娠合并糖尿病的临床表现、诊断和处理。

思考题

1．妊娠合并心脏病的相互影响有哪些？
2．妊娠合并心脏病早期心力衰竭的诊断标准有哪些？如何处理？
3．妊娠合并病毒性肝炎的相互影响有哪些？如何防治？
4．妊娠合并糖尿病的诊断标准有哪些？如何防治？
5．妊娠合并性传播疾病的临床特点是什么？病原体分别是什么？

（田小英）

第十一章　异常分娩

学习目标

通过本章内容的学习，学生应能：

识记：

1. 说出产力异常、骨产道异常、胎位异常的分类、临床表现、诊断。
2. 列举产力异常、骨产道异常、胎位异常对母儿的影响。

理解：

1. 解释产力异常、骨产道异常、胎位异常的病因。
2. 分析产力异常、骨产道异常、胎位异常的防治措施。

应用：

1. 评估异常分娩，并制订诊疗方案。
2. 通过演示异常分娩全过程，培养学生快速应变的临床诊疗思维能力和关爱孕妇、吃苦耐劳的工作作风。

决定分娩的产力、产道、胎儿和患者精神心理这四个因素中，任何一个或一个以上因素异常，或四个因素之间相互不适应，使分娩过程受阻，称为异常分娩，俗称难产（dystocia）。在分娩过程中，顺产与难产在一定条件下可以相互转化，如处理得当，难产可以转为顺产，处理不当，顺产可以转为难产。因此在分娩过程中，必须严密观察产程，了解导致难产的各种因素，并及时处理，确保母婴安全。

第一节　产力异常

产力包括子宫平滑肌、腹肌、膈肌及肛提肌的收缩力，其中子宫收缩力是主力，贯穿于分娩全过程。产力异常主要表现为子宫收缩力异常。在分娩过程中，子宫收缩的节律性、对称性及极性不正常或收缩强度、频率有改变，称为子宫收缩力异常，简称产力异常（abnormal uterine action）。临床上将子宫收缩力异常分为子宫收缩乏力和子宫收缩过强两大类，每类又分为协调性子宫收缩和不协调性子宫收缩（图 11-1）。

- 子宫收缩力异常
  - 子宫收缩乏力
    - 协调性（低张性）
      - 原发性
      - 继发性
    - 不协调性（高张性）
  - 子宫收缩过强
    - 协调性
      - 急产（无阻力时）
      - 病理性缩复环（有阻力时）
    - 不协调性
      - 强直性子宫收缩（全部收缩）
      - 子宫痉挛性狭窄环（局部收缩）

图 11-1 子宫收缩力异常的分类

一、子宫收缩乏力

【病因】

子宫收缩乏力（uterine inertia）多由几种因素综合引起，常见的原因有：

1．头盆不称或胎位异常　因胎先露部下降受阻，不能紧贴子宫下段及子宫颈部，不能引起反射性子宫收缩，导致继发性子宫收缩乏力。

2．子宫因素　子宫发育不良、子宫畸形（如双角子宫）、子宫壁过度膨胀（如双胎妊娠、巨大胎儿、羊水过多等）、多次妊娠分娩或曾有慢性子宫感染，可使子宫肌层发生纤维变性，结缔组织增生或形成子宫肌瘤等，均能引起宫缩乏力。

3．精神因素　产妇精神过度紧张，尤其 35 岁以上高龄初产妇对分娩有恐惧心理，使大脑皮质功能紊乱，睡眠减少，膀胱充盈，影响子宫收缩。临产后进食不足以及过多地消耗体力，水、电解质紊乱，使产妇处于疲惫状态，导致宫缩乏力。

4．内分泌失调　临产后，产妇体内雌激素、缩宫素、前列腺素、乙酰胆碱等分泌不足，孕激素下降缓慢，肌动蛋白或能量供应物质异常，影响肌细胞收缩，导致子宫收缩乏力。

5．药物影响　临产后使用大剂量镇静药及镇痛药（如氯丙嗪、吗啡、硫酸镁、哌替啶、苯巴比妥钠等），可使子宫收缩受到抑制。

【临床表现】

1．协调性子宫收缩乏力（低张性子宫收缩乏力）　子宫收缩具有正常的节律性、对称性和极性，但收缩力弱，宫腔内压力低于 15mmHg，子宫收缩持续时间短，间隙时间长且不规律，宫缩 < 2 次 /10 分钟。宫缩高峰时，以手指压宫壁仍出现凹陷，先露下降及子宫颈口扩张缓慢，产程延长。产程开始时，患者无不适，精神好，进食正常，休息好。当产程进展到某一阶段，子宫收缩变弱，产程进展缓慢，患者休息差，进食少，容易出现肠胀气，排尿困难等。由于宫腔内张力低，对胎儿影响不大。

协调性子宫收缩乏力根据发生时间又可分为原发性和继发性两种。原发性子宫收缩乏力指产程一开始就出现子宫收缩乏力；继发性子宫收缩乏力指产程开始时子宫收缩正常，当产程进展到某一阶段后，出现宫缩乏力，多发生在第一产程宫口扩张活跃期或第二产程。子宫收缩力减弱，产程停滞，先露不能继续下降，宫口不再扩张。

2．不协调性子宫收缩乏力　多见初产妇，子宫收缩极性倒置，宫缩不是起自双侧子宫角部，而是来自子宫下段的一处或多处，频率高，节律不规则，宫腔内压力达 20mmHg，宫缩时宫体中段或下段强，宫缩间歇期子宫壁不能完全松弛，出现产程延长或停滞，属于无效宫缩。临产后产妇腹痛加重，精神紧张，体力消耗过大，严重者出现脱水、电解质紊乱、肠胀气、尿潴留等，由

于胎儿 - 胎盘循环障碍，可出现胎儿宫内窘迫症状。

3．产程曲线异常　根据产程观察及产程图曲线的反映，或胎儿电子监护仪的描记，宫缩乏力常见产程异常曲线有以下 8 种（图 11-2）。

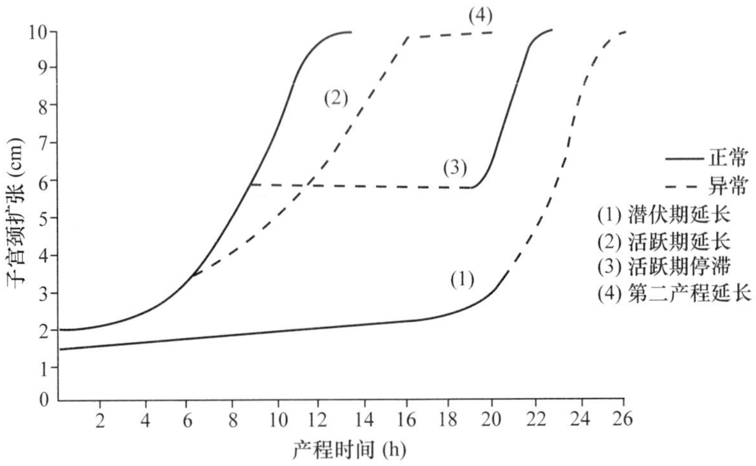

图 11-2　异常宫颈扩张曲线

（1）潜伏期延长（prolonged latent phase）：临产后，从规律性宫缩开始至子宫颈口扩张 3cm 为潜伏期。初产妇潜伏期一般需 8 ～ 16 小时，超过 16 小时，称为潜伏期延长。

（2）活跃期延长（prolonged active phase）：从子宫颈口扩张 3cm 开始至宫口开全为活跃期。初产妇活跃期一般需 4 ～ 8 小时，超过 8 小时，称为活跃期延长。

（3）活跃期停滞（protracted active phase）：进入活跃期后，宫口不再扩张达 2 小时以上，称为活跃期停滞。

（4）第二产程延长（prolonged second stage）：第二产程初产妇超过 2 小时，经产妇超过 1 小时尚未分娩者，称为第二产程延长。

（5）第二产程停滞（protracted second stage）：第二产程达 1 小时胎头下降无进展者，称为第二产程停滞。

（6）胎头下降延缓（prolonged descent）：活跃期晚期及第二产程，胎头下降速度初产妇每小时少于 1cm，经产妇每小时少于 2cm 者，称为胎头下降延缓。

（7）胎头下降停滞（protracted descent）：活跃期晚期胎头停留在原处不下降达 1 小时以上者，称为胎头下降停滞。

（8）滞产（prolonged labor）：总产程超过 24 小时称为滞产。

以上 8 种产程进展异常可以单独存在或合并存在。

【对母儿的影响】

1．对产妇的影响　由于产程延长、产妇休息不好、进食少、体力消耗等原因，产妇出现疲乏无力、肠胀气、排尿困难等，严重时可引起脱水、酸中毒等，影响子宫收缩。若胎膜早破或多次肛门检查、阴道检查，常并发宫内感染。由于第二产程延长，胎头对盆底组织持续压迫，可损伤局部组织，导致产后盆底组织松弛、子宫脱垂或膀胱膨出，甚至可在产后发生组织缺血、坏死，出现泌尿生殖道瘘。滞产使手术产、产后出血和产褥期感染的发生率增加。

2．对胎儿的影响　协调性子宫收缩乏力易造成胎头内旋转异常，使产程延长，手术产率增加，引起产伤及感染。不协调性子宫收缩乏力对子宫胎盘循环影响大，胎儿在宫内缺氧，容易发生胎儿窘迫。胎膜早破易造成脐带受压或脱垂，造成胎儿窘迫甚至胎死宫内。

【处理】

(一)协调性子宫收缩乏力

首先检查是否存在头盆不称和胎位异常，了解宫颈扩张和胎先露下降的情况，头盆不称者不能从阴道分娩，应及时行剖宫产术。估计可经阴道分娩者，应加强宫缩。

1．第一产程

(1) 改善全身情况：加强护理，消除思想顾虑，鼓励多进有营养食物，注意补充水分。对不能进食者静脉补充营养，静脉滴注 5% 葡萄糖溶液 500 ～ 1000ml 内加维生素 C1 ～ 2g。对低血钾者给氯化钾缓慢静脉滴注。酸中毒者注入适量 5% 碳酸氢钠。产妇如出现精神不安或过度疲劳，可肌内注射镇静药地西泮 10mg，或哌替啶 100mg。使其充分休息，恢复体力和正常的子宫收缩。自然排尿困难者，先行诱导，无效时及时导尿。破膜 12 小时以上应给予抗生素预防感染。

(2) 加强子宫收缩：经过上述处理，子宫收缩仍然乏力，且能排除头盆不称、胎位异常和骨盆狭窄，无胎儿窘迫，可选用以下方法加强子宫收缩。

1) 温肥皂水灌肠：可刺激子宫收缩。但胎膜早破、阴道流血、胎头未衔接、有剖宫产史及患严重心脏病等不宜灌肠。

2) 人工破膜：宫口扩张 3cm 或 3cm 以上，无头盆不称，胎头已衔接者，可行人工破膜。破膜后胎头直接压迫子宫下段和子宫颈，反射性加强子宫收缩。破膜前检查有无脐带先露。破膜应在宫缩间歇、下次宫缩将要开始前进行。Bishop 提出用宫颈成熟度评分法估计人工破膜加强宫缩的效果(表 11-1)。当评分为 7 ～ 9 分时，人工破膜的成功率为 80%，超过 9 分者均成功。

表 11-1　Bishop 宫颈成熟评分法

指标	分数			
	0	1	2	3
宫口开大(cm)	0	1 ～ 2	3 ～ 4	5 ～ 6
宫颈管消退(%)(未消退 2 ～ 3cm)	0 ～ 30	40 ～ 50	60 ～ 70	80 ～ 100
先露位置(坐骨棘水平 = 0)	－3	－2	－1 ～ 0	+1 ～ +2
宫颈硬度	硬	中	软	
宫口位置	后	中	前	

3) 地西泮静脉注射：地西泮能使宫颈平滑肌松弛，软化宫颈，促进宫口扩张，适用于宫口扩张缓慢及宫颈水肿时。常用剂量为 10mg。间隔 4 ～ 6 小时可重复使用，与缩宫素联合使用效果更好。

4) 缩宫素静脉滴注：应用缩宫素时，必须有专人观察产程进展，监测宫缩、听胎心及测量血压。随时调整剂量、浓度和滴速，以免因子宫收缩过强而发生子宫破裂或胎儿窘迫。在胎儿娩出前严禁肌内注射缩宫素。缩宫素静脉滴注方法：缩宫素 2.5 U 加入 5% ～ 10% 葡萄糖注射液 500ml 静脉滴注，滴速从 5 ～ 10 滴 / 分钟开始，根据宫缩强弱调整滴数，一般不宜超过 30 滴 / 分钟，维持宫缩时宫腔压力达 50 ～ 60mmHg，间隔 2 ～ 3 分钟为宜。如子宫收缩过强(持续时间超过 1 分钟，间隔少于 2 分钟)，或胎心率有变化，应立即停止静脉滴注，以防引起子宫破裂或胎儿窘迫。如停药后仍不好转，可加用镇静药。

5) 针刺穴位：有增强宫缩的作用。针刺合谷、三阴交、太冲等穴位。

(3) 剖宫产术：如经过上述处理产程仍无进展，或出现胎儿窘迫征象，应及时行剖宫产术。

2．第二产程　出现宫缩乏力时，给予缩宫素静脉滴注，以加强宫缩促进产程进展。第二产程延长者，可根据情况选用胎头吸引术、产钳术或臀位牵引助产。若抬头仍未衔接或伴有胎儿窘迫征象，应行剖宫产术。

3．第三产程　为预防产后出血，当胎儿前肩娩出时，肌内注射缩宫素 10U，并同时静脉滴注缩宫素 10 ~ 20U，亦可肌内注射麦角新碱 0.2mg，使宫缩增强，促使胎盘剥离与娩出及子宫血窦关闭。若产程长，破膜时间长，应给予抗生素预防感染。

（二）不协调性子宫收缩乏力

处理原则是调节子宫收缩，恢复其节律性和极性。给予镇静药地西泮 10mg 静脉注射，或哌替啶 100mg 肌内注射，使产妇充分休息，醒后多能恢复为协调性宫缩。若宫缩力弱，可采用协调性宫缩乏力时加强宫缩的各种方法处理。但在协调性子宫收缩恢复之前，严禁应用缩宫素。若经过处理，不协调性宫缩乏力得不到纠正，或伴有头盆不称、胎儿窘迫征象，应及时行剖宫产术。

二、子宫收缩过强

【协调性子宫收缩过强】

1．临床特点　协调性子宫收缩过强是指子宫收缩的节律性、对称性和极性正常，仅子宫收缩力过强、过频。若产道无阻力，宫颈口于短时间内迅速开全，分娩在短时间内结束，总产程不足 3 小时，称为急产，多见于经产妇。若伴有头盆不称、胎位异常或瘢痕子宫，可能出现病理性缩复环或发生子宫破裂。

2．对母儿的影响

（1）对母体的影响：宫缩过频、过强，产程过快，宫颈、阴道特别是会阴可能发生撕裂伤；急产来不及消毒而导致感染；胎儿娩出后因子宫收缩不良发生胎盘滞留，导致产后出血。

（2）对胎儿的影响：过强、过频的宫缩使胎盘血液循环受阻，胎儿在宫内缺氧，容易发生胎儿窘迫，新生儿窒息、死亡。胎头娩出过快，导致新生儿颅内出血、感染及骨折、外伤等。

3．防治要点　凡有急产史的孕妇，在预产期前 1 ~ 2 周住院待产。临产后不宜灌肠。提前做好接产及抢救新生儿窒息的准备。及时行会阴切开，以防过速娩出胎头造成会阴撕裂伤，切忌强行阻止胎头娩出，以免引起子宫破裂及新生儿颅内出血。产后仔细检查软产道有无裂伤，如有裂伤，立即缝合。新生儿应肌内注射维生素 $K_1$10mg/d，连用 3 日，预防颅内出血。如果未能消毒接生导致新生儿坠地，应对母儿肌内注射精制破伤风抗毒素 1500U，应用抗生素预防感染。

【不协调性子宫收缩过强】

（一）强直性子宫收缩

1．临床特点　强直性子宫收缩（tetanic contraction of uterus）指子宫内口以上的肌纤维强烈痉挛性收缩，并非子宫肌组织功能异常，几乎均由外界因素异常造成。例如缩宫素使用不当、临产后头盆不称使分娩发生梗阻、胎盘早剥使血液浸润子宫肌层等引起子宫强直性痉挛性收缩，宫缩无间歇或间歇期短。产妇烦躁不安，持续性腹痛，拒按。胎位触不清，胎心听不清，有时可出现病理缩复环、肉眼血尿等先兆子宫破裂征象。

2．处理要点　一经确诊，应立即给予宫缩抑制剂，如 25% 硫酸镁 20ml 加于 25% 葡萄糖注射液 20ml 内缓慢静脉注射（不少于 5 分钟）或苯巴比妥钠等。若属梗阻性原因，应立即行剖宫产术。若胎死宫内，可用乙醚吸入麻醉。若仍不能缓解强直性宫缩，应行剖宫产术。

（二）子宫痉挛性狭窄环

1．临床特点　子宫痉挛性狭窄环（constriction ring of uterus）是子宫壁局部肌肉呈痉挛性不协调收缩所形成的环状狭窄。狭窄环可出现于子宫的任何部位，多在子宫上下段交界处、宫颈外口及围绕在胎体较小部分（如胎颈、胎腰处）最常见（图 11-3）。多因精神紧张、过度疲劳、不适当应用缩宫素或粗暴地进行阴道内操作所致。产妇出现持续腹痛，烦躁不安，产程停滞，胎心时快时慢。此环在腹部检查时不易扪清，阴道检查时宫腔内可触及较硬而无弹性的环状狭窄，此环与病理缩复环不同，环的位置不随宫缩上升。

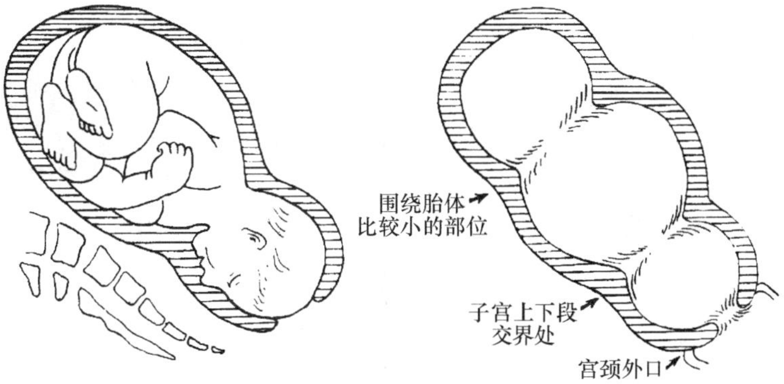

(1) 狭窄环围绕胎颈　(2) 狭窄环容易发生的部位

图 11-3 子宫痉挛性狭窄环

2．处理要点 寻找可能导致子宫痉挛性狭窄环的原因，及时纠正。停止一切刺激，特别是粗暴的阴道操作及缩宫素的使用。给予宫缩抑制剂，如沙丁胺醇 4.8mg 口服，25% 硫酸镁加入 25% 葡萄糖溶液 20ml 缓慢静脉注射；或镇静药哌替啶 100mg，或吗啡 10mg 肌内注射，消除异常宫缩，等待异常宫缩恢复正常时，可行阴道助产，或自然分娩。如经过上述处理，狭窄环仍不能缓解，胎儿有宫内窘迫征象，或宫口未开全，胎先露较高，应行剖宫产术。

第二节 产道异常

产道异常包括骨产道异常及软产道异常，临床上以骨产道异常多见。产道异常使胎儿娩出受阻。

一、骨产道异常

骨盆形态异常或径线过短，致使骨盆腔小于胎先露部可以通过的限度，称为狭窄骨盆。狭窄骨盆可以是一个径线过短或多个径线同时过短，也可以是一个平面狭窄或多个平面同时狭窄。当一个径线狭窄时，要观察同一个平面或其他径线的大小，再结合整个骨盆腔的大小及形态进行综合分析，做出正确的判断。

【狭窄骨盆的分类】

（一）骨盆入口平面狭窄

骨盆入口平面狭窄分为临界狭窄、相对狭窄和绝对狭窄三级。临界狭窄指骶耻外径 18cm，入口前后径 10cm，绝大多数可经阴道分娩；相对狭窄指骶耻外径 16.5 ~ 17.5 cm，入口前后径 8.5 ~ 9.5cm，此种类型需试产。绝对性狭窄指骶耻外径 ≤ 16.0cm，入口前后径 ≤ 8.0cm，此种类型必须采用剖宫产术。扁平骨盆常见有以下两种类型：

1．单纯性扁平骨盆（simple flat pelvis） 骨盆入口呈横扁圆形，骶岬向前下突出，使骨盆入口前后径缩短而横径正常（图 11-4）。

2．佝偻病性扁平骨盆（rachitis flat pelvis） 童年患佝偻病，骨骼软化使骨盆变形，骶岬被压向前，骶骨下段向后移，失去骶骨的正常弯度，变直向后翘。尾骨呈钩状突向骨盆出口平面。骨盆入口改变与单纯性扁平骨盆相似，因髂骨外翻使髂棘间径≥髂嵴间径，坐骨结节外翻使坐骨结节间径增大，耻骨弓角度增大，骨盆出口横径变宽（图 11-5）。

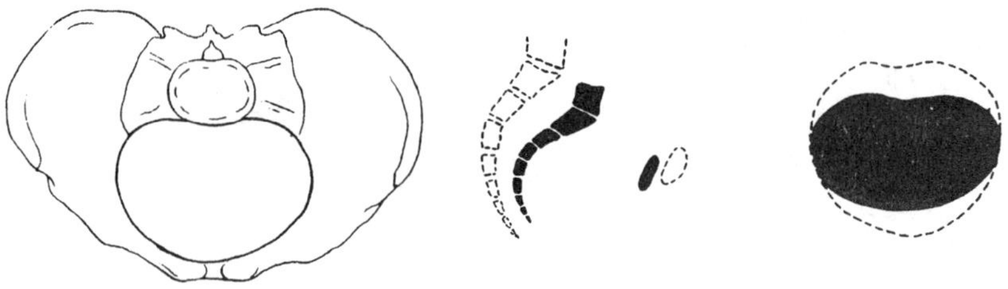

图 11-4 单纯性扁平骨盆

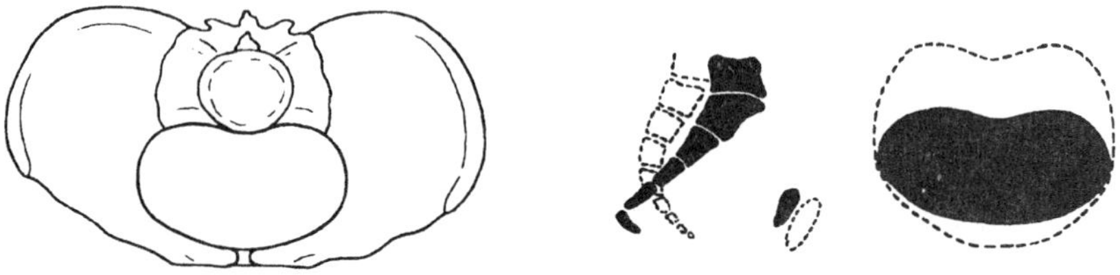

图 11-5 佝偻病性扁平骨盆

（二）中骨盆及骨盆出口平面狭窄

中骨盆及骨盆出口平面狭窄分为临界狭窄、相对狭窄和绝对狭窄三级。临界狭窄指坐骨棘间径 10cm，坐骨结节间径 7.5cm；相对狭窄指坐骨棘间径 8.5 ~ 9.5cm，坐骨结节间径 6.0 ~ 7.0cm；绝对狭窄指坐骨棘间径≤ 8.0cm，坐骨结节间径≤ 5.5cm。常见有以下两种：

1．漏斗骨盆（funnel pelvis） 骨盆入口各径线值正常，两侧骨盆壁向内倾斜，因形状似漏斗而得名。中骨盆及出口平面明显狭窄，坐骨棘间径缩短，坐骨结节间径 < 8cm，耻骨弓角度 < 90°，坐骨结节间径与出口后矢状径之和 < 15cm。临产后，并无头盆不称的现象，而当胎头下降至中骨盆或骨盆出口时，常不能旋转为枕前位，而形成持续性枕横位或枕后位。常见男型骨盆（图 11-6）。

2．横径狭窄骨盆（transversely contracted pelvis） 与类人猿型骨盆相似。骨盆入口、中骨盆和骨盆出口横径均短，前后径稍长，坐骨切迹宽（图 11-7）。测量骨盆骶耻外径正常，髂棘间径及髂嵴间径均缩短。易形成持续性枕横位或枕后位，导致产程延长，难产。

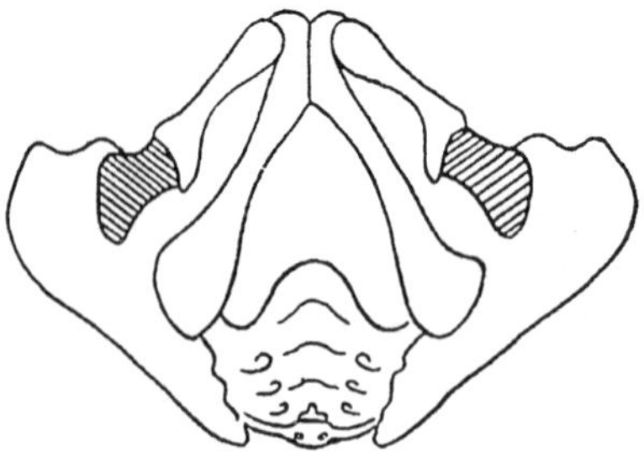

图 11-6 漏斗骨盆

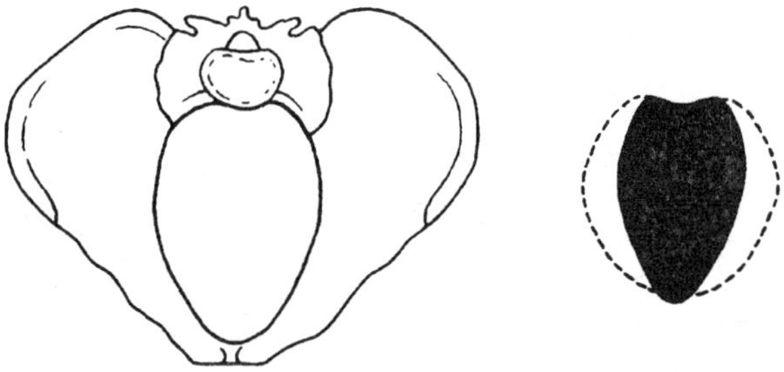

图 11-7 横径狭窄骨盆

（三）骨盆三个平面狭窄

形状如正常妇女型骨盆，骨盆入口平面、中骨盆平面及出口平面均狭窄，骨盆的各条径线均小于正常值 2cm 以上（图 11-8），称为均小骨盆（generally contracted pelvis），多见于身材矮小、体型匀称的妇女。

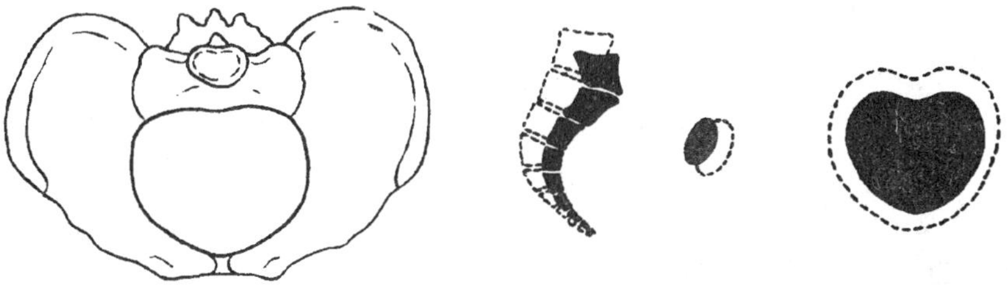

图 11-8　均小骨盆

（四）畸形骨盆

畸形骨盆指骨盆外形不对称，失去正常形态。

1．骨软化症骨盆（osteomalacic pelvis）　现已罕见。由于缺少钙、磷、维生素 D 及日光照射所引起，多见于经产妇。其特点是骶岬突向盆腔，骶骨变形后翘，两髋关节突向中央，耻骨联合向前伸出，骨盆内腔塌陷，骨盆入口呈三角形，耻骨弓狭窄，坐骨结节间径明显缩短（图 11-9）。骨盆变形严重者不能经阴道分娩。

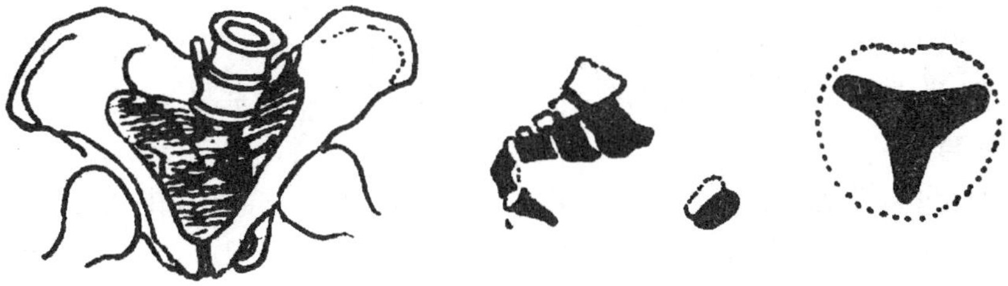

图 11-9　骨软化症骨盆

2．偏斜骨盆（obliquely contracted pelvis）　因髋关节疾病（如结核、脱臼等）引起，患者躯体重量全靠健侧来承担，使健侧骨盆壁向内后推移，坐骨棘及坐骨结节皆向中线偏斜，引起骨盆一侧斜径缩短而形成偏斜骨盆（图 11-10）。

3．骨外伤所致的畸形骨盆　骨盆骨折愈合后形成不规则骨盆内腔狭窄。骶骨和尾骨骨折愈合后使骶尾关节固定。需行剖宫产术结束分娩。

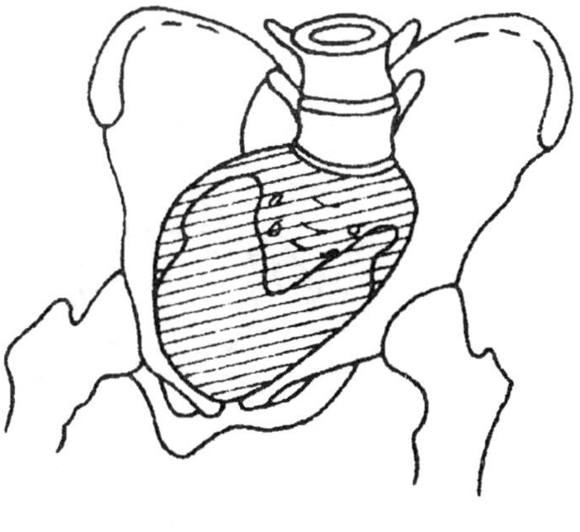

图 11-10　偏斜骨盆

【狭窄骨盆的临床表现】

（一）骨盆入口平面狭窄的临床表现

1．胎先露衔接受阻　临近预产期，初产妇胎头尚未入盆，孕妇呈尖腹或悬垂腹，腹部检查跨耻征阳性或可疑阳性。

2．若已临产，根据骨盆狭窄程度、产力强弱、胎儿大小及胎位情况不同，临床表现不同。①骨盆临界狭窄：若胎位、胎儿大小及产力正常，胎头常以矢状缝在骨盆入口横径衔接，取后不均倾势，即后顶骨先入盆，后顶骨逐渐进入骶凹处，再使前顶骨入盆，则矢状缝位于骨盆入口横径上成为头盆均倾势。临床表现为潜伏期及活跃期早期延长，活跃期后期产程进展顺利。若胎头迟迟不入盆，常出现胎膜早破和继发性宫缩乏力。②骨盆绝对狭窄：若胎位、胎儿大小及产力均正常，但胎头不入盆，常发生梗阻性难产，可出现病理性缩复环，甚至子宫破裂。

（二）中骨盆平面狭窄的临床表现

1．胎头正常衔接时，潜伏期及活跃期早期进展顺利。当胎头下降至中骨盆时，由于内旋转受阻，常出现持续性枕横位或枕后位。同时出现继发性宫缩乏力，活跃期后期及第二产程延长，甚至第二产程停滞。

2．当胎头受阻于中骨盆时，胎头开始变形，颅骨重叠，胎头受压，软组织水肿，形成产瘤，严重时可发生脑组织损伤、颅内出血及胎儿宫内窘迫。若中骨盆狭窄程度严重，宫缩又强，则可发生先兆子宫破裂及子宫破裂。不适当的阴道助产可导致严重的软产道裂伤和新生儿产伤。

（三）骨盆出口平面狭窄的临床表现

骨盆出口平面狭窄与中骨盆平面狭窄常同时存在，单纯骨盆出口狭窄极少见。临床多表现为第二产程停滞，继发性宫缩乏力。胎头双顶径不能通过出口横径，强行阴道助产，可导致严重的软产道损伤，对母儿危害很大。

【狭窄骨盆的诊断】

骨盆在分娩的过程中是个不变因素。狭窄骨盆可影响胎位、胎先露下降及内旋转，也影响子宫收缩。有无骨盆异常，应及早做出诊断，以决定适当的分娩方式。

（一）病史

询问孕妇幼年有无佝偻病、结核病史及外伤史。经产妇应详细询问既往分娩经过。

（二）一般检查

测量身高。孕妇身高＜ 145cm 应注意均小骨盆。观察孕妇体型、步态，下肢有无畸形或跛足，有无脊柱及髋关节畸形，米氏菱形窝是否对称，有无尖腹或悬垂腹等。

（三）腹部检查

1．估计胎儿大小及头盆关系　胎儿大小依据子宫底高度、长度及腹围估计。评估头盆关系，正常情况下初产妇在预产期前 2 周，经产妇临产后胎头应入盆。若已临产，胎头仍未入盆者，则应充分判断头盆是否相称。

检查方法：产妇排空膀胱，取仰卧位，双腿伸直。检查者用一手于耻骨联合上方向骨盆方向推压浮动的胎头，如胎头低于耻骨联合平面，表示头盆相称，胎头可以入盆；如胎头与耻骨联合在同一平面，表示头盆可能不称，称胎头跨耻征可疑阳性；如胎头高于耻骨联合平面，表示头盆不称明显，称胎头跨耻征阳性（图 11-11）。

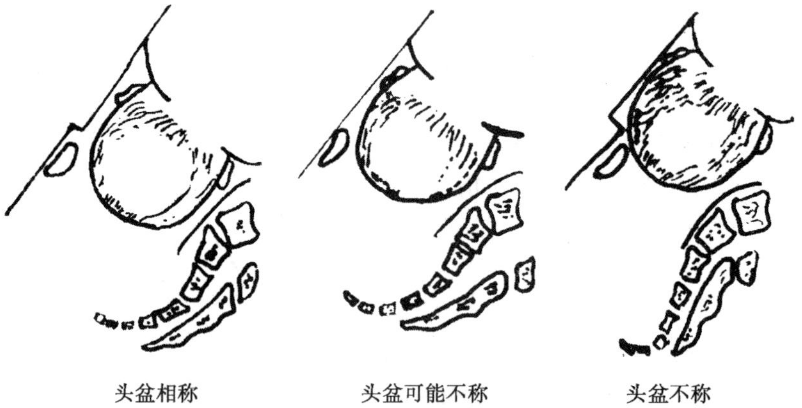

图 11-11　检查头盆相称程度

2．胎位异常　骨盆入口狭窄往往因头盆不称、胎头不易入盆而导致胎位异常，如臀先露、肩先露。骨盆狭窄影响已入盆的胎头内旋转，导致持续性枕后位、枕横位。

（四）骨盆测量

1．骨盆外测量　骨盆外测量可初步估计骨盆的类型及径线。骨盆外测量各种径线＜正常值 2cm 或以上者为均小骨盆。骶耻外径＜ 18cm 为扁平骨盆。坐骨结节间径＜ 8cm，耻骨弓角度

< 90° 为漏斗骨盆。骨盆两侧斜径（一侧髂前上棘至对侧髂后上棘间的距离）及同侧直径（从髂前上棘到同侧髂后上棘间的距离）相差> 1cm 为偏斜骨盆。

2．骨盆内测量　骨盆外测量发现异常时，应进行骨盆内测量。对角径< 11.5cm，骶岬突出属于骨盆入口平面狭窄，属扁平骨盆。中骨盆平面及骨盆出口平面狭窄往往同时存在，应测量骶骨前面弯度（图 11-12）、坐骨棘间径、坐骨切迹宽度（即骶棘韧带宽度）（图 11-13）。若坐骨棘间径< 10cm、坐骨切迹宽度< 2 横指，为中骨盆平面狭窄。若坐骨结节间径< 8cm，应测量出口后矢状径及检查骶尾关节活动度（图 11-14）。出口后矢状径< 7cm，或坐骨结节间径与出口后矢状径之和< 15cm，为骨盆出口平面狭窄。

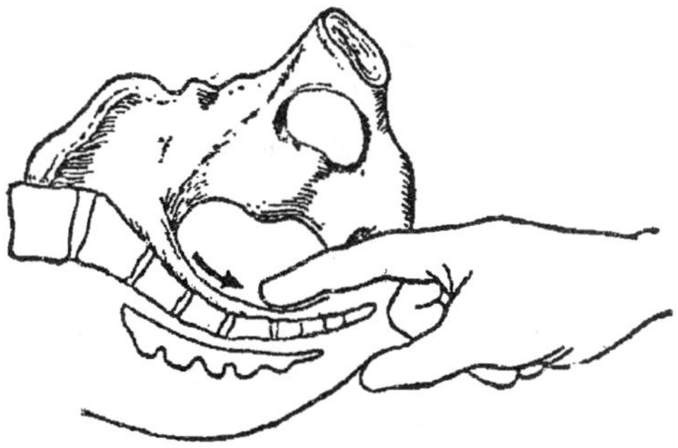

图 11-12　检查骶骨前面弯度

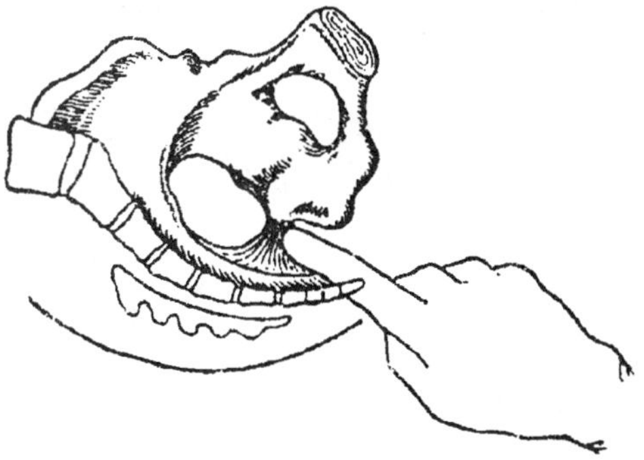

图 11-13　测量坐骨切迹宽度

【狭窄骨盆对母儿的影响】

1．对产妇的影响　若为骨盆入口平面狭窄，由于先露部不能入盆，常引起继发性宫缩乏力，导致产程延长或停滞。若为中骨盆平面狭窄，影响胎头内旋转，易发生持续性枕横位或枕后位，胎头长时间嵌顿于产道内，压迫软组织引起局部组织缺血、水肿、坏死、脱落，产后形成生殖道瘘。胎膜早破及手术助产增加感染机会。严重的梗阻性难产若不及时处理，可导致先兆子宫破裂，甚至子宫破裂，危及产妇生命。

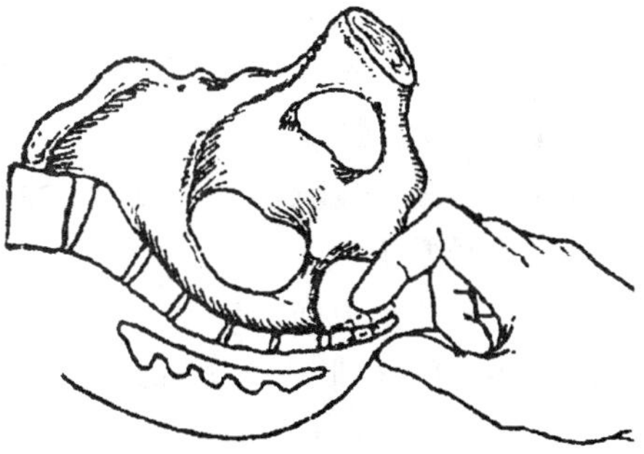

图 11-14　检查骶尾关节活动度

2．对胎儿的影响　头盆不称易发生胎膜早破、脐带脱垂，导致胎儿窘迫，甚至胎儿死亡。产程延长，胎头受压，缺血、缺氧，容易发生颅内出血。产道狭窄，手术助产机会增加，易发生新生儿产伤及感染。

【狭窄骨盆的处理】

（一）骨盆入口平面狭窄的处理

1．明显头盆不称　骨盆入口平面骶耻外径≤ 16cm，入口前后径≤ 8.0cm，胎头跨耻征阳性者，足月活胎不能入盆时，临产后行剖宫产术结束分娩。

2．轻度头盆不称　骶耻外径在 16.5cm ~ 17.5cm，骨盆入口前后径 8.5cm ~ 9.5cm，胎头跨耻征可疑阳性。如足月活胎体重< 3000g，胎位正常，胎心率和产力正常，可在严密监护下试产。试产 2 ~ 4 小时后，胎头仍迟迟未入盆者，或伴有胎儿窘迫征象，应及时行剖宫产术结束分娩。

（二）中骨盆平面狭窄的处理

在分娩过程中，胎头在中骨盆平面完成俯屈及内旋转动作。若中骨盆狭窄，主要影响胎头在盆腔内旋转，引起持续性枕横位或枕后位。如宫口开全，胎头双顶径达坐骨棘水平或更低，可经阴道助产。如胎头双顶径未达到坐骨棘水平，或出现胎儿窘迫征象，应行剖宫产术。

（三）骨盆出口平面狭窄的处理

骨盆出口是骨产道的最低部位，应于临产前对胎儿大小、头盆关系做出充分估计，决定能否经阴道分娩。诊断为骨盆出口狭窄时，不应进行试产。若出口横径值与出口后矢状径之和＞15cm，多数胎儿先露部后移，利用出口后三角空隙娩出，但常发生会阴严重裂伤，应做较大的会阴侧切，有时需用胎头吸引术或产钳术助产。出口横径与出口后矢状径之和＜15cm，应行剖宫产术。

（四）均小骨盆的处理

若胎儿较小，头盆相称，产力良好，可以试产。若胎儿较大，有明显头盆不称，应尽早行剖宫产术。

（五）畸形骨盆的处理

根据畸形骨盆的种类、狭窄程度、胎儿大小及产力情况具体分析。若畸形严重，明显头盆不称，应及时行剖宫产术。

二、软产道异常

软产道包括子宫下段、宫颈、阴道及外阴。软产道异常所造成的难产少见，容易被忽视。故应于妊娠早期判断有无软产道异常。

【外阴异常】

1．会阴坚韧　多见于初产妇，尤其35岁以上的高龄初产妇更多见。由于组织坚韧，缺乏弹性，会阴伸展性差，阴道口狭小，分娩时应行会阴切开术。

2．外阴水肿　妊娠高血压、重症贫血、心脏病及慢性肾炎孕妇，在全身水肿的同时，可有重度外阴水肿。外阴水肿可影响胎头娩出，造成组织损伤、感染以及愈合不良。临产前可局部应用50%硫酸镁湿热敷，对临产后仍有严重水肿者，可在严格消毒下用针头多点皮肤穿刺放液。分娩时可行会阴切开术。产后加强会阴局部护理，预防感染。

【阴道异常】

1．先天性阴道横隔或纵隔　阴道横隔较坚韧，多位于阴道上段，完全性横隔可能不孕。不完全性横隔可阻碍胎先露下降。临产后在直视下，从横隔中央小孔处做“X”形切开，使胎儿娩出。分娩结束后剪去多余的组织，用肠线间断或连续锁边缝合残端。若横隔高且厚，则需行剖宫产术。阴道纵隔常伴有双子宫及双宫颈，位于一侧子宫内的胎儿通过该侧阴道分娩时，将阴道纵隔推向对侧，一般很少影响分娩。若为单子宫颈，则阴道纵隔位于先露之前，可阻碍胎先露下降，应行纵隔切开术，待分娩结束后再切除剩余隔，用可吸收线间断或连续锁边缝合断端。

2．其他　由产伤、药物腐蚀、手术感染致使阴道瘢痕挛缩，严重者可行剖宫产术。阴道囊肿阻碍胎先露下降时，可行囊肿穿刺抽出囊液，待产后再选择时机进行处理。阴道内肿瘤阻碍胎先露下降而又不能经阴道切除时，应行剖宫产术，原有病变产后再行处理。为了预防新生儿喉乳头瘤，对阴道尖锐湿疣孕产妇应选择剖宫产术结束分娩。

【宫颈异常】

1．宫颈坚韧　常见于高龄初产妇，宫颈缺乏弹性或精神过度紧张使宫颈痉挛性收缩，宫颈不易扩张。此时可静脉注射地西泮10mg，也可于宫颈两侧注入0.5%利多卡因5～10ml，若宫颈仍不扩张，行剖宫产术结束分娩。

2．宫颈水肿　嘱产妇勿在宫颈口开全前屏气，轻者可抬高产妇臀部，减轻胎头对宫颈的压迫，亦可于宫颈两侧注射0.5%利多卡因5～10ml，待宫口接近开全时，用手将水肿的宫颈上推，使其逐渐越过胎头，经阴道分娩。推宫颈时决不可暴力，否则易造成宫颈裂伤出血。若经过上述处理无明显效果，宫颈口不继续扩张仍阻滞，应行剖宫产术。

3．其他　宫颈肌瘤、宫颈瘢痕会阻碍产程进展，宫颈癌有导致大出血和癌组织扩散危险，故不应经阴道分娩，应行剖宫产术。

第三节　胎儿异常

胎位异常是造成难产的常见因素。常见的异常胎位有因胎头在盆腔内旋转受阻，出现持续性枕横位、持续性枕后位；因胎头俯屈不良，导致面先露、额先露；因胎产式异常，出现臀先露、肩先露。此外，还有复合先露。

一、持续性枕后位和枕横位

在分娩过程中，胎头枕骨持续位于母体骨盆后方或侧方，不能转向前方者，称持续性枕后位（persistent occiput posterior position，POPP）（图 11-15），或持续性枕横位（persistent occiput transverse position，POTP）。

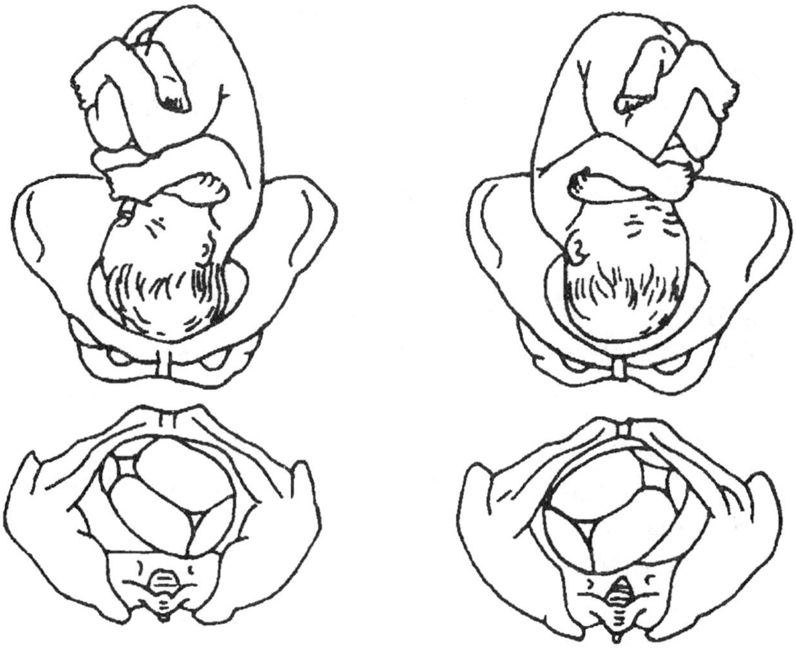

（1）枕左后位　（2）枕右后位

图 11-15　持续性枕后位

【原因】

（一）骨盆异常

持续性枕后位或枕横位常发生于男型骨盆及类人猿型骨盆。这两类骨盆的特点是入口平面的前半部狭窄，不适合胎头枕部衔接，而后半部较宽敞，胎头容易以枕后位或枕横位衔接。这类骨盆常伴有中骨盆及出口平面狭窄，影响胎头在中骨盆平面向前旋转，为适应骨盆形态而形成持续性枕后位或枕横位。由于扁平骨盆前后径短，均小骨盆各径线均小，而骨盆入口横径最长，胎头常以枕横位入盆。由于胎头旋转困难，胎头呈持续性枕横位。

（二）胎头俯屈不良

持续性枕后位或枕横位胎头俯曲不良。以枕后位入盆时，胎背靠近母体脊柱，影响胎头俯屈。胎头前囟成为胎头下降的最低部位，而最低点又转向骨盆前方，当前囟转至前方或侧方时，枕部必然转向后方或侧方，形成持续性枕后位或持续性枕横位。

（三）子宫收缩乏力及其他

子宫收缩乏力、前置胎盘、复合先露、胎头过大或胎儿发育异常等，均可影响胎头俯屈及内旋转，造成持续性枕后位或持续性枕横位。

【临床表现及诊断】

（一）临床表现

临产后胎头衔接较晚及俯屈不良，由于胎先露不紧贴子宫颈，导致子宫收缩乏力及宫颈口扩张缓慢，使产程延长。若枕后位，枕骨直接压迫直肠，在宫颈口尚未开全时，产妇就出现肛门下坠及排便感。产妇过早使用腹压，容易导致宫颈前唇水肿及疲劳，影响产程进展。持续性枕后位常导致活跃期晚期及第二产程延长。若在阴道口已见到胎发，但多次宫缩屏气向下用力却不见胎头下降，应考虑有持续性枕后位的可能。

（二）腹部检查

在子宫底部触及胎臀，胎背偏向母体后方或侧方，在对侧明显触及胎儿肢体。若胎头已衔接，有时可在胎儿肢体侧耻骨联合上方扪到胎儿颏部。胎心在脐下一侧偏外方听得最响亮，枕后位时因胎背伸直，前胸贴近母体腹壁，胎心在胎儿肢体侧的胎胸部位也能听到。

（三）肛门检查或阴道检查

枕后位时，盆腔后部空虚。如胎头矢状缝位于骨盆斜径上，触到前囟门在右前方，后囟门在左后方，称为枕左后位，反之为枕右后位；如胎头矢状缝位于骨盆横径上，后囟在骨盆左侧方，则为枕左横位，反之为枕右横位。出现胎头水肿、颅骨重叠，囟门触不清时，需行阴道检查。也可借助胎儿耳廓与耳屏位置及方向判定胎方位。若耳廓朝向骨盆后方，则诊断为枕后位；若耳廓朝向骨盆侧方，则诊断为枕横位。

（四）B型超声检查

根据胎头双顶径、颜面和枕部位置，能比较准确地探清胎头位置。

【分娩机制】

绝大多数枕横位或枕后位，在有强有力的宫缩、又无明显头盆不称情况下，胎头枕部可向前旋转 90° ~ 135° 成为枕前位，可自然分娩。不能转为枕前位者，其分娩机制如下。

（一）枕左（右）后位

胎头枕部到达中骨盆向后旋转 45°，使矢状缝与骨盆前后径一致。胎儿枕骨朝向骶骨呈正枕后位。其分娩机制有两种。

1．胎头俯屈较好时，以前囟门为先露，降至耻骨联合下缘后，以前囟为支点，胎头进一步俯屈，使顶部及枕部自会阴前缘娩出，继之胎头仰伸，使额、鼻、口、颏部相继从耻骨联合下娩出，此种分娩方式为枕后位经阴道助娩最常见的方式。

2．胎头俯屈不良时，以额部为先露，降至耻骨联合下缘后，以鼻根部为支点，胎头先俯屈，从会阴前缘娩出前囟、顶部及枕部。继之胎头仰伸，使鼻、口、颏部从会阴前缘娩出。胎头外旋转，胎体娩出与枕前位相同。

（二）枕横位

部分枕横位于下降过程中无内旋转动作，或枕后位的胎头枕部仅向前旋转 45° 成为持续性枕横位，多数枕横位需用手或行胎头吸引器将胎头旋转成枕前位娩出。

【对母儿的影响】

（一）对母体的影响

胎位异常导致继发性宫缩乏力，使产程延长，产妇疲劳，常需手术助产，容易发生软产道损伤，增加产后出血及感染机会。若胎头长时间压迫软产道，可引起软组织缺血、水肿，甚至坏死、脱落，形成生殖道瘘。

（二）对胎儿的影响

由于第二产程延长及手术助产机会增多，常引起胎儿窘迫和新生儿窒息，使围生儿死亡率增高。

【处理】

对持续性枕后位、枕横位，在骨盆无异常、胎儿不大时，可以试产。但应严密观察产程进展，注意胎头下降、宫口扩张、宫缩强弱及胎心情况。

（一）第一产程

1．潜伏期需保证产妇充分的营养与休息。如有精神紧张、睡眠不好，可给予地西泮或哌替啶。让产妇朝向胎背的对侧方向侧卧，以利胎头枕部转向前方。若宫缩欠佳，应尽早静脉滴注缩宫素。

2．活跃期延长或停滞时，应及时行阴道检查。若宫口开大 2 ～ 4cm，除外头盆不称时可行人工破膜。若产力欠佳，可静脉滴注缩宫素。若经过上述处理效果不佳，每小时宫口开大＜ 1cm 或产程无进展，则应行剖宫产术结束分娩。宫口开全之前，嘱产妇不要过早屏气用力，减少体力消耗，防止宫颈水肿，影响产程进展。

（二）第二产程

若第二产程进展缓慢，初产妇已近 2 小时，经产妇已近 1 小时，应行阴道检查。当胎头双顶径已达到坐骨棘平面或更低时，可徒手将胎头枕部旋转向前方，使矢状缝与骨盆出口前后径一致，或自然分娩，或阴道助产（用低位产钳或胎头吸引术）。若无法转成枕前位，也可向后转成正枕后位，然后再用产钳助产。以正枕后位娩出时，因胎头径线大，易造成会阴裂伤，应行会阴侧切术，切口宜稍大。若胎头位置较高，疑有头盆不称，需行剖宫产术。

（三）第三产程

因产程延长，容易并发子宫收缩乏力，胎盘娩出后应立即静脉注射或肌内注射缩宫素，以防发生产后出血。凡行手术助产及有软产道裂伤者，产后均应给予抗生素预防感染。对新生儿应重点监护。

二、臀位（臀先露）

臀先露（breech presentation）是胎位异常中最常见的一种，占妊娠足月分娩总数的 3% ～ 4%。臀先露以骶骨为指示点，有骶左（右）前、骶左（右）横、骶左（右）后 6 种胎方位。

【原因】

妊娠 30 周以前，臀先露较多见，妊娠 30 周前多能自然转为头先露。臀先露的原因尚不十分明确，但可能与以下因素有关。

1．胎儿在宫内活动范围过大　如羊水过多、早产儿、经产妇腹壁松弛等。

2．胎儿在宫内活动范围受限　如子宫畸形（单角子宫、双角子宫等）、胎儿畸形（如脑积水、无脑儿）、羊水过少及双胎妊娠等。

3．胎头衔接受阻　如骨盆狭窄、前置胎盘、盆腔肿瘤及巨大胎儿等。

【临床分类】

根据胎儿双下肢所取的姿势不同，可分为以下三类。

1．单臀先露或腿直臀先露　胎儿双髋关节屈曲，双膝关节伸直，以臀部为先露，此类临床上最为多见。

2．完全臀先露（complete breech presentation）或混合臀先露　胎儿双髋关节及膝关节均屈曲，有如盘膝坐，臀与双足为先露，此类临床上较多见。

3．不完全臀先露（incomplete breech presentation）或足先露　单足或双足、单膝或双膝为先露，膝先露是暂时的，产程开始后转为足先露，此类临床上较为少见。

【临床表现与诊断】

1．临床表现　先露部胎臀不能紧贴子宫下段及宫颈内口，导致宫缩乏力，宫口扩张缓慢，产程延长。

2．腹部检查　子宫呈纵椭圆形，在子宫底部可触到圆而硬，按压时有浮球感的胎头，耻骨联合上可触到不规则、较宽、易变形的胎臀。胎心音位置较高，多在脐的左上方或右上方。

3．肛门及阴道检查　肛门检查时可触到先露为质地较软而不规则的胎臀或胎足、胎膝。若胎臀位置过高，肛门检查不能确诊时，需行阴道检查。阴道检查可了解宫口扩大程度及有无脐带脱垂，如胎膜已破，则能直接触及胎臀、外生殖和肛门，此时应注意与颜面相鉴别。

4．B 型超声检查　可准确提示臀先露类型及胎头姿势和胎儿大小等。

【分娩机制】

以骶右前位为例加以阐述（图 11-16）。

（一）胎臀娩出

临产后，胎臀以股骨粗隆间径衔接于骨盆入口右斜径上（图 11-16 A），骶骨位于右前方。胎臀逐渐下降，抵达骨盆底遇阻力时，前髋向母体的右前方做 45° 内旋转，使其达耻骨弓下，此时粗隆间径与母体骨盆前后径一致，骶骨位于母体右侧（图 11-16 B），胎臀继续下降，胎体稍侧屈，以适应产道弯曲，后髋先自会阴前缘娩出。继而胎体稍伸直，使前髋自耻骨弓下娩出（图 11-16 C）。继之双腿、双足娩出。胎体行外旋转，胎背转向前方（图 11-16 D）。

（二）胎肩娩出

当胎背转向前方时，胎儿双肩径衔接于骨盆右斜径或横径，并沿此径线逐渐下降。当双肩达骨盆底时，前肩向右旋转 45° 转至耻骨弓下，使双肩径与骨盆出口前后径一致，同时胎体侧屈使后肩及其上肢从会阴前缘娩出，继之前肩及其上肢从耻骨弓下娩出。

（三）胎头娩出

当胎肩娩出时，胎头矢状缝衔接于骨盆入口左斜径或横径（图 11-16 E），并沿此径线逐渐下降（图 11-16 F），同时胎头俯屈，枕骨达骨盆底时，胎头向母体左前方旋转 45°，使枕骨紧贴于耻骨联合之后（图 11-16 G），以枕骨下凹为支点，胎头继续俯屈，使颜面、额部相继自会阴前缘娩出，随后枕部自耻骨弓下娩出（图 11-16 H）。

【对母儿的影响】

1．对母体的影响　臀先露时，由于先露部不规则，不能紧贴子宫下段及宫颈，容易引起子宫收缩乏力或胎膜早破，使子宫颈口扩张缓慢，产程延长，增加产后出血及感染机会。若宫口未开全而强行牵拉，容易造成宫颈撕裂。

2．对胎儿及新生儿的影响　由于臀先露高低不平，不规则，对前羊膜囊压力不均匀，容易发生胎膜早破，发生脐带脱垂相应增加。臀先露的脐带脱垂，发生率高于头先露 10 倍。脐带脱垂导致胎儿窘迫甚至死亡。臀先露分娩时，大而硬的头部后娩出，困难较大，常发生新生儿窒息、颅内出血、臂丛神经损伤、骨折等，导致围生儿发病率及死亡率均增高。

【处理】

（一）妊娠期

妊娠 30 周以前，臀先露多能自然转为头先露。若妊娠 30 周以后仍为臀先露，可采用下列方法予以纠正：

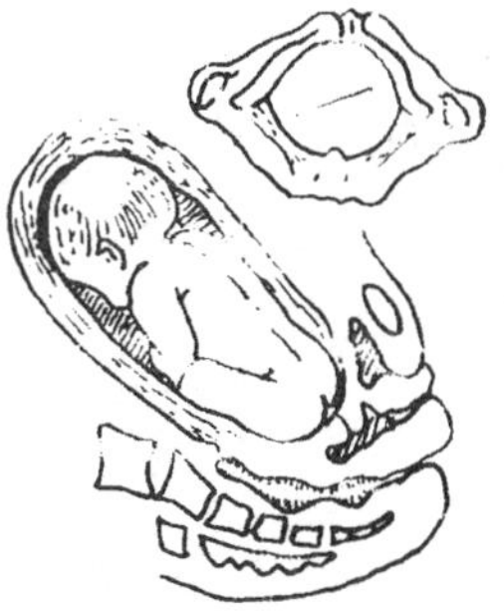

A. 胎臀粗隆间径衔接于骨盆入口右斜径上

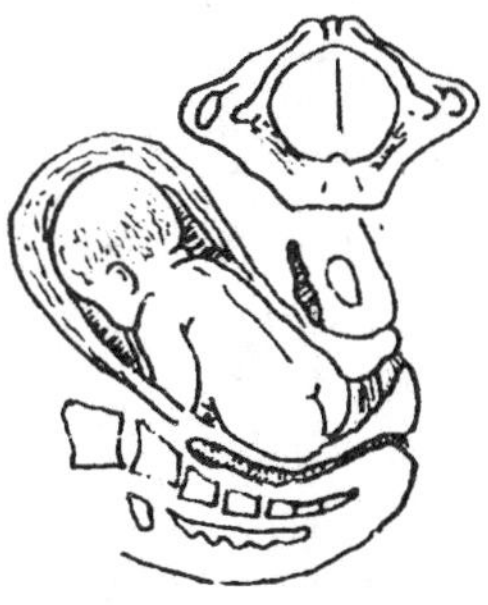

B. 胎臀经内旋转后，粗隆间径与母体骨盆出口间径一致

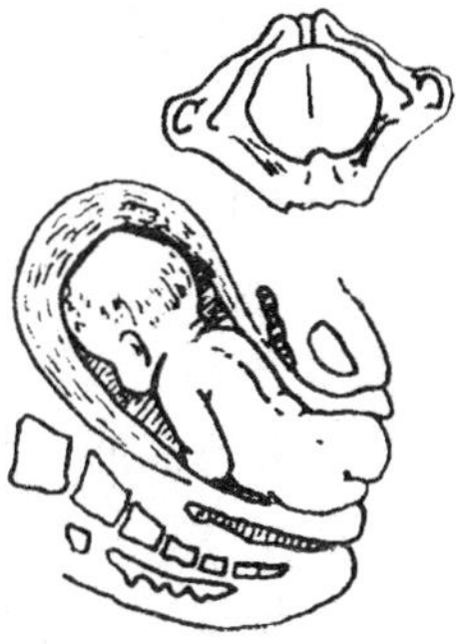

C. 前髋自耻骨弓下娩出，臀部娩出时粗隆间径与骨盆前后径一致

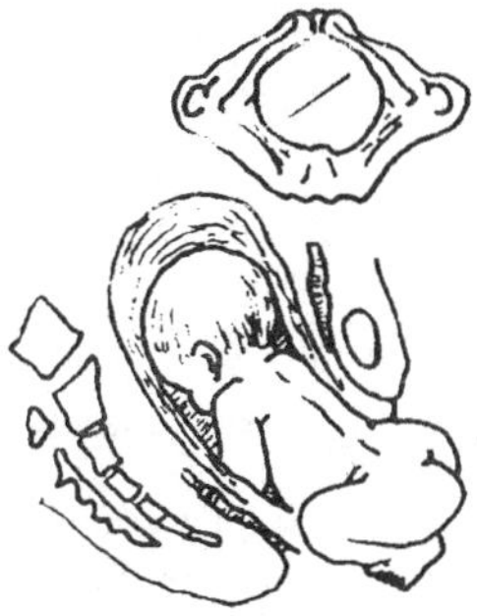

D. 胎臀娩出后顺时针方向旋转，胎臀转向前方

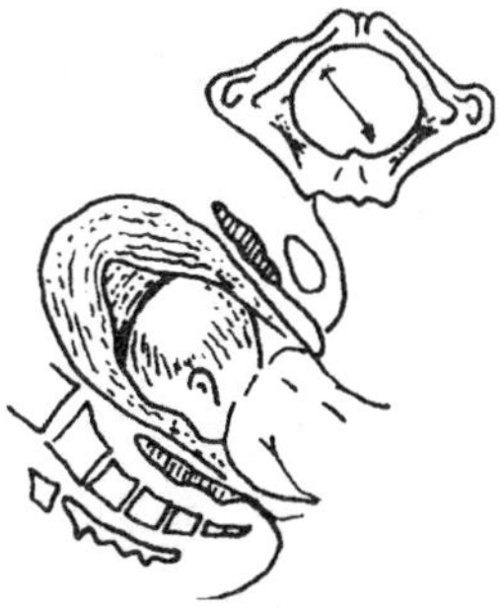

E. 胎头矢状缝衔接于骨盆入口的左斜径上

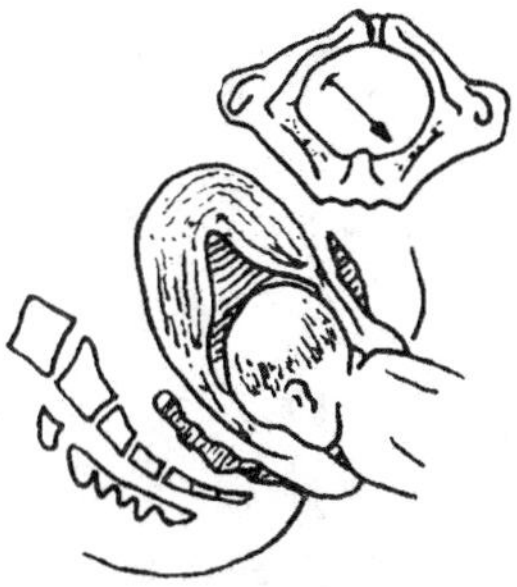

F. 胎头入盆后矢状缝沿骨盆左斜径下降

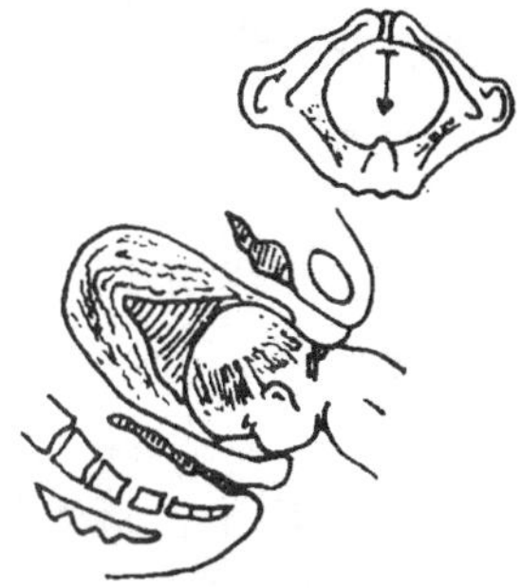

G. 枕骨经内旋转达耻骨联合下方时，矢状缝与骨盆出口前后径一致

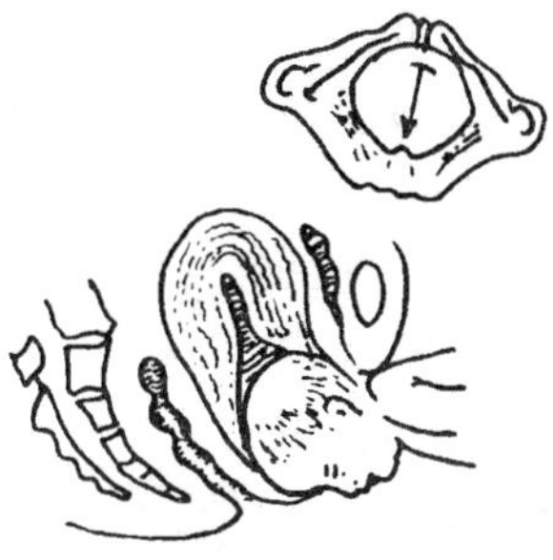

H. 枕骨下凹达耻骨弓下时，胎头俯屈娩出，此时胎头矢状缝仍与骨盆前后径一致

图 11-16　骶右前位分娩机制

1．膝胸卧位　让孕妇排空膀胱，松解裤带，做膝胸卧位姿势（图 11-17）。每日 2 次，每次 15 分钟，连续 1 周后复查。借助胎儿重心改变，使胎头与胎背所形成的弧形顺着宫底弧面滑动而达到胎位矫正的目的。

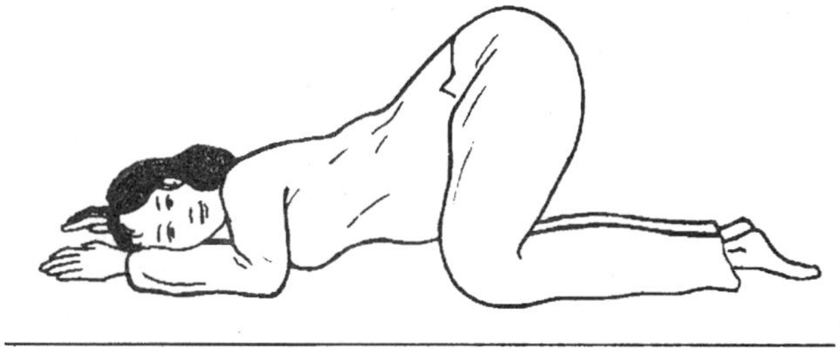

图 11-17　膝胸卧位

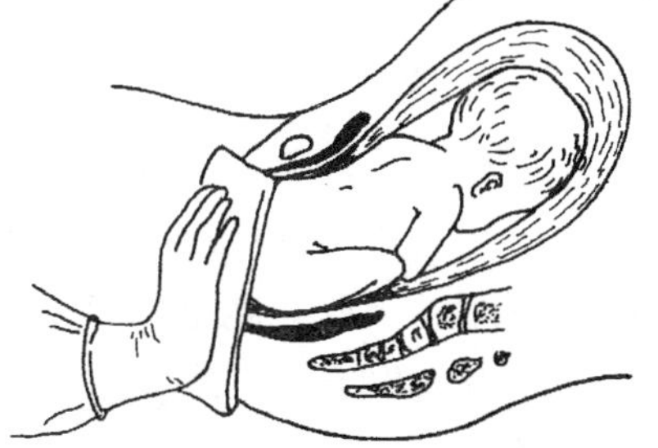

图 11-18　“堵”外阴法

2．激光照射或艾灸至阴穴　激光照射两侧至阴穴（足小趾外侧，距趾甲角旁 0.1 寸），也可用艾灸条，每日 1 ～ 2 次，每次 15 ～ 20 分钟，5 次为一疗程。

3．外转胎位术　应用上述矫正方法无效者，可于妊娠 32 ～ 34 周行外转胎位术。手术最好在 B 型超声监测下进行，术前半小时给予子宫松弛剂沙丁胺醇 4.8mg。术中随时注意胎心变化，一旦有改变立即停止操作。转成头先露后包腹固定胎位。行外转胎位术时，因有发生胎盘早剥、脐带缠绕等严重并发症的可能，应用时要慎重。

（二）分娩期

分娩方式应根据孕妇年龄、孕产次、骨盆大小、胎儿大小、胎儿是否存活、臀先露类型及有无合并症等综合考虑。

1．择期剖宫产术的适应证　狭窄骨盆、软产道异常、胎儿体重估计 3500g 以上、胎儿窘迫、不完全臀先露、妊娠期合并症（如重度子痫前期）、高龄初产、有难产史等，均应行剖宫产术结束分娩。

2．决定经阴道分娩的处理

（1）第一产程：产妇应侧卧，不宜下床活动。少做肛门检查，不灌肠，避免胎膜早破。一旦破膜或有胎心改变，应立即做阴道检查，了解宫颈扩张情况、胎先露及有无脐带脱垂。若胎心正常，产程进展顺利，应耐心等待宫口开全。当宫口开大 4 ～ 5cm 时，胎足即可经宫颈口脱出至阴道。为了使宫颈和阴道充分扩张，消毒外阴之后，使用“堵”外阴方法。当宫缩时用无菌巾以手掌堵住阴道口，让胎臀下降，待宫口及阴道充分扩张后才让胎臀娩出。此法有利于后出头的顺利娩出（图 11-18）。在“堵”的过程中，应每隔 10 ～ 15 分钟听胎心 1 次，并注意宫口是否开全。宫口已开全若再堵容易发生子宫破裂或胎儿宫内窘迫。宫口近开全时，要做好接产和抢救新生儿窒息的准备。

（2）第二产程：接产前，应导尿排空膀胱。初产妇应做会阴侧切术。根据具体情况可有三种分娩方式：①自然分娩：极少见，胎儿完全自然娩出，仅见于经产妇、胎儿小、产力强、骨盆宽大者。助产者仅需扶持胎体，不做任何牵拉动作。②臀位助产：当胎臀自然娩出至脐部后，接产者按不同胎方位的分娩机转，协助将胎肩和胎头娩出。③臀牵引术：胎儿全部由接产者牵引娩出，是产科手术的一种，对胎儿损伤大，一般禁止使用。

臀先露在第二产程经阴道分娩应注意以下几点：①初产妇臀先露，宫口开全后只要胎心情况好，就应耐心等待，可在消毒情况下用消毒巾进行堵臀，以使阴道充分扩张，为后出头做好准备。②为预防新生儿窒息，当胎儿脐部娩出后，一般应在 2 ～ 3 分钟内娩出胎头，最长不超过 8 分钟。③助产必须遵循臀先露分娩机制，当胎头娩出困难时，不应猛力牵拉，以免造成新生儿颅内出血、胸锁乳突肌血肿或臂丛神经损伤，应及早使用后出头产钳，迅速结束分娩。④胎儿臂上举时，应转动胎体使上举的臂垂向母体后方，同时助手从腹部压迫胎头使其俯屈，有利于胎儿娩出。

（3）第三产程：胎儿娩出后，及时应用缩宫素，防止产后出血。行手术操作及有软产道损伤者，应及时检查并缝合。给予抗生素预防感染。

三、横位（肩先露）

肩先露（shoulder presentation）指胎体横卧于骨盆入口之上，先露部为肩。肩先露有肩左前、肩左后、肩右前、肩右后四种胎方位，占妊娠足月分娩总数的 0.25%，多见于经产妇，是对母儿最不利的胎位。除死胎及早产儿胎体可折叠娩出外，足月活胎不可能经阴道娩出。如不及时处理，则容易发生子宫破裂，危及母儿生命。

【原因】

主要原因是先露衔接受阻或胎儿在宫内活动太大所致。前者见于骨盆狭窄、前置胎盘、盆腔肿瘤等；后者见于经产妇腹壁松弛、羊水过多等；其他包括子宫畸形、胎儿畸形等，也是横位发生的常见原因。

【诊断】

（一）临床表现

肩先露不能紧贴子宫下段及宫颈内口，缺乏直接刺激，容易发生宫缩乏力；胎肩对宫颈压力不均，容易引起胎膜早破，导致胎儿窘迫甚至死亡。随着宫缩加强，胎肩及胸廓一部分会被挤入盆腔，胎体折叠形成忽略性（嵌顿性）肩先露（图 11-19）。

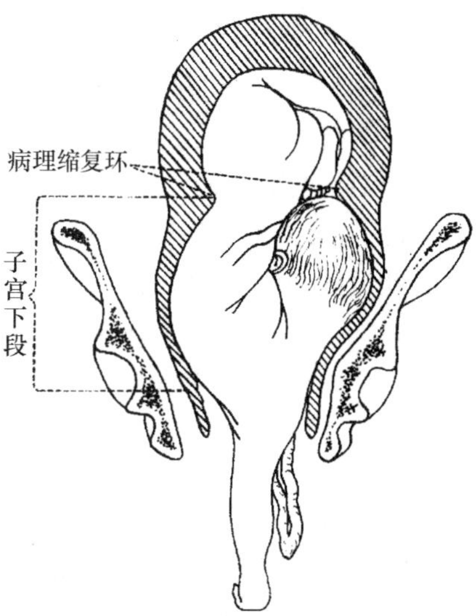

图 11-19 忽略性（嵌顿性）肩先露

（二）腹部检查

子宫外形呈横椭圆形，子宫底高度低于妊娠周数，宫底部及耻骨联合上方较空虚，在母体腹部一侧可触及胎头，另一侧触及胎臀。肩前位时，胎背朝向母体腹壁，触之宽大、平坦；肩后位时，胎儿肢体朝向母体腹壁，触及不规则小肢体。胎心在脐周两侧最清楚。

（三）肛门及阴道检查

若先露浮动，胎膜未破，肛门及阴道检查不易触及先露部。若胎膜已破，宫口扩张，阴道检查可触及胎肩胛骨、锁骨、肋骨及腋窝。判断胎方位的方法：腋窝的尖端指向胎儿头端，以此来判断左右；根据肩胛骨在母体腹壁的前后定胎位的前后。如腋窝尖端指向右侧，肩胛骨在后，则为肩右后位。胎手若已娩出阴道口外，可用握手方法鉴别是胎儿左手或右手，因检查者的手只能与胎儿同侧的手相握。若右手脱出，则胎位可能为肩右后或肩左前；若左手脱出，则胎位为肩左后或肩右前。

（四）B 型超声检查

B 型超声检查能确定具体胎方位。

【处理】

（一）妊娠期

妊娠后期发生肩先露应及时矫正。矫正方法和时间与臀先露相同。肩先露产妇应提前住院待产。

（二）分娩期

根据胎产次、胎儿大小、胎儿是否存活、宫口开大情况、胎膜是否破裂、有无子宫破裂或先兆破裂因素等决定分娩方式。

1. 足月活胎，伴有产科适应证（如骨盆狭窄、前置胎盘、有难产史等），应于临产前行择期剖宫产术。

2. 初产妇、足月活胎，临产后行剖宫产术。

3. 经产妇、足月活胎，首选剖宫产术。若宫口开大 5cm 以上，胎膜已破，羊水未流尽，可在乙醚麻醉下行内转胎位术，转成臀先露，待宫口开全后行臀助产娩出。

4. 出现子宫先兆破裂或子宫破裂征象，立即行剖宫产术。

5. 双胎妊娠足月活胎，第二胎为肩先露，可行内转胎位术。

6. 胎儿已死，无先兆子宫破裂征象，若宫口近开全，可在全身麻醉下行碎胎或断头术。产后应常规检查子宫下段、宫颈及阴道有无撕裂，若有裂伤应及时缝合。注意预防产后出血及产后感染。对于产程过长，软产道受压过久者，保留尿管长期开放，以防尿瘘的发生。

四、多胎妊娠

多胎妊娠（multiple pregneancy）指一次妊娠宫腔内有两个或两个以上胎儿。近年来，由于辅助生育技术的广泛使用，多胎妊娠的发生率明显增高。多胎妊娠中双胎发生率最高。

【双胎类型与特点】

1．双卵双胎（dizygotic twin） 由两个卵子同时受精形成的两个受精卵，称为双卵双胎，占双胎妊娠的 70%。两个受精卵的遗传基因不完全相同，所以两个胎儿的血型、性别不同或相同，但外貌、指纹等多种表型不同。胎盘多为两个，或融合成一个，但血液循环各自独立。胎盘胎儿面见两个羊膜腔，中间隔有两层羊膜、两层绒毛膜（图 11-20）。

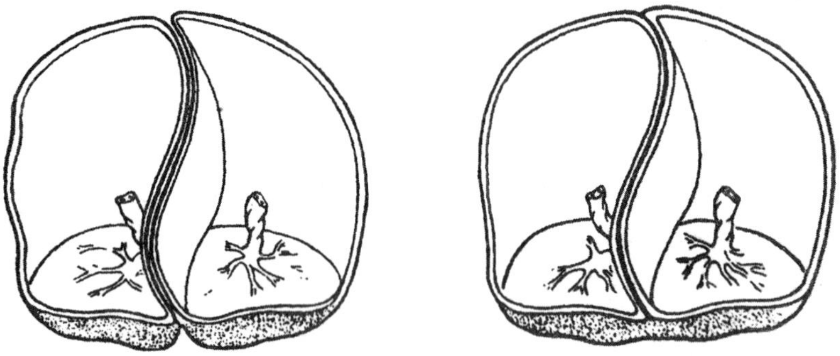

图 11-20 双卵双胎的胎盘及胎膜示意图

2．单卵双胎（monozygotic twin） 由一个卵子受精后分裂形成两个胎儿，称为单卵双胎，占双胎妊娠的 30%。形成原因不明，单卵双胎的遗传基因完全相同，故两个胎儿的性别、血型及其他各种表型完全相同。由于受精卵在早期发育阶段发生分裂的时间不同，可形成下列 4 种类型（图 11-22）。

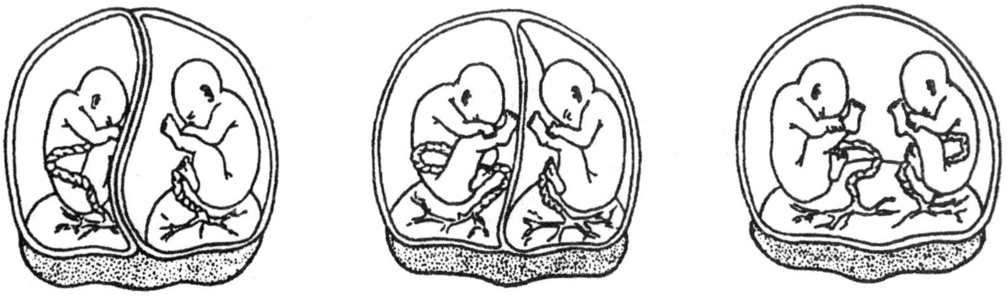
（1）发生在桑椹期前
（2）发生在囊胚期
（3）发生在羊膜囊已形成

图 11-21 受精卵在不同阶段形成单卵双胎的胎膜类型

（1）双羊膜囊双绒毛膜单卵双胎：受精卵在受精 72 小时后分裂分裂，形成两个独立的受精卵、两个羊膜囊。羊膜囊间隔有两层绒毛膜、两层羊膜，胎盘为两个或一个。此种类型占单卵双胎的 30%。

（2）双羊膜囊单绒毛膜单卵双胎：受精卵在受精 4 ～ 8 日，胚胎发育处于胚泡期，即已分化出滋养细胞，羊膜囊尚未形成。胎盘为一个，两个羊膜囊之间隔有两层羊膜，此种类型占单卵双胎的 68%。

（3）单羊膜囊单绒毛膜单卵双胎：受精卵在受精后 9 ～ 13 日分裂，此时羊膜囊已形成，两个胎儿共存于一个羊膜腔内，共用一个胎盘。此种类型占单卵双胎的 1% ～ 2%。

（4）联体双胎：受精卵在受精后 13 日分裂，此时胎盘已经形成，机体不能完全分裂成两个，形成不同形式的联体儿，此种类型罕见。

【诊断】

1．病史及临床表现　双卵双胎多有家族史，孕前用过促排卵的药或体外受精多个胚胎移植。恶心、呕吐早孕反应严重。中期妊娠后体重增加迅速，腹部增大明显，下肢水肿、静脉曲张等压迫症状明显且出现早，妊娠晚期常有呼吸困难，活动不方便。

2．产科检查　子宫明显大于停经月份，妊娠中、晚期腹部可触及多个小肢体或 3 个以上胎极、胎头较小，与子宫大小不呈比例。不同部位可听到两个胎心，其间有无音区，或同时听诊 1 分钟，两个胎心率相差 10 次以上。双胎妊娠胎位多为纵产式，以两个头位或一头一臀多见。

3．超声检查　对诊断及监护双胎有很大帮助。孕 6 ～ 7 周时宫腔内可见两个妊娠囊，孕 9 周时可见两个原始心管的搏动。可筛查胎儿结构畸形，如联体双胎、开放性神经管畸形等。判断双胎类型，胎儿性别不一致时，可确诊为双卵双胎。

【并发症】

1．孕妇并发症

（1）贫血：比单胎妊娠多 2 ～ 3 倍，与铁及叶酸的缺乏有关。

（2）妊娠高血压：双胎妊娠并发妊娠高血压高达 40%，比单胎多 3 ～ 4 倍。

（3）羊水过多及胎膜早破：双胎羊水过多发生率约 12%，单卵双胎常在妊娠中期发生急性羊水过多，与双胎输血综合征有关。14% 的双胎并发胎膜早破，可能与宫腔内压力增高有关。

（4）胎盘早剥：是双胎妊娠产前出血的主要原因，与妊娠高血压发生率增高有关。

（5）宫缩乏力：双胎妊娠子宫肌纤维伸展过度，常并发原发性子宫收缩乏力，导致产程延长。

（6）产后出血：经阴道分娩的双胎妊娠，阴道流血量≥ 500ml，与子宫过度膨胀导致宫缩乏力有关。

2．围生儿并发症

（1）早产：约 50% 的双胎妊娠并发早产，多与胎膜早破或宫腔内压力过大有关。

（2）胎儿宫内生长受限：其原因不清楚，可能与胎儿拥挤、胎盘占蜕膜面积相对小有关。此外，两个胎儿间生长不协调，与双胎输血综合征、一胎畸形或一胎胎盘功能严重不良有关。

（3）双胎输血综合征（twin to twin transfusion syndrome，TTTS）：是双羊膜囊单绒毛膜单卵双胎的严重并发症。通过胎盘间的动 - 静脉吻合支，血液从动脉向静脉单向分流，使一个胎儿成为供血儿，另一个胎儿成为受血儿。TTTS 造成供血儿贫血、血容量减少，致使生长受限，肾灌注不足，羊水过少，甚至因营养不良而死亡；受血儿血容量增多、动脉压增高、各器官体积增大、胎儿体重增加，可发生充血性心力衰竭、胎儿水肿、羊水过多。双羊膜囊单绒毛膜单卵双胎的两个胎儿体重相差≥ 20%、血红蛋白相差＞ 50g/L，提示双胎输血综合征。

（4）脐带异常：单羊膜囊双胎易发生脐带互相缠绕、扭转，致使胎儿死亡。脐带脱垂是双胎妊娠的常见并发症，多发生在双胎胎位异常或胎先露未衔接出现胎膜早破时，以及第一个胎儿娩出后，第二个胎儿娩出前，是胎儿急性缺氧死亡的主要原因。

（5）胎头交锁及胎头碰撞：前者多发生在第一胎儿为臀先露、第二胎儿为头先露者。分娩时第一胎儿头部尚未娩出，而第二胎儿头部已入盆，两个胎头颈部交锁，造成难产。后者两个胎儿均为头先露，同时入盆，胎头碰撞引起难产。

（6）胎儿畸形：发生率是单胎的 2 倍，有些畸形为单卵双胎所特有，如联体双胎、无心畸形等。

【处理】

1．妊娠期处理及监护

（1）补充营养：鼓励孕妇进食高热量、高蛋白质、高维生素及必需脂肪酸的食物，注意补充铁、钙及叶酸，预防贫血和妊娠高血压。

（2）防止早产：双胎孕妇应增加休息时间，减少活动量。34 周前出现宫缩，应给予宫缩抑制剂，一旦出现宫缩或阴道流水，应住院治疗。

（3）防治妊娠期并发症：注意妊娠期血压及蛋白尿的变化，发现妊娠高血压及时治疗。注意孕妇皮肤瘙痒症状，动态观察血胆酸、肝功能的变化，发现妊娠肝内胆汁淤积症应及早治疗。

（4）监护胎儿生长发育及胎位情况：如发现胎儿畸形，及早终止妊娠。如发现 TTTS，可在胎儿镜下用激光凝固胎盘表面可见的血管吻合支，提高胎儿的存活率。B 超检查发现双胎胎位异常，一般不予纠正。

2．终止妊娠适应证　①合并急性羊水过多，出现压迫症状，孕妇腹部过度膨胀，呼吸困难，严重不适；②胎儿畸形；③母亲有严重并发症，不能继续妊娠的；④预产期已到尚未临产，胎盘功能减退者。

3．分娩期处理

（1）阴道分娩：多数双胎能经阴道分娩。产程中应注意：①保证产妇足够的食物摄入和充足的睡眠；②严密监测胎心变化；③注意宫缩及产程进展；④第二产程必要时行会阴后侧切开，减轻胎头受压。

（2）剖宫产：双胎下列情况考虑剖宫产：①第一胎为肩先露、臀先露；②联体双胎孕周＞26 周；③具有所有剖宫产适应证。

（3）防治产后出血：①临产时备血；②胎儿娩出前建立静脉通道；③在第二胎娩出后立即使用子宫收缩药，并维持到产后 2 小时。

五、巨大胎儿

巨大胎儿（fetal macrosomia）指胎儿体重达到或超过 4000g 者。

【原因】

可能与遗传有关。父母身材高大者，胎儿常较大；过期妊娠，孕妇患轻型糖尿病时，常致胎儿巨大；经产妇胎儿体重有随分娩次数增多而增重的倾向。

【诊断】

1．临床表现　孕妇常有呼吸困难、腹部沉重、两肋区胀痛等症状。

2．腹部检查　视诊腹部明显膨隆，子宫底高；触诊胎体大，胎头也大，先露部不能按期入盆而高浮。检查时需与双胎、羊水过多相鉴别。

3．B 型超声检查　胎头双顶径＞ 10cm、股骨长度≥ 8cm、胎儿腹围＞ 33cm，应考虑巨大胎儿。胎头径线大者，需测量胸径及肩径，如胸径、肩径明显大于头径者，应警惕发生肩难产。

【处理】

1．孕期检查发现胎儿明显大于胎龄时，应检查孕妇有无糖尿病，如确诊为糖尿病，应积极治疗。预测胎儿巨大，又无头盆不称，妊娠 36 周后可做羊水检查，测胎儿肺成熟度、胎盘功能，并根据糖尿病控制情况，适当提前终止妊娠。

2．无头盆不称，初产妇可适当试产，但试产不宜过久，如出现产程异常，应行剖宫产结束分娩。有头盆不称者，择期剖宫产结束分娩。

案例 11-1

某女，26岁，孕$_1$产$_0$，现孕40周入院待产。临产后，患者精神较紧张，进食差。产科检查：宫缩具有正常的节律性、对称性和极性，但宫缩强度弱，持续30秒，间歇5～10分钟，临产17小时，宫口开大3cm，无头盆不称，胎心140次/分。腹部检查：宫底部为胎臀，腹部前方可触及胎背。阴道检查：胎头已达到坐骨棘下2cm，矢状缝与骨盆前后径一致，小囟门在前。

问题与思考：

1．本例的诊断是什么？

2．对该产妇应如何处理？

本章临床执业助理医师考试要点

1．产力异常　产力异常的分类；子宫收缩乏力的原因、临床特点和诊断；子宫收缩乏力对母儿的影响；子宫收缩乏力的预防与处理；子宫收缩过强的分类、诊断、处理。

2．产道异常　骨产道异常的分类、诊断、对母儿的影响及处理；软产道异常的分类。

3．胎位异常　临床分类；持续性枕横位、枕后位的诊断、处理；臀先露的分类、诊断、处理。

思 考 题

1．子宫收缩乏力的病因有哪些？如何诊断？

2．协调性子宫收缩乏力的处理原则有哪些？

3．臀位的临床表现有哪些？如何处理？

4．持续性枕后位是怎样形成的？如何处理？

5．骨盆入口狭窄如何诊断？

6．骨盆各平面狭窄如何处理？

（田小英）

第十二章　分娩期并发症

学习目标

通过本章内容的学习，学生应能：

识记：

1. 说出子宫破裂和产后出血的概念、病因、临床表现、诊断方法。
2. 列举子宫破裂和产后出血的处理方法。

理解：

解释羊水栓塞、脐带先露、脐带脱垂的概念；羊水栓塞的诊断和处理。

应用：

1. 利用分娩期并发症相关知识，学会对分娩期并发症进行诊断和急救处理。
2. 演示分娩并发症诊疗过程，培养学生临床诊疗思维和沉着应对产科急危重症的心理素质。

第一节　子宫破裂

妊娠晚期或分娩期，子宫体部或子宫下段发生的裂伤，称为子宫破裂（rupture of uterus）。它是产科严重的并发症，可直接威胁母体及胎儿的生命。随着产前检查的加强，目前子宫破裂的发病率已明显降低。

【病因】

1. 子宫瘢痕　曾有过剖宫产史、子宫肌瘤剔除术者，在妊娠晚期或临产后，当宫腔内压力升高时，可使肌纤维拉长、断裂，造成子宫破裂。尤其前次手术后切口愈合不良者，更易发生。子宫瘢痕是近年来子宫破裂的主要原因。

2. 梗阻性难产　骨盆狭窄、头盆不称、软产道异常、巨大胎儿、胎位异常、胎儿畸形等，均可引起胎先露下降受阻，为克服阻力子宫强烈收缩，导致子宫破裂。

3. 产科手术损伤及外伤　如宫口未开全实施臀牵引术、产钳助产术（尤其高位产钳术）、忽略性的肩先露强行内转胎位术、穿颅术、毁胎术等操作不慎可引起子宫破裂。腹部外力作用也是导致子宫破裂的原因之一。

4. 滥用子宫收缩药　子宫收缩药使用适应证或剂量不当，或不恰当使用前列腺素类制剂等，可导致子宫收缩过强，子宫存在瘢痕或胎先露下降受阻者，均可引起子宫破裂。

【临床表现】

子宫破裂可发生于分娩期和妊娠晚期，其中分娩期多见。子宫破裂可分为先兆子宫破裂和子宫破裂两个阶段。

1．先兆子宫破裂　多见于产程延长、胎先露下降受阻的产妇。产程开始后，子宫呈强直或痉挛性收缩，产妇烦躁不安，呼喊，呼吸、心率加快，下腹疼痛难忍，拒按，排尿困难，或伴有血尿，阴道少量流血。宫腔压力过大，胎儿受挤压，缺血、缺氧引起胎动频繁，胎心音改变。在分娩中，胎先露下降受阻，宫缩过强，宫体部肌纤维变短、增厚，子宫下段进一步拉长、变薄，两者之间形成明显的环状凹陷，称为病理缩复环（图 12-1）。此环多见于脐下，随产程进展可逐渐上移至脐水平或脐上。病理缩复环是先兆子宫破裂阶段常见的典型体征。此阶段如不及时处理，子宫将在病理缩复环处及下段发生破裂。

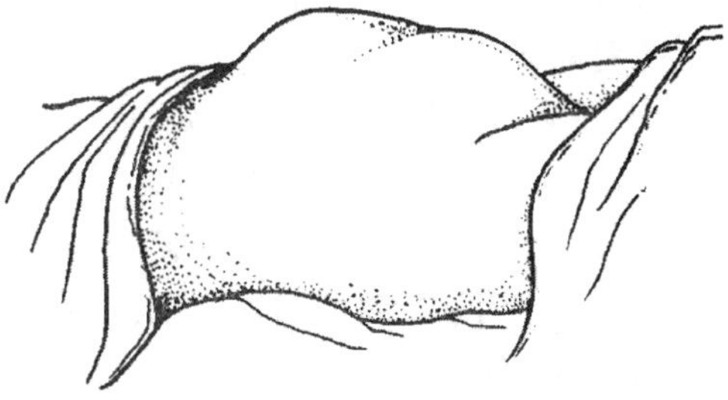

图 12-1　病理缩复环

2．子宫破裂　根据破裂的程度分为完全性子宫破裂和不完全性子宫破裂。

（1）完全性子宫破裂：子宫壁全层发生断裂，宫腔与腹腔相通，称为完全性子宫破裂。产妇突感腹部撕裂样剧痛，宫缩骤然停止，腹痛也随之暂缓。随着宫腔内容物羊水、胎体及血液进入腹腔，刺激腹膜，出现全腹持续性疼痛。产妇同时出现面色苍白、脉搏细速、呼吸急促、血压下降等休克征象。查体：全腹出现压痛、反跳痛等腹膜刺激征；腹壁下可清楚地扪及胎体，子宫缩小位于侧方，胎动、胎心音消失。阴道检查：阴道有鲜血流出，宫口缩小，先露回升，若破口位置较低可触及裂口。子宫体部瘢痕破裂多为完全破裂，先兆破裂症状多不典型。

（2）不完全性子宫破裂：子宫肌层全部或部分断裂，而浆膜层尚未破裂，宫腔与腹腔不相通，胎儿及其附属物仍在宫腔内，称为不完全性子宫破裂。一般体征并不明显，仅在不全破口处有明显压痛。若破口发生在子宫两侧，累及子宫血管，可形成阔韧带血肿。查体：在宫体的一侧可触及不活动、逐渐增大且压痛明显的肿物。胎心音多异常。

【诊断及鉴别诊断】

1．诊断　根据病史、典型的症状和体征，子宫破裂的诊断一般比较容易。但轻型或不典型者容易被忽略，如子宫不完全破裂或破口发生于子宫后壁者等。要详细了解病史，及时发现导致子宫破裂的高危因素，产程中一旦出现产妇烦躁不安，子宫下段压痛，血尿，胎心音异常，宫口缩小，先露回升等，均应考虑子宫破裂。B 超可辅助诊断。

2．鉴别诊断：

（1）重型胎盘早剥：多有妊娠高血压疾病或外伤史，剧烈腹痛，阴道出血量与全身出血量不呈正比，子宫呈板状，硬，压痛明显。B 超可见胎盘后血肿。

（2）难产并发感染：多见于产程长、多次阴道检查后感染，出现腹痛及腹膜刺激征，与子宫破裂征象相似，易被误诊为子宫破裂，但阴道检查无宫口回缩，先露不上升，腹壁下不能清楚地触及胎体，子宫也不缩小。

【处理】

1．先兆子宫破裂　一旦确诊，应立即使用宫缩抑制剂抑制子宫收缩，如肌内注射哌替啶 100mg、吸入或静脉全身麻醉等，同时立即行剖宫产术。

2．子宫破裂　一旦确诊，无论胎儿存活与否，都应在立即吸氧、积极抗休克的同时行剖宫探查术。手术方式如下。

（1）子宫裂口修补术：对年轻、有生育要求，破裂时间在 12h 以内，破口整齐，无明显感染者，可考虑行修补术。

（2）子宫次全切除术：破口大，边缘不齐，且有感染可能者，可考虑行子宫次全切除术。

（3）子宫全切术：子宫裂口大、位于下段并累及宫颈口者，可行子宫全切术。无论子宫是否完全破裂，在手术前后均应给予大量广谱抗生素防治感染。

【预防】

子宫破裂是严重的分娩期并发症，一旦发生，孕产妇及围生儿死亡率极高，应积极预防。如能做好产前检查，正确处理产程，绝大多数子宫破裂可以避免。

1．加强宣传教育，建立完善的妇幼保健制度，加强围生期保健。

2．有子宫手术史、骨盆狭窄、胎位异常等高危因素者，应于预产期前 1 ～ 2 周入院待产。

3．在分娩过程中，严密观察产程，及时发现产程异常，出现病理缩复环或血尿等其他先兆子宫破裂征象时，应及时行剖宫产。

4．严格掌握各种阴道手术适应证，严格按操作规程进行手术，动作轻柔，术后常规探查宫颈和宫腔，以便及时发现手术损伤。

5．严格掌握剖宫产适应证，选择子宫下段切口，术中严格无菌操作，避免感染。

6．严格掌握子宫收缩药的使用适应证。在利用缩宫素催产时，应严格掌握适应证、禁忌证、用法及注意事项，在静脉滴注时，注意剂量、调整滴速，专人看护，严密观察宫缩及胎心的变化情况，在胎儿娩出前禁止静脉注射或肌内注射缩宫素。

第二节　产 后 出 血

产后出血（postpartum hemorrhage，PPH）是指胎儿阴道娩出后 24h 内出血量超过 500ml，剖宫产术后 24h 内失血超过 1000ml。产后出血是分娩期严重的并发症之一，居我国孕产妇死亡原因的首位。

【病因】

产后出血的常见原因有子宫收缩乏力、胎盘因素、软产道裂伤及凝血功能障碍四个因素。

1．子宫收缩乏力　是产后出血最常见的原因。产后子宫肌纤维的收缩可使开放的血管受压闭合、血栓形成，达到止血的目的。任何影响子宫收缩的因素，均可导致产后出血。常见的因素有：

（1）全身因素：产妇疲劳、精神过度紧张、产程过长，或产妇体质虚弱；合并贫血、低蛋白血症、妊娠高血压等全身性疾病；临产后过度使用镇静药、麻醉药或宫缩抑制剂等均可引起子宫收缩乏力。

（2）局部因素：子宫过度膨胀，如羊水过多、多胎妊娠、巨大胎儿等；子宫肌纤维发育不良或病变，如畸形子宫，子宫肌瘤，子宫肌纤维水肿、变性等；子宫肌壁受损，如剖宫产、子宫肌瘤剔除术等手术病史。

2．胎盘因素

（1）胎盘滞留：胎儿娩出后，超过 30 分钟胎盘仍未从母体排出者，称为胎盘滞留。滞留的胎盘影响子宫收缩，导致产后出血。胎盘滞留常见以下情况：①胎盘已经完全剥离并降至子宫下段未及时排出，见于膀胱充盈；使用子宫收缩药不当，宫颈内口出现痉挛性狭窄环，引起胎盘嵌顿。②胎盘未完全剥离，见于胎盘粘连或胎盘植入，两者均可分为部分性或完全性。完全胎盘粘连或植入，一般不出血，而部分粘连或植入，则出血较多。

（2）胎盘剥离不全、胎盘残留：①胎盘剥离不全，多因在第三产程过早牵拉脐带或按摩子宫，影响胎盘正常剥离，胎盘已经剥离部位血窦开放，出血不止；②胎盘残留，多为部分胎盘小叶或副胎盘残留于宫腔，有时可见部分胎膜残留，影响子宫收缩而出血。

3．软产道裂伤　引起软产道裂伤的因素主要有：胎儿过大、急产、阴道手术助产、保护会阴不当；未做会阴切开术或切口过小；宫缩过强、软产道组织弹性差等。

4. 凝血功能障碍　凝血功能障碍见于：①妊娠并发症，如胎盘早剥、重度子痫前期、死胎、羊水栓塞等。②妊娠合并症，如原发性血小板减少、再生障碍性贫血、肝病等。

【临床表现】

产后出血主要的临床表现为胎儿娩出后阴道大量流血及失血性休克等症状。

1. 阴道流血　不同原因引起的产后出血，出血特点亦不相同。胎儿娩出后立即出现阴道流血，色鲜红，可凝固，应考虑软产道裂伤；胎儿娩出间隔数分钟后，出现阴道流血，色暗红，有凝血块，应考虑胎盘因素；胎盘娩出后阴道多量流血，多见于子宫收缩乏力或胎盘、胎膜残留；胎儿娩出后阴道持续流血，不凝固，考虑为凝血功能障碍。产后阴道流血不多，但失血症状明显，有阴道、肛门坠痛，多因阴道血肿压迫所致。

2. 休克症状　当失血量达总血容量的 20% 时，产妇可出现早期休克的症状，如烦躁不安、面色苍白、四肢厥冷、脉搏细速、血压下降、脉压缩小等。

【诊断】

1. 检测出血量　准确估计产后出血量，对诊断及防治有重要意义。检测方法有：

（1）目测法：不够准确。一般认为目测所估计失血量常少于实际出血量。

（2）容积法：胎儿娩出后，将接血容器垫于产妇臀下收集血液，再用量杯测量。

（3）称重法：失血量（g）= 分娩后敷料的重量 − 分娩前敷料的重量，按血液比重换算，失血量（g）/1.05 为失血毫升数。

（4）面积法：根据血液浸湿的纱布面积计算，$1cm^2$ 约为 1ml。

（5）休克程度的判断：休克指数 = 脉率 / 收缩压（mmHg）。临床意义：① 0.5：血容量正常；② 1.0：失血量 10% ～ 30%（500 ～ 1500ml）；③ 1.5：失血量 30% ～ 50%（1500 ～ 2500ml）；④ 2.0：失血量 50% ～ 70%（2500 ～ 3500ml）。

2. 判断产后出血的原因　根据产后出血的时间、量、血液特点，以及与胎儿、胎盘娩出的关系，可以初步判断产后出血的原因。

（1）子宫收缩乏力：胎盘娩出后，宫缩情况好，宫底平脐或于脐下一横指，宫体硬，呈球形。宫缩乏力时，子宫质软、轮廓不清，松弛呈袋状，宫底升高。按摩子宫或注射子宫收缩药后，子宫变硬，阴道流血减少，可初步确定子宫收缩乏力。

（2）胎盘因素：第三产程，胎盘娩出时间一般为 5 ～ 15 分钟，超过此时间胎盘未娩出，并伴大量阴道流血或胎盘滞留者，应考虑胎盘因素。胎盘娩出后，检查其完整性，发现胎盘残留者，也应考虑胎盘因素导致产后出血。

（3）软产道损伤：胎儿娩出后，立即出现鲜红色阴道流血，而宫缩好，应考虑软产道损伤，需仔细检查软产道，注意有无宫颈、阴道、会阴部位裂伤。①宫颈裂伤：多发生在宫颈两侧 3 点与 9 点处，有时裂口可向上延伸至子宫下段，甚至宫体。②阴道、会阴裂伤按损伤程度多分为 3 度：Ⅰ度指裂伤累及阴道入口黏膜及会阴部皮肤，未达肌层，出血较少；Ⅱ度裂伤深达会阴体肌层，向上累及阴道后壁黏膜，并沿阴道后壁两侧沟延伸，一般出血较多；Ⅲ度裂伤主要为肛门外括约肌断裂，甚至阴道后壁及直肠前壁裂伤，组织损伤严重，但出血量不一定多。

（4）凝血功能障碍：产后产妇持续出血，血液不凝固，止血困难，全身有出血灶，应考虑凝血功能障碍。根据病史、出血特点及凝血功能的测定（包括血小板计数、纤维蛋白原、凝血酶原时间等），可作出诊断。

【处理】

处理原则：针对病因迅速止血；补充血容量、抗休克；防治感染。

（一）针对病因止血

1. 子宫收缩乏力　加强宫缩，消除引起宫缩乏力的原因，改善全身状况，及时排空膀胱。

具体止血方法有：

（1）按摩子宫：胎盘完全剥离后按摩子宫，刺激子宫恢复收缩。方法有：①经腹壁按摩子宫：术者一手放于耻骨联合上方固定子宫下段，另一手置于子宫底部，握住宫底，进行连续、有节律的按摩，并间断挤压宫底，及时排出宫腔积血（图 12-2）；②经腹部 - 阴道双手按摩子宫：术者一手戴无菌手套握拳置于阴道前穹窿，抵住子宫前壁，另一手经腹壁置于子宫后壁，两手相对挤压按摩子宫，直至宫缩恢复（图 12-3）。

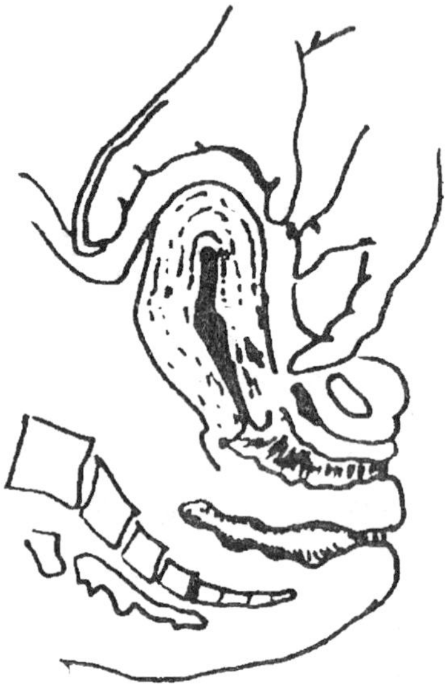

图 12-2　腹壁按摩子宫法

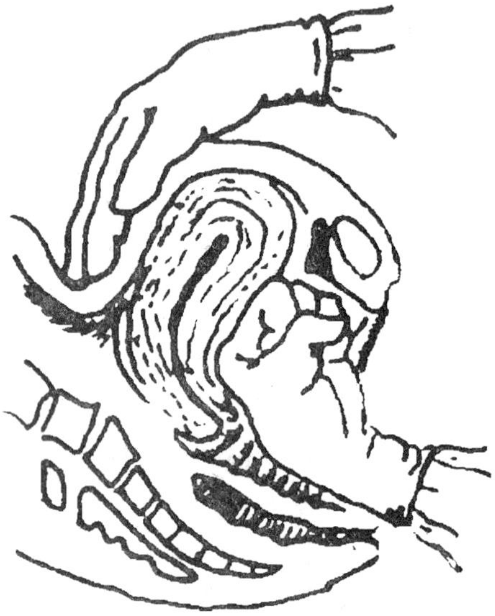

图 12-3　腹部 - 阴道双手按摩子宫法

（2）使用子宫收缩药：①缩宫素 10 ～ 20U，经腹壁直接注入子宫体肌层，也可加入 5% 葡萄糖溶液 500ml 中静脉滴注；②麦角新碱 0.2 ～ 0.4mg 肌内注射，尤其适用于前置胎盘引起的宫缩乏力。青光眼、心血管疾病患者慎用。③前列腺素类药物：米索前列醇 200μg 舌下含服；卡前列素氨丁三醇 0.25mg 深部肌内注射，间隔 90 分钟给药，最大剂量 2mg，效果较好。

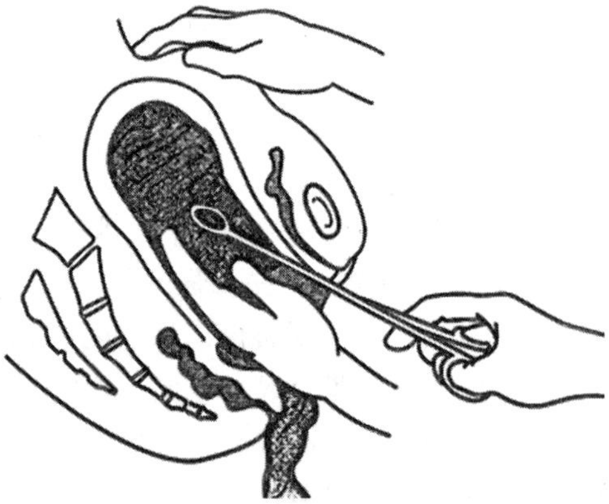

图 12-4　宫腔填塞纱布法

（3）宫腔填塞：经上述方法处理无效，仍出血，尤其无血源情况下，宫腔填塞纱条或用球囊压迫止血是可行的急救措施。填塞纱布用特制的长 1.5 ～ 2m、宽 7 ～ 8cm、4 ～ 6 层不脱脂棉纱布，浸泡在含 5000U 凝血酶的 5ml 消毒生理盐水。方法：助手在腹部固定子宫底，术者用卵圆钳或海绵棒将特制无菌纱布条送入宫腔，自子宫角的一侧到另一侧，来回叠放（图 12-4）。操作时需要注意以下几点：①填塞前后要注射缩宫素 10U，防止穿孔；②填塞要紧密不能留空隙，防止隐性出血；③填塞时间原则上不超过 24 小时，防止感染。可应用抗生素。

（4）B-Lynch 子宫缝合法：亦为一种有效的止血方法，可保留子宫。

（5）结扎盆腔血管：如上述方法无效，出血不止，为抢救生命，可手术结扎双侧子宫动脉或髂内动脉。

（6）髂内动脉或子宫动脉栓塞术：适用于生命体征稳定者。方法：在放射科医师协助下，经股动脉穿刺插入导管至髂内动脉或子宫动脉，注入吸收性明胶海绵颗粒栓塞血管止血。2 ~ 3 周后，栓塞剂被吸收，血管再通。

（7）子宫切除术：经积极治疗仍大量出血危及产妇生命者，应果断行子宫全切或次全切除术。

2．胎盘因素　正确处理第三产程，防止操作不当引起胎盘剥离不全。

（1）胎盘滞留：应首先确定胎盘是否完全剥离。已完全剥离者，应加强宫缩，消除原因，如导尿排空膀胱、消除痉挛狭窄环，协助胎盘娩出。未完全剥离者，可徒手剥离胎盘。如为胎盘粘连，能徒手剥离并取出；剥离困难者，考虑为胎盘植入，切忌强行剥离，可行药物保守治疗或手术切除子宫。

（2）胎盘、胎膜残留：应用子宫收缩药加强宫缩的同时，行刮宫产术或钳刮术。

3．软产道损伤　应按解剖关系、层次缝合，彻底止血。缝合前要充分暴露手术视野，缝合第一针要超过裂口上端 0.5cm，宫颈缝合时注意间断缝合，在距离宫颈外侧端 0.5cm 处缝最后一针，避免愈合后宫颈口缩窄。会阴、阴道修补时，注意解剖层次，不留无效腔，缝线不穿透直肠黏膜。有血肿者，切开血肿，排空后缝扎止血。

4．凝血功能障碍　一旦确诊，应积极止血，针对病因治疗。输新鲜全血或浓缩红细胞，补充凝血因子、血小板等。发生 DIC 者，按 DIC 处理。

（二）防治休克

有休克征象者，在针对病因止血的同时，迅速建立静脉通道，输血、输液，补充血容量，纠正休克。

（三）防治感染

产后出血时，产妇抵抗力下降，容易感染，要严格无菌操作，及早应用广谱抗生素，预防感染。

【预防】

产后出血的预防包括产前、产时及产后预防三个环节。

（一）产前预防

加强卫生保健意识，做好产前检查，注意引起产后出血的各种高危因素。积极治疗妊娠并发症及合并症，如妊娠高血压、多胎妊娠、羊水过多、巨大胎儿、妊娠合并血液系统疾病及肝病等。对不宜妊娠者及早终止妊娠。做好计划生育宣传教育工作，加强避孕，减少人工流产的次数。

（二）产时预防

第一产程：消除产妇紧张情绪，提醒产妇注意活动和休息，及时补充水分及能量，保存体力，防止过度疲劳。对产程延长者，做好输血准备，严密观察，正确处理产程。

第二产程：做好接产准备，把握会阴切开的时机，保护会阴。手术助产时，严格按操作规范执行。指导产妇屏气，避免胎儿娩出过快造成软产道损伤。

第三产程：掌握胎盘剥离征象，切勿过早牵拉脐带、按摩子宫。胎儿娩出后，及时注射缩宫素，缩短第三产程。合并羊水过多、双胎或多胎妊娠者，待胎儿娩出后可应用卡前列素氨丁三醇预防产后出血。胎盘娩出后，常规检查胎盘、胎膜完整性。缝合会阴切口前，仔细检查软产道，观察有无软产道裂伤及血肿。

（三）产后预防

产后 2 小时是产后出血的高发时期，产程结束后，应将产妇留在产房观察 2 小时。内容包括：①会阴切口缝合后有无血肿形成；②严密观察生命体征，按压宫底，检查宫缩情况及阴道流血量，发现异常及时处理；③鼓励产妇及时排空膀胱；④鼓励早期母乳喂养，通过吸吮刺激子宫收缩。

第三节 羊水栓塞

羊水栓塞（amniotic fluid embolism，AFE）是指在分娩过程中羊水突然进入母体血液循环后继发引起急性肺栓塞、过敏性休克、弥散性血管内凝血、肾衰竭的一个综合征。羊水栓塞可发生于妊娠各期，但发生率极低，为 4 ～ 6/10 万。足月妊娠发生时，死亡率高达 60% ～ 80% 以上。妊娠早、中期发生时，死亡率 60% 左右。

【病因】

含有胎儿毳毛、角化上皮、胎脂、胎粪等多种有形物质的羊水进入母体血循环，羊膜腔内压力过高，胎膜破裂，子宫有开放血管，是引起羊水栓塞的基本条件。临床上发生羊水栓塞的高危因素有：胎膜早破、宫缩过强、急产、高龄初产、多胎经产、前置胎盘、胎盘早剥、子宫破裂、剖宫产、羊水粪染等。

【病理生理】

羊水进入母体血循环后，会激发内源性介质的释放，引起一系列病理生理改变。

1．肺动脉高压 ①羊水中的有形物质形成栓子，进入肺循环，阻塞小血管，并刺激血小板和肺间质细胞释放白三烯、$PGF_{2\alpha}$ 及 5- 羟色胺等血管活性物质，引起肺小血管痉挛；②羊水有形物质激活凝血系统，形成弥散性血栓，阻塞肺小血管。肺动脉高压可使右心负荷加重，导致充血性右心衰竭。而左心回心血量减少，左心排血量明显下降，导致周围循环衰竭、血压下降、休克，甚至死亡。

2．过敏性休克 羊水有形物质成为致敏原，引起 I 型变态反应，出现过敏性休克。

3．弥散性血管内凝血（DIC） 羊水中含类似于组织凝血活酶的多量促凝物质，进入母体血循环后，产生大量微血栓，消耗大量凝血因子及纤维蛋白原，引起 DIC。并进一步引起严重产后出血及失血性休克。

4．急性肾衰竭 休克和 DIC 使得母体多脏器受累，最常见为急性肾缺血，导致急性肾功能障碍及衰竭。

【临床表现】

羊水栓塞早期常出现突发的低血压、低氧血症及 DIC 的出血。临床表现有很大的个体差异，典型的临床表现分为 3 个阶段。

1．心、肺功能衰竭和休克 在分娩过程中，尤其是刚破膜不久，产妇突然出现寒战、烦躁、呛咳、气促、恶心、呕吐等先兆症状，然后出现呼吸困难、发绀、抽搐、昏迷，血压急剧下降，心率加快、肺底部湿啰音。严重者，产妇仅惊叫一声、打一个哈欠或抽搐一下后，即呼吸、心搏骤停，于数分钟内死亡。

2．出血 患者度过心、肺功能衰竭和休克进入凝血功能障碍阶段，出现全身皮肤黏膜、创面出血，继之出现便血、血尿、呕血、牙龈出血等全身多部位出血，阴道出血呈“倾倒式”大量出血。

3．急性肾衰竭 存活的患者后期就会出现急性肾衰竭，出现少尿、无尿和尿毒症表现。

羊水栓塞临床表现的 3 个阶段通常按顺序出现，有时也可不一定同时或按顺序出现，或出现的症状不典型，有些表现为羊水破裂时突然一阵呛咳，之后缓解；也有些仅为分娩或剖宫产时的一次寒战，几小时后才出现大量阴道出血、休克症状。

【诊断】

1．病史及临床表现 目前临床上主要依据典型的临床表现和相应的辅助检查协助诊断，但尚无统一标准。确诊往往要依靠死后尸检。临床建议参考 Clark 等在羊水栓塞登记研究中的入组标准进行诊断：①血压骤降或心搏骤停；②急性缺氧：呼吸困难、发绀或呼吸停止；③凝血障碍，或出现无法用其他原因可解释的严重出血；④上述症状发生在分娩、剖宫产、刮宫术或产后30分钟内；⑤出现的症状和体征不能用其他原因解释。

2．辅助检查

（1）血涂片查找羊水有形物质：采集下腔静脉血，镜检见到羊水有形成分即可诊断。

（2）床旁胸部X线检查：双肺弥漫性点状浸润阴影，沿肺门周围分布，可伴右心扩大。

（3）床旁心电图或心脏彩色多普勒超声检查：提示右心室、右心房扩张，还可以见到心肌劳损的表现，ST段下降。

（4）与DIC有关的实验室检查：提示存在凝血功能障碍。

（5）尸体解剖：见肺水肿、肺泡出血，主要脏器（如肺、心、脑、子宫、阔韧带等）血管及组织中找到羊水有形物质。

【处理】

一旦出现羊水栓塞的临床表现，须立即抢救，分秒必争。

1．抗过敏，降低肺动脉高压，改善低氧血症

（1）纠正呼吸困难：保持呼吸道通畅，立即面罩吸氧或气管插管持续正压输氧，必要时气管切开，改善肺泡毛细血管及全身各脏器的缺氧状况，减轻肺水肿。

（2）抗过敏：在改善缺氧的同时，立即给予大剂量糖皮质激素抗过敏、解痉，保护细胞。首选氢化可的松200～300mg加入5%～10%葡萄糖溶液静脉滴注。根据病情轻重可反复使用。

（3）降低肺动脉高压：应用解痉药物降低肺动脉高压，改善肺血流低灌注，改善缺氧，预防右心衰竭所致的呼吸循环衰竭。①酚妥拉明20mg加入10%葡萄糖溶液100ml，以0.3mg/min的速度静脉滴注。②盐酸罂粟碱30～90mg加入10%～25%葡萄糖溶液20ml缓慢静脉注射，每日量不超过300mg。与阿托品同时应用效果更佳。③阿托品1mg加入10%～25%葡萄糖溶液10ml，每15～30分钟静脉注射1次，直至面色潮红、症状缓解为止。心率＞120次/分时慎用。④氨茶碱250mg加入25%葡萄糖溶液20ml缓慢注射。

2．抗休克

（1）补充血容量：尽快输新鲜血和血浆。扩容可选用低分子右旋糖酐、葡萄糖注射液500ml静脉滴注，每日量不超过1000ml。抢救过程中应测定中心静脉压，了解心脏负荷状况、指导输液，并可抽取血液检查羊水有形成分。

（2）使用升压药物：多巴胺20～40mg加入10%葡萄糖溶液250ml静脉滴注，根据血压调整速度，可同时起到维持血压、强心和增加肾血流量的作用。

（3）纠正心力衰竭：常用毛花苷C 0.2～0.4mg加入10%葡萄糖溶液20ml静脉缓慢滴注；或用毒毛花苷K，必要时4～6小时重复用药。

（4）纠正酸中毒：采用5%碳酸氢钠液250ml静脉滴注，并及时纠正电解质紊乱。

3．防治DIC

（1）肝素：用于羊水栓塞早期的高凝状态，症状发作后10分钟内使用效果最佳。50mg加入葡萄糖溶液100ml快速静脉滴注，然后100～200mg缓慢滴注或每4～6小时给药一次。在用药时应以试管法测定凝血时间并控制在15分钟左右。肝素过量时，可用鱼精蛋白对抗，1mg鱼精蛋白对抗肝素100U（1mg＝125U）。

（2）补充凝血因子：及时输新鲜血或血浆、纤维蛋白原等。

（3）抗纤溶：纤溶亢进时，可采用抑肽酶（8万～12万单位，静脉注射，以后每2小时注射1万单位）、氨甲环酸（每次0.5～1.0g，每日用2～3次）、氨基己酸和氨甲苯酸等。

4．预防肾衰竭　羊水栓塞发展的第三阶段为急性肾衰竭，应注意尿量。当补足血容量后，若仍少尿，应选用呋塞米20～40mg静脉注射，或20%甘露醇250ml快速静脉滴注（有心力衰竭时慎用），预防肾衰竭。无效者，提示发生肾衰竭，应尽早采取血液透析等急救处理。

5．预防感染 选用肾毒性小的广谱抗生素预防感染。

6．产科处理 若发生于胎儿娩出前，应积极改善呼吸、循环功能，防止 DIC，抢救休克，待病情好转迅速结束分娩。宫口未开大，可行剖宫产。如宫口已开全，可以手术助产。产后出血时，经积极处理仍不能止血者，应行子宫切除术，争取抢救时机。

第四节 脐带异常

一、脐带先露与脐带脱垂

当胎膜未破，脐带位于胎先露部下方或一侧时，称为脐带先露（presentation of umbilical cord）或隐性脐带脱垂。当胎膜破裂，脐带脱出于宫颈口降至阴道，甚至露出阴道外时，称为脐带脱垂（prolapse of umbilical cord）（图 12-5 ）。

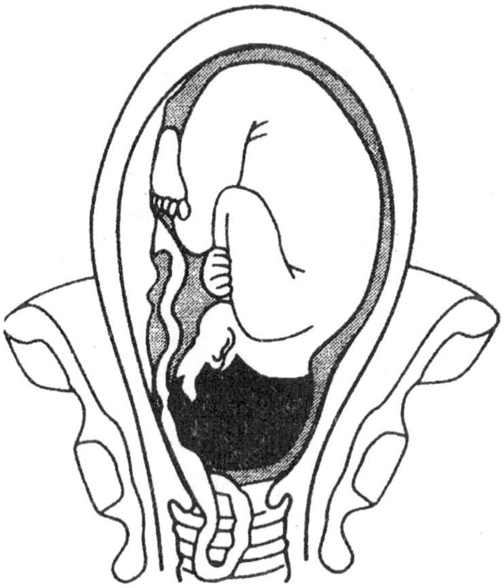

图 12-5 脐带脱垂

【病因】

多见于胎头尚未衔接时，如头盆不称、胎位异常（臀先露、肩先露等）、胎儿过小、羊水过多、脐带过长、脐带附着异常及低置胎盘等。

【对母儿的影响】

1．对母体的影响 剖宫产率增加。

2．对胎儿的影响 胎先露部尚未衔接、胎膜未破时，易一过性压迫脐带导致胎心率异常。胎先露部已衔接、胎膜已破者，脐带长时间受压，引起胎儿缺氧。若脐带血循环阻断超过 7 ～ 8 分钟，可胎死宫内。

【诊断】

有头盆不称、胎位异常、羊水过多等危险因素存在时，应警惕脐带脱垂的发生。胎膜未破，行胎心监护发现胎心率在胎动或宫缩后突然变慢，而改变体位或上推胎先露部及抬高臀部后又迅速恢复者，应考虑有脐带先露可能。胎膜已破，出现胎心异常，应立即行阴道检查，了解有无脐带脱垂及脐带血管有无搏动。若在胎先露部一侧或其前方以及阴道内触及脐带者，或脐带脱出于外阴者，即可确诊。B 型超声及彩色多普勒超声等有助于诊断。

【治疗】

1．脐带先露

（1）经产妇、胎膜未破、宫缩良好者，可在密切观察胎心率的同时，取头低臀高位，等待胎头衔接。若宫口逐渐扩张，胎心良好，可经阴分娩。

（2）初产妇或足先露、肩先露者，应行剖宫产术。

2．脐带脱垂 有脐带脱垂，但胎心尚好，胎儿存活者，应争取尽快娩出胎儿。

（1）宫口已开全：胎头已入盆者，行产钳术助产；臀先露者，行臀牵引术。

（2）宫口未开全：让产妇立即取头低臀高位，将胎先露部上推，抑制子宫收缩，以缓解脐带受压。严密监测胎心的同时，尽快行剖宫产术。

【预防】

妊娠晚期及临产后，通过超声检查尽早发现脐带先露。临产后胎先露迟迟不入盆者，尽量不做或少做肛门检查或阴道检查。

二、脐带长度异常

脐带正常长度为 30 ～ 100cm，平均为 55cm。脐带不足 30cm 者，称为脐带过短（excessive short cords）。妊娠期间脐带过短可任何无临床征象，临产后，因胎先露部下降，脐带过度被牵拉，使血循环受阻，胎儿易缺氧而出现胎心率异常，严重者可导致胎盘早剥。脐带过短使胎先露下降受阻时，可引起产程延长，多见第二产程延长。经吸氧并抬高床脚，胎心率仍无改善者，应立即行剖宫产。脐带过长（excessive long cords）易造成脐带绕颈、绕体、脱垂、打结或脐带受压。

案例 12-1

初产妇，孕 39^+ 周，估计胎儿体重 3900g，临产 16 小时，宫口开 2cm，给予 5% 葡萄糖 500ml+ 催产素 5U 静脉滴注，3 小时后宫口开大 8cm，但产妇烦躁不安，疼痛难忍。腹部检查：脐下两指处呈环状凹陷，下段膨隆部有压痛，胎心音正常，导尿呈血性。

问题与思考：

1．初步诊断是什么？

2．最恰当的处理方法是什么？

本章临床执业助理医师考试要点

1．子宫破裂的病因、分类、临床表现、诊断与鉴别诊断、处理与预防。

2．产后出血的概念及病因、诊断、处理与预防。

3．羊水栓塞的概念、相关因素、病因、病理生理、临床表现、诊断及处理与预防。

4．脐带先露与脐带脱垂的病因、对母儿的影响、诊断、处理及预防。

思考题

1．羊水栓塞的诊断依据有哪些？处理原则是什么？

2．先兆子宫破裂的临床表现有哪些？

3．产后出血的原因及所引起产后出血的表现有哪些？处理原则是什么？

4．子宫收缩乏力的处理方法有哪些？

（陈　红）

第十三章　新生儿窒息

学习目标

通过本章内容的学习，学生应能：

识记：

1. 说出新生儿窒息的定义。
2. 说出新生儿窒息的诊断及抢救步骤。

理解：

1. 解释新生儿窒息发生的病因及其并发症。

应用：

通过演示新生儿窒息诊治过程，使学生具有能够进行新生儿窒息诊断，并及时进行抢救的能力。

【概述】

新生儿窒息（asphyxia of the newborn）是指由于产前、产时或产后的各种病因，使胎儿缺氧而发生宫内窘迫或娩出过程中引起呼吸、循环障碍，导致出生后 1 分钟内无自主呼吸或未能建立规律呼吸，以低氧血症、高碳酸血症和酸中毒为主要病理生理改变的疾病。新生儿窒息是新生儿最常见的症状，也是引起伤残和死亡的主要原因之一，需争分夺秒抢救护理。

【病因及发病机制】

（一）病因

窒息的本质是缺氧，凡能造成胎儿或新生儿血氧浓度降低的因素均可引起窒息，一种病因可通过不同途径影响机体，也可多种病因同时作用。新生儿窒息多为产前或产时因素所致，产后因素较少，常见病因如下。

1．孕母因素　约占 30%。

（1）孕母缺氧性疾病：如呼吸衰竭、发绀型先天性心脏病、严重贫血及 CO 中毒等。

（2）导致胎盘循环障碍的疾病：如充血性心力衰竭、妊娠高血压综合征、慢性肾炎、失血、休克、糖尿病和感染性疾病等。

（3）其他：孕母吸毒、吸烟或被动吸烟，孕母年龄≥ 35 岁或＜ 16 岁及多胎妊娠等，其胎儿窒息发生率高。

2．胎儿因素　约占 30%。

（1）早产：早产儿、小于胎龄儿、巨大胎儿等。

（2）畸形：各种畸形（如后鼻孔闭锁、喉蹼），肺膨胀不全，先天性心脏病及宫内感染所致神经系统受损等。

（3）呼吸道阻塞：胎粪吸入致使呼吸道阻塞等。

3．胎盘异常　约占15%，如前置胎盘、胎盘早剥和胎盘功能不全等。

4．脐带异常　约占10%，如脐带受压、过短、过长，致绕颈或绕体、脱垂、扭转或打结等。

5．分娩因素　约占10%，如难产、高位产钳、臀位、胎头吸引不顺利，以及产程中麻醉药、镇痛药及催产药使用不当等。

（二）发病机制

由于各种病因导致新生儿窒息，可出现一系列病理生理变化。

1．窒息后细胞损伤、缺氧可导致细胞代谢及功能障碍和结构异常，甚至死亡，是细胞损伤从可逆到不可逆的演变过程。不同细胞对缺氧的易感性各异，以脑细胞最敏感，其次是心肌、肝和肾上腺细胞，而纤维、上皮及骨骼肌细胞对缺氧的耐受性较高。

（1）可逆性细胞损伤：细胞所需能量主要由线粒体生成的ATP供给，缺氧首先是细胞有氧代谢即线粒体内氧化磷酸化发生障碍，使ATP产生减少甚至停止。由于能源缺乏，加之缺氧，导致细胞代谢，功能和形态异常：①葡萄糖无氧酵解增强：无氧酵解使葡萄糖和糖原消耗增加，易引起低血糖；同时也使乳酸增多，引起代谢性酸中毒。②细胞水肿：由于能源缺乏，钠泵主动转运障碍，使钠、水潴留。③钙向细胞内流：由于钙泵主动转运障碍，使钙向细胞内流动增多。④核蛋白脱落：由于核蛋白从粗面内质网脱落，使蛋白质和酶等物质的合成减少，本阶段如能恢复血流灌注和供氧，上述变化可完全恢复，一般不留后遗症。

（2）不可逆性细胞损伤：长时间或严重缺氧，将导致不可逆性细胞损伤。①严重的线粒体形态和功能异常：不能进行氧化磷酸化，ATP产生障碍，线粒体产能过程中断。②细胞膜严重损伤：丧失其屏障和转运功能。③溶酶体破裂：由于溶酶体膜损伤，溶酶体酶扩散到细胞质中，消化细胞内各种成分（自溶），此阶段即使恢复血流灌注和供氧，上述变化亦不可完全恢复，存活者多遗留不同程度的后遗症。

（3）再灌注损伤：复苏后，由于血流再灌注可导致细胞内钙超载和氧自由基增加，从而引起细胞的进一步损伤。

2．窒息发展过程

（1）原发性呼吸暂停：当胎儿或新生儿发生低氧血症、高碳酸血症和酸中毒时，由于儿茶酚胺分泌增加，呼吸和心率增快，机体血流重新分布即选择性血管收缩，使次要的组织和器官（如肺、肠、肾、肌肉、皮肤等）血流量减少，而主要生命器官（如脑、心肌、肾上腺）血流量增多，血压增高，心排血量增加，如低氧血症和酸中毒持续存在则出现呼吸停止，称为原发性呼吸暂停。

（2）继发性呼吸暂停：若病因未解除，低氧血症持续存在，肺、肠、肾、肌肉和皮肤等血流量严重减少，脑、心肌和肾上腺的血流量也减少，可导致机体各器官功能和形态损伤，如脑和心肌损伤、休克、应激性溃疡等。在原发性呼吸暂停后出现几次喘息样呼吸，继而出现呼吸停止，即所谓的继发性呼吸暂停。

两种呼吸暂停的表现均为无呼吸和心率低于100次/分，故临床上难以鉴别，为了不延误抢救时机，对出生后无呼吸者都应按继发性呼吸暂停认定并进行处理。

窒息后血液生化和代谢改变：在窒息应激状态时，儿茶酚胺及胰高血糖素释放增加，使早期血糖正常或增高。当缺氧持续，动用糖增加，糖原贮存空虚，出现低血糖症，血游离脂肪酸增加，促进钙离子与蛋白质结合而致低钙血症。此外，酸中毒抑制胆红素与白蛋白结合，降低肝内酶的活性而致高间接胆红素血症。心房尿钠肽分泌增加，造成低钠血症等。

【临床表现及诊断】

（一）临床表现

典型症状是新生儿皮肤苍白、心律失常、呼吸浅慢、心力衰竭、皮肤青紫、呼吸抑制。胎儿娩出后面部与全身皮肤呈青紫色或皮肤苍白，口唇暗紫；呼吸浅表、不规律或无呼吸，或仅有喘息样微弱呼吸；心率 80 ～ 120 次 / 分或心搏不规则，心率＜ 80 次 / 分，且弱；对外界刺激有反应，肌内张力好或对外界刺激无反应，肌肉松弛；喉反射存在或消失。

（二）诊断

新生儿面部与全身皮肤青紫。呼吸浅表或不规律。心搏规则，强而有力，心率 80 ～ 120 次 / 分。对外界刺激有反应，肌张力好。喉反射存在。具备以上表现为轻度窒息，Apgar 评分 4 ～ 7 分。皮肤苍白，口唇暗紫。无呼吸或仅有喘息样微弱呼吸。心搏不规则，心率＜ 80 次 / 分，且弱。对外界刺激无反应，肌肉松弛。喉反射消失。具备 7 ～ 11 项为重度窒息，Apgar 评分 0 ～ 3 分。

窒息程度判定：Apgar 评分（Apgar scoring）是临床评价出生窒息程度经典而简易的方法，出生后 1 分钟评分可区别窒息度，5 分钟以后评分有助于判断预后。

1．时间　分别于出生后 1 分钟和 5 分钟进行常规评分，1 分钟评分与动脉血 pH 相关，但不完全一致，如母亲分娩时用麻醉药或止痛药使新生儿出生后呼吸抑制，Apgar 评分虽低，但无宫内缺氧，血气改变相对较轻。若 5 分钟评分低于 8 分，应每分钟评分 1 次，直到连续 2 次评分大于或等于 8 分为止；或继续进行 Apgar 评分直至出生后 20 分钟。

2．Apgar 评分判断　出生后 1 分钟 Apgar 评分 8 ～ 10 为正常，4 ～ 7 分为轻度窒息，0 ～ 3 分为重度窒息。

（三）鉴别诊断

应与新生儿肺透明膜病、新生儿湿肺、新生儿吸入综合征、新生儿食管闭锁、新生儿鼻后孔闭锁、新生儿颌下裂、新生儿腭裂、新生儿膈疝、先天性喉蹼、先天性心脏病、B 族溶血性链球菌（GBS）肺炎 、遗传性 SP-B 缺乏症（先天性肺表面活性物质蛋白缺乏症）相鉴别。

【并发症】

窒息时缺氧，并非只限于心、肺，而是全身性多脏器受损，严重者往往伴有并发症。

1．脑　缺氧缺血性脑病（hypoxia ischemicencephalopathy，HIE）是新生儿窒息后的主要并发症，是缺氧、缺血互为因果的病变。

2．心　由于缺氧时影响传导系统和心肌，轻症时房室传导延长，T 波变平或倒置。重症时心律不齐或心率缓慢，常能听到收缩期杂音。酸中毒时心肌收缩力减弱致心排血量减少，血压下降，进一步影响了冠状动脉和脑动脉的灌注，最后出现心力衰竭。

3．肺　主要表现为呼吸紊乱，在羊水吸入的基础上容易继发肺炎，经过积极复苏者尚需注意气胸，有肺水肿和肺血管痉挛可伴发通气弥散障碍，肺动脉压增高可促使动脉导管重新开放，恢复胎儿循环，加重缺氧致肺组织受损，出现肺出血。

4．肝　窒息缺氧可降低胆红素与白蛋白的结合力，使黄疸加深，也可因肝受损和Ⅱ、Ⅴ、Ⅶ、Ⅸ及Ⅹ等凝血因子的减少而易发 DIC。

5．其他　重度窒息儿肾功能低下易引起低钠血症，胃肠道受血液重新分布的影响易发生坏死性小肠结肠炎，由于无氧代谢糖原消耗剧增，容易出现低血糖，钙调节功能减弱，易发生低钙血症。

【实验室检查】

1．血气分析　为最主要的实验室检查，患儿呼吸治疗时必须测定动脉血氧分压（PaO_2），二氧化碳分压（$PaCO_2$）和 pH 值。发病早期，PaO_2 ＜ 50mmHg（6.5kPa），$PaCO_2$ ＞ 60mmHg（8kPa），pH ＜ 7.20，BE ＜ –5.0mmol/L，应考虑低氧血症、高碳酸血症、代谢性酸中毒。经吸氧或辅助通气治疗无改善，可转为气道插管和呼吸机治疗，避免发生严重呼吸衰竭。一般在开始机械通气后 1 ～ 3h，以及随后 2 ～ 3 日的每 12 ～ 24 小时，需要检查动脉血气值，以判断病情转归和调节呼吸机参数，保持合适的通气量和氧供。

2．血清电解质测定　常有血清钾、钠、氯、钙、磷、镁和血糖降低，须检测动脉血气、血糖、电解质、血尿素氮和肌酐等生化指标，根据病情需要还可选择性测血糖、钠、钾、钙等。早期血糖正常或增高，当缺氧持续时，出现血糖下降，血游离脂肪酸增加，低钙血症，间接胆红素增高，血钠降低。

3．磷脂酰甘油（PG）和肺泡表面活性蛋白 -A（SP-A）　可以作为判断肺成熟的辅助指标，两者在接近出生前偏低，提示肺不成熟。在肺不成熟的胎儿，如果 L/S、PG、SP-A 均很低，发生新生儿呼吸窘迫综合征（RDS）的危险性就非常高。测定气道吸出液，或出生后早期胃液的以上指标，也可以辅助判断 RDS 治疗效果及转归。也有研究应用显微镜微泡计数法，检测气道清洗液或胃液中微小气泡与大气泡比例，间接判断内源性肺泡表面活性物质含量与活性，有助于床旁快速判断 RDS 疾病程度和治疗效果。

【辅助检查】

1．X 线检查　胸部 X 线检查可表现为边缘不清，大小不等的斑状阴影，有时可见部分或全部肺不张、灶性肺气肿、类似肺炎改变及胸腔可见积液等。

2．心电图检查　P-R 间期延长，QRS 波增宽，波幅降低，T 波升高，ST 段下降。

3．头颅 B 超或 CT　能发现颅内出血的部位和范围。

4．羊膜镜检　对宫内缺氧胎儿，可通过羊膜镜了解胎粪污染羊水的程度，或在胎头露出宫口时取胎儿头皮血进行血气分析，以估计宫内缺氧程度。

【治疗与预后】

（一）治疗

复苏（resuscitation）须分秒必争，由产科和儿科医生合作进行。

1．复苏方案　采用国际公认的 ABCDE 复苏方案：A（airway）清理呼吸道，B（breathing）建立呼吸，C（circulation）恢复循环，D（drugs）药物治疗，E（evaluation and environment）评估和环境（保温），其中评估和环境保温贯穿于整个复苏过程中。

严格按照 A → B → C → D 步骤进行复苏，其顺序不能颠倒，大多数经过 A 和 B 步骤即可复苏，少数则需要 A、B 及 C 步骤，仅极少数需要 A、B、C 及 D 步骤才可复苏。复苏过程中应用纯氧，也有用空气进行正压通气复苏成功的报道，复苏过程中应注意下述几点：

（1）清理呼吸道和触觉刺激后 30 秒仍无自主呼吸，应视为继发性呼吸暂停，即刻改用正压通气。

（2）复苏过程中禁用呼吸兴奋剂。

（3）复苏过程中禁用高张葡萄糖，因为应激时血糖已升高，给予高张葡萄糖可增加颅内出血发生的机会，同时糖的无氧酵解增加，加重代谢性酸中毒。

（4）通气改善前不用碳酸氢钠，避免 CO_2 产生增多，加重呼吸性酸中毒。

2．复苏步骤（图 13-1）　将出生新生儿置于预热的自控式开放式抢救台上，设置腹壁温度为 36.5℃，用温热毛巾揩干头部及全身，以减少散热。摆好体位，肩部以布卷垫高 2 ～ 3cm，使颈部轻微仰伸，然后进行复苏。

（1）清理呼吸道：如羊水清或稍浑浊，应立即吸净口和鼻腔的黏液，因鼻腔较敏感，受刺激后易触发呼吸，故应先吸口腔，后吸鼻腔。如羊水混有较多胎粪，于肩娩出前即开始吸净口腔和鼻腔，在肩娩出后，接生者双手紧抱胎儿胸部，复苏者应立即气管插管，吸净气道内的胎粪，然后再建立呼吸。

（2）建立呼吸：包括触觉刺激和正压通气。①触觉刺激：清理呼吸道后拍打或弹足底 1 ～ 2 次，或沿长轴快速摩擦腰背皮肤 1 ～ 2 次（切忌不要超过 2 次或粗暴拍打），如出现正常呼吸，心率＞ 100 次 / 分，肤色红润，可继续观察。②正压通气：触觉刺激后无规律呼吸建立或心率＜ 100 次 / 分，应用面罩正压通气；通气频率 40 ～ 60 次 / 分，吸呼比 1 ：2，压力 20 ～ 40cmH_2O，以可见胸廓扩张和听诊呼吸音正常为宜。面罩正压通气 30 秒后，如无规律呼吸或心率< 100 次 / 分，需进行气管插管，进行复苏气囊正压通气，其频率、吸呼比及压力同面罩正压通气。

（3）恢复循环：即胸外心脏按压，如气管插管正压通气 30 秒后，心率< 60 次 / 分或心率在 60 ~ 80 次 / 分不再增加，应在继续正压通气的条件下，同时进行胸外心脏按压。其机制为：胸骨受双指法按压，直接使心室射血，停止按压，静脉血流入心脏，即心泵机制；胸骨受压，胸膜腔内压增加，肺循环血经左心流向体循环，停止按压，胸膜腔内压减低，腔静脉血经右心流向肺循环，即胸泵机制。胸外心脏按压主要为胸泵机制，方法是用双手拇指或中指、示指按压胸骨体下 1/3 处，频率为 120 次 / 分（每按压 3 次，正压通气 1 次），按压深度为 1.5 ~ 2cm，按压或抬起过程中，双手拇指或中指、示指指端不能离开胸骨按压部位，也不宜用力过大，以免损伤。

（4）药物治疗：目的是改善心脏功能，增加组织灌流和恢复酸碱平衡。

1）肾上腺素：①药理作用：可直接兴奋心肌起搏组织和传导系统的 β 受体，使心率加快，心排血量增加，同时兴奋血管 α 受体，使血管收缩，血压增高。②用药适应证：在保证通气的条件下，有代谢性酸中毒存在的证据（临床表现或血气分析证实）。③给药方法：如无血气分析结果，可给予 5% 碳酸氢钠 3 ~ 5ml/kg，加等量 5% 葡萄糖溶液后缓慢（> 5 分钟）输入；若有血气分析结果，可根据公式：5% 碳酸氢钠量（ml）= - BE 值 × 体重（kg）×0.5，先给半量。④疗效：若心率≥ 100 次 / 分，提示效果良好。

2）多巴胺：①药理作用：主要是兴奋心脏 β 受体，小剂量 [1 ~ 2μg/（kg · min）] 可扩张脑、肾、肠系膜和冠状血管，对心脏无明显作用；中等剂量 [2 ~ 10μg/（kg · min）] 直接兴奋心脏 β 受体，使心率加快，心排血量增加；大剂量 [> 10μg/（kg · min）] 兴奋血管 α 受体，使血管收缩，血压增高。②用药适应证：应用肾上腺素、血管扩张药和碳酸氢钠后，仍有循环不良者。③给药方法：开始剂量为 2 ~ 5μg/（kg · min），以后根据病情可增加剂量，最大剂量为 15 ~ 20μg/（kg · min）连续静脉滴注。④疗效：有效者血压增加，心率稳定（有时可出现心动过速）。

3）纳洛酮（naloxone）：①药理作用：是半合成吗啡拮抗药，阻断吗啡样物质与其受体结合，从而拮抗所有吗啡类镇痛药的呼吸抑制、缩瞳、胆总管痉挛及致幻作用，并降低镇痛效应，半衰期为 1 ~ 1.5h，无习惯性和成瘾性，无明显不良反应。②用药适应证：出生后有呼吸抑制表现，其母亲产前 4h 内用过吗啡类麻醉镇痛药者。③给药方法：应给予纳洛酮，每次 0.1mg/kg，静脉或肌内注射或气管内注入，均应快速输入。④疗效：有效者自主呼吸恢复，如呼吸抑制重复出现，可反复给药。

（5）评估：复苏过程中要随时观察并评估患儿情况，以决定下一步治疗方案。

3．复苏后的监护与转运　复苏后需监测肤色、体温、呼吸、心率、血压、尿量、血气、血糖和电解质等，如并发症严重，需转运到新生儿重症监护病房治疗，转运中需注意保暖，监护生命指标和予以必要的治疗。

（二）预后

慢性宫内缺氧、先天性畸形、重度窒息复苏不及时或方法不当者，20 分钟 Apgar 评分低，出生 2 周时神经系统异常症状仍持续者预后均不良。

提示预后不良的征象：

1．低 Apgar 评分　持续的低 Apgar 评分，出生后 5 分钟 Apgar 评分为 0 ~ 3 分，10 分钟评分少于 5 分，是预后不良的敏感指标。重度窒息者，其病死率及神经系统后遗症随 Apgar 评分的时间延长而增加。

2．惊厥　出生后 24h 内出现惊厥或持续惊厥者。

3．肌张力低下　出生后较早出现肌张力低下，且长期肌张力低下或由肌张力低下转为伸肌张力增强者。

4．神经症状　出生后早期出现昏迷，有脑干损伤表现，如中枢性呼吸衰竭、瞳孔改变、伸肌张力增强等，且 1 周后异常神经症状未消失者。

5．脑电图异常　持续异常，尤其呈周期性、多灶性或弥漫性改变者。

6．颅脑超声检查异常　特别是脑萎缩或脑实质囊性变者，或未成熟儿脑实质囊性变和脑室扩大者。

7．头颅 CT 检查　有颅内出血者。

【预防】

1．围产保健　加强围产保健，及时处理高危妊娠。

2．胎儿监护　加强胎儿监护，避免和及时纠正宫内缺氧，对宫内缺氧胎儿，可通过羊膜镜了解胎粪污染羊水的程度，或在胎头露出宫口时取胎儿头皮血进行血气分析，以估计宫内缺氧程度。PG 和 SP-A 在接近出生前偏低，或 L/S，PG，SP-A 均很低，发生 RDS 的危险性非常高，须积极采取措施。

3．避免难产　密切监测临产孕妇，避免难产。

4．熟练掌握复苏技术　培训接产人员熟练掌握复苏技术。

5．配备复苏设备　医院产房内需配备复苏设备，高危妊娠分娩时必须有掌握复苏技术的人员在场。临床复苏时应予注意，气道未清理干净时（尤其是胎粪污染儿），切忌刺激新生儿使其大哭，以免将气道内吸入物进一步吸入肺内。

本章临床执业助理医师考试要点

新生儿窒息的定义、病因、分类、诊断及治疗。

思考题

1．造成新生儿窒息的病因有哪些？

2．某新生儿出生后，全身皮肤青紫，呼吸不规律，心率 95 次 / 分，四肢稍屈，对刺激稍有反射。请问：Apgar 评分是多少？窒息程度如何？处理措施有哪些？

新生儿窒息复苏流程图

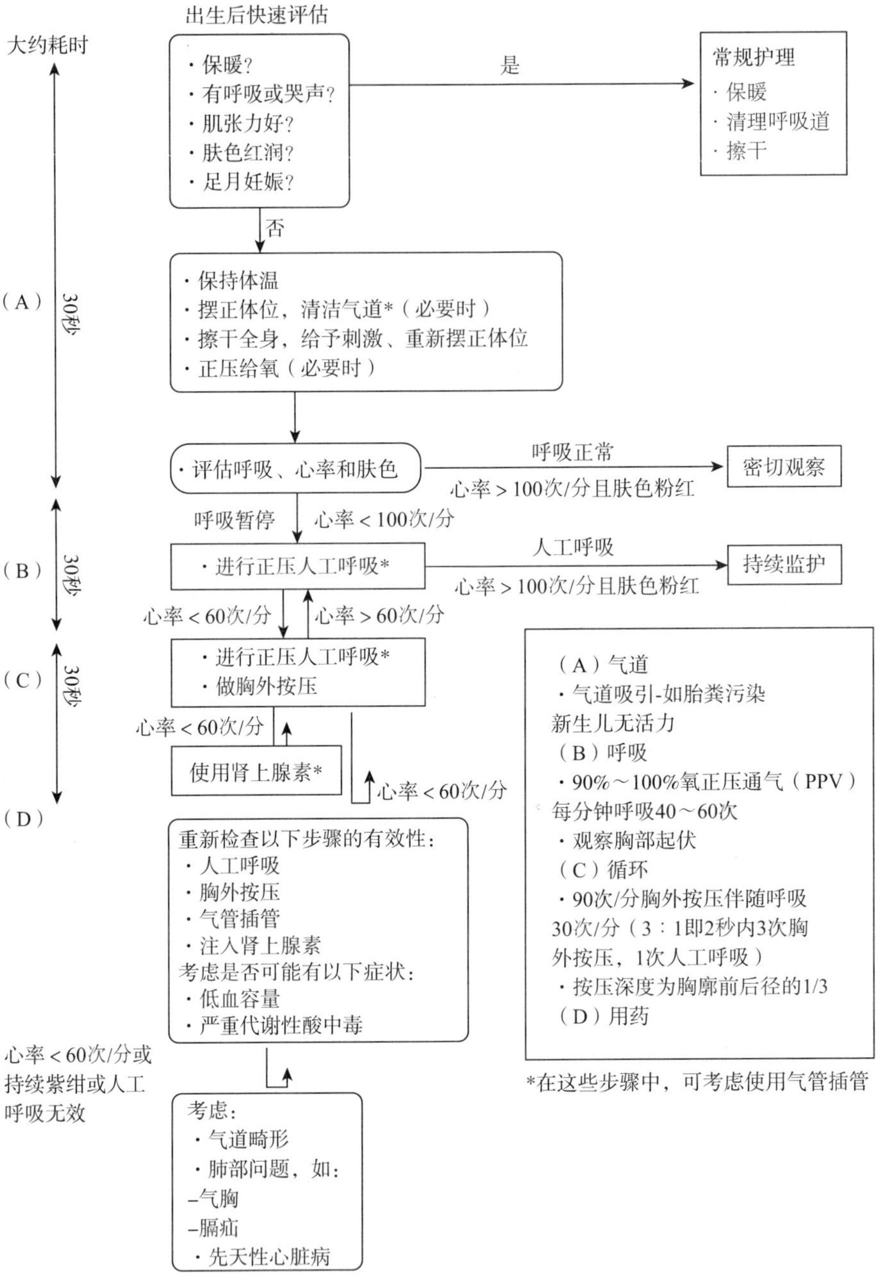

图 13-1　新生儿窒息复苏流程

（唐海芽）

第十四章　异常产褥

学习目标

通过本章内容的学习，学生应能：

识记：

1．说出产褥感染、产褥病率、晚期产后出血的概念、临床表现和诊断。

2．列举产褥感染、晚期产后出血的主要治疗方法。

理解：

1．解释产褥感染的病因。

2．分析产后抑郁症的临床表现及防治原则。

应用：

评估异常产褥，并制订诊疗方案。

第一节　产褥感染

产褥感染（puerperal infection）是指分娩或产褥期生殖道受病原体侵袭，引起局部或全身的感染。其发病率约为6%。产褥病率（puerperal morbidity）与产褥感染的含义不同，指分娩24h以后的10日内，用口表每日测量体温4次，有2次≥38℃。造成产褥病率的原因以产褥感染为主，也包括生殖道以外的急性乳腺炎、上呼吸道感染、泌尿系统感染、血栓性静脉炎等其他感染。产褥感染是导致孕产妇死亡的四大原因之一。

【病因】

1．诱因　任何降低或破坏女性生殖系统及全身防御功能的因素，均可增加感染的机会，而致感染发生。若产妇体质虚弱、孕期贫血、营养不良、胎膜早破、妊娠晚期性生活、慢性疾病、产前及产后出血过多、产科手术、产程延长等，致机体抵抗力下降，均可成为产褥感染的诱因。

2．病原体种类　孕期和产褥期阴道内的生态极其复杂，但仍以厌氧菌为主。有些非致病菌在特定环境下也可致病。

（1）需氧性链球菌：是外源性产褥感染的主要致病菌。以β溶血性链球菌致病性最强，能产生致热外毒素与溶组织酶，可引起严重感染。主要表现为发热早，寒战，体温超过38℃，心率快，腹胀，子宫复旧不佳，子宫旁或附件区触痛，甚至并发败血症。

（2）杆菌：主要包括大肠埃希菌及其相关的革兰阴性杆菌、变形杆菌，是菌血症和感染性休克最常见的病原菌，在不同环境下对抗生素敏感性有很大差异。

（3）葡萄球菌：主要致病菌是金黄色葡萄球菌和表皮葡萄球菌。前者多为外源性感染，容易引起伤口严重感染。后者存在于阴道菌群内，引起的感染较轻。

(4) 厌氧性革兰阳性球菌：存在于正常阴道内，当产道损伤、胎盘残留时，能迅速繁殖，并与大肠埃希菌混合感染，发出异常恶臭气味。

(5) 类杆菌属：是一组厌氧的革兰阴性杆菌，可加速血液凝固，引起感染邻近部位的血栓性静脉炎。

(6) 厌氧芽孢梭菌：主要是产气荚膜梭菌，毒素可溶解蛋白质而致产气和溶血。轻者表现为子宫内膜炎、腹膜炎、败血症，重者引起溶血、血红蛋白尿、急性肾衰竭、循环衰竭、气性坏疽而死亡。

(7) 其他：支原体、衣原体、淋病奈瑟菌也可导致产褥感染。

3．感染途径

(1) 内源性感染：正常孕妇生殖道或其他部位寄生的病原体，当出现感染诱因时，由非致病菌转化为致病菌而引起感染。

(2) 外源性感染：由外界病原菌进入产道所引起的感染。病原菌可通过被污染的衣物、用具、各种手术器械及产妇临产前性生活等途径侵入机体。

【病理及临床表现】

发热、疼痛、异常恶露是产褥感染的三大主要症状。根据感染部位、程度、扩散范围不同，临床表现也不同。

1．急性外阴炎、阴道炎、宫颈炎　以葡萄球菌和大肠埃希菌感染为主，由分娩时会阴部损伤或手术产所致。临床表现为会阴部疼痛、坐位困难，可有低热。局部伤口红、肿、发硬，伤口裂开，压痛明显，脓性分泌物流出，较重时可出现低热。阴道裂伤和挫伤感染表现为黏膜充血、溃疡，脓性分泌物增多，可导致阴道粘连甚至闭锁。若向深部蔓延，可播散至宫旁组织，引起盆腔结缔组织炎。

2．急性子宫内膜炎、子宫肌炎　病原体经胎盘剥离面侵入，扩散到子宫蜕膜层，称子宫内膜炎，侵及子宫肌层称子宫肌炎。两者常同时存在。子宫内膜炎时，内膜充血、坏死，阴道内有大量脓性分泌物伴臭味。子宫肌炎时，腹痛、恶露增多呈脓性，子宫压痛明显、复旧不良，可出现寒战、高热、头痛、白细胞增高等全身感染症状。

3．急性盆腔结缔组织炎、急性输卵管炎　病原体沿宫旁淋巴或血行达宫旁组织，出现急性炎性反应，并形成炎性包块，可波及输卵管系膜、管壁，形成急性输卵管炎。临床表现为下腹痛、肛门坠胀，可伴有寒战、高热、脉速、头痛等全身症状。体征为下腹明显压痛、反跳痛、肌紧张，宫旁一侧或两侧结缔组织增厚、压痛和（或）触及炎性包块，严重时累及整个盆腔，形成“冰冻盆腔”。淋病奈瑟菌沿生殖道黏膜上行感染，达输卵管和盆腔、腹腔，形成脓肿后，可致高热不退。

4．急性盆腔炎、弥漫性腹膜炎　若炎症继续发展，扩散至子宫浆膜，形成盆腔腹膜炎，继续发展成为弥漫性腹膜炎，出现高热、恶心、呕吐、腹胀等全身中毒症状，检查时下腹有明显压痛、反跳痛。因腹膜面炎性渗出、纤维蛋白覆盖引起肠粘连，也可在直肠子宫陷凹形成局限性脓肿。若脓肿波及肠管和膀胱，可出现腹泻、里急后重和排尿困难。急性期治疗不彻底可发展成盆腔炎性疾病后遗症而致不孕。

5．血栓性静脉炎　厌氧性链球菌和类杆菌是常见的致病菌。

(1) 盆腔内血栓性静脉炎：主要来源于胎盘剥离面感染，可侵及卵巢静脉、子宫静脉、髂内静脉、髂总静脉及阴道静脉。病变常为单侧，患者多于产后 1 ～ 2 周发病，呈弛张热，寒战与高热交替，可反复发作，持续数周，不易与盆腔结缔组织炎鉴别。

(2) 下肢血栓性静脉炎：病变多在股静脉、腘静脉及大隐静脉，表现为弛张热，下肢持续性疼痛，局部静脉压痛，触之呈硬索条状，使血液回流受阻，引起下肢水肿，皮肤发白，习称“股白肿”。多在产后 2 ～ 3 周发病，病变轻时无明显阳性体征，彩色多普勒超声可以协助诊断。

6．脓血症、败血症　感染血栓脱落进入血循环可引起脓血症，随后可并发感染性休克和可迁徙性脓肿（如肺、脑、肾脓肿）。若大量病原体进入血循环并繁殖形成败血症，可表现为持续高热、寒战、全身明显中毒症状，甚至危及生命。

【诊断与鉴别诊断】

1．诊断

（1）详细询问病史及分娩全过程，进行全身和局部检查。辅助检查包括 B 型超声、彩色多普勒超声、CT、磁共振成像等检测手段，能对感染形成的炎性包块、脓肿作出定位及定性诊断。检测血清 C- 反应蛋白＞ 8mg/L，有助于早期诊断感染。

（2）确定病原体：通过宫腔分泌物、脓肿穿刺物、后穹窿穿刺物进行细菌培养和药物敏感试验，必要时做血培养和厌氧菌培养。病原体抗原和特异抗体检查可以作为快速检测病原体的方法。

2．鉴别诊断　主要与上呼吸道感染、急性乳腺炎、泌尿系统感染、血栓性静脉炎等相鉴别。

【治疗】

1．支持治疗　加强营养，补充足够的维生素，纠正贫血与水、电解质紊乱，增强全身抵抗力。半卧位有利于恶露引流，使炎症局限于盆腔。

2．切开引流　会阴伤口或腹部切口感染，应行切开引流术。疑盆腔脓肿者，可经腹或后穹窿切开引流。

3．胎盘、胎膜残留处理　抗感染同时，清除宫腔内残留物。

4．抗生素的应用　未确定病原体前，可选用广谱高效抗生素，待细菌培养及药物敏感试验结果出来后再做调整。必要时可短期加用糖皮质激素，提高机体应激能力。

5．血栓性静脉炎的治疗　在应用大量抗生素的同时，加用肝素，即 150U/（kg・d）肝素加入 5% 葡萄糖溶液 500ml 静脉滴注，每 6h 一次，待体温下降后改为每日 2 次，维持 4 ～ 7 日；尿激酶 40 万单位加入 0.9% 氯化钠溶液或 5% 葡萄糖溶液 500ml，静脉滴注 10 日。用药时，注意监测凝血功能。还可口服双香豆素、阿司匹林等。

6．手术治疗　适用于药物治疗无效的子宫严重感染。当出现不能控制的出血、败血症或脓血症时，应行子宫切除术，清除传染源，抢救患者生命。

【预防】

加强孕期卫生宣传教育，妊娠晚期避免盆浴及性生活，加强营养，增强体质。治疗外阴、阴道、宫颈炎症，避免胎膜早破。分娩时，严格无菌操作，正确处理各个产程，防止滞产、产道损伤与产后出血。产褥期严禁性生活，10 日内不坐浴，对可能发生产褥感染和产褥病率者，应用抗生素预防感染。

第二节　晚期产后出血

分娩 24 小时后，在产褥期内发生的子宫大量出血，称为晚期产后出血（late puerperal hemorrhage）。多发生于产后 1 ～ 2 周，亦有迟至产后 2 个月余发病者。主要表现为持续或间断阴道流血，有时突然大量流血，可引起贫血及失血性休克，产妇多伴有寒战和低热。近年来随着各地剖宫产率的升高，晚期产后出血的发生率有上升趋势。

【病因及临床表现】

1．胎盘、胎膜残留　多发生于产后 10 日左右，是阴道分娩发生晚期产后出血最常见的原因。残留胎盘组织可发生变性、坏死、机化，形成胎盘息肉。当坏死组织脱落时，基底部血管开放，引起大量出血。临床表现常为血性恶露持续时间延长，反复出血或突然大出血、失血性休克。妇科检查发现子宫复旧不全，宫口松弛，有时可触及残留组织。

2．蜕膜残留 产后1周内，正常蜕膜应脱落并随恶露排出。若蜕膜剥离不全或剥离后长时间残留在宫腔内，可诱发子宫内膜炎症，影响子宫复旧，引起晚期产后出血。临床表现不易与胎膜残留相鉴别。宫腔刮取物病理检查仅见坏死蜕膜、玻璃样变性的蜕膜细胞和红细胞等，但不见绒毛。

3．子宫胎盘附着部位感染或复旧不全 胎盘娩出后，子宫胎盘附着部位即刻缩小，可有血栓形成。随着血栓机化，可出现玻璃样变，血管上皮增厚，管腔变窄、堵塞，胎盘附着部位边缘有内膜向内生长，内膜逐渐修复，此过程需6～8周。如果胎盘附着面复旧不全或感染，可使血栓脱落，血窦重新开放，导致子宫大量出血。常发生于产后2～3周，表现为突然阴道大量流血，妇科检查可见子宫增大、软，宫口松弛，有时可见大量血块堵塞。

4．感染 以子宫内膜炎为多见，炎症可引起胎盘附着面复旧不全及子宫收缩不佳，导致子宫大量出血。

5．剖宫产术后子宫切口裂开 引起切口愈合不良造成出血的主要原因有：

（1）子宫下段横切口两端切断子宫动脉向下斜行分支，造成局部血供不足。若术中止血不良，形成局部血肿或局部感染组织坏死，可致切口难以愈合。

（2）横切口选择过高或过低：①过高：切口上缘宫体肌组织与切口下缘子宫下段肌组织厚薄相差大，缝合时不易对齐，影响愈合；②过低：宫颈侧以结缔组织为主，血液供应较差，组织愈合能力差，且靠近阴道，增加感染机会。

（3）缝合技术不当：切缘对合不良，操作粗暴，出血的血管缝扎不紧，切口两侧角部回缩血管未缝扎住而形成血肿，缝扎组织过多、过密，切口血循环供应不良等，均影响切口愈合。

（4）切口感染：子宫下段横切口距离阴道近，术前及术中出血、胎膜早破、产程延长、频繁阴道检查等诱因均可引起切口及周围感染，组织坏死脱落，血管开放而大出血。切口裂开常表现为术后2～3周突然发生的大量阴道流血，可反复发作，短时间内使患者陷于休克状态。

6．其他 产后子宫滋养细胞肿瘤、子宫黏膜下肌瘤或宫腔异物等均可引起晚期产后出血。

【诊断】

1．病史 对阴道分娩者，应注意产程进展和产后恶露变化，有无突然或反复阴道流血病史；对剖宫产者，应了解手术适应证、手术方式和术后恢复情况。

2．症状和体征

（1）阴道流血：胎盘、胎膜残留及蜕膜残留多于产后10日发生；子宫胎盘附着部位复旧不全常于产后2周左右发生，可以突然出现阴道大量流血，也可反复多次阴道流血；剖宫产术后子宫切口裂开或愈合不良多在术后2～3周发生，常为子宫突然大量出血，可致失血性休克。

（2）腹痛和发热：常合并感染，伴恶露增加及恶臭。

（3）全身症状：贫血、休克甚至危及生命。

（4）体征：子宫复旧不良可触及子宫增大、变软，宫口松弛，有时可触及残留的组织和血块。

3．辅助检查

（1）血、尿常规：了解感染与贫血情况。

（2）超声检查：了解子宫大小、宫腔内有无残留组织及子宫切口愈合情况。

（3）细菌培养和药物敏感试验：便于选择有效、广谱抗生素。

（4）血β-HCG测定：有利于排除胎盘残留及绒毛膜癌。

(5) 病理检查：宫腔刮出物或子宫切除标本应送病理检查以明确诊断。

【治疗】

1. 对少量或中等量阴道流血者 应给予子宫收缩药、广谱抗生素、中药以及支持治疗。

2. 对胎盘、胎膜及蜕膜残留或胎盘附着部位复旧不全者 应给予刮宫术，在建立静脉通道、备血及准备手术的条件下进行，动作应轻柔，以防子宫穿孔。刮出物送病理检查以明确诊断。术后给予子宫收缩药和抗生素。

3. 剖宫产子宫切口裂开 少量及中等量出血者应住院，给予抗生素并严密观察。大量流血需积极抢救，剖腹探查。对要求保留子宫，切口裂开部位不大，坏死感染不严重者，可清创缝合及行髂内动脉、子宫动脉结扎止血或行髂内动脉栓塞术。若组织坏死范围大，酌情行子宫次全切除术或子宫全切除术。

4. 肿瘤引起的阴道出血 应做相应处理。

【预防】

严格掌握剖宫产适应证，加强对正常阴道分娩方式的宣传，减少社会因素的影响。对于具备剖宫产适应证者，应合理选择切口，避免子宫下段横切口两侧角部撕裂并合理缝合。产后仔细检查胎盘、胎膜是否完整，若有残留，应及时取出；不能排除胎盘残留时，应探查子宫腔。严格无菌操作，产后给予抗生素预防感染。

第三节 产后抑郁症

产后抑郁症（postpartum depression）是指产妇在分娩后出现的抑郁症状。主要表现为持续和严重的情绪低落以及一系列症状，是产褥期精神综合征中最为常见的类型，多发生于产后2周内。产后抑郁症的发病率国外报道约在30%，但随着社会竞争的加剧和对该病认识的深入，其发病率逐年升高。

【临床表现】

产妇主要表现为：①情绪改变：患者会长时间感到情绪低落、心情压抑、郁闷、无精打采和困倦，有时表现为愁苦、悲惨、易流泪和哭泣，一般在早上或夜间情况加重。②认知改变：患者对日常活动缺乏兴趣，常自卑、自责、内疚。反应迟钝，注意力难以集中。对生活失去信心，感到生活无意义，甚至企图自杀。③意志与行为改变：患者意志活动减低，很难专心致志地工作。处处表现被动和过分依赖。④躯体症状：约80%的患者以失眠、头痛、身痛、头晕、眼花、耳鸣等躯体症状为主诉向医生求助。

【诊断】

至今尚无统一的诊断标准。目前应用较多的是美国精神病学会（1994年）在《精神疾病的诊断与统计手册》中制定的诊断标准：

1. 产后2周内具备下列症状的5条或5条以上，必须具备①、②两条。①情绪抑郁；②对全部或者多数活动明显缺乏兴趣或愉悦；③体重显著减轻或者增加；④失眠或者睡眠过度；⑤精神运动性阻滞或兴奋；⑥疲劳或乏力；⑦遇事皆感毫无意义或有负罪感；⑧思维能力减退或注意力涣散；⑨反复出现死亡或自杀的想法。

2. 产后4周内发病。

【治疗】

治疗方法很多，常用的有心理治疗和药物治疗。

1. 心理治疗 针对患者的心理状态合理地采用劝导、鼓励、安慰、支持以及理解等方法，消除患者的不良情绪；指导产妇对情绪和生活进行自我调控；对产褥期妇女多加关心和照顾，帮助她们调整好家庭关系，养成良好的睡眠习惯。

2．药物治疗 首选5-羟色胺再摄取抑制剂，适用于中、重度抑郁症和经心理治疗无效的患者。其代表药物有盐酸帕罗西汀、盐酸氟西汀、盐酸舍曲林等。该类药物具有副作用小、服用简便等特点，为当今很多发达国家治疗抑郁症的一线用药。

【预后】

产后抑郁症患者预后良好，约70%患者于1年内治愈，仅极少数持续1年以上。若再次妊娠，复发率约为20%。其下一代的认知能力可能受到一定影响。

案例 14-1

李某，女性，32岁，患者平素月经规律，末次月经2009年10月14日，预产期为2010年7月21日。于孕38周时因“胎膜早破”48小时行产钳术助娩一活男婴，体重3300g，会阴Ⅱ度裂伤，分娩后5日出院。于2010年7月15日8：00因产后发热、腹痛5日，并逐渐加重再次入院。入院查体：T 39℃，P 110次/分，R 24次/分，BP 82/60 mmHg，贫血貌，营养欠佳，宫底耻骨联合上8cm，宫体有压痛，腹软，双下腹深压痛，恶露血性混浊，有臭味。急查血常规提示：WBC 15.2×10^9/L，Hb 87g/L。

问题与思考：

1．该患者最可能的诊断是什么？

2．确诊后该如何治疗？

本章临床执业助理医师考试要点

1．产褥感染与产褥病率的概念。

2．产褥感染的病因、病理、临床表现、诊断及鉴别诊断、处理。

思考题

1．产褥感染与产褥病率的含义有何不同？

2．何谓晚期产后出血？主要原因有哪些？

3．试述产后抑郁症的主要表现。

（黄　丽）

第十五章 妇科病史及体格检查

学习目标

通过本章内容的学习，学生应能：

识记：

1．说出妇科病史的特点。

2．熟悉妇科体格检查方法、注意事项。

理解：

1．分析临床常见症状的鉴别要点。

2．举例说明阴道镜、宫腔镜在临床中的应用。

应用：

演示妇科病史采集过程、体格检查方法及妇产科常用特殊检查，具有妇科临床实践的基本技能。

病史采集和体格检查是诊断疾病的主要依据，也是妇科临床实践的基本技能。熟悉与妇科疾病相关的常见症状，掌握盆腔检查的技能，是正确诊断疾病的基础。

第一节 妇科病史

【病史采集方法】

妇科病史是否完整、准确是正确诊断疾病的关键。采集病史时，应做到态度和蔼、语言亲切、耐心、细致地询问病情，必要时加以启发，但是避免暗示或主观臆测。对危重患者在初步了解病情后，应立即抢救，以免贻误治疗。对外院转诊者，应索阅病情介绍作为重要参考资料。对不能自己口述的危重患者，可以向了解其病情的家属或亲友询问。要考虑到患者的隐私，遇有不愿说出真情者，不宜反复追问，可先行检查，待明确病情后再补充询问与性生活有关的问题。

【病史内容】

1．一般项目 包括患者姓名、性别、年龄、籍贯、职业、民族、婚姻、住址、入院日期、病史记录日期、病史陈述者、可靠程度。若非患者陈述，应注明陈述者与患者的关系。

2．主诉 指促使患者就诊的主要症状（或体征）及持续时间。要求是简单、明了的语言描述，通常不超过20字，如妇科临床常见的症状外阴瘙痒、阴道流血、白带增多、闭经、下腹痛、下腹部包块以及不孕等。例如患者有停经、阴道流血及腹痛三种主要症状，则应按其发生时间的顺序，将主诉书写为：停经49日后，阴道流血2日、腹痛5小时。若患者无任何自觉症状，仅妇科检查时发现子宫肌瘤，主诉应写为：检查发现“子宫肌瘤”9日。

3．现病史　是指患者从发病到就诊时疾病发生、发展和诊疗的全过程。应以主诉症状为核心，按时间顺序书写，包括起病时间、主要症状特点、伴随症状、发病后诊疗情况及结果，睡眠、饮食、体重和大、小便等一般情况的变化，以及与鉴别诊断有关的阳性或阴性资料等。

4．既往史　以往健康情况，曾患何种疾病，特别是妇科疾病，应重点询问，包括手术外伤史、输血史、预防接种史、传染病史、药物过敏史，并注明对何种药物过敏。

5．月经史　包括初潮年龄、月经周期及经期持续时间、经量、经期伴随症状。如13岁初潮，月经周期28～30天，持续3～4天，可简写为 $13\frac{3 \sim 4}{28 \sim 30}$ 天。月经量可询问每日更换卫生巾的次数，有无血块、痛经，经前有无不适，如乳房胀痛、易激动或精神抑郁等。常规询问末次月经时间（LMP）、前一次月经时间（PMP）、绝经年龄、绝经后有无出血或阴道分泌物增多。

6．婚育史　婚次及每次结婚年龄，是否近亲结婚（直系血亲及三代以内旁系血亲），男方健康状况，有无性病史及双方同居情况等。生育史包括足月产、早产、流产次数及现存子女数，以4个阿拉伯数字顺序表示。如足月产1，无早产，流产2次，现存子女1人，可简写1-0-2-1，或用孕$_3$产$_1$（G_3P_1）表示；记录分娩方式，有无难产史，新生儿出生情况；如为流产则注明是自然流产或人工流产；曾否刮宫；有无产后出血、产褥感染史；末次分娩、流产时间。采取何种避孕措施及时间和效果，有无不良反应。

7．个人史　生活和居住情况，出生地和曾居住地区，有无烟、酒嗜好。

8．家族史　应了解父母、兄弟、姐妹及子女健康情况。家庭成员中有无遗传性疾病（如白化病、血友病等），可能与遗传有关的疾病（如癌症、高血压、糖尿病等）以及传染病（如结核等）。

第二节　体格检查

体格检查应在采集病史后进行。体格检查包括全身检查、腹部检查和盆腔检查。盆腔检查是妇科特有的检查，又称为妇科检查。除病情危急外，均应按照下列顺序进行。

【全身检查】

常规测量体温、脉搏、呼吸及血压，必要时测量体重和身高。其他检查项目包括患者神志、精神状态、面容、体态、全身发育及毛发状况、皮肤、淋巴结（特别是左锁骨上淋巴结和腹股沟淋巴结）、头部器官（眼、耳、鼻、喉）、颈、甲状腺、乳房（注意发育情况、皮肤有无凹陷、有无包块或分泌物）、心、肺、肝、脾、脊柱及四肢。

【腹部检查】

腹部检查是妇科检查的重要组成部分，应在盆腔检查前进行。应有系统地进行视诊、触诊、叩诊、听诊。视诊注意腹部的形状，有无隆起或呈蛙状腹，腹壁有无瘢痕、静脉曲张、妊娠纹等。触诊有无压痛、反跳痛、肌紧张，有无肿块、腹腔积液（腹腔积液波动感及移动性浊音），疼痛程度，肿块部位、大小、硬度、活动度。叩诊时注意鼓音和浊音的分布范围，有无移动性浊音。必要时听诊，了解肠鸣音情况。若合并妊娠，应检查腹围、子宫底高度、胎位、胎心等。

【盆腔检查】

盆腔检查又称为妇科检查，包括外阴、阴道、宫颈、宫体及双侧附件。

1．基本要求

（1）医师应关心、体贴被检查者，做到态度严肃，语言亲切，检查仔细，动作轻柔。检查前告知患者盆腔检查可能引起不适，不必紧张。

（2）除尿失禁患者外，检查前都应嘱患者先排空膀胱尿，必要时导尿。

（3）为避免交叉感染，置于臀部下面的垫单或纸单应一人一换，一次性使用。

（4）患者取膀胱截石位，月经期及阴道出血时应尽量避免做盆腔检查，待月经结束后再检查，以防感染。必须检查时，应先消毒外阴后再检查。

（5）对无性生活史患者禁做双合诊和阴道窥器检查，应行直肠 - 腹部诊。若确有必要检查，应先征得患者和家属的同意后，方可进行。

（6）男医生对患者进行妇科检查时，需要有其他医护人员在场，以减轻患者紧张心理和避免发生不必要的误会。

（7）疑有盆腔内病变的腹壁肥厚、高度紧张不合作或未婚患者，若盆腔检查不满意，可行 B 超检查，必要时在麻醉下进行盆腔检查。

2．检查方法及步骤

（1）外阴部检查：观察外阴发育、阴毛多少和分布、阴阜、阴蒂、大阴唇、小阴唇、会阴、前庭大腺等情况，注意有无畸形、炎症、溃疡、瘢痕、赘生物或肿块，外阴皮肤色泽变化。检查时嘱患者向下屏气用力，观察阴道前、后壁及子宫有无脱垂或尿失禁等。

（2）阴道窥器检查：使用阴道窥器检查阴道和宫颈时，要注意阴道窥器的结构特点，以免漏诊。

1）放置和取出：临床常用鸭嘴形阴道窥器。放置时左手分开小阴唇，右手将两叶并拢的阴道窥器先涂润滑剂，以减轻插入时的不适或局部损伤。但拟做宫颈细胞学检查或取阴道分泌物做涂片检查时，不宜用润滑剂，以免影响检查结果。将窥阴器沿阴道后壁插入，然后旋转成正位，使其柄朝向患者背部，缓慢插入阴道穹窿，缓慢张开两叶，暴露宫颈及阴道壁（图 15-1）。

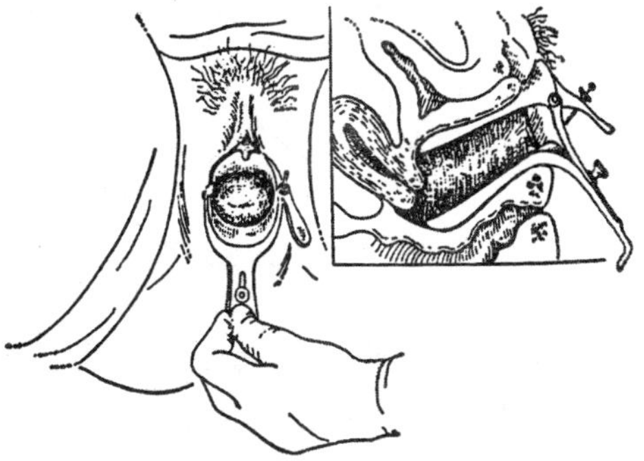

图 15-1　阴道窥器检查

2）视诊：观察阴道黏膜有无充血、溃疡、肿物等，注意阴道内分泌物的量、性质、色泽，有无臭味。阴道内分泌物异常者应做滴虫、假丝酵母菌、淋病奈瑟菌及线索细胞等检查。然后观察子宫颈大小、颜色、外口形状，有无出血、柱状上皮异位、裂伤、外翻、腺囊肿、息肉或赘生物。若需做宫颈刮片细胞学检查、宫颈管分泌物涂片及培养，应在此取材。

（3）双合诊：检查者一手的两指或一指放入阴道，另一手在腹部配合检查称双合诊。目的在于检查阴道、宫颈、宫体、输卵管、卵巢、宫旁结缔组织及盆腔其他器官和组织有无异常情况。

方法：检查者一手戴无菌手套，示指和中指蘸润滑剂轻轻沿阴道后壁插入，检查阴道的弹性、宽度、深度，有无畸形、瘢痕，肿块以及阴道后穹窿情况，然后触诊子宫颈的大小、形状、软硬度，有无举痛及接触性出血，再将两手指放在宫颈后方，以指腹按下腹部，双手配合触诊子宫的位置、大小、硬度、活动度及有无压痛（图 15-2）。子宫体朝向耻骨方向称前倾（anteversion），宫体朝向骶骨为后倾（retroversion）。子宫体与子宫颈之间的纵轴形成的角度朝向前方，称为前屈（anteflexion），形成的角度朝

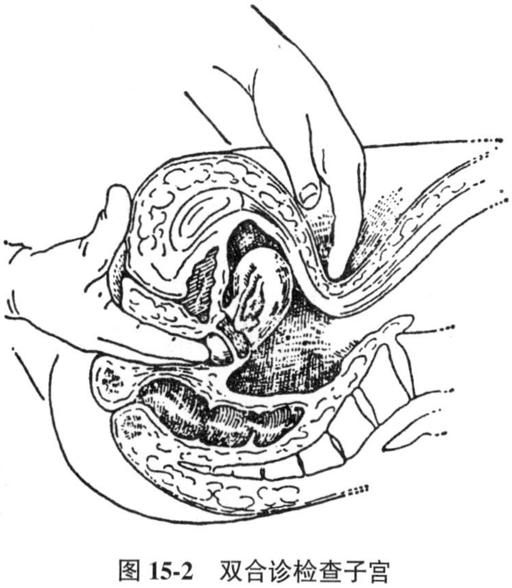

图 15-2　双合诊检查子宫

向后方，称为后屈（retroflexion）。一般子宫为前倾前屈位。触清子宫后，将阴道内两手指由宫颈后方分别移至两侧穹窿部检查双侧附件（图 15-3），左手按压腹壁，与阴道内手指相互对合，触诊子宫旁组织、卵巢、输卵管等处。内、外两手之间在正常情况下不能触及输卵管，正常卵巢偶可触及，有酸痛感。若触到增厚组织或肿块，需注意大小、形状、性质（囊性或实性）、活动度，有无压痛及与子宫的关系。

（4）三合诊：阴道、直肠及腹部联合检查称为三合诊。目的在于弥补双合诊的不足。方法：一手示指放入阴道、中指放入直肠，另一手置于腹部进行检查，方法同双合诊（图 15-4）。通过三合诊能进一步触清后倾或后屈子宫的大小、子宫后壁、直肠子宫陷凹、子宫骶骨韧带、盆腔后部及直肠的病变。

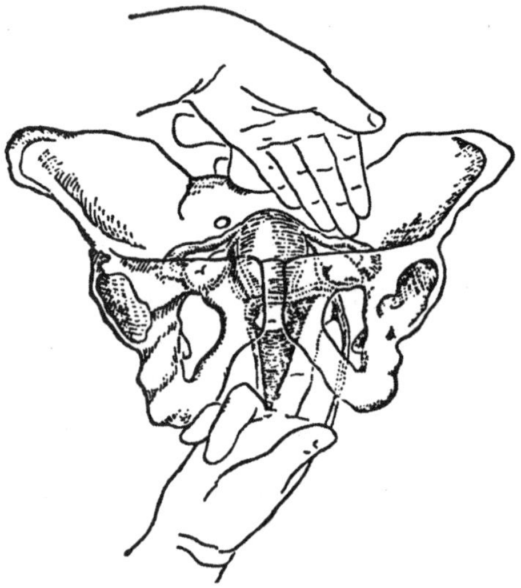

图 15-3　双合诊检查双侧附件

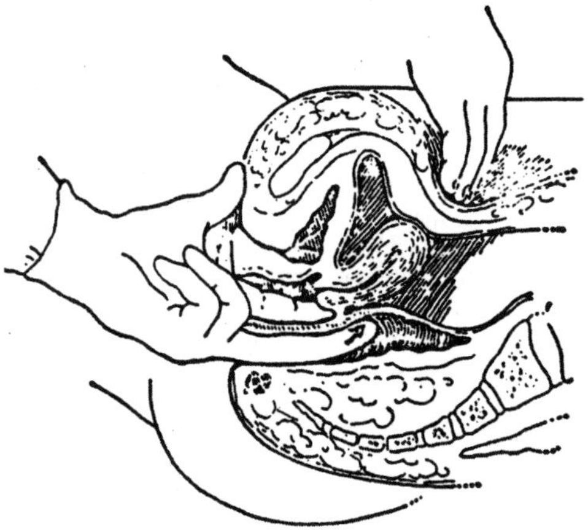

图 15-4　三合诊

（5）直肠 - 腹部诊：检查者一手示指深入直肠，另一手在腹部配合检查，称为直肠 - 腹部诊。适用于无性生活史、阴道闭锁或其他不宜进行双合诊及三合诊检查的患者。

行双合诊、三合诊或直肠 - 腹部诊时，除应按常规操作外，还应注意以下几点：①当检查者两指进入阴道后，患者感不适时，可改用一指代替两指进行双合诊；②患者腹壁紧张检查不满意时，可以边检查边与患者交谈，使其张口呼吸放松腹肌；③当检查者无法查明盆腔内解剖关系时，不要强行检查，待休息后再查，可获得满意效果；④三合诊时为减少患者疼痛感，当中指进入肛门时可嘱患者向下屏气，使肛门括约肌自动放松。

3．记录　将盆腔检查结果按生殖器解剖部位顺序记录。

外阴　发育情况及婚产式。有异常发现时，应详加描述。

阴道　是否通畅，黏膜情况，分泌物的量、颜色、性状及有无臭味。

宫颈　大小、硬度，有无柱状上皮异位、撕裂、息肉、腺囊肿，有无接触出血及举痛等。

宫体　位置、大小、硬度、活动度、形态，有无压痛等。

附件　有无肿块、增厚或压痛。若触及包块，记录其大小、硬度、活动度，表面是否光滑，与子宫及盆腔的关系。左、右两侧情况分别记录。

第三节　妇产科常用特殊检查

一、生殖道脱落细胞学检查

女性生殖道细胞通常指阴道、宫颈管、子宫及输卵管的上皮细胞，其中以阴道上段、宫颈阴道部的上皮细胞为主。生殖道上皮细胞受卵巢刺激的影响出现周期性变化，因此检查生殖道脱落细胞既可反映体内性激素水平，又可协助诊断生殖道不同部位的恶性肿瘤。

（一）生殖道细胞学检查取材、制片及相关技术

取标本前 24 小时内禁止性生活、阴道检查、阴道灌洗及用药，取标本的用具必须无菌干燥。

1．阴道涂片　主要目的是了解卵巢及胎盘功能。对已婚妇女，在阴道侧壁上 1/3 处轻轻刮取黏液及细胞做涂片，薄而均匀地涂于玻片上，置于 95% 乙醇中固定。

2．宫颈刮片　是筛查早期子宫颈癌的重要方法。以宫颈外口为圆心，将木质铲形小刮板轻轻刮取一圈，均匀地涂布于玻片上。

3．宫颈管涂片　先将宫颈表面分泌物拭净，用小型刮板或“细胞刷”进入宫颈管内，轻刮一圈做涂片。薄层液基细胞学检测（thinprep cytologic test，TCT）所制备单层细胞涂片效果清晰，诊断准确性高。

4．宫腔吸片　疑宫腔内有恶性病变时，选择直径 1 ～ 5mm 的不同型号塑料管，一端连于干燥消毒的注射器，将塑料管另一端送入子宫腔内达宫底部，轻轻抽吸注射器，将吸出物涂片、固定、染色。

常用的染色方法为巴氏染色法。

（二）生殖道脱落细胞在内分泌检查方面的应用

临床上常用成熟指数、致密核细胞指数、嗜伊红细胞指数和角化指数代表体内雌激素水平。

1．成熟指数（maturation index，MI）　是阴道细胞学卵巢功能检查最常用的一种。计算阴道上皮 3 层细胞百分比。按底层 / 中层 / 表层顺序写出。底层细胞百分率高称左移，提示不成熟细胞增多，即雌激素水平下降；表层细胞百分率高称右移，表示雌激素水平升高。

2．致密核细胞指数（karyopyknotic index，KI）　是计算鳞状上皮细胞中表层红染细胞的百分率。指数越高，表示上皮越成熟。

3．嗜伊红细胞指数（eosinophilic index，EI）　是计算鳞状上皮细胞中表层红染细胞的百分率。指数越高，提示上皮细胞越成熟。

4．角化指数（cornificaton index，CI）　指鳞状上皮细胞中表层（最成熟细胞层）嗜伊红致密核细胞的百分率，用以表示雌激素的水平。

（三）生殖道脱落细胞用于妇科肿瘤诊断

阴道细胞学诊断主要有分级诊断及描述性诊断两种。目前我国仍有医院采用分级诊断（巴氏 5 级分类法）。近年来更推荐应用美国制定的阴道细胞 TBS 分类法及其描述性诊断。

1．阴道细胞学巴氏分类法

巴氏Ⅰ级：正常。为正常阴道细胞涂片。

巴氏Ⅱ级：炎症。

巴氏Ⅲ级：可疑癌。主要是核异质，表现为核大、深染，核型不规则或双核。

巴氏Ⅳ级：高度可疑癌。细胞有恶性特征，但在涂片中恶性细胞较少。

巴氏Ⅴ级：癌。具有典型的多量癌细胞。

2．TBS 分类法及其描述性诊断内容　TBS 描述性诊断报告主要包括以下内容。

（1）未见上皮内病变细胞和恶性细胞。

（2）上皮细胞异常

1）鳞状上皮细胞异常：分为①不典型鳞状上皮细胞（atypical squamous cells，ASC）：包括无明确诊断意义的不典型鳞状上皮细胞（atypical squmaous of undetermined significance，ASCUS）和不能排除高级别鳞状上皮内病变不典型鳞状上皮细胞（atypical squamous cells-cannot exclude HIS，ASC-H）；②低度鳞状上皮内病变（low-grade squamous intraepithelial lesions，L-SILs）：与 CIN Ⅰ相符；③高度鳞状上皮内病变（high-grade squamous intraepithelial lesions，H-SILs）：包括 CIN Ⅱ、CIN Ⅲ和原位癌；④鳞状细胞癌。

2）腺上皮细胞改变：①不典型腺上皮细胞（AGC）：包括宫颈管 AGC 和子宫内膜 AGC；②原位癌（AIS）；③腺癌：若可能，则判断来源于宫颈管、子宫内膜或子宫外。

3）其他恶性肿瘤：原发于子宫颈和子宫体的不常见肿瘤及转移癌。

（四）宫颈脱落细胞 HPV DNA 检测

人乳头瘤病毒（human papilloma virus，HPV）感染能够引起宫颈上皮内瘤变（CIN）及子宫颈癌的发生，将 HPV 感染检测作为子宫颈癌及其癌前病变的常规筛查手段已逐渐在临床推广。

1．HPV 的生理特性　HPV 是一种双链 DNA 病毒，病毒无外包膜。HPV 分为高危型（high-risk）和低危型（low-risk）。高危型（如 HPV16、18、31、33、35、39、45、51、52、56、58、59、66、68 等）与癌及癌前病变相关，低危型（如 HPV6、11、42、43、44 等）主要与轻度鳞状上皮损伤和泌尿生殖系统疣、复发性呼吸道息肉相关。性接触为其主要的传染途径。感染的高峰年龄在 18 ～ 28 岁。

2．HPV 感染与子宫颈癌及其癌前病变的关系　高危型 HPV E6、E7 基因编码的原癌蛋白是导致子宫颈上皮癌变的重要因子。HPV16、18 型感染普遍没有显著地区差别，宫颈鳞癌中 HPV16 感染率为 56%，而宫颈腺癌中 HPV18 感染率为 56%。HPV52、58 在中国及东亚妇女中检出率较高。

3．HPV 检测的临床价值

（1）与细胞学检查联合或单独使用进行宫颈癌的初筛，有效减少细胞学检查的假阴性结果。适用于大面积普查。

（2）可根据 HPV 感染基因型预测受检者患宫颈癌的风险。

（3）对未明确诊断意义的不典型鳞状上皮细胞或腺上皮细胞，应用 HPV 检测可进行有效的分流。

（4）HPV 检测可作为宫颈高度病变手术治疗后的疗效判断和随访监测手段。

二、女性内分泌激素测定

女性内分泌系统激素包括下丘脑、垂体、卵巢分泌的激素。测定下丘脑 - 垂体 - 卵巢轴各激素的水平，对于某些疾病的诊断、疗效观察和预后评估均具有重要意义。

（一）垂体促性腺激素测定

卵泡刺激素（follicle-stimulating hormone，FSH）和黄体生成素（luteinizing hormone，LH）是腺垂体促性腺激素细胞分泌的糖蛋白激素，受下丘脑促性腺素释放素（gonadotropin-releasing hormone，GnRH）、卵巢激素和抑制素的调节。FSH 的生理作用主要是促进卵泡成熟及分泌雌激素。LH 的生理作用主要是促进卵巢排卵和黄体生成，以促使黄体分泌孕激素和雌激素。临床可通过测定卵泡刺激素和黄体生成素进行闭经原因鉴别，排卵检测，协助诊断多囊卵巢综合征，诊断性早熟。

（二）卵巢分泌激素的测定

1．雌激素测定　育龄期妇女体内雌激素主要由卵巢产生，孕妇体内雌激素大部分由卵巢、胎盘产生，少量由肾上腺产生。雌激素（E）分为雌酮（estrone，E1）、雌二醇（estradiol，E2）及雌三醇（estriol，E3），其中 E2 活性最强，是卵巢分泌的主要性激素之一，对维持女性生殖功能及副性征有重要作用。在正常月经周期中，E2 随着卵巢周期性变化而波动。通过测定雌激素，可检测卵巢功能及监测胎儿 - 胎盘单位功能。

2．孕激素测定　女性体内孕激素由卵巢、胎盘和肾上腺皮质产生，在雌激素作用的基础上发挥作用，主要是使子宫内膜转化为分泌期，利于胚胎着床，并防止子宫收缩，使子宫在分娩前处于静止状态。同时孕酮还能促进乳腺腺泡发育，为泌乳做准备。

通过孕激素测定可进行排卵监测，评价黄体功能，辅助诊断异位妊娠、先兆流产，观察胎盘功能，还可进行孕酮替代疗法的监测。

（三）人绒毛膜促性腺激素测定

人绒毛膜促性腺激素（human chorionic gonadotropin，HCG）是一种糖蛋白激素，由 α 及 β 亚单位组成，主要由妊娠滋养细胞产生，妊娠滋养细胞疾病、生殖细胞肿瘤及其他恶性肿瘤（如肺、肾上腺及肝肿瘤）也可产生 HCG。通过人绒毛膜促性腺激素测定可进行：

1．妊娠诊断　血 HCG 定量免疫测定＜ 3.1μg/L 时为妊娠阴性，血浓度＞ 25U/L 为妊娠阳性。可用于早早孕诊断。

2．异位妊娠诊断　血、尿 HCG 维持在低水平，间隔 2 ～ 3 日测定无成倍上升，应怀疑异位妊娠。

3．妊娠滋养细胞疾病的诊断和监测　葡萄胎、妊娠滋养细胞肿瘤、性早熟和肿瘤。

（四）人胎盘催乳素测定

人胎盘催乳素（human placental lactogen，HPL）由胎盘合体滋养细胞产生，其生理作用主要为促进胎儿生长及母体乳腺腺泡发育等。妊娠晚期连续动态检测 HPL 可以监测胎盘功能。

三、女性生殖器官活组织检查

生殖器官活组织检查是指生殖器官病变处或可疑部位取小部分组织做病理学检查，简称活检。绝大多数的活检可以作为诊断的最可靠依据。常用的取材方法有局部活组织检查、诊断性宫颈锥形切除、诊断性刮宫。

（一）宫颈活组织检查

1．适应证　宫颈脱落细胞学涂片检查巴氏Ⅲ级或Ⅲ级以上；宫颈脱落细胞学涂片检查巴氏Ⅱ级经抗感染治疗后仍为Ⅱ级；TBS 分类鳞状上皮细胞异常 L-SILs 及以上者；阴道镜检查时反复可疑阳性及阳性者；疑有子宫颈癌或慢性特异性炎症，需进一步明确诊断者。

2．禁忌证　患有急性阴道炎症（阴道毛滴虫及真菌感染等）者应治愈后再取活检；妊娠期原则上不做活检。

3．操作方法　患者取膀胱截石位，阴道窥器暴露宫颈，用干棉球揩净宫颈黏液及分泌物，局部消毒。在碘试验阴性区或阴道镜下可疑病变区用活检钳钳取宫颈组织送检。无上述条件者在宫颈外口鳞 - 柱状上皮交界处或特殊病变处取材。可疑子宫颈癌者选 3 点、6 点、9 点、12 点四处取材。宫颈局部用带尾纱布或棉球压迫止血，嘱患者 24 小时后自行取出。

（二）诊断性刮宫

诊断性刮宫简称诊刮，是诊断宫腔疾病最常采用的方法。其目的是刮取子宫内膜和内膜病灶行活组织检查，作出病理学诊断。怀疑同时有宫颈管病变时，需对宫颈管及宫腔分别进行诊断性刮宫，称为分段刮宫术。

1．适应证　子宫异常出血或阴道排液需证实或排除子宫内膜癌、子宫颈管癌，或其他病变

（如流产、子宫内膜炎等）。无排卵性功能失调性子宫出血或怀疑子宫性闭经，在月经后半期确切了解子宫内膜变化和内膜结核。不孕症行诊断性刮宫有助于了解有无排卵，并能发现子宫内膜病变。宫腔内有组织残留或功能失调性子宫出血长期多量出血时，彻底刮宫有助于诊断，并有迅速止血的效果。

2．操作方法　排尿后，受检者取膀胱截石位，做双合诊了解子宫大小及位置。常规消毒外阴，铺孔巾。阴道窥器暴露宫颈，聚维酮碘、乙醇消毒宫颈及宫颈外口，用探针测量宫颈管及宫腔深度。将刮匙送达宫底部，自上而下沿宫壁刮取（避免来回刮）子宫内膜，收集刮出的全部组织固定于 10% 甲醛溶液中送检。

（三）经阴道后穹窿穿刺术

直肠子宫陷凹是腹腔最低位，选择经阴道后穹窿穿刺（culdocentesis）进行抽出物的肉眼观察、实验室检查、病理检查，是妇产科临床常用的辅助诊断方法。

1．适应证　疑有腹腔内出血，如异位妊娠、卵巢黄体破裂等；疑有盆腔内积液、积脓，穿刺抽液检查了解积液性质；盆腔脓肿穿刺引流及局部注射药物；盆腔肿块位于直肠子宫陷凹内，经后穹窿穿刺直接抽吸肿块内容物做涂片或细胞学检查以协助诊断；B 型超声引导下行卵巢子宫内膜异位囊肿或输卵管妊娠部位注药治疗；B 型超声引导下经阴道后穹窿穿刺取卵，用于各种助孕技术。

2．禁忌证　盆腔严重粘连，直肠子宫陷凹被粘连块组织完全占据，并且凸向直肠；疑有肠管与子宫后壁粘连；异位妊娠准备采用非手术治疗时应避免穿刺，以免引起感染。

3．操作方法　患者排空膀胱后取膀胱截石位，外阴、阴道常规消毒，铺巾。阴道检查了解子宫、附件情况，注意阴道后穹窿是否膨隆。阴道窥器充分暴露宫颈及阴道后穹窿并消毒。宫颈钳钳夹宫颈后唇，向前提拉，充分暴露阴道后穹窿，再次消毒。用腰椎穿刺针或 22 号长针头接 5 ～ 10ml 注射器，于后穹窿中央或稍偏病侧（最膨隆处），阴道后壁与宫颈后唇交界处稍下方平行宫颈管快速进针刺入 2 ～ 3cm（图 15-5），当针穿过阴道壁有落空感后开始抽吸，必要时适当改变方向。见注射器内有液体抽出时，停止退针，继续抽吸至满足实验室检查需要为止。穿刺检查完毕拔出针头后，穿刺点如有活动性出血，可用棉球压迫片刻。血止后取出阴道窥器。

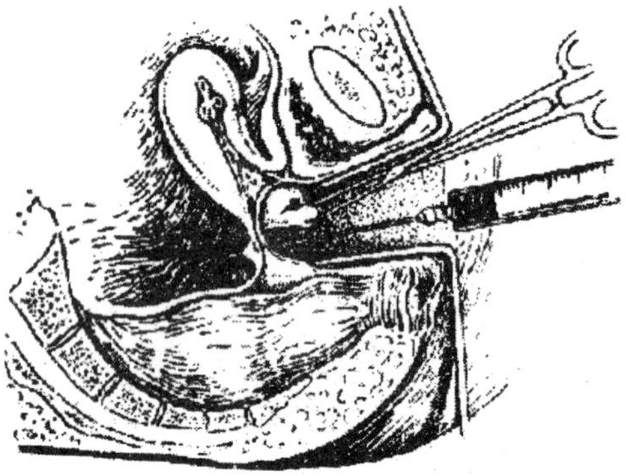

图 15-5　阴道后穹窿穿刺

4．穿刺液性质和结果判断　放置后迅速凝固，为刺伤血管的新鲜血液；放置 10 分钟以上不凝固表明有腹腔内出血，多见于异位妊娠、卵巢黄体破裂或其他脏器破裂（如脾破裂等）。

四、阴道镜检查

阴道镜检查（colposcopy）是将充分暴露的阴道和宫颈光学放大 10 ～ 40 倍直接观察，以发现与癌变有关的异型上皮、异形血管，对可疑部位行定位活检，以提高宫颈疾病确诊率。

1．适应证

（1）宫颈细胞学检查 L-SIL 及以上、ASCUS 伴高危型 HPV DNA 阳性或 AGC 者。

（2）HPV DNA 检测 16 型或 18 型阳性者。

（3）妇科检查怀疑宫颈病变者。

（4）阴道恶性肿瘤。

（5）下生殖道肿瘤治疗后随访。

2．检查方法

（1）患者取膀胱截石位，阴道窥器暴露宫颈阴道部，用棉球擦净宫颈分泌物。打开光源，调整阴道镜物镜焦距，使物象清晰。观察被检部位的外形、颜色及血管分布。

（2）醋酸白试验：用 3% 醋酸棉球浸润宫颈表面，数秒后宫颈柱状上皮肿胀、发白，呈葡萄状改变，鳞 - 柱状上皮交界处更清楚。需密切观察血管时加绿色滤光镜片并放大 20 倍。

（3）碘试验：用复方碘溶液棉球浸湿宫颈，富含糖的成熟鳞状上皮细胞被碘染成棕褐色，称为碘试验阳性；碘试验阴性（不着色区）为可疑病变部位，在不着色区取活检送病理检查。

3．结果判断

（1）正常宫颈上皮与血管：①正常鳞状上皮：光滑呈粉红色。醋酸白试验上皮不变色，碘试验阳性。②正常柱状上皮：原始鳞 - 柱状上皮位于宫颈管外口（柱状上皮外移），醋酸白试验后呈葡萄状，涂碘不着色。③转化区：为原始鳞 - 柱状上皮交界部和生理鳞 - 柱状交界部之间的化生区。阴道镜下见毛细血管丰富，形态规则，呈树枝状；有化生上皮环绕柱状上皮形成葡萄状小岛；在化生上皮区内可见针眼状凹陷为腺体开口。醋酸白试验后化生上皮与圈内的柱状上皮界限明显。涂碘后，碘着色深浅不一。病理检查为鳞状上皮化生。

（2）正常血管：为均匀分布的微小血管点。

（3）异常宫颈上皮与血管：几乎均出现在转化区内，碘试验均为阴性。①白色上皮：醋酸白试验后上皮呈局灶性白色，边界清楚，无血管。病理检查可能为化生上皮或上皮内瘤变。②白斑：又称单纯性白斑、真性白斑、角化病。病理检查为角化亢进或角化不全。在白斑深层或周围可能有恶性病变应常规取活组织检查。③点状血管：是血管异常增生的早期变化，表现为醋酸白背景下有极细的红色小点（点状毛细血管）。病理检查常为上皮内瘤变。④镶嵌：又称为白斑镶嵌。不规则的血管将白色上皮分割成边界清楚、形态不规则的小片状犹如红色细线镶嵌的花纹。病理检查常为上皮内瘤变。⑤异常血管：血管口径、大小、形态、分支、走向及排列极不规则，可呈螺旋状、逗点状等改变。病理检查可为各种级别的上皮内瘤变。

（3）早期宫颈浸润癌：表面结构不清，呈云雾状、脑回状、猪油状，表面稍高或稍凹陷。局部血管异常增生，宫腔扩大，走向紊乱。醋酸白试验后，表面呈玻璃样水肿，常合并有异形上皮。碘试验阴性或着色极浅。

五、宫腔镜检查

详见第二十六章第十一节。

第四节　妇科疾病常见症状的鉴别要点

【阴道流血】

阴道流血是最常见的主诉。流血可来自外阴、阴道、宫颈、宫体等部位。

1．原因　卵巢内分泌功能失调、异常妊娠、生殖器炎症、生殖器肿瘤、外伤、异物、外源性性激素、全身疾病。

2．阴道流血常见类型

（1）经量增多：月经量多（> 80ml）或经期延长，周期基本正常，多为子宫肌瘤的典型症状，其他如子宫腺肌病、排卵性功能失调性子宫出血、放置宫内节育器等，均可有经量增多。

（2）停经后阴道流血：发生在育龄妇女，一般应考虑与妊娠有关的疾病，如流产、异位妊娠、滋养细胞疾病等。发生在绝经过渡期妇女，多为无排卵性功能失调性子宫出血，但应警惕子宫内膜癌或宫颈癌的可能。

（3）周期不规则的阴道流血：多为无排卵性功能失调性子宫出血，但应注意排除早期子宫内膜癌的可能。

（4）无任何周期可辨的长期阴道流血：一般考虑生殖道恶性肿瘤、外伤，首先考虑宫颈癌或子宫内膜癌可能。

（5）接触性出血：性生活或阴道检查后当即有鲜血出现，应考虑急性宫颈炎、宫颈息肉、早期宫颈癌或黏膜下肌瘤的可能。

（6）阴道流血伴白带增多：一般应考虑晚期子宫内膜癌或宫颈癌，或黏膜下肌瘤伴感染。如有阵发性阴道流血水，应警惕有输卵管癌。

【异常白带】

生殖道出现炎症，特别是阴道炎和急性宫颈炎或发生癌变时，白带数量显著增多且性状也有改变，称异常白带（abnormal leucorrhea），临床常见的有：

1．白色或灰黄色泡沫状白带　为滴虫性阴道炎的特征，可伴外阴瘙痒。

2．凝乳状或豆渣样白带　为外阴阴道假丝酵母菌病的特征，常伴有严重外阴瘙痒或灼痛。

3．鱼腥味灰色稀薄白带　常见于细菌性阴道病。

4．脓性白带　多为淋病奈瑟菌所致的阴道炎、急性宫颈炎、颈管炎。宫腔积脓、宫颈癌、阴道癌或阴道内异物亦可导致脓样白带，常伴有异味。

5．血性白带　安放宫内节育器可引起血性白带，还应考虑宫颈息肉、子宫内膜癌、宫颈癌或黏膜下肌瘤的可能。

6．透明黏性白带　外观与正常白带相似，但是量显著增多，应考虑卵巢功能失调或宫颈高分化腺癌的可能。

7．水样白带　持续出现淘米水样白带，奇臭者一般考虑晚期宫颈癌、阴道癌或黏膜下子宫肌瘤伴感染。间断性排除清澈、黄红色或红色水样白带，应考虑输卵管癌的可能。

【下腹疼痛】

下腹疼痛（subabdominal pain）多由妇科疾病引起。但应除外其他系统疾病，根据下腹痛起病缓急、部位、性质和特点寻找病因。

1．下腹痛部位　下腹正中部疼痛多为子宫性疼痛；一侧下腹痛，应考虑该侧卵巢囊肿破裂或蒂扭转；输卵管妊娠破裂或盆腔腹膜炎时，可引起整个下腹痛甚至全腹疼痛。

2．下腹痛性质　持续性钝痛多为炎症或腹腔内积液所致；子宫或输卵管等器官收缩表现为阵发性绞痛；宫腔内有积血或积脓不能排出常导致下腹坠痛；输卵管妊娠或卵巢肿瘤破裂可引起撕裂性锐痛。

3．下腹痛时间　经期出现下腹痛者多称为痛经；如为继发性，应考虑子宫内膜异位症、子宫肌腺症的可能；周期性下腹痛但无月经来潮者，应考虑因经血排出受阻所致，可见于先天性生殖道畸形或术后宫腔、宫颈管粘连等。

4．起病缓急　起病缓慢而逐渐加剧伴发热者，多为内生殖器炎症或恶性肿瘤所引起；发病急骤者，应考虑卵巢肿瘤蒂扭转或破裂；生育年龄妇女，反复隐痛突然出现撕裂样剧痛者，应想到输卵管妊娠破裂或流产的可能。

5．腹痛伴随症状　腹痛同时有停经史，多为妊娠合并症；伴恶心、呕吐，应考虑有卵巢肿瘤蒂扭转的可能；有畏寒、发热常为盆腔感染；有休克症状，应考虑腹腔内出血；出现肛门坠胀，常因直肠子宫陷凹有积液所致；伴有恶病质，为晚期恶性肿瘤的表现。

6．腹痛放射部位　放射到肩部应考虑腹腔内出血；放射至腰部多为宫颈、子宫病变所致；放射至腹股沟或大腿内侧，一般为该侧子宫附件病变所引起。

【下腹部肿块】

下腹部肿块（subabdominal mass）是妇科患者就诊时常见的主诉。根据肿块的性质不同可分为囊性和实性。囊性肿块多为良性病变，如充盈的膀胱、卵巢囊肿、输卵管积水等。实性肿块除妊娠子宫、子宫肌瘤、卵巢纤维瘤、盆腔炎性包块等为良性外，其他实性肿块应首先考虑为恶性肿瘤。根据肿块发生部位不同可分为：

1．子宫增大

（1）妊娠子宫：育龄妇女有停经史，妊娠试验阳性，下腹部正中扪及包块，应首先考虑为妊娠子宫。停经后出现不规则阴道出血且子宫迅速增大者，应想到葡萄胎的可能。

（2）子宫肌瘤：子宫均匀增大，或表面有不规则隆起，常伴有月经过多。带蒂的浆膜下肌瘤仅蒂与宫体相连，应与实质性卵巢肿瘤鉴别。

（3）子宫肌腺症：子宫均匀增大、质硬，多有明显的继发痛经。

（4）子宫畸形：双子宫或残角子宫可扪及子宫另一侧有与其对称或不对称的包块，两者相连，硬度亦相似。

（5）宫腔阴道积血或宫腔积脓：宫腔阴道积血多为处女膜闭锁，阴道无孔横隔引起经血外流受阻。患者至青春期无月经来潮，有周期性下腹痛并扪及下腹部肿块。宫腔积脓或积液也可使子宫增大。

（6）子宫恶性肿瘤：围绝经期妇女，子宫软而增大，伴有不规则阴道出血，有子宫内膜癌的可能。子宫增长迅速，伴有腹痛及不规则阴道出血有可能为子宫肉瘤。以往有葡萄胎史，若子宫增大，甚至外形不规则，且伴有出血，应考虑绒毛膜癌的可能。

2．附件包块

（1）输卵管妊娠：包块位于子宫旁，大小、形状不一，有明显触痛。多有短期停经后阴道持续少量出血及下腹痛。

（2）炎性包块：多为双侧性，位于子宫两旁，与子宫有粘连，压痛明显。急性期患者有发热、腹痛。慢性附件炎患者常伴有下腹痛及不育史，甚至出现反复急性盆腔炎发作。

（3）卵巢赘生性肿块：包块位于子宫的一侧或双侧。良性肿瘤多发生在生育年龄，包块表面光滑、囊性且可活动，患者一般无腹腔积液。恶性肿瘤多为实性或囊实性、增大迅速、表面不规则、活动受限，患者多伴有腹腔积液和恶病质。

（4）卵巢非赘生性囊肿：多为单侧可活动性囊性包块，直径一般不超过 6cm。黄体囊肿可在妊娠早期扪及。葡萄胎常并发双侧卵巢黄素化囊肿。卵巢子宫内膜异位症多为与子宫有粘连，活动受限且有压痛的肿块。

3．其他　盆腔包块还需与来自肠道、泌尿系统的肿块及腹壁或后腹膜肿块相鉴别。

本章临床执业助理医师考试要点

1．盆腔检查方法。
2．妇产科常用的特殊检查方法。

思 考 题

1．妇科检查的基本要求有哪些？
2．何谓双合诊？其目的有哪些？
3．宫腔镜检查的适应证有哪些？

（姚丽艳）

第十六章　女性生殖系统炎症

学习目标

通过本章内容的学习，学生应能：

识记：

说出阴道炎、宫颈炎的分类、临床表现、诊断及主要治疗方法。

理解：

分析盆腔炎的病因、临床表现及防治原则。

应用：

运用女性生殖系统炎症相关知识，对女性生殖系统炎症患者进行诊断及相应的处理。

【女性生殖器的自然防御功能】

女性生殖器官从结构和功能上具有自然防御功能，可防止女性生殖系统炎症的发生。主要表现在：两侧大、小阴唇自然合拢，遮掩阴道口和尿道口，防止外界病原体侵入。阴道口有处女膜，阴道前、后壁紧贴，可以防止外界病原体的感染。阴道上皮细胞含大量的糖原，在阴道乳酸杆菌的作用下分解形成乳酸，维持阴道内的酸性环境（阴道 pH 4 ~ 5），使适于碱性环境中繁殖的病原体受到抑制，此为阴道的自净作用。子宫颈内口除排卵期外平时均紧闭，子宫颈内膜所分泌的黏液形成弱碱性黏液栓，堵塞颈管，有利于防止病原体侵入子宫腔。青春期和性成熟期女性子宫内膜周期性剥脱，可清除宫腔感染。输卵管黏膜上皮细胞的纤毛向子宫腔方向摆动及输卵管蠕动，使得细菌不易从子宫腔蔓延到输卵管。

女性婚后，尤其是阴道分娩后，由于处女膜破裂呈处女膜痕，阴道壁松弛，这种防御功能明显降低。如果性生活不注意性卫生，或者机体抵抗力低下，可引起女性生殖系统发生炎症。另外，接触被感染的坐便器、浴盆、毛巾，或使用不洁卫生纸等，来自于外界的感染都可以造成感染。

【病原体及感染途径】

（一）病原体

引起女性生殖系统的病原体常见的有：

1．细菌　常见的需氧菌是大肠埃希菌、链球菌、葡萄球菌，还有厌氧菌、变形杆菌、结核分枝杆菌、淋病双球菌。

2．真菌　以白念珠菌多见。

3．原虫　以阴道毛滴虫多见。

4．病毒　以疱疹病毒、人乳头瘤病毒为多见。

5．其他　支原体、衣原体及螺旋体。

（二）感染途径

病原体在生殖器官内传播的主要途径有沿生殖道黏膜上行蔓延、经淋巴系统蔓延、经血液循环传播和直接蔓延四种途径。

【炎症的转归】

1．痊愈　当机体抵抗力强，病原体的致病力较弱，或抗生素应用治疗恰当时，病原体被消灭，坏死组织及炎性渗出物被吸收，则为痊愈。

2．转为慢性炎症　若炎症未治疗或治疗不及时、不彻底，机体防御功能与病原体处于相持状态，则炎症可以长期存在。若机体的抵抗力增强，慢性炎症可逐渐痊愈；如果机体抵抗力降低，则慢性炎症可急性发作。

3．扩散　若机体防御功能下降或病原体的致病力强，则炎症可沿淋巴和血液循环向周围或全身进行扩散，或蔓延到邻近的组织和器官。严重的可形成败血症，甚至引起中毒性休克而危及患者生命。

第一节　外阴炎及前庭大腺炎

一、非特异性外阴炎

【病因】

经血液、白带、尿液、粪便污染，经期使用卫生巾，穿化纤内裤等，均能使妇女外阴部被细菌侵扰，引起外阴炎。常见病原体为细菌、病毒、肠道寄生虫等。

【临床表现】

外阴皮肤黏膜瘙痒、烧灼感和疼痛，在活动、性交和排尿、排便后加重。急性期外阴局部皮肤黏膜红肿、充血、有抓痕，有些患者小阴唇内侧肿胀、充血、糜烂和成片湿疹。慢性炎症引起皮肤增厚、瘙痒、皲裂、苔藓化改变。

【治疗】

治疗原则包括消除病因，保持局部清洁与干燥，局部使用抗生素、中草药治疗。

1．一般治疗　多食含蛋白质和糖类丰富的食物，多饮水，多吃新鲜果蔬，禁食易引起过敏反应的食物和油炸、油腻的食物，少吃辛辣、刺激性食物，戒烟、戒酒。内裤以宽松、舒适的棉织品为宜，避免用手搔抓，以防细菌感染，避免刺激性药物。

2．局部治疗

（1）药物治疗：①用 0.1% 聚维酮碘或 1 ∶ 5000 高锰酸钾溶液坐浴，每日 2 次。②中药苦参、蛇床子、地肤子、白鲜皮、土槿皮、百部、金银花、鱼腥草等水煎后熏洗，每次 20 分钟，每日 2 次。冲洗与坐浴后涂抗生素软膏或紫草油。

（2）物理疗法：微波或红外线局部物理治疗。

3．病因治疗　积极寻找病因，及时治疗原发疾病。有生殖道瘘者及时修补。

二、前庭大腺炎

病原体侵入前庭大腺引起炎症称前庭大腺炎（bartholinitis），是女性较常见的生殖器炎症。在性交、分娩或其他情况污染外阴时，病原体容易侵入而引起前庭大腺炎。当急性炎症发作时，腺管开口肿胀或渗出物凝聚而阻塞，脓液潴留而形成前庭大腺脓肿。

【病原体】

该病一般发生于生育年龄妇女，主要致病菌有葡萄球菌、大肠埃希菌、链球菌、肠球菌、淋病奈瑟菌及厌氧菌等。近年来，淋病奈瑟菌所致前庭大腺炎有明显增高趋势。

【临床诊断】

常为单侧发生，患者初时觉外阴肿胀，急性期局部疼痛、红肿、灼热，前庭大腺脓肿形成时疼痛最为剧烈，引起行走不便，大、小便困难。检查见大阴唇下 1/3 处皮肤红肿、发热、压痛明显。当脓肿形成时，可触及波动感，加压时腺管开口处可见有脓液溢出，患者可出现发热等全身症状。当脓肿内压力增大时，表面皮肤发红、变薄，周围组织水肿，炎症严重时可向会阴部及对侧外阴部发展，腹股沟淋巴结多肿大。脓肿可自行破溃。若破孔大，炎症较快消退而痊愈。若破孔小，引流不畅，则炎症反复急性发作。检查时应在前庭大腺开口处及尿道口、尿道旁腺各取分泌物做涂片查病原菌。

【治疗】

1. 前庭大腺炎早期　①全身性抗生素治疗：根据细菌培养及药物敏感试验结果使用抗生素，常用青霉素类抗生素；②局部热敷或理疗；③同时保持外阴清洁、卫生，不穿化纤材质内裤。

2. 前庭大腺脓肿　选择波动感最明显的时候切开引流。手术切口选择在大阴唇内侧下方，切口不要过小，以脓液能够全部排出为宜，并放置引流条。脓液排出后，炎症逐渐消退时，用 1 ∶ 5000 高锰酸钾溶液坐浴。同时使用抗生素。

三、前庭大腺囊肿

前庭大腺囊肿（Bartholin cyst）是由前庭大腺腺管阻塞，分泌物积聚而成。在急性炎症消退后脓液逐渐转为清液而形成囊肿，有时腺腔内黏液浓稠或先天性腺管排液不畅，也可形成囊肿。若有继发感染，则脓肿反复发作。

【病因】

1．前庭大腺炎在炎症消失后脓液被吸收，可被黏液所代替，前庭大腺导管阻塞后可形成前庭大腺囊肿。

2．少数病例由于会阴侧切时腺管被切断或分娩时阴道、会阴外侧部裂伤，发生严重的瘢痕组织阻塞腺管所致。

3．个别前庭大腺囊肿长期无症状，生长缓慢，病因不详。

【临床诊断】

发病多为单侧，也可双侧。大阴唇后部下方出现囊性包块，向大阴唇外侧方向突出。小的囊肿呈椭圆形或梭形，在较长时间内可无症状，常在妇科检查时被发现，较大的囊肿可引起外阴坠胀及性生活不适等。囊肿生长较缓慢，一般不超过鸡蛋大小。检查可见患侧大阴唇中下 1/3 部位膨隆，小阴唇被展平，阴道口被推向健侧。囊肿继发感染时可形成脓肿，反复感染引起囊肿逐渐增大。可经囊内穿刺或切除的囊肿病理检查得到诊断。

【治疗】

1．手术治疗　行前庭大腺囊肿造口术代替以往的囊肿切除术。造口术切口选择在囊肿的下方，使囊液全部流出，同时放置引流条以防造口粘连，每日 1 ∶ 5000 高锰酸钾溶液坐浴。囊肿造口术方法简便、并发症少、复发率低，且可保持腺体功能。也可应用于前庭大腺脓肿的治疗。囊肿切除术手术操作困难，易复发，如产生严重瘢痕，则可致性生活困难，故囊肿切除术现仅用于可疑恶性病变者。

2．CO_2 激光手术　包括囊肿造口术及囊肿切除术。造口术适用于较大及反复急性发作的囊肿；术后 7 ～ 10 日拆线。对较小囊肿做切除术后，可缝合皮肤切口，然后用双层避孕套制成气囊放入阴道压迫阴道壁，使囊壁相贴，每 1 ～ 2 日更换一次，7 ～ 10 日拆除气囊。

术后处理：术后辅助抗菌消炎药及复合维生素类制剂，对体质不良者给予支持治疗。

第二节 阴 道 炎

一、滴虫阴道炎

【病因】

滴虫阴道炎是常见的阴道炎，由阴道毛滴虫引起。它能消耗或吞噬阴道上皮细胞内的糖原，阻碍乳酸生成。滴虫适宜在温度 25 ～ 40℃、pH 为 5.2 ～ 6.6 的潮湿环境生长。滴虫的生活史简单，只有滋养体而无包囊期，滋养体生命力较强，能在 3 ～ 5℃环境中生存 21 日，在 46℃环境中生存 20 ～ 60 分钟，在半干燥环境中生存 10 小时；在普通肥皂水中能生存 45 ～ 120 分钟。在 pH < 5.0 或 pH > 7.5 的环境中则不生长。多数滴虫阴道炎患者阴道 pH > 6.0。月经前后阴道 pH 发生变化，月经后接近中性，因此在腺体及阴道皱襞中隐藏的滴虫于月经前后繁殖而引起炎症的发作。滴虫还可侵入尿道或尿道旁腺，甚至膀胱、肾盂以及男方的包皮皱褶、尿道或前列腺。

【传染方式】

1．直接传播　经性交直接传播，男性感染滴虫后常无症状，多成为传染源。

2．间接传播　经公共浴池、浴盆、浴巾、坐便器、游泳池、衣物、污染的器械及敷料等间接传播。

【临床表现】

潜伏期为 4 ～ 28 日。患者感染初期没有症状。典型症状是白带增多及外阴瘙痒，可伴有灼热、疼痛、性交痛、不孕等。若有其他细菌混合感染，则分泌物呈脓性，可有臭味。若尿道口有感染，可有尿频、尿痛，有时可见血尿。阴道检查时见阴道黏膜充血，严重者有散在出血点，后穹窿有多量灰黄色、黄白色泡沫状白带，带虫者阴道黏膜多无异常改变。

【诊断】

典型病例容易诊断，若在阴道分泌物中找到滴虫即可确诊。最简便的检查方法是阴道分泌物悬滴法，其阳性率可达 80% ～ 90%。具体方法：取温 0.9% 氯化钠溶液 1 滴置于玻片上，在阴道后穹窿处取少许分泌物混于氯化钠溶液中，立即在低倍光镜下查找滴虫。若见呈波状运动的滴虫即可诊断。对可疑患者，若多次悬滴法未能发现滴虫，可进行滴虫培养，准确率可达 98% 左右。取分泌物前 1 ～ 2 日内避免性生活、阴道灌洗或局部用药，取分泌物前不做双合诊，阴道窥器不涂润滑剂。分泌物取出后应及时送检并注意保暖，否则滴虫活动力减弱，影响诊断。

【治疗】

1．全身用药　初次治疗患者单次口服甲硝唑 2g 或替硝唑 2g，或甲硝唑 200mg，每日 3 次，连服 7 日为一疗程。口服用药治愈率为 90% ～ 95%。服药后可见胃肠道反应，如食欲减退、恶心、呕吐，可对症处理。此外，偶见头痛、皮疹、白细胞减少等，一旦发现应停药。甲硝唑用药期间及用药后 24 小时内、替硝唑用药期间及用药后 72 小时内禁止饮酒。甲硝唑能通过乳汁排泄，因此哺乳期用药期间及用药后 24 小时之不宜哺乳。

2．局部用药　先用 1% 乳酸或 0.5% 醋酸溶液冲洗阴道，改善阴道内环境，然后将甲硝唑片 200mg 塞入阴道，连用 7 ～ 10 日为一疗程。

3．妊娠合并滴虫性阴道炎的治疗　使用药物治疗时，首先取得患者及家属的知情同意。甲硝唑 2g 单次口服，或者甲硝唑 400mg，每日 2 ～ 3 次，连服 7 日为一疗程。

4．治愈标准　滴虫阴道炎常于月经后复发，故治疗后检查滴虫阴性时，应在每次月经后复查白带。若连续 3 个月检查均阴性，诊断为治愈。

5．治疗中注意事项　①治疗后检查滴虫阴性时，应在下次月经后继续治疗一疗程，以巩固疗效，防止复发；②为避免重复感染，内裤及洗涤用的毛巾应煮沸 5 ～ 10 分钟以消灭病原体；③已婚者还应检查男方是否有生殖器滴虫病，前列腺液有无滴虫，若为阳性，需同时治疗。

【预防】

1．做好卫生宣传，积极开展普查、普治工作，消灭传染源。

2．严格对游泳池和公共浴室的管理，应禁止滴虫患者或带虫者进入游泳池。改善公共环境设施，将坐便器改为蹲式、盆浴改为淋浴，浴巾等用具应消毒备用。医疗单位必须做好消毒隔离，防止医源性交叉感染发生。

二、外阴阴道假丝酵母菌病

【病因】

外阴阴道假丝酵母菌病（vulvovaginal candidiasis，VVC）的病原体 80% ～ 90% 为白假丝酵母菌。白假丝酵母菌为双相真菌，有酵母相和菌丝相。白假丝酵母菌对热的抵抗力不强，加热至 60℃ 1 小时即可死亡，但对干燥、日光、紫外线及化学制剂的抵抗力较强。约 10% 非孕妇女及 30% 孕妇阴道中有此菌寄生，但量很少，呈酵母相，并不引起症状。当阴道内糖原增加、酸度增高（pH 在 4.0 ～ 4.7，通常 < 4.5），局部细胞免疫力下降时，白假丝酵母菌大量繁殖并转变为菌丝相，侵袭组织能力增强，引起炎症发作。常见诱因有长期应用广谱抗生素、孕妇、糖尿病患者、接受大量雌激素治疗或者大量应用免疫抑制剂者。此外，肥胖或穿紧身化纤材质内裤者，会阴局部的温度及湿度增加，假丝酵母菌易于繁殖而引起感染。

【分类】

根据流行病学情况、临床表现、微生物学和宿主情况，分为单纯性外阴阴道假丝酵母菌病和复杂性外阴阴道假丝酵母菌病（表 16-1）。根据临床表现，可进行 VVC 评分。评分 ≥ 7 分为重度，< 7 分则为轻、中度，具体评分按照 VVC 评分标准进行（16-2）。

表 16-1　外阴阴道假丝酵母菌病临床分类

	单纯性 VVC	复杂性 VVC
发生频率	散发或非经常发作	复发性或经常发作
临床表现	轻到中度	重度
真菌种类	白假丝酵母菌	非白假丝酵母菌
免疫功能	正常	免疫力低下
疗效	好	欠佳

表 16-2　VVC 临床表现评分标准

评分项目	0 分	1 分	2 分	3 分
瘙痒	无	偶有	明显	持续发作，坐立不安
疼痛	无	轻	中	重
充血、水肿	无	< 1/3 阴道壁	1/3 ～ 2/3 阴道壁	> 2/3 阴道壁
外阴抓痕、皲裂、糜烂	有	—	—	有
分泌物	无	比正常稍多	量多，无溢出	量多，有溢出

【传染方式】

1．内源性传染　白假丝酵母菌除寄生阴道外，还可寄生于人的口腔及肠道，这三个部位的白假丝酵母菌可互相传染，当局部环境条件适合时易发病。

2．直接传染　少部分患者可通过性生活直接传染。

3．间接传染　也可接触感染的衣物而间接传染。

【临床表现】

主要表现为外阴瘙痒、灼痛，严重时坐卧不宁，还可伴有尿频、尿痛及性交痛。急性期白带增多，检查见外阴抓痕，小阴唇内侧及阴道黏膜附有白色膜状物，擦除后露出红肿黏膜面，急性期可见糜烂及浅表溃疡。白带色白、稠厚，呈凝乳或豆渣样。

【诊断】

若在分泌物中找到白假丝酵母菌孢子和假菌丝，即可确诊。方法是玻片上加 10% 氢氧化钾一小滴，取少许阴道分泌物混于其中，显微镜下寻找孢子和假菌丝。若有症状而多次检查均为阴性，可用培养法。阴道 pH < 4.5，则单纯性假丝酵母菌感染可能性大，若阴道 pH > 4.5，且涂片中有多量白细胞，则混合性感染的可能性大。对顽固病例应详细询问病史，了解有无服用大量雌激素或抗生素的病史，检查尿糖及血糖，以查找病因。

【治疗】

1．消除诱因　积极治疗糖尿病，及时停用广谱抗生素、雌激素及皮质类固醇激素。勤换内裤，每日将内裤、盆及毛巾用开水烫洗。

2．单纯性外阴阴道假丝酵母菌病的治疗　全身用药与局部用药的疗效相似，治愈率 80% ～ 90%。

（1）局部用药：可用 2% ～ 4% 碳酸氢钠溶液冲洗阴道，然后选用下列药物放于阴道内：①达克宁栓剂，每晚 1 粒（200mg），连用 7 日；②克霉唑栓剂或片剂，每晚 1 粒（150mg）或 1 片（250mg），连用 7 日；③制霉菌素栓剂或片剂，每晚 2 粒（20 万单位）或 2 片（100 万单位），连用 7 ～ 10 日。

（2）全身用药：未婚妇女、局部用药效果差者或病情较顽固者可选用口服药物：①伊曲康唑 200mg 口服，每日 1 次，连用 3 ～ 5 日；或者 400mg，分 2 次口服；②氟康唑 150mg，顿服；③酮康唑 200mg，每日 2 次口服，连用 3 ～ 5 日。用药前及用药中应监测肝功能，有肝炎病史者禁用，孕妇禁用。

3．复杂性外阴阴道假丝酵母菌病的治疗

（1）对临床表现严重者，无论局部用药还是口服药物，均应延长治疗时间，局部用药延长至 7 ～ 14 日；若为氟康唑 150mg 口服，则 72 小时后加服 1 次。

（2）治疗后在月经前复查阴道分泌物。经治疗临床症状及体征消失，真菌学检查阴性，然后再次出现症状，且真菌学检查阳性，称为复发。1 年内发作 4 次或 4 次以上且经真菌学检查证实者称复发性外阴阴道假丝酵母菌病（recurrent vulvovaginal candidiasis，RVVC）RVVC。发病率约为 5%，对复发病例寻找原因，如是否有糖尿病、应用抗生素、雌激素或类固醇激素、穿紧身化纤内裤、局部药物的刺激等，及时消除诱因。性伴侣应进行白假丝酵母菌的检查及治疗。抗真菌治疗分为初始治疗及维持治疗。由于白肠道假丝酵母菌及阴道深层白假丝酵母菌是重复感染的重要来源，故初始治疗应以全身用药为主，每日口服氟康唑 150mg 第 4 日、第 7 日分别加服 1 次。若为局部治疗，则延长治疗时间至 7 ～ 14 日。常用的维持治疗方案是：①氟康唑 150mg，每周 2 次，共 3 ～ 6 个月；②克霉唑栓剂 500mg，每周 1 次，连用 6 个月；③伊曲康唑 400mg，每月 1 次，连用 6 个月。在治疗前应行真菌培养确诊，治疗期间定期复查，监测疗效及药物副作用，一旦发现副作用，立即停药。

三、细菌性阴道病

【病因】

细菌性阴道病（bacterial vaginosis，BV）是阴道内加德纳尔菌、厌氧菌、支原体等增多，而乳酸杆菌减少，阴道内生态平衡系统改变而引起的常见疾病，过去亦称为非特异性阴道炎。本病的发生与频繁性交、多个性伴侣等有关。

【临床表现】

患者出现腥臭味的阴道分泌物增多，呈白色或灰色，且有泡沫，在月经期或性交时腥臭味更严重。大多数患者自觉外阴瘙痒、灼热感，部分患者可没有症状。妇科检查时，见阴道口分泌物流出，窥器检查发现阴道壁炎症不明显，有均匀一致的白色分泌物。

【诊断】

本病的诊断主要是临床诊断，其标准为：①均质、稀薄的阴道分泌物；②阴道 pH 值＞ 4.5；③氨试验阳性：分泌物加 10% 氢氧化钾出现鱼腥样臭味；④查出线索细胞：阴道分泌物涂片革兰染色镜检或湿片检查可检出＞ 20% 线索细胞。符合以上标准中第①②③项中任意两项和第④项即可诊断。

【治疗】

1. 全身用药　首选甲硝唑 400mg，每日 2 次，共 7 日，或单次口服 2g。克林霉素 300mg，每日 2 次，共 7 日。

2. 局部疗法　可用 0.5% 醋酸溶液冲洗阴道，还可用甲硝唑栓 1 枚或甲硝唑片 400mg，每晚放置于阴道内，共 7 日。

3. 妊娠期 BV 的治疗　本病与不良妊娠结局有关，故需取得患者及家属的知情同意后进行治疗。甲硝唑 200mg，每日 3 次，共 7 日。或克林霉素 300mg，每日 2 次，共 7 日。

四、萎缩性阴道炎

【病因】

萎缩性阴道炎（atrophic vaginitis）常见于自然绝经及卵巢去势后妇女，也可见于产后闭经或者药物假绝经治疗的妇女、卵巢早衰者和卵巢切除者。此时卵巢功能衰退，体内雌激素水平降低，阴道黏膜萎缩、变薄，上皮细胞内糖原减少，阴道 pH 升高，局部抵抗力降低，致病菌易侵入生长繁殖，引起阴道炎。

【临床表现】

主要症状是白带增多，白带呈黄水样，脓性，甚至血性，常有臭味。伴有外阴瘙痒或灼痛。检查见阴道呈萎缩状改变，黏膜充血，有散在出血点，有时可见浅表溃疡。溃疡面与对侧粘连，会造成阴道狭窄或闭锁。炎性分泌物排出不畅形成阴道或宫腔积脓。

【诊断】

根据病史（如绝经、卵巢手术史、盆腔放射治疗史或药物性闭经史）及临床表现，诊断比较容易，应排除其他特异性炎症。取阴道分泌物检查，显微镜下见大量基底层细胞及白细胞而无滴虫及白假丝酵母菌。对有血性白带者，需常规做宫颈刮片，必要时行分段刮宫术与子宫恶性肿瘤相鉴别。对阴道壁肉芽组织及溃疡，需行局部活组织检查与阴道癌相鉴别。

【治疗】

治疗原则是抑制细菌生长、补充雌激素、增强阴道抵抗力。

1. 抑制细菌生长　阴道局部使用酸性溶液冲洗，每日 1 次，冲洗后阴道内放入甲硝唑 200mg 或诺氟沙星 100mg，每日 1 次，共 7 ~ 10 日为一疗程。

2. 增加阴道抵抗力　针对病因，补充雌激素。可用结合雌激素软膏局部涂抹，每日 1 ~ 2 次，连用 14 日。全身用药可口服尼尔雌醇首次 4mg，以后每 2 ～ 4 周 1 次，每次 2mg，治疗 2 ～ 3 个月。需要激素替代治疗的患者，可给予结合雌激素。乳腺癌和子宫内膜癌患者慎用。

第二节 宫 颈 炎

宫颈炎是妇科最常见的下生殖道炎性疾病。正常情况下，宫颈具有多种防御功能：①宫颈阴道部表面覆以复层鳞状上皮，具有较强的抗感染能力；②宫颈内口紧闭，宫颈管黏膜被分泌黏液的高柱状上皮所覆盖，宫颈管分泌大量黏液形成黏液栓，内含溶菌酶、局部抗体 - 抗白细胞蛋白酶，这对保持内生殖器无菌非常重要。但宫颈易受性交、分娩、宫腔操作的损伤，且宫颈管单层柱状上皮抗感染能力较差，容易发生感染。由于宫颈管黏膜皱襞多，病原体不易完全清除，从而导致慢性宫颈炎症。

一、急性宫颈炎

【病因及病原体】

1．病因　主要见于感染性流产、产褥期感染、宫颈损伤或阴道异物并发感染。

2．常见的病原体　①内源性病原体：葡萄球菌、链球菌、肠球菌、支原体等；②性传播疾病病原体：淋病奈瑟菌、沙眼衣原体等。淋病奈瑟菌及沙眼衣原体均可感染宫颈管柱状上皮，感染沿黏膜面扩散引起宫颈黏膜炎，可见宫颈充血、水肿及黏膜外翻。淋病奈瑟菌还可侵袭尿道移行上皮、尿道旁腺及前庭大腺。可见尿道口黏膜充血、水肿以及多量分泌物。沙眼衣原体感染只发生在宫颈管柱状上皮，不感染复层鳞状上皮，故仅引起急性宫颈炎。

【病理】

肉眼见宫颈红肿，宫颈管黏膜充血、水肿。光镜下见血管充血，宫颈黏膜及黏膜下组织、腺体周围大量中性粒细胞浸润，腺腔内可见脓性分泌物，分泌物可经宫颈外口流出，为急性炎症改变。

【临床表现】

大部分患者无症状，主要症状为阴道分泌物增多，呈黏液脓性，阴道分泌物的刺激可引起外阴瘙痒，伴有腰酸及下腹部坠痛。此外，若有泌尿道感染，则出现尿急、尿频、尿痛。沙眼衣原体感染还可出现月经量增多、月经间期出血、性交后出血等症状。妇科检查见宫颈充血、水肿、糜烂，有黏液脓性分泌物从宫颈管流出。衣原体感染所致宫颈炎可见宫颈红肿与触痛、黏膜外翻，有接触性出血。淋病奈瑟菌感染可见尿道口、阴道口黏膜充血、水肿以及多量脓性分泌物。

【诊断】

出现以下两个典型体征，显微镜检查阴道分泌物白细胞增多，即可作出急性宫颈炎的初步诊断，需进一步做淋病奈瑟菌和衣原体的检测。

1．两个典型体征，可具备其一或同时具备。

（1）宫颈管或宫颈管棉拭子标本上，肉眼可见脓性或黏液脓性分泌物。

（2）棉拭子擦拭宫颈管，可出现宫颈管内出血。

2．白细胞检测　可检测宫颈管分泌物或阴道分泌物中的白细胞。

（1）宫颈管分泌物革兰染色涂片：中性粒细胞＞ 30 个 / 高倍镜视野。

（2）阴道分泌物湿片检查：白细胞＞ 10 个 / 高倍镜视野。

3．病原体检测　检测淋病奈瑟菌的常用检查方法有：①宫颈分泌物涂片：做革兰染色，在多个多形核白细胞内找到典型肾形革兰阴性双球菌，则可诊断。此法阳性率为 40% ～ 60%。

②分泌物培养：是确诊淋病奈瑟菌性宫颈炎的金标准，阳性率达 80% ~ 90%。③聚合酶链反应（PCR）技术：只要有淋病奈瑟菌 DNA 存在，就能作出诊断。④酶联免疫吸附试验（ELISA）：用于分泌物的直接检测或淋病奈瑟菌培养物的鉴定。

沙眼衣原体的检查方法有直接培养法、酶联免疫吸附试验及单克隆抗体免疫荧光直接涂片法，还有 PCR 及 DNA 杂交技术可应用。

【治疗】

治疗主要针对病原体进行抗生素药物治疗，有性传播疾病高危因素的患者，尤其是年轻女性，可在未获得检测结果时进行治疗。治疗方案是阿奇霉素 1g 单次口服，或多西环素 100mg，每日 2 次口服，共 7 日。

若为急性淋病奈瑟菌性宫颈炎，治疗原则是及时、足量、规范、彻底，同时治疗性伴侣。目前对于无并发症的急性淋病奈瑟菌性宫颈炎主张大剂量、单次给药，常用的药物有头孢曲松钠 250mg，肌内注射；头孢克肟 400mg，口服；氧氟沙星 400mg，口服；大观霉素 4g，单次肌内注射。

治疗衣原体的药物为四环素类、红霉素类及喹诺酮类，常用药物为多西环素 100mg，口服，每日 2 次，连用 7 日；或阿奇霉素 1g，单次口服；或红霉素 500mg，每日 4 次，口服，连用 7 日。

由于淋病奈瑟菌感染常伴有沙眼衣原体感染，而沙眼衣原体感染不一定有淋病奈瑟菌的感染，因此，如为淋病奈瑟菌性宫颈炎，则治疗时选用抗淋病奈瑟菌感染药物和抗沙眼衣原体感染的药物。若为沙眼衣原体性宫颈炎，则仅选用抗沙眼衣原体感染的药物。

二、慢性宫颈炎

慢性宫颈炎（chronic cervicitis）是妇科疾病中最为常见的一种疾病。经产妇较为多见。

【病因】

慢性宫颈炎多见于分娩、流产或手术损伤宫颈后，病原体侵入而引起感染。如果急性宫颈炎治疗不彻底，病原体隐藏于宫颈黏膜内，即形成慢性炎症。其次为性传播疾病、卫生不良或雌激素缺乏，局部抗感染能力差，也易引起慢性宫颈炎。

【病原体】

病原体主要为葡萄球菌、链球菌、大肠埃希菌及厌氧菌。目前，沙眼衣原体及淋病奈瑟菌感染引起的慢性宫颈炎亦日益增多。此外，一些病毒（如单纯疱疹病毒）也为常见病原体。

【病理】

慢性宫颈炎是一个慢性病理过程，常见的病理改变有以下几种：

1．子宫颈柱状上皮异位　是慢性宫颈炎最常见的一种病理改变。在炎症刺激下，子宫颈阴道部被子宫颈管单层柱状上皮所覆盖，因柱状上皮菲薄，其下间质透出呈红色，外观呈细颗粒状的红色区，称为子宫颈柱状上皮异位。在一些生理情况下（如青春期、妊娠期或口服避孕药妇女），原始鳞 - 柱状上皮交界外移，也可见子宫颈外口呈红色细颗粒状，称为生理性子宫颈柱状上皮异位。子宫颈生理性柱状上皮异位、宫颈上皮内瘤变，甚至早期宫颈癌都可呈现宫颈糜烂状外观，当雌激素水平下降，柱状上皮又可退回子宫颈管。

2．宫颈息肉　慢性炎症长期刺激使子宫颈管局部黏膜增生并向子宫颈外口突出形成息肉。息肉为一个或多个不等，呈舌形，蒂细长，色红，大小不等，质软而脆，易出血。息肉根部多附着于子宫颈外口，少数在子宫颈管壁。光镜下见息肉中心为结缔组织，伴有充血、水肿及炎症细胞浸润，表面覆盖单层高柱状上皮，与子宫颈管上皮相同。宫颈息肉极少恶变，但易复发。由于炎症存在，除去息肉后仍可复发。

3．宫颈管黏膜炎　病变局限于子宫颈管黏膜及黏膜下组织，子宫颈阴道部外观光滑，子宫颈外口可见有脓性分泌物，有时子宫颈管黏膜增生向外突出，可见子宫颈口充血、发红。由于子宫颈管黏膜及黏膜下组织充血、水肿、炎症细胞浸润和结缔组织增生，可使宫颈肥大。

4．宫颈腺体囊肿　在宫颈糜烂愈合过程中，新生的鳞状上皮覆盖宫颈腺管口或伸入腺管，将腺管口阻塞；腺管周围的结缔组织增生或瘢痕形成压迫腺管，使腺管变窄甚至阻塞，腺体分泌物引流受阻、潴留，形成囊肿。检查时见子宫颈表面突出多个青白色小囊泡，内含无色黏液。若囊肿感染，则外观呈白色或淡黄色小囊泡。

5．宫颈肥大　由于慢性炎症的长期刺激，子宫颈组织充血、水肿，腺体和间质增生，还可能在腺体深部有黏液潴留形成囊肿，使子宫颈呈不同程度肥大，硬度增加，但表面多光滑，有时可见到宫颈腺囊肿。

【临床表现】

1．白带增多　通常为黏稠的黏液或脓性黏液。有时分泌物中可带有血丝或少量血液，也可有接触性出血。由于白带的刺激可引起外阴瘙痒。

2．疼痛　下腹或腰骶部经常出现疼痛，有时疼痛可出现在上腹部、大腿部及髋关节，月经期、排便或性生活时加重。

3．膀胱及肠道症状　慢性宫颈炎可波及膀胱三角区或膀胱周围的结缔组织，引起尿频或排尿困难症状，但尿液清澈，尿常规检查正常。

【诊断】

根据临床表现和妇科检查可做出初步诊断，必要时可选择子宫颈细胞学检查、HPV 检查、阴道镜检查或活组织检查，排除宫颈上皮内瘤变或宫颈癌。

【治疗】

1．物理治疗　包括激光、冷冻、微波、红外线照射凝结法、波姆灯治疗。术后使用抗生素 10 日，禁盆浴 2 周，禁性生活 1 个月。术后 1 ～ 2 个月复查。

2．药物治疗

（1）阴道冲洗：可用 1 ∶ 5000 高锰酸钾溶液在用药前冲洗阴道。

（2）局部上药：①阴道冲洗后，可用棉签蘸 10% ～ 20% 硝酸银溶液后涂于局部，每周用药 1 次，每个疗程 2 ～ 4 次，用药后用生理盐水棉球轻擦局部。②重铬酸钾溶液：此药有杀菌、消肿的作用。③地瑞舒林（爱宝疗）栓：隔天晚间洗净外阴后，将 1 枚栓剂放入阴道深部，用药 12 次为 1 个疗程，用药完毕，于月经后复查。④中药保妇康栓剂。

第三节　盆 腔 炎

盆腔炎（pelvic inflammatory disease，PID）是指女性内生殖器及盆腔邻近组织结构感染的临床综合征，是妇科常见疾病。盆腔炎大多发生在性活跃期妇女。炎症可局限于一个部位，也可同时累及几个部位，最常见的是输卵管炎及输卵管卵巢炎，单纯的子宫内膜炎或卵巢炎较少见。盆腔炎有急性和慢性两类。急性盆腔炎可引起弥漫性腹膜炎、败血症、感染性休克，严重者危及生命。若在急性期未能得到彻底治愈，则转为慢性盆腔炎，经久不愈且反复发作。随着医疗条件及水平的提高，妇女卫生保健知识的普及，广谱抗生素的应用，严重危及生命的急性盆腔炎，临床已少见。

【病原体及其致病特点】

引起盆腔炎的病原体可以单纯为需氧菌或厌氧菌，或是需氧菌及厌氧菌的混合感染。需氧菌及兼性厌氧菌包括大肠埃希菌、棒状杆菌、链球菌、肠球菌、葡萄球菌等；厌氧菌包括消化球菌、消化链球菌、脆弱类杆菌等。盆腔炎往往是需氧菌及厌氧菌的混合感染。性传播疾病的病原体主要为淋病奈瑟菌、沙眼衣原体、支原体。

1．链球菌　革兰阳性链球菌的种类很多，乙型溶血性链球菌的致病力强，使感染容易扩散，并引起败血症。脓液比较稀薄，淡红色，量较多，一般不并发转移性脓肿。此菌对青霉素敏感。

2．葡萄球菌　革兰阳性球菌，是产后、手术后生殖器炎症及伤口感染常见的病原菌，分表皮葡萄球菌、腐生葡萄球菌及金黄色葡萄球菌3种，以金黄色葡萄球菌的致病力最强，其脓液色黄、稠厚、不臭，常伴有转移性脓肿，对常用的抗生素易产生耐药性，因此根据药物敏感试验用药较为理想。常用有效药物为苯唑西林钠、氯唑西林钠等。

3．大肠埃希菌　革兰阴性杆菌，是肠道及阴道的正常寄生菌，一般不致病，但当机体极度衰弱时可引起严重感染，常与其他致病菌混合感染。大肠埃希菌感染的脓液不臭，当有混合感染时，产生稠厚脓液和粪臭味。氨苄西林和阿莫西林有效，但易产生耐药，最好做药物敏感试验，选择敏感药物。

4．厌氧菌　厌氧菌主要有革兰阴性脆弱类杆菌及革兰阳性消化链球菌、消化球菌等。这些细菌主要来源于结肠、直肠、阴道及口腔黏膜，容易形成盆腔脓肿和感染性血栓性静脉炎，脓液有粪臭味并有气泡。在厌氧菌感染中，脆弱类杆菌的致病力最强，常伴有严重感染并形成脓肿。在盆腔感染的粪臭味脓汁涂片中，光镜下发现革兰阳性球菌，对诊断有帮助。

5．淋病奈瑟菌　为革兰阴性双球菌。淋病奈瑟菌的特点是侵袭生殖、泌尿系统黏膜的柱状上皮与移行上皮。淋病奈瑟菌主要感染下生殖道，患者多于月经期或月经后7日内发病，起病急，可有高热，常引起输卵管积脓，对治疗反应敏感。淋病奈瑟菌对青霉素、二代或三代头孢菌素、氨基糖苷类药物敏感。

6．衣原体　常见为沙眼衣原体，只感染柱状上皮及移行上皮，感染症状不明显，可有轻微下腹痛，常导致严重的输卵管黏膜结构及功能破坏，并可引起盆腔广泛粘连。

7．支原体　支原体是一类无细胞壁的原核细胞微生物，形态上呈多形性，是正常阴道菌群的一种。在一定条件下支原体可引起生殖道炎症。

【感染途径】

1．经淋巴系统蔓延　细菌经外阴、阴道、宫颈及宫体创伤处的淋巴管侵入盆腔结缔组织及内生殖器其他部分，多见于链球菌、大肠埃希菌、厌氧菌感染，是产褥感染、流产后感染及放置宫内节育器后感染的主要传播途径。

2．沿生殖器黏膜上行蔓延　病原体侵入外阴、阴道后，沿黏膜面经宫颈、子宫内膜、输卵管黏膜至卵巢及腹腔。淋病奈瑟菌、沙眼衣原体及葡萄球菌沿此途径扩散。

3．经血循环传播　先侵入人体的其他系统，再经血循环感染生殖器，为结核分枝杆菌感染的主要途径。

4．直接蔓延　腹腔其他脏器感染后，直接蔓延到内生殖器，如阑尾炎可引起右侧输卵管炎。

一、急性盆腔炎

【病因】

引起盆腔炎的主要病因有以下几种。

1．产后或流产后感染　分娩造成产道损伤或有胎盘、胎膜残留，分娩后产妇体质虚弱，宫口未完全关闭，病原体进入宫腔引起感染；流产时阴道流血时间过长、组织残留于宫腔或手术无菌操作不严格，均可引起急性盆腔炎。

2．宫腔内手术操作后感染　如放置或取出宫内节育器、诊断性刮宫术、输卵管通液术、子宫输卵管造影术、宫腔镜检查等，由于手术消毒不严格引起感染；术前适应证选择不当，手术后引起慢性炎症急性发作并扩散。

3．经期卫生不良　使用不洁的月经垫、经期性生活等，均可使病原体侵入而引起炎症。

4．邻近器官炎症直接蔓延　如阑尾炎、腹膜炎等，以大肠埃希菌感染为主。

5．慢性盆腔炎急性发作。

上述感染的病原体以下生殖道内源性菌群为主，如葡萄球菌、链球菌、大肠埃希菌、厌氧菌等。

6．感染性传播疾病　不洁性生活史、早年性生活、多个性伴侣、性生活过频者可致病原体入侵，引起盆腔炎症。常见病原体为淋病奈瑟菌、沙眼衣原体或合并有需氧菌、厌氧菌感染。

【病理】

1．急性子宫内膜炎及急性子宫肌炎　多见于流产、分娩后。

2．急性输卵管炎、输卵管积脓、输卵管卵巢脓肿　急性输卵管炎主要由化脓菌引起，不同的传播途径有不同的病变特点。若病原菌通过宫颈经淋巴播散到宫旁结缔组织，首先侵及浆膜层而发生输卵管周围炎，然后累及肌层，输卵管黏膜层可不受累或受累极轻。输卵管出现轻度充血、肿胀、略增粗；重者输卵管明显增粗、弯曲，脓性渗出物多则引起周围组织粘连。若炎症经子宫内膜向上蔓延，首先引起输卵管黏膜炎，输卵管黏膜肿胀，间质水肿、充血及大量中性粒细胞浸润，引起输卵管黏膜粘连，导致输卵管管腔及伞端闭锁，如有脓液积聚于管腔内，则形成输卵管积脓。

卵巢很少单独发生炎症，常与发生炎症的输卵管伞端粘连而发生卵巢周围炎，称输卵管卵巢炎，又称附件炎。炎症可通过卵巢排卵的破孔侵入形成卵巢脓肿，脓肿壁与输卵管积脓粘连并穿通，可形成输卵管卵巢脓肿。脓肿多位于子宫后方或宫旁组织粘连处，可破入直肠或阴道。若破入腹腔，则引起弥漫性腹膜炎。

3．急性盆腔结缔组织炎　内生殖器急性炎症，或阴道、宫颈有创伤时，病原体经淋巴管进入盆腔结缔组织而引起宫旁结缔组织炎，出现局部增厚，以后向两侧盆壁浸润。若组织化脓，则形成盆腔腹膜外脓肿，可自发破入直肠或阴道。

4．急性盆腔腹膜炎　盆腔内器官发生严重感染时，往往蔓延到盆腔腹膜，形成盆腔脏器粘连。当有大量脓性渗出液积聚于粘连的间隙内时，可形成散在小脓肿；积聚于直肠子宫陷凹处则形成盆腔脓肿，较多见。脓肿可破入直肠而使症状突然减轻，也可破入腹腔，引起弥漫性腹膜炎。

5．败血症及脓血症　当病原体毒性强，数量多，患者抵抗力降低时，可发生败血症。多见于严重的产褥感染、感染流产，也可因放置宫内节育器、输卵管结扎手术损伤器官引起，若不及时控制，很快出现感染性休克，甚至死亡。发生感染后，若身体其他部位发现多处炎性病灶或脓肿，应考虑有脓血症存在，但需经血培养进一步证实。

【临床表现】

患者可因炎症轻重及范围大小而有不同的临床表现。轻者无症状，主要症状为下腹痛伴发热，若病情严重，可有寒战、高热、头痛、食欲缺乏。月经期可出现经量增多、经期延长，非月经期发病可有白带增多。腹膜炎则引起消化系统症状，如恶心、呕吐、腹胀、腹泻等。如有脓肿形成，则有下腹包块及局部压迫刺激症状，包块位于子宫前方者出现膀胱刺激症状；包块位于后方则有直肠刺激症状；若在腹膜外，可致腹泻、里急后重或排便困难。

根据感染的病原体不同，临床表现也不同。淋病奈瑟菌感染起病急，多在48小时内出现高热、腹膜刺激征及阴道脓性分泌物。非淋病奈瑟菌性盆腔炎起病较缓慢，高热及腹膜刺激征不明显，常伴有脓肿形成。厌氧菌感染者容易反复发作，形成脓肿，患者年龄往往在30岁以上。沙眼衣原体感染病程较长，患者长期持续低热、主要表现为轻微下腹痛，久治不愈，阴道不规则出血。

患者多呈急性病容，体温升高，心率加快，下腹部有压痛、反跳痛及肌紧张，肠鸣音减弱或消失。盆腔检查：阴道黏膜充血，有大量脓性分泌物从宫颈口流出，说明宫颈管黏膜或宫腔有急性炎症。宫颈充血、水肿、举痛明显；后穹窿触痛明显，宫体稍大，有压痛，活动受限；子宫两侧压痛明显.若为单纯输卵管炎，则可触及增粗、压痛明显的输卵管；若为输卵管积脓或输卵管卵巢脓肿，则可触及包块且压痛明显；宫旁结缔组织炎时，可触到宫旁一侧或两侧有片状增厚，或两侧宫骶韧带增粗，压痛明显；脓肿位置较低时，可触及穹窿部有肿块且有波动感，应进行三合诊检查，进一步了解盆腔情况。

【诊断】

根据病史、症状、体征及实验室检查可做出初步诊断。由于其临床表现差异大，临床诊断准确率仅 60% ~ 90%。

2010 年美国疾病预防控制中心（CDC）推荐盆腔炎性疾病的诊断标准（表 16-3），可提高对盆腔炎性疾病的认识，对可疑患者做进一步评价，及时治疗，减少后遗症的发生。

表 16-3　盆腔炎性疾病的诊断标准（美国 CDC 诊断标准，2010 年）

最低标准
宫颈举痛或子宫压痛或附件区压痛
附加标准
体温超过 38.3℃（口表）
宫颈或阴道异常黏液脓性分泌物
阴道分泌物湿片见到大量白细胞
红细胞沉降率加快
血 C- 反应蛋白升高
实验室证实的宫颈淋病奈瑟菌或衣原体阳性
特异标准
子宫内膜活检组织学证实子宫内膜炎
阴道超声或磁共振成像检查显示输卵管增粗、输卵管积液，伴或不伴有盆腔积液、输卵管卵巢肿块，或腹腔镜检查发现盆腔炎性疾病征象

最低诊断标准提示如果患者为性活跃的年轻女性或性传播疾病的高危人群，出现腹痛而没有其他引起腹痛的疾病存在，妇科检查符合最低诊断标准，可以给予抗生素治疗。附加标准可提高上述最低标准的特异性。特异标准基本可诊断盆腔炎性疾病，但由于除 B 型超声检查外的其他检查均为有创检查或费用较高，故仅适用于有选择的病例。

腹腔镜的诊断标准是：①输卵管表面明显充血；②输卵管壁水肿；③输卵管伞端或浆膜面有脓性渗出物。在作出急性盆腔炎的诊断后，通过剖腹探查或腹腔镜可直接取感染部位的分泌物做细菌培养及药物敏感试验，阳性结果确定病原体是最准确的。宫颈管分泌物及后穹窿穿刺液涂片、培养及药物敏感试验、免疫荧光检测对明确病原体有帮助。除病原体的检查外，还可根据病史、临床症状及体征特点做出病原体的初步判断。

【鉴别诊断】

应与急性阑尾炎、输卵管妊娠流产或破裂、卵巢囊肿蒂扭转或破裂等急症相鉴别。

【治疗】

主要为抗生素治疗，必要时手术治疗。

1．支持疗法　半卧位休息，给予高热量、高蛋白质、高维生素流食或半流食，补充液体，注意纠正电解质紊乱及酸碱失衡，高热时采用物理降温。避免不必要的妇科检查，若有腹胀，则进行胃肠减压。

2．抗生素治疗　抗生素的选用根据药物敏感试验结果较为合理，但在实验室检查结果获得之前，需根据病史、临床特点推测为何种病原体，并参考发病后抗生素使用情况选择用药。由于急性盆腔炎的病原体多为需氧菌、厌氧菌及衣原体的混合感染，因此，在抗生素的选择上多采用联合用药。

常用抗生素的抗菌谱如下：①青霉素类：对革兰阳性球菌（如链球菌、肺炎球菌）的抗菌作用较强，对革兰阴性球菌及革兰阴性杆菌有抗菌作用，但容易耐药。②头孢菌素类：第一代头孢菌素对革兰阳性球菌的抗菌作用强，对革兰阴性杆菌有抗菌作用，但对本代抗生素较易耐药；第二代头孢菌素对革兰阴性菌的作用增强，但对革兰阳性菌的抗菌效能与第一代相近或稍低；第三代头孢菌素的抗菌谱优于第二代头孢菌素，对革兰阴性菌的作用较第二代更强，可用于对第二代耐药的革兰阴性菌株。此外，某些第三代药物对厌氧菌有效，但对革兰阳性菌的作用与第一代头孢菌素近似或较弱。③氨基糖苷类：抗菌谱为革兰阴性杆菌。④大环内酯类：敏感细菌主要为革兰阳性球菌、支原体及衣原体。⑤四环素类：主要用于衣原体、支原体及立克次体的感染。⑥硝拉咪唑类：主要用于厌氧菌感染。⑦其他抗生素：有克林霉素及林可霉素等。

联合用药的配伍须合理，药物种类要少，剂量要足，毒性要小。给药途径以静脉滴注收效快。在治疗过程中，根据药物敏感试验结果与临床治疗反应，随时予以调整。急性盆腔炎常用的抗生素配伍方案如下。

（1）青霉素或红霉素与氨基糖苷类药物及甲硝唑联合：青霉素每日 640 万单位分 3 ～ 4 次间歇快速滴注；或红霉素每日 1 ～ 2g，分 3 ～ 4 次静脉滴注；庆大霉素 80mg，每日 2 ～ 3 次，静脉滴注或肌内注射，或者阿米卡星每日 200 ～ 400mg，分 2 次肌内注射，疗程一般不超过 10 日；甲硝唑葡萄糖注射液 250ml 静脉滴注，每 8 小时 1 次，病情好转后改口服 400mg，每 8 小时 1 次。本药通过乳汁排泄，故哺乳期妇女慎用。

（2）第一代头孢菌素与甲硝唑联合：尽管第一代头孢菌素对革兰阳性菌的作用较强，但有些药物对革兰阴性菌较优，如头孢拉定每日 2 ～ 4g，分 4 次给予静脉滴注；头孢唑林钠每次 0.5 ～ 1g，每日 2 ～ 4 次静脉滴注。甲硝唑葡萄糖注射液 250ml 静脉滴注，每 8 小时 1 次。

（3）克林霉素或林可霉素与氨基糖苷类药物联合：克林霉素 600mg，每 8 ～ 12 小时 1 次，静脉滴注，体温降至正常后改口服；林可霉素 600mg，每日 3 次，肌内注射或静脉滴注。克林霉素与林可霉素对多数革兰阳性菌及厌氧菌有效，与氨基糖苷类药物联合应用疗效良好。长期使用可致假膜性肠炎，其先驱症状为腹泻，出现上述症状应立即停药。克林霉素或林可霉素与红霉素有拮抗作用，不可与其联合使用。

（4）第二代头孢菌素或相当于第二代头孢菌素的药物：头孢呋辛钠 0.75 ～ 1.5g，每日 3 次，肌内注射或静脉注射。头孢西丁钠每次 1 ～ 2g，每日 3 ～ 4 次，此药除对革兰阴性菌作用较强外，对革兰阳性菌及厌氧菌也有效。若考虑有衣原体感染，应同时给予多西环素 100mg 口服，每 12 小时 1 次，连用 14 日。

（5）第三代头孢菌素或相当于三代头孢菌素的药物：头孢噻肟钠 0.5 ～ 1g，每日 2 ～ 4 次肌内注射或静脉注射；头孢曲松钠 1mg，每日 1 次静脉注射，若为严重感染，每日 2g，分 2 次给药；头孢唑肟每日 0.5 ～ 2g，严重者 4g，分 2 ～ 4 次给药；头孢替坦二钠每日 2g，分 1 ～ 2 次静脉注射或静脉滴注。头孢曲松钠、头孢唑肟及头孢替坦二钠对革兰阴性菌、革兰阳性菌及厌氧菌均有抗菌作用。若考虑有衣原体或支原体感染，应加用多西环素 100mg 口服，每 12 小时 1 次，连续用药 10 ～ 14 日，或者用阿奇霉素每次 500mg，每日 1 次，连用 3 日。淋病奈瑟菌感染所致盆腔炎首选此方案。

（6）喹诺酮类药物与甲硝唑联合：常用的有环丙沙星每次 100 ～ 200mg，每日 2 次，静脉滴注；左氧氟沙星 500mg，静脉滴注，每日 1 次；氧氟沙星 400mg，每 12 小时静脉滴注 1 次。甲硝唑葡萄糖注射液 250ml 静脉滴注，每 8 小时 1 次。

（7）青霉素与四环素类药物联合方案：氨苄西林 3g，每 6 小时静脉滴注 1 次；多西环素

100mg，每日 2 次，连服 14 日。

3. 中药治疗　主要为银翘解毒汤、安宫牛黄丸及紫血丹等活血化瘀、清热解毒的药物。

4．手术治疗　下列情况为手术适应证。

（1）药物治疗无效：盆腔脓肿经药物治疗 48 ～ 72 小时，体温持续不降，患者中毒症状加重或包块增大者，应及时手术，避免发生脓肿破裂。

（2）输卵管积脓或输卵管卵巢脓肿：经药物治疗病情有好转，继续控制炎症 2 ～ 3 周，肿块局限但仍未消失，应行手术切除。

（3）脓肿破裂：突然腹痛加剧，寒战、高热、恶心、呕吐、腹胀，检查腹部拒按或有中毒性休克表现者，均应怀疑为脓肿破裂，需在抗生素治疗的同时立即剖腹探查。

手术可根据情况选择经腹手术或腹腔镜手术。手术范围根据患者年龄、病变范围、一般状况等条件全面考虑，原则以切除病灶为主。年轻妇女以保守性手术为主，尽量保留卵巢功能；对年龄大、双侧附件受累或附件脓肿反复发作者，行全子宫及双附件切除术；若为盆腔脓肿或盆腔结缔组织脓肿，可根据脓肿位置经阴道或下腹部切开排脓引流，同时注入抗生素；对极度衰弱危重者，手术范围须根据具体情况决定。

【预防】

1．做好经期、孕期及产褥期的卫生宣传。

2．注意性生活卫生，减少性传播疾病。

3．严格掌握妇科、产科手术适应证，做好术前准备，术时注意无菌操作，术后做好护理，预防感染。

4．治疗急性盆腔炎时，应及时治疗、彻底治愈，防止转为慢性盆腔炎。

二 、慢性盆腔炎

急性盆腔炎未能彻底治疗，或患者体质较差，病程迁延，可致慢性盆腔炎。少数亦可无急性盆腔炎病史，如沙眼衣原体感染所致输卵管炎。当机体抵抗力较差时，慢性盆腔炎可反复急性发作。

【病理】

1．慢性输卵管炎与输卵管积水　慢性输卵管炎以双侧居多，输卵管呈轻度或中度肿大，伞端及峡部可部分或完全闭锁，并与周围组织粘连，浆液性渗出物积聚其中形成输卵管积水；有时输卵管积脓渐被吸收后，浆液性液体继续自管壁渗出，亦可形成输卵管积水。积水的输卵管表面光滑，管壁薄，向系膜侧弯曲，形似腊肠或呈曲颈的蒸馏瓶状，可游离或与周围组织粘连。

2．输卵管卵巢炎及输卵管卵巢囊肿　输卵管炎症波及卵巢，输卵管与卵巢相互粘连形成炎性肿块，或粘连并贯通，液体渗出形成输卵管卵巢囊肿，也可由输卵管卵巢脓肿的脓液逐渐吸收后由渗出物形成（图 16-1）。

3．慢性盆腔结缔组织炎　炎症蔓延至主韧带及子宫骶骨韧带处，可使子宫粘连固定，宫颈旁组织增厚。

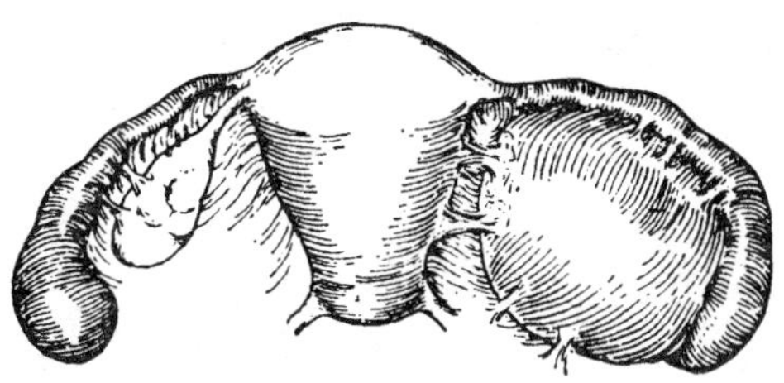

图 16-1　输卵管积水（左）和输卵管卵巢囊肿（右）

【诊断】

根据病史、症状和体征，一般即可做出慢性盆腔炎的诊断。

1．症状

（1）炎性疾病反复发作：全身炎症症状多不明显，患者有时仅有低热，易感疲倦。由于病程较长，部分患者可出现精神不振、周身不适、失眠等神经衰弱症状。当患者抵抗力差时，出现急性或亚急性发作。

（2）慢性盆腔痛：常出现下腹部坠胀、疼痛及腰骶部酸痛。常在劳累、性交后及月经前后加剧。

（3）不孕：慢性炎症导致输卵管粘连阻塞时可致不孕。

2．体征　若为输卵管炎，则在子宫一侧或两侧触到索条状增粗的输卵管，并有轻度压痛。若为输卵管积水或输卵管卵巢囊肿，则在盆腔一侧或两侧触及活动受限的囊性肿物。若为盆腔结缔组织炎，子宫后倾后屈位，活动受限或粘连固定。子宫一侧或两侧有片状增厚和压痛，子宫骶骨韧带粗硬，有触痛。

3．辅助检查　可进行血常规检查、阴道分泌物检查、肿瘤标志物检查、聚合酶链反应检测、B型超声、阴道镜检查、腹腔镜检查及组织病理学检查。

【治疗】

慢性盆腔炎单一疗法效果较差，采用综合治疗为宜。

1．一般治疗　解除思想顾虑，增强治疗的信心，增加营养，锻炼身体，劳逸结合，提高机体抵抗力。

2．抗生素治疗　年轻需保留生育功能者，或急性发作时用抗生素治疗，最好同时采用抗衣原体或支原体的药物。

3．其他药物治疗　采用α-糜蛋白酶5mg或透明质酸酶1500U，肌内注射，每2日1次，7～10次为一疗程，促进粘连和炎症吸收。α-糜蛋白酶使用前或批号更换时需做皮肤试验。

4．中药治疗　慢性盆腔炎以湿热型居多，治疗则以清热利湿，活血化瘀为主，常用丹参20g、赤芍15g、桃仁9g、木香12g、金银花30g、蒲公英20g、茯苓12g、生地9g、丹皮9g，痛重加延胡索9g。若为寒凝气滞型，则温经散寒、行气活血，常用桂枝茯苓汤加减。中药可口服或灌肠。

5．物理疗法　温热能促进盆腔局部血液循环，以利炎症吸收和消退。常用短波、超短波、微波、激光、离子透入等，治疗时可根据情况加入药物。

6．手术治疗　输卵管积水或输卵管卵巢囊肿应行手术治疗。小感染灶反复引起炎症急性发作者也应手术治疗。手术以彻底治愈为原则，可行单侧附件切除术或全子宫切除术加双侧附件切除术，对年轻妇女应尽量保留卵巢功能。

案例16-1

李女士，37岁，G_4P_1。白带增多伴外阴瘙痒7日，加重1日。妇科检查外阴阴道充血发红，有散在出血点，阴道内有多量灰黄色泡沫状白带。

问题与思考：

1．为确诊该疾病，应进一步做何检查？

2．可能的临床诊断是什么？

3．说出该疾病的治疗方案。

本章临床执业助理医师考试要点

阴道炎、宫颈炎、盆腔炎的病因、病原体、病理变化、分类、临床表现、诊断及防治原则。

思考题

1．说出滴虫阴道炎、外阴阴道假丝酵母菌病、细菌性阴道病、萎缩性阴道炎的病原体、临床表现、诊断及防治原则上有什么异同？

2．说出各类慢性宫颈炎的病理表现及临床特点。

3．说出急性盆腔炎的临床诊断标准及治疗原则。

（裴巧霞）

第十七章　外阴上皮内非瘤样病变

学习目标

通过本章内容的学习，学生应能：

识记：

1．说出外阴鳞状上皮增生、硬化性苔藓的临床表现、诊断。

2．列举外阴鳞状上皮增生、硬化性苔藓的主要治疗方法。

理解：

解释外阴鳞状上皮增生、硬化性苔藓的病因。

应用：

评估外阴上皮内非瘤样病变，并制订诊疗方案。

外阴上皮内非瘤样病变是指女性外阴皮肤和黏膜组织发生变性及色素改变的一组慢性疾病，主要包括外阴硬化性苔藓和鳞状上皮增生。临床常表现为外阴色素脱失和外阴瘙痒。病因不明。由于外阴鳞状上皮增生和硬化性苔藓患者的外阴皮肤和黏膜多呈白色，故又称为外阴白色病变。

第一节　外阴鳞状上皮增生

外阴鳞状上皮增生（squamous hyperplasia of vulva）是以外阴瘙痒、鳞状上皮细胞增生为主要表现的外阴疾病。本病好发于 30 ～ 60 岁的妇女，是最常见的外阴白色病变。

【病因】

病因尚不清楚。一般认为外阴皮肤长期处于潮湿状态和阴道排出物的刺激等因素可能与其发病有关。此外，有报道 c-erbB-2 及 EGFR 在本病、外阴鳞状上皮内瘤变、外阴鳞状上皮癌中均有不同程度提高。

【病理】

主要病理变化为表皮层角化过度或角化不全，棘细胞层增生、变厚，上皮脚向下延伸，末端钝圆或较尖。上皮脚之间的真皮层乳头明显，有轻度水肿，并可见淋巴细胞和少量浆细胞浸润。但上皮细胞排列整齐，保持极性，细胞的大小和核形态、染色均正常。

【临床表现】

主要症状为外阴瘙痒，多剧烈，难以耐受。由于反复搔抓致皮肤损伤日趋严重，瘙痒更剧烈，表现为越痒越抓，越抓越痒，形成恶性循环。检查时可见外阴病损范围不一，主要累及大阴唇、阴唇间沟、阴蒂包皮、阴唇后联合等处，常呈对称性。早期病变较轻时，皮肤颜色为暗红或粉红，角化过度部位则呈白色。由于长期搔抓和摩擦，皮肤增厚似皮革，色素增加，皮肤纹理明显，出现苔藓样变。严重者可因搔抓引起表皮破损、皲裂、溃疡等。如溃疡长期不愈，特别是有结节隆起时，应警惕局部癌变的可能，需尽早活检确诊。

【诊断】

本病的诊断主要根据临床表现和局部病理组织学检查。病理组织学检查是唯一的确诊手段。一般应在局部麻醉下，选择有色素减退、溃疡、皲裂、硬结、隆起等不同病变部位进行多点活检。为使取材适当，活检前先以 1% 甲苯胺蓝涂抹局部皮肤，干燥后用 1% 醋酸洗脱，在不脱色的区域活检，有助于提高不典型增生和早期癌变的检出率。

【鉴别诊断】

主要应与外阴白癜风、外阴白化病及外阴炎等外阴疾病相鉴别。

1．外阴白癜风　病变区域皮肤呈白色，表面光滑润泽，界限分明，皮肤质地正常。患者无自觉症状，病理组织学检查正常。

2．外阴白化病　为遗传性疾病，是由黑色素细胞不能产生黑色素所致。患者无自觉症状，不会发生癌变，无需治疗。

3．外阴炎　由白假丝酵母菌和阴道毛滴虫感染所致，外阴皮肤微红、增厚，阴道分泌物增多，伴有严重的瘙痒，分泌物中可查找到病原体。如果有严重瘙痒，但无阴道分泌物，可能为糖尿病所致的外阴炎。

【治疗】

1．一般治疗　应保持外阴清洁、干燥，禁用肥皂水及其他刺激性药液清洗外阴，忌穿不透气的化纤内裤，避免用手或器械搔抓患处，忌食辛辣及易致敏食物。对精神紧张、瘙痒明显以致失眠者，可予以镇静、催眠和抗过敏药物。

2．药物治疗　主要目的是控制瘙痒。一般主张应用糖皮质激素局部治疗。临床常选用 0.025% 醋酸氟轻松软膏、0.01% 曲安奈德软膏或 1% ～ 2% 氢化可的松软膏，每日涂擦局部 3 ～ 4 次，因长期连续使用高效糖皮质激素类药物，可导致局部皮肤萎缩。当瘙痒基本控制后，可用氢化可的松软膏每日 1 ～ 2 次涂抹。局部涂药前可先用温水坐浴 10 ～ 15 分钟，能暂时缓解瘙痒症状，且有利于药物的吸收。

3．物理治疗

（1）激光治疗：一般采用 CO_2 激光或氦氖激光治疗，破坏深达 2mm 的皮肤层即可消灭异常上皮组织和破坏真皮层内神经末梢，进而阻断瘙痒和搔抓所引起的恶性循环。激光治疗精确，操作简易，破坏性较小，愈合后瘢痕小。但远期复发率仍与手术切除相近。

（2）冷冻治疗：可用棉签蘸液氮或用液氮治疗仪冷冻头接触皮损表面，待其发白后即可。治疗翌日局部可有水疱出现，皮肤多在 2 周至 3 个月愈合。

（3）聚焦超声治疗：是近年发展的一种无创技术，是将超声波的能量沉积到发生病变的真皮层内，使病变组织内的血管、神经末梢发生变性，促进新的微血管形成和改善神经末梢的营养状况，以达到治疗目的。

4．手术治疗　仅适用于长期药物或物理治疗无效、已有恶变或可疑恶变者。若病灶局限，可考虑行单纯病灶切除；若病变范围较广，多需行单纯外阴切除术。由于切除后瘢痕组织形成常导致术后性交痛，故有学者主张手术时同时行外阴皮瓣移植，以减少瘢痕挛缩。一般远期复发率在 50% 左右，术后应定期随访。复发部位多在切口周围，再次手术仍难以避免复发。

第二节 外阴硬化性苔藓

外阴硬化性苔藓（lichen sclerosus of vulva）是一种以外阴及肛周皮肤萎缩变薄、色素减退、皮肤变白为特征的疾病。

【病因】

确切病因尚不清楚，近年研究表明可能与下列因素有关。

1．遗传因素 文献中有母女、姐妹等直系亲属家族性发病的报道，提示发病与基因遗传有关。近年研究发现患者 $HLA\text{-}B_{40}$ 抗原阳性率增高，故认为此病与 $HLA\text{-}B_{40}$ 关系密切。

2．免疫因素 本病患者常合并斑秃、白癜风、甲状腺功能亢进或减退等自身免疫性疾病，说明此病与自身免疫性疾病可能有关。

3．内分泌因素 此病好发于成年女性，且患者血中二氢睾酮水平明显低于正常同龄妇女。当对患处皮肤采用睾酮进行局部治疗时往往有效，因而提示患者血中睾酮水平低下可能为发病因素之一。

4．自由基作用 当局部组织中超氧化物歧化酶（superoxide dismutase，SOD）和全血谷胱甘肽（glutathione，GSH）含量明显下降时，自由基不断产生和聚集，对皮肤组织进行强氧化性损伤，导致皮肤组织结构破坏，新陈代谢障碍。

【病理】

典型特征为表皮层角化过度和毛囊角质栓塞，棘层变薄伴基底细胞液化变性，上皮脚变钝或消失，黑色素细胞减少。病变早期真皮乳头层水肿，晚期出现均质化，均质带下有淋巴细胞和浆细胞浸润带。表皮过度角化和黑色素细胞减少使皮肤外观呈白色。

【临床表现】

此病可发生于包括幼女在内的任何年龄女性，但多见于绝经后妇女和青春期少女。主要症状为病损区皮肤发痒，但其程度较鳞状上皮增生患者为轻，晚期可出现性交困难。病变常发生在大阴唇、小阴唇、阴蒂包皮、阴唇后联合及肛周，多呈对称性。病变早期皮肤发红、肿胀，呈粉红、象牙白色或有光泽的多角形小丘疹，丘疹融合成片后呈紫癜状，但在其边缘仍可见散在小丘疹。继而，皮肤和黏膜变白、变薄、变脆、干裂、弹性减退或消失。阴蒂萎缩且与包皮粘连，小阴唇缩小、变薄，逐渐与大阴唇内侧融合直至完全消失。晚期皮肤菲薄皱缩似卷烟纸，阴道口挛缩狭窄，仅能容指尖以致性交困难。幼女患者瘙痒症状一般不明显，仅在排尿及排便后感到外阴及肛周不适。检查时在外阴及肛周区可见锁孔状珠黄色花斑样或白色病损环。至青春期时，多数患者的病变可自行消失。

【诊断与鉴别诊断】

根据临床表现可作出初步诊断，病理检查是确诊方法。病理检查方法同外阴鳞状上皮增生。

硬化性苔藓应与老年生理性萎缩相鉴别。后者仅见于老年妇女，其外阴部皮肤的萎缩情况与身体其他部位皮肤相同，表现为外阴组织包括皮肤各层及皮下脂肪层均萎缩，因而大阴唇变平，小阴唇退化，但患者无任何自觉症状。

【治疗】

1．一般治疗 同外阴鳞状上皮增生。

2．局部药物治疗

（1）丙酸睾酮：目前均认为局部涂擦丙酸睾酮是治疗硬化性苔藓的主要方法，但其疗效常因人而异。临床上一般用 2% 丙酸睾酮油膏涂擦患部，涂擦后稍加按摩，每日 3 ～ 4 次。用药达 1 个月左右才见疗效，一般连续治疗 3 个月。症状缓解后，用药次数可逐渐减少，直至每周 1 ～ 2

次维持量。如瘙痒症状较严重，亦可将上述丙酸睾酮制剂与 1% 或 2.5% 氢化可的松软膏混合涂擦，瘙痒缓解后可逐渐减少，直至最后停用氢化可的松软膏。

（2）黄体酮：如在采用丙酸睾酮治疗期间，出现毛发增多或阴蒂增大等男性化不良反应或疗效不佳时，可改用 100mg 黄体酮油剂加 30g 凡士林软膏局部涂擦以替代丙酸睾酮制剂。

（3）近年有学者采用 0.05% 氯倍他索软膏局部治疗取得较好疗效。其用法为最初 1 个月每日 2 次，继而每日 1 次，共用 2 个月，以后每周 2 次，共用 3 个月，总计半年时间。对于瘙痒顽固、局部用药无效者可用曲安奈德混悬液皮下注射。

（4）幼女硬化性苔藓至青春期有可能自愈，其治疗不宜采用丙酸睾酮油膏或软膏局部涂抹，以免引起男性化。治疗目的主要是暂时缓解瘙痒症状，多主张用 1% 氢化可的松软膏或用 100mg 黄体酮油剂加入 30g 凡士林软膏局部涂擦，多数症状可获缓解，但应长期定时随访。

3．物理治疗　同外阴鳞状上皮增生。

4．手术治疗　方法同外阴鳞状上皮增生的治疗，但此病恶变机会更少，故很少采用手术治疗。

思考题

1．外阴鳞状上皮增生的主要临床表现有哪些？

2．外阴硬化性苔藓的主要特征是什么？

3．外阴鳞状上皮增生和硬化性苔藓的治疗药物有哪些？

（黄　丽）

第十八章　生殖内分泌疾病

学习目标

通过本章内容的学习，学生应能：

识记：

1．复述功能失调性子宫出血、闭经、痛经、围绝经期综合征的有关概念。

2．说出功能失调性子宫出血的临床表现、诊断及治疗原则。

理解：

1．分析功能失调性子宫出血的病因、病理及分类。

2．总结闭经的病因、分类、诊断及治疗。

3．归纳痛经的临床表现、诊断及治疗；多囊卵巢综合征和围绝经期综合征的临床特点及治疗要点。

运用：

1．运用女性生殖内分泌知识，对月经失调妇女进行诊断并给予治疗。

2．分泌女性生殖内案例分析，培养学生关心、爱护患者的职业情操。

月经失调是妇科常见疾病，可由器质性病变或月经调节机制失常引起，本章主要介绍由月经调节机制失常引起的月经失调，主要包括功能失调性子宫出血、闭经、痛经及围绝经期综合征。

第一节　功能失调性子宫出血

功能失调性子宫出血（dysfunctional uterine bleeding，DUB）简称功血，是由调节生殖的神经 - 内分泌机制失常引起的异常子宫出血，而全身及内、外生殖器官无器质性病变存在。功能失调性子宫出血是一种妇科常见病，可发生于月经初潮至绝经期间的任何年龄，多见于围绝经期，其次是青春期和性成熟期。功能失调性子宫出血可分为排卵性和无排卵性两类，无排卵性功能失调性子宫出血占功能失调性子宫出血病例的 85%。

一、无排卵性功能失调性子宫出血

【病因】

正常月经的发生是基于排卵后黄体萎缩，雌、孕激素水平下降，使子宫内膜功能层皱缩坏死而脱落出血的。任何干扰月经神经 - 内分泌调节的因素，均可导致月经失调和异常子宫出血。无排卵性功血是由于机体内部和外界诸多因素（如精神紧张、恐惧、忧伤、环境和气候骤变、过度劳累、营养不良以及全身性疾病），通过大脑皮质和中枢神经系统影响下丘脑-垂体-卵巢轴的相互调节，使卵巢功能失调，出现单一雌激素刺激而无孕酮对抗引起的雌激素撤退出血或雌激素突破出血。在单一雌激素的持久刺激下，子宫内膜增生过长，若有一批卵泡闭锁，雌激素水平可突然下降，内膜因失去雌激素支持而剥脱出血。低水平雌激素可引起间断性少量出血，内膜修复慢，使出血时间延长；高水平雌激素且维持在有效浓度，则引起长时间闭经，易发生急性突破出血，功血量汹涌，从而导致月经周期紊乱。

【病理生理】

在青春期，下丘脑和垂体的调节功能未完全成熟，它们和卵巢间尚未建立稳定的周期性调节，大脑中枢对雌激素的正反馈作用存在缺陷，此时期垂体的分泌促卵泡激素（FSH）呈持续低水平，黄体生成素（LH）无高峰形成。因此，虽有成批的卵泡生长，却无排卵，卵泡发育到一定程度即发生退行性变。围绝经期妇女，卵巢对垂体促性腺激素的反应性低下，卵巢功能衰退，雌激素分泌量锐减，对垂体的负反馈变弱，造成排卵障碍，最终发生无排卵性功血。

【子宫内膜的病理变化】

功血的病理学改变可见于诊刮或切除的子宫内膜，根据血内雌激素水平的高低和作用时间长短，以及子宫内膜对雌激素反应的敏感性，子宫内膜可表现出不同程度的增生性变化，少数呈萎缩性改变。

1．子宫内膜增生症（hyperplasia of endometrium） 分类如下。

（1）单纯型增生：是最常见的子宫内膜增生类型，表现为腺体和间质弥漫性增生，细胞与增生期内膜相似。腺体数量增多，腺腔囊性扩大，大小不一。腺上皮为单层或假复层，细胞呈高柱状，无异型性。间质细胞丰富，发展为子宫内膜腺癌的概率很小，仅约1%。

（2）复杂型增生：腺体呈局灶性增生明显，腺体数量拥挤，结构复杂，间质减少，腺体与腺体相邻时出现“背靠背”现象。由于腺上皮增生，可向腺腔内呈乳头状或向间质出芽样生长。腺上皮细胞呈柱状复层排列但无异型性，发展为子宫内膜腺癌的概率约为3%。

（3）不典型增生：只涉及腺体，指腺上皮出现异型性改变，表现为腺上皮细胞增生，排列不规则，结构复杂，细胞核大、深染、有异型性，细胞极性紊乱，体积增大，核质比例增加，核深染，见核分裂象。间质细胞减少。凡腺上皮细胞出现不典型增生改变，都应归类于不典型增生过长。约23%可转化为子宫内膜癌。

2．增生期子宫内膜（proliferative phase of endometrium） 此类最多见。子宫内膜所见与正常增生期内膜无区别，只是在月经周期后半期甚至月经期，仍为增生期形态，内膜出血者多无腺体坏死。

3．萎缩型子宫内膜（atrophic endometrium） 子宫内膜很少，上皮平坦，腺体少而小，腺管狭而直，腺上皮为低柱状或单层立方形，间质少而密、纤维化，血管很少，胶原纤维相对增多。

【临床表现】

1．子宫不规则出血 特点是月经周期紊乱，经期长短不一，经量不定或增多，有时出血呈点滴状，有时表现为大量出血。有时先有数周或数月停经，然后发生阴道不规则流血，血量较多，持续2～3周或更长时间，不易自止，常继发贫血，大量出血导致休克。出血期间一般无腹痛或其他不适。临床根据出血特点，异常出血可分为：①月经过多：周期正常，经期延长或经量增多。②子宫不规则出血过多：表现为月经周期不规则，经期延长，经量增多。③子宫不规则出血：表现为月经周期不规则，经期延长而经量正常。④月经过频：表现为月经频发，周期缩短。

2．贫血 出血多时或时间长者常伴贫血，贫血引起凝血功能失常，加重子宫出血。大量出血可导致休克。

3．妇科检查 子宫正常大小，部分病例出血时子宫略大、微软。

【诊断】

1．仔细询问病史　应注意患者年龄、月经史、婚育史、避孕措施及一般健康状况，全身是否有慢性病史（如肝病、血液病、糖尿病、甲状腺功能亢进症或减退症），有无精神紧张、情绪打击等影响正常月经的因素，了解流血时间、目前流血量、持续时间、流血性质等，流血前有无停经史、流产史及以往治疗经过。

2．全面体格检查　包括全身检查、妇科检查，除外全身性疾病及器质性病变。注意出血来自宫颈表面还是来自宫颈管内。

3．辅助检查

（1）全血细胞计数：确定有无贫血及血小板减少。

（2）凝血功能检查：测凝血酶原时间、部分促凝血酶原激酶时间、血小板计数、出凝血时间等，排除凝血和出血功能障碍性疾病。

（3）尿妊娠试验或血 HCG 检测：有性生活史者，应排除妊娠及妊娠相关疾病。

（4）盆腔超声检查：可了解子宫大小、形状，子宫内膜厚度及宫腔内病变等。

（5）诊断性刮宫：对围绝经期患者进行全面刮宫，搔刮整个宫腔，必要时行分段诊断性刮宫，以排除子宫内膜病变和达到止血的目的。为确定排卵或黄体功能，应在月经前期或月经来潮6小时内刮宫，对不规则流血者可随时进行刮宫，刮出组织送病理检查。子宫内膜病理检查可见增生期变化或增生过长，无分泌期改变。

（6）宫腔镜检查：宫腔镜下应注意内膜表面是否充血、有无突起，选择病变区进行活检。宫腔镜检查可提高诊断率，尤可提高早期宫腔病变（如子宫黏膜下肌瘤、子宫内膜癌）的诊断率。

（7）基础体温测定：利用孕激素对体温中枢的致热作用来检测排卵。测量方法是每晚睡前将体温表水银柱甩至36℃以下，第二日清晨清醒后，不说话、也不活动，将体温计放于舌下，测量口中温度，持续5分钟。每日测量时间最好不变。测得结果记录于体温单上，并连成曲线。如有性生活、失眠、感冒及处于月经期，也应随时记录在体温单上。一般连续测量3个周期以上即可得到比较准确的结果。基础体温呈双相型，提示卵巢有排卵（图 18-1）；基础体温呈单相型，提示无排卵（图 18-2）。

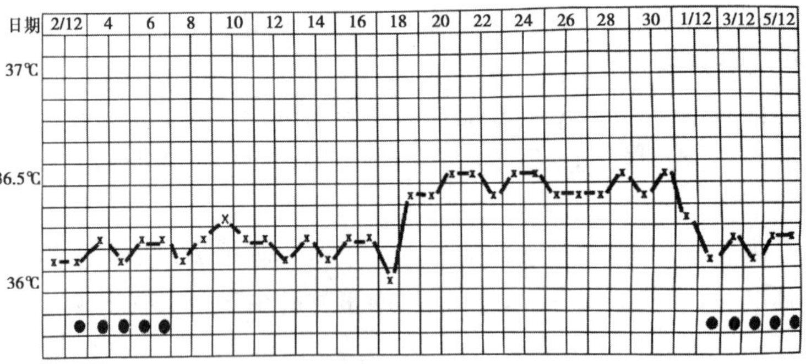

图 18-1　基础体温双相型

（5）血清性激素水平测定：于月经周期第 21 日左右测定尿孕二醇或血清孕酮，以测定有无排卵。适时测定血孕酮、催乳素水平及甲状腺功能，排除其他内分泌疾病。

（6）妊娠试验：有性生活史者，应进行妊娠试验，排除妊娠及相关疾病。

（7）宫颈黏液结晶检查：若经前出现羊齿植物叶状结晶，提示无排卵。出现椭圆体，提示有排卵。

（8）阴道脱落细胞涂片检查：阴道脱落细胞在月经周期后半期动态检查，涂片一般为中、高雌激素影响而无周期性变化。

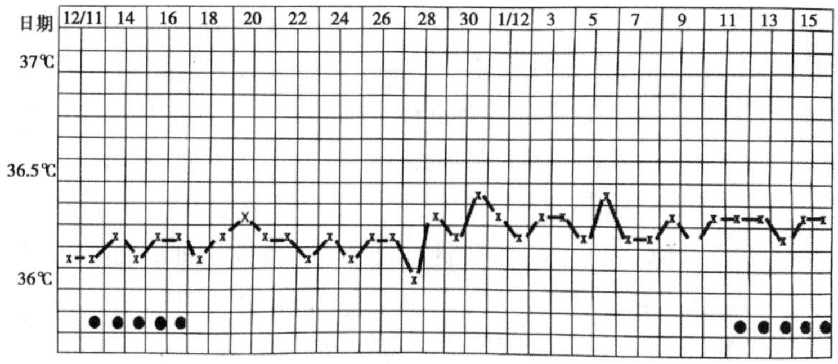

图 18-2　基础体温单相型

【鉴别诊断】

1．妊娠相关疾病　育龄妇女应排除与妊娠有关的疾病，如流产、异位妊娠、滋养细胞疾病、子宫复旧不良、胎盘残留等。

2．生殖系统感染　急、慢性子宫内膜炎，子宫肌炎等。

3．生殖系统肿瘤　如子宫肌瘤、子宫内膜炎、宫颈癌、卵巢肿瘤等。

4．全身性疾病　如血液病、肝衰竭、肾衰竭、甲状腺功能亢进症与减退症。

5．性激素使用不当。

6．宫内节育器或异物导致的子宫不规则出血。

【治疗】

1．一般治疗　消除患者顾虑，出血期间避免过度疲劳和剧烈运动。对体质较差、贫血貌患者，应加强营养，改善全身状况，可补充蛋白质、维生素 C 和铁剂，贫血严重者需输血。对流血时间长者给予抗生素预防感染，必要时应用凝血药物，以减少出血量。

2．药物治疗　针对不同对象制订合理的治疗方案。青春期少女以止血、调整月经周期、促使卵巢排卵为主进行治疗。围绝经期妇女以止血、调整月经周期、减少经量为原则。

（1）止血：常见止血方法有诊断性刮宫、孕激素止血法、雌激素止血法、孕激素和雄激素止血法及止血药止血等。对大量出血患者使用性激素，要求治疗 8 小时内见效、24 ～ 48 小时内出血基本停止。若 96 小时以上阴道流血仍不停止，考虑有器质性病变存在。对血红蛋白极度低下的患者，应检查血小板和凝血功能，必要时补充新鲜血、纤维蛋白原、血小板及新鲜冻干血浆。

1）刮宫：对围绝经期患者进行全面刮宫，搔刮整个宫腔，必要时行分段诊断性刮宫，迅速达到止血的目的，刮出物送病理检查以明确子宫内膜病变。

2）性激素止血：①孕激素：适用于体内有一定雌激素的患者。对无排卵性功血患者给予孕激素治疗，可使处于增生期或增生过长的子宫内膜转化为分泌期，停药后 3 ～ 7 日内膜失去激素的维持而脱落，出现撤药性出血。此种内膜脱落较彻底，故又称“药物性刮宫”。常用的合成孕激素有 17- 羟孕酮（甲地孕酮、甲羟孕酮）和 19- 去甲睾酮衍生物（双醋炔诺醇、炔诺酮）。可选择炔诺酮（妇康片）5 ～ 7.5mg 口服，每日 4 次，用药 4 次后出血量明显减少或停止，改为每日 3 次，再逐渐减量，每 3 日递减 1/4 ～ 1/3 量，直至维持量 5mg，持续至血止后 20 日左右停药，停药后 3 ～ 7 日发生撤药性出血。如血量不减少，可调整剂量，每日最高剂量可达 15 ～ 20mg。②雌激素：适用于青春期功血、内源性激素不足者。应用大剂量雌激素，促使子宫内膜生长，短期内修复创面而止血。如己烯雌酚 1 ～ 2mg，每 6 ～ 8 小时 1 次，血止后每 3 日递减 1/3 量，维持量每日 1mg，用至血止后 20 日（图 18-3）。胃肠道反应重者可用苯甲酸雌二醇 1 ～ 2mg 肌内注射，每日 2 ～ 3 次，以达到快速止血。也可用妊马雌酮 1.25 ～ 2.5mg，每日 4 次，血止后每 3 日递减 1/3 量，直至维持量 1.25mg/d，用至血止后 20 日。无论使用何种雌激素，血止后 2 周均应开始加用孕激素（如甲地孕酮），使内膜转化为分泌期，雌、孕激素同时撤退，有利于内膜同步脱落，停药后 3 ～ 7 日内出现撤药性出血。③雄激素：雄激素有拮抗雌激素作用，可减少盆腔充血而减少出血。适用于围绝经期功血。常用丙酸睾酮 25 ～ 50mg 肌内注射，每日 1 次，连续使用 3 ～ 5 日，以后改为甲睾酮 5mg，每日 1 ～ 2 次，共用 20 日。每月总量不超过 30mg。但大出血时雄激素不能立即改变内膜脱落过程使内膜迅速修复，故常与其他性激素联合用药。④联合用药：性激素联合用药的止血效果优于单一用药，因此，青春期功血用孕激素止血时，同时用小剂量雌激素，可减少孕激素的用量，防止突破性出血。如口服避孕药 1 片，每日 4 次，血止以后递减至维持量 1mg，共 20 日停药；围绝经期功血则在孕激素止血的基础上配合使用雌激素、雄激素，常用三合激素（黄体酮 12.5mg、雌二醇 1.25mg、丙酸睾酮 25mg）2ml 肌内注射，每日 2 次，止血以后递减至每 3 日 1 次，共 20 日停药。

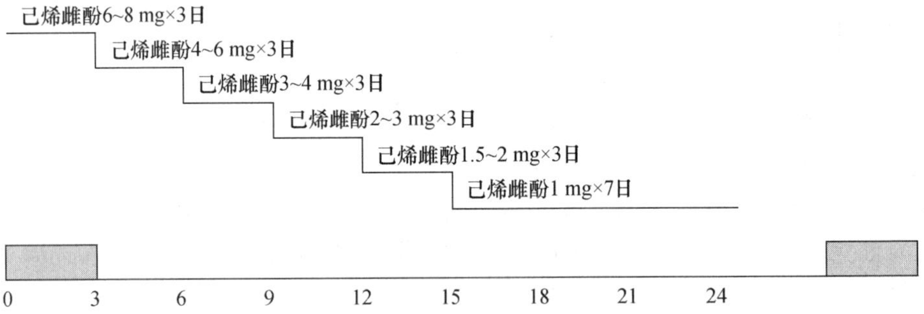

图 18-3 己烯雌酚止血法示意图

3）抗前列腺素药物：出血期间服用前列腺素合成酶抑制剂，可使子宫内膜剥脱时出血减少。常用氟芬那酸 200mg，每日 3 次。此外，还有吲哚美辛、布洛芬等。

4）其他止血药：可使用肾上腺色腙（安络血）和酚磺乙胺（止血敏）降低血管通透性，也可用氨基己酸、氨甲苯酸（止血芳酸）抑制纤溶酶，有减少出血的辅助作用，可适当选用。

（2）调整月经周期：用性激素止血后继续用药可以控制周期，使无血期延长至 20 日左右，一般连用 3 个周期。

1）雌、孕激素序贯疗法：即人工周期。为模拟自然月经周期中卵巢激素的周期性变化，将雌、孕激素序贯应用，使内膜发生相应变化，引起周期性脱落。用于青春期功血或育龄期功血内源性雌激素水平较低者。可用己烯雌酚 1mg（妊马雌酮 0.625mg）于出血第 5 日起，每晚 1 次，连服 20 日，服药第 11 日起，每日加用黄体酮注射液 10mg 肌内注射，停药后 3 ～ 7 日内出现撤药性出血（图 18-4）。于出血第 5 日重复用药，用药 2 ～ 3 个周期后常可自发排卵。

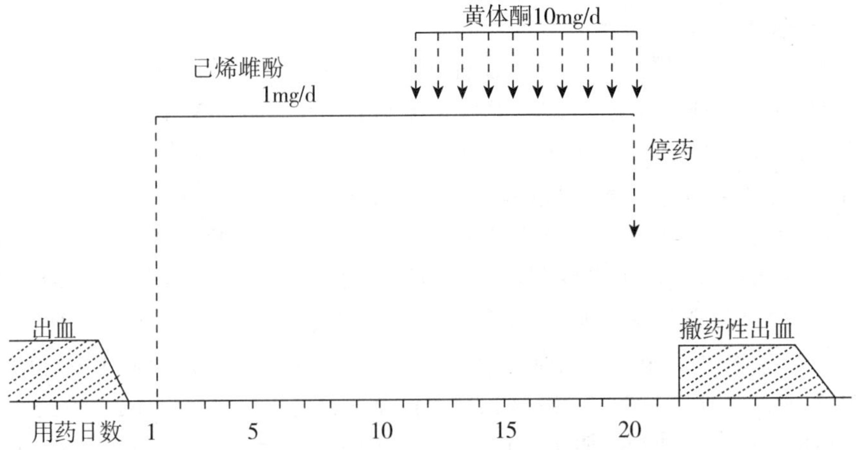

图 18-4 雌、孕激素序贯疗法示意图

2）雌、孕激素合并使用：雌激素使内膜再生修复，孕激素可限制雌激素引起的内膜增生程度，用于育龄期功血内源性雌激素水平较高者。可于出血第 5 日起，服用复方炔诺酮片 1 片，每日 1 次，连续使用 20 日，停药后 3 ～ 7 日内出现撤药性出血，血量较少。可连用 3 个周期。

3）后半周期疗法：适用于围绝经期功血。于月经周期后半期服用甲地孕酮 8 ～ 10mg/d，连服 10 日以调整月经周期，3 个周期为 1 个疗程。疗效不佳者，可与雌、雄激素合用。

4）宫内孕激素释放系统：可有效治疗功血，在宫内放置含孕酮或左炔诺酮的宫内节育器，可减少经量 80% ～ 90%，有时甚至出现闭经。

（3）促进排卵：适用于青春期功血和育龄期功血 (尤其不孕者)。

1）氯米芬（CC）：为甾体化合物，有微弱雌激素作用，可抑制内源性雌激素的负反馈，诱发排卵。适用于体内有一定水平雌激素的功血患者，尤其有生育要求者。方法：于出血第 5 日起，每晚口服 50mg，连续 5 日，并监测排卵。若排卵失败，可重复用药，剂量逐渐增至 100 ～ 200mg/d，连用 3 个月，排卵率为 80%。

2）绒促性素（HCG）：有类似 LH 作用而诱发排卵。适用于体内 FSH 有一定水平、雌激素中等水平者。B 超监测卵泡发育接近成熟时，肌内注射 HCG 5000 ～ 10 000U 可以诱发排卵。

3）尿促性素（HMG）：每支含有 FSH 及 LH 各 75U，出血干净后每日肌内注射 HMG 1 ～ 2 支，直至卵泡发育成熟，停用 HMG，加用 HCG 5000 ～ 10 000U，肌内注射，以提高排卵率。适用于对氯米芬效果不佳，有生育要求者。

4）促性腺激素释放激素激动剂（GnRH-α）：先用 GnRH-α 做预治疗，再给予 GnRH-α 脉冲治疗，排卵率可达 90%。

3．中药治疗　功血在祖国医学上属崩漏范围。经血暴下称崩，淋漓不断称为漏。以血热、气虚多见，可辨证施治。

4．手术治疗　以刮宫术最常用。对围绝经期患者常规刮宫，最好在宫腔镜下行分段诊断性刮宫，既可明确诊断，又可达到止血目的。对青春期功血刮宫应慎重。年龄超过 40 岁，病理诊断为子宫内膜复杂型增生过长，甚至发展为子宫内膜不典型增生时，可行子宫切除术。对年龄超过 40 岁的顽固性功血，或有子宫切除术禁忌证者，可通过电凝或激光行子宫内膜去除术。

二、排卵性月经失调

排卵性月经失调（ovulatory menstrual dysfunction）较无排卵性功血少见，多发生于生育年龄妇女，表现为患者有排卵功能，临床上有可辨认的月经周期，但黄体功能异常。

【月经过多】

月经过多指月经周期规则、经期正常，但经量增多，约占育龄妇女的 19%。

1．发病机制　较复杂，可能由子宫内膜纤溶酶活性过高或前列腺素血管舒缩因子分泌比例失调所致，也可能与分泌期子宫内膜 ER/PR 过高有关。

2．病理　子宫内膜表现为分泌期内膜，存在间质水肿不明显或腺体与间质发育不同步的可能。

3．临床表现　月经周期规则，经期正常，但经量＞ 80ml。

4．诊断　根据月经周期规则，经期正常，但经量＞ 80ml；妇科检查无引起异常子宫出血的生殖器官器质性病变，子宫内膜活检呈分泌期反应，无特殊病变，血清基础性激素测定结果正常，可作出诊断。

5．治疗

（1）止血药：氨甲环酸、酚磺乙胺及维生素 K 等。

（2）宫内孕激素释放系统：宫腔释放左炔诺孕酮 20μg/d，有效期 5 年。

（3）孕激素内膜萎缩法。

（4）复方短效口服避孕药：抑制内膜增生，使内膜变薄，减少出血量。

【月经周期间出血】

（一）黄体功能异常

1．黄体功能不足（luteal phase defect，LPD） 月经周期中有卵巢卵泡发育及排卵，但黄体期孕激素分泌不足或黄体过早萎缩，导致子宫内膜分泌反应不良和黄体期缩短。

（1）病因：由于神经 - 内分泌功能紊乱或某些生理因素（如初潮、分娩后及绝经前），LH/FSH 比值异常造成性腺轴功能紊乱，使月经周期中有卵泡发育及排卵，但黄体期孕激素分泌不足，导致内膜分泌反应不良，有时黄体分泌功能正常，但维持时间短。

（2）病理：子宫内膜形态一般表现为分泌期内膜，腺体分泌不良，间质水肿不明显或腺体与间质发育不同步，内膜活检显示分泌反应落后 2 日。

（3）临床表现：月经周期缩短，月经频发。有时月经周期正常，经期延长可达 9 ～ 10 日，出血多。由于黄体期短，患者不易受孕或孕早期易流产。

（4）诊断：患者月经周期缩短，不孕或早期流产；妇科检查生殖器官无异常；基础体温双相型，但体温升高幅度偏低，高温相维持时间仅 9 ～ 10 日即下降（图 18-5），不超过 11 日；子宫内膜显示分泌不良，分泌反应至少落后 2 日，可作出诊断。

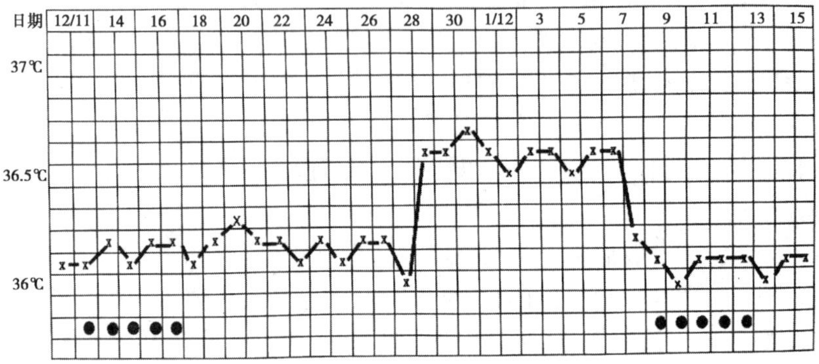

图 18-5 黄体功能不足

（5）治疗：①促进卵泡发育：可选择小剂量雌激素或氯米芬，月经第 5 日起每日口服结合雌激素 0.625mg 或戊酸雌二醇 1mg，连续 5 ～ 7 日，或于月经第 3 ～ 5 日起每日口服氯米芬 50mg，连续 5 日，适用于黄体功能不足卵泡期过长者；溴隐亭适用于黄体功能不足催乳激素水平升高者，溴隐亭每日 2.5 ～ 5.0mg，促进催乳素水平下降。②黄体功能刺激疗法：选用绒促性素促进和维持黄体功能。于基础体温上升后开始，隔日肌内注射绒促性素 1000 ～ 2000U，共 5 次。③促进月经中期 LH 峰形成：当卵泡成熟后，给予肌内注射绒促性素 5000 ～ 10 000U，1 次或分 2 次注射，以加强月经中期 LH 排卵峰，不使黄体过早衰退。④黄体功能替代疗法：选用天然黄体酮制剂，自排卵后开始每日肌内注射黄体酮 10mg，共 10 ～ 14 日，可使月经周期正常，血量减少。⑤口服避孕药：尤其适用于有避孕要求者，周期性使用避孕药 3 个周期，病情反复者延至 6 个周期。

2．子宫内膜不规则脱落（irregular shedding of endometrium）

（1）病因：由于下丘脑部 - 垂体 - 卵巢轴调节功能紊乱，引起黄体发育良好，但萎缩不全，内膜持续受孕激素影响，导致不规则脱落。

（2）临床表现：月经周期正常，但经期延长，长达 9 ～ 10 日，经量增多。

（3）诊断：病史和临床表现如上述；基础体温双相型，但是下降缓慢，历时较长（图 18-6）；在月经期第 5 ～ 6 日行子宫内膜诊断性刮宫，见到分泌期宫内膜与增生期宫内膜，与出血、坏死组织混杂共存。

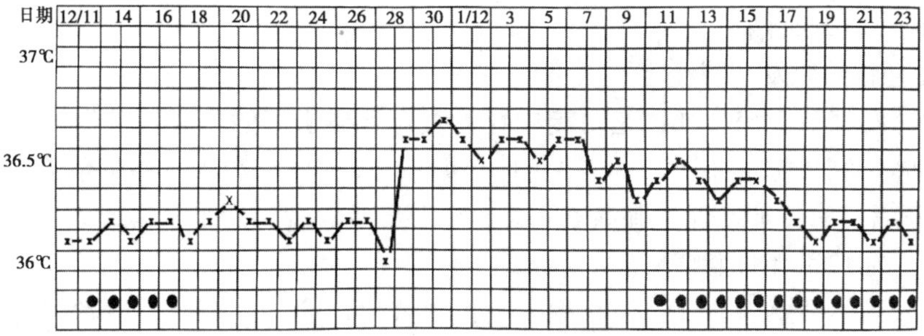

图 18-6　子宫内膜不规则脱落

（4）治疗：①孕激素：自下次月经前 10 ～ 14 日开始，每日口服甲羟孕酮 10mg，有生育要求者，肌内注射黄体酮或口服天然微粒化孕酮。②绒促性素：可促进黄体功能，用法同黄体功能不足。③口服避孕药：周期性使用避孕药抑制排卵，控制周期。

（二）围排卵期出血

在两次月经之间由于雌激素水平短暂下降，使子宫内膜失去激素的维持，出现部分子宫内膜周期性脱落而引起规律性的阴道出血，称围排卵期出血。

1．发病机制　原因不明，可能与排卵后激素水平波动有关。出血时间在 1 ～ 3 日，一般少于 7 日，血停数日后再次出血，量少，时有时无。

2．治疗　可口服复方短效避孕药抑制排卵、控制月经周期。

第二节　闭　经

【概念及概述】

闭经（amenorrhea）是指妇女应有月经而超过一定时限仍未来潮者，属病理情况，是妇科疾病中常见症状之一，通常将闭经分为原发性和继发性两类。近年来，月经初潮的平均年龄已由 15 岁提前到 13 岁，一般在初潮前 2 年开始出现副性征，故原发性闭经是指年龄超过 15 岁（有地域性差异），副性征已发育，或年龄超过 13 岁，副性征尚未发育，且无月经来潮者；继发性闭经则指以往曾有规律性月经，因某种病理性原因使月经停止 6 个月，或按自身原来月经周期计算停经 3 个周期以上者。

【病因及分类】

正常月经的建立和维持有赖于下丘脑 - 垂体 - 卵巢轴的神经 - 内分泌调节，以及子宫内膜对性激素的周期性反应，其中任何一个环节发生障碍都可以导致闭经。按生殖轴病变和功能失调的部位分为下丘脑性闭经、垂体性闭经、卵巢性闭经、子宫性闭经以及下生殖道发育异常性闭经。WHO 将闭经归纳为 3 种类型，Ⅰ型：无内源性雌激素产生，卵泡刺激素（FSH）水平正常或低下，催乳素（PRL）水平正常，无下丘脑、垂体器质性病变的证据；Ⅱ型：有内源性雌激素产生、FSH 及 PRL 水平正常；Ⅲ型：为 FSH 水平升高，提示卵巢功能衰竭。

原发性闭经是指年龄＞ 13 岁，副性征未发育；或者年龄＞ 15 岁，副性征已发育，月经还未来潮。继发性闭经是指除青春期、妊娠期、哺乳期及绝经后等生理性闭经外，在正常月经周期建立后，月经停止 6 个月以上，或按自身原有月经周期停止 3 个周期以上者。

（一）原发性闭经

原发性闭经较为少见，多由于遗传学原因或先天发育缺陷引起。根据副性征发育情况，分为副性征存在和副性征缺乏两类。

1．副性征存在的原发性闭经

（1）米勒管发育不全综合征：是由副中肾管发育障碍引起的先天性畸形，可能由基因突变所致，青春期原发性闭经中约占 20%。染色体核型正常，为 46，XX，外生殖器、输卵管、卵巢及女性副性征正常，有排卵，促性腺激素正常，主要异常表现为始基子宫或无子宫、无阴道，约 30% 伴肾畸形，约 12% 伴骨骼畸形。

（2）对雄激素不敏感综合征：又称睾丸女性化或男性假两性畸形，患者体内有睾丸。在胚胎早期睾丸分泌睾酮，但由于靶器官细胞内缺乏雄激素受体，对睾酮不发生反应，以致妨碍外生殖器和男性副性征的发育。青春期后，睾丸发育，同时能分泌雌激素而产生女性化作用，引起乳房发育，外表似女性，故称男性假两性畸形。临床分为对雄激素完全不敏感型和部分不敏感型两类。①对雄激素完全不敏感型：患者发育正常，身材偏高，手臂长，足大，乳房发育，但乳头小，乳晕淡，阴毛及腋毛稀少。外生殖器呈女性型，小阴唇发育差、阴道短，无子宫，睾丸可能在腹腔内或腹股沟内。②对雄激素部分不敏感型：外生殖器可表现为阴蒂肥大或为短小的阴茎，常伴有尿道下裂。因此，对原发性闭经患者伴阴道盲端及无子宫时，应考虑睾丸女性化综合征的可能。检查染色体组型为 XY，血促卵泡激素（FSH）和促黄体生成素（LH）增高，睾酮在正常男性范围或增高，为诊断本病的依据。

（3）对抗性卵巢综合征：又称卵巢不敏感综合征，其特征为①卵巢具有多数始基卵泡及初级卵泡；② 内源性促性腺激素，特别是 FSH 升高；③卵巢对外源性促性腺激素不敏感；④临床表现为原发性闭经，但副性征发育接近正常。

2．副性征缺乏的原发性闭经

(1) 低促性腺激素性腺功能减退：最常见的是嗅觉缺失综合征，是下丘脑 GnRH 先天性分泌缺乏同时伴有嗅觉丧失或减退。临床表现为原发性闭经，女性副性征缺如，嗅觉减退或丧失，但女性内生殖器分化正常。

（2）高促性腺激素性腺功能减退

1）先天性卵巢发育不全征：染色体组型为 45，XO，最常见的嵌合型为 45，XO/46，XY。卵巢正常发育必须有两条染色体的全部基因，性细胞分裂时，可能因某种因素性染色体不分离，形成的合子就可能只有一条染色体；或者在分裂过程中，X 染色体短臂断裂或丢失，造成性染色体数目和结构异常，即可出现先天性卵巢发育不全（特纳综合征）。卵巢呈条索状的纤维组织，无卵母细胞或卵泡，所以表现为原发性闭经，身材矮、蹼颈、桶状胸、肘外翻、后发际低、副性征不发育；生殖器呈幼稚型常伴有泌尿系统异常与主动脉狭窄。

2）XX 单纯性腺发育不全：又称真性卵巢发育不全，由于卵巢不发育，所以表现为发育不良的女性生殖器，但无畸形。副性征发育差，但无矮身材及其他特纳综合征的特征，染色体组型为 46，XX。血雌激素水平低，血促性腺激素增高。没有生殖功能。

3）XY 单纯性腺发育不全：又称为 Swyer 综合征。 由于染色体出现基因突变，胚胎期睾丸不发育，不分泌睾酮和副中肾管抑制因子，于是中肾管退化，不再发育为男性生殖器，而副中肾管却发育为女性生殖系统。患者外表呈女性，常因原发性闭经就诊，身材高大，手、足较粗厚，乳房不发育，腋毛阴毛少。内、外生殖器为女性，但发育差。染色体组型为 46，XY，雌激素水平低，血促性腺激素增高，血睾酮低。

（二）继发性闭经

临床多为此型。根据控制正常月经周期的 5 个主要环节，分为以下几类（表 18-1）。

1．下丘脑性闭经　以功能性原因为主，是最常见的一类闭经，下丘脑合成或释放促性腺素释放激素 (GnRH) 时若脉冲式分泌模式异常，缺陷或低下，包括频率、幅度及量的变化，将导致垂体促性腺激素（FSH/LH）分泌功能异常卵泡发育障碍而闭经，治疗及时尚可逆。

（1）精神应激：精神过度紧张、忧虑、恐惧、环境变化、过度劳累、寒冷等因素，均可使机体处于紧张的应激状态，扰乱中枢神经与下丘脑之间的联系，影响下丘脑 - 垂体 - 卵巢轴而导致闭经。多见于年轻未婚妇女，从事紧张脑力劳动者。盼子心切或畏惧妊娠等强烈的精神因素，也可导致假孕性闭经。

（2）体重减轻和神经性厌食：营养不良是闭经的主要原因之一，不论单纯性体重减轻或真正的神经性厌食，均可诱发闭经。单纯性体重减轻是指体重减轻标准体重的 15% ～ 25%。神经性厌食通常由于内在情感的剧烈矛盾或为保持体型而强迫节食引起的下丘脑功能失调。特征性表现为精神性厌食、闭经和严重消瘦。长期营养缺乏，使 GnRH 浓度降至青春期前水平，以致促性腺激素和雌激素水平低下而闭经。因过度节食，引起体重急剧下降，导致下丘脑多种神经激素分泌降低，引起垂体前叶多种促激素（促卵泡素 FSH、黄体生成素 LH、促肾上腺皮质激素 ACTH）等分泌下降。

（3）剧烈运动：运动剧增后 GnRH 的释放受到抑制，造成 LH 释放抑制而引起闭经。目前认为体内脂肪减少和营养不良引起瘦素水平下降，是生殖轴功能受抑制的机制之一。

（4）药物：长期应用某些药物（如吩噻嗪衍生物、甾体类避孕药），通过下丘脑抑制催乳素 (PRL) 抑制因子而导致溢乳，而 GnRH 分泌不足则引起闭经。此种药物性抑制常是可逆的，停药后 3 ～ 6 个月恢复月经。

（5）颅咽管瘤：瘤体压迫下丘脑和垂体柄引起闭经、生殖器萎缩、肥胖、颅内压增高、视力障碍等症状，也称为肥胖生殖无能营养不良症。

2．垂体性闭经　主要病变在垂体。垂体前叶 (又称腺垂体) 功能失调或器质性病变影响性腺激素的分泌，影响卵巢功能而造成闭经。

（1）垂体前叶功能减退症：常见的为希恩 (Sheehan) 综合征，产后大出血休克，使垂体缺血、坏死，使促性腺激素分泌细胞发生坏死，累及甲状腺及肾上腺组织。患者可出现闭经、无乳、嗜睡、消瘦、怕冷、性欲减退、毛发脱落等症状，副性征衰退，生殖器官萎缩，还可以出现低血压及基础代谢率降低。

（2）垂体肿瘤：位于蝶鞍内的各种腺细胞都可发生肿瘤。最常见的是分泌 PRL 的腺瘤，因为肿瘤压迫分泌细胞，使促性腺激素分泌减少而导致闭经，闭经程度与 PRL 对下丘脑 GnRH 分泌的抑制程度有关，即引起闭经泌乳综合征。

（3）空蝶鞍综合征（emptysellasyndrome ）：因鞍隔先天发育不全、肿瘤或手术破坏，蛛网膜下腔在脑脊液压力冲击下突入鞍内，致蝶鞍扩大，垂体受压而产生下丘脑与垂体间门静脉循环受阻时的闭经和高泌乳素血症。X 线检查仅见蝶鞍稍增大，CT 或 MRI 检查精确显示在扩大的垂体窝中萎缩的垂体或低密度脑脊液。

3．卵巢性闭经　闭经的原因在卵巢。卵巢分泌的性激素水平低下，子宫内膜不发生周期性变化而导致闭经。这类闭经患者促性腺激素升高，属高促性腺激素性闭经。

（1）卵巢早衰（premature ovarian failure）：由于遗传因素、自身免疫性疾病、卵巢内卵泡耗竭或医源性损伤（手术切除双侧卵巢、经放疗或肿瘤破坏卵巢组织），40 岁前绝经者称卵巢早衰。常伴围绝经期症状，具低雌激素及高促性腺激素特征，特别是 FSH ＞ 40U/L。

（2）卵巢功能性肿瘤：产生雄激素的睾丸母细胞瘤。过量的雄激素抑制下丘脑 - 垂体 - 卵巢轴功能而闭经。分泌雌激素的颗粒 - 卵泡膜细胞瘤，因持续分泌雌激素抑制了排卵，使子宫内膜增生过长而致短暂闭经。

（3）多囊卵巢综合征：由于 LH/FSH 比率高于正常；雄激素产生过多，雌酮增加，表现为闭经、不孕、多毛和肥胖，且双侧卵巢增大，持续性无排卵的综合征。

4．子宫性闭经　闭经的原因在子宫。由于子宫内膜受到破坏或对卵巢激素不能产生正常的反应，从而引起闭经。

（1）子宫腔粘连综合征：又称 Asherman 综合征，是人工流产刮宫过度，或产后、流产后出血刮宫损伤，子宫内膜经放疗引起宫腔粘连或闭锁而引起的闭经。

（2）子宫内膜炎：结核性子宫内膜炎时，子宫内膜遭受破坏而导致闭经。流产或产后感染所致的子宫内膜炎，严重时也可造成闭经。

（3）子宫切除后或宫腔放疗后：破坏子宫内膜而致闭经。

5．其他原因或内分泌功能异常　贫血，结核，糖尿病，或者甲状腺、肾上腺、胰腺等功能紊乱，影响性激素的产生，引起闭经。

表 18-1　继发性闭经的分类

1．下丘脑性闭经　紧张应激、体重减轻和营养缺乏、剧烈运动、药物
2．垂体性闭经　垂体前叶功能减退症、垂体肿瘤
3．卵巢性闭经　卵巢早衰、卵巢切除或组织破坏、卵巢功能性肿瘤、多囊卵巢综合征
4．子宫性闭经　Asherman 综合征、子宫内膜炎、子宫切除后或宫腔放射治疗后、其他内分泌功能异常
5．其他原因或内分泌功能异常　贫血，结核，糖尿病，甲状腺、肾上腺功能亢进或减退

【诊断】

闭经只是一种症状，诊断时首先必须寻找引起闭经的原因及确定病变部位，然后再确定是由何种疾病所引起（图 18-7、8）。

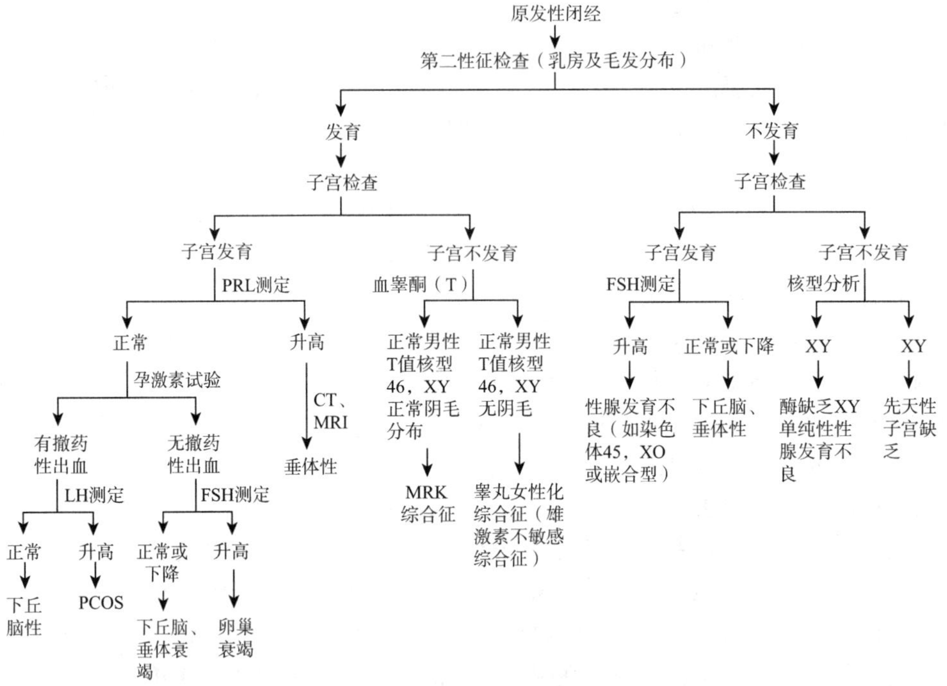

图 18-7　原发性闭经诊断步骤示意图

（一）仔细询问病史

有无先天性缺陷或其他疾病以及家族史，询问年龄、婚否，以除外生理性闭经；询问月经史，包括初潮年龄、副性征发育情况、生育史及产后并发症；询问闭经期限及伴随症状；询问有无导致闭经的诱因，如精神因素、环境改变、体重增减、剧烈运动、各种疾病及用药影响等。

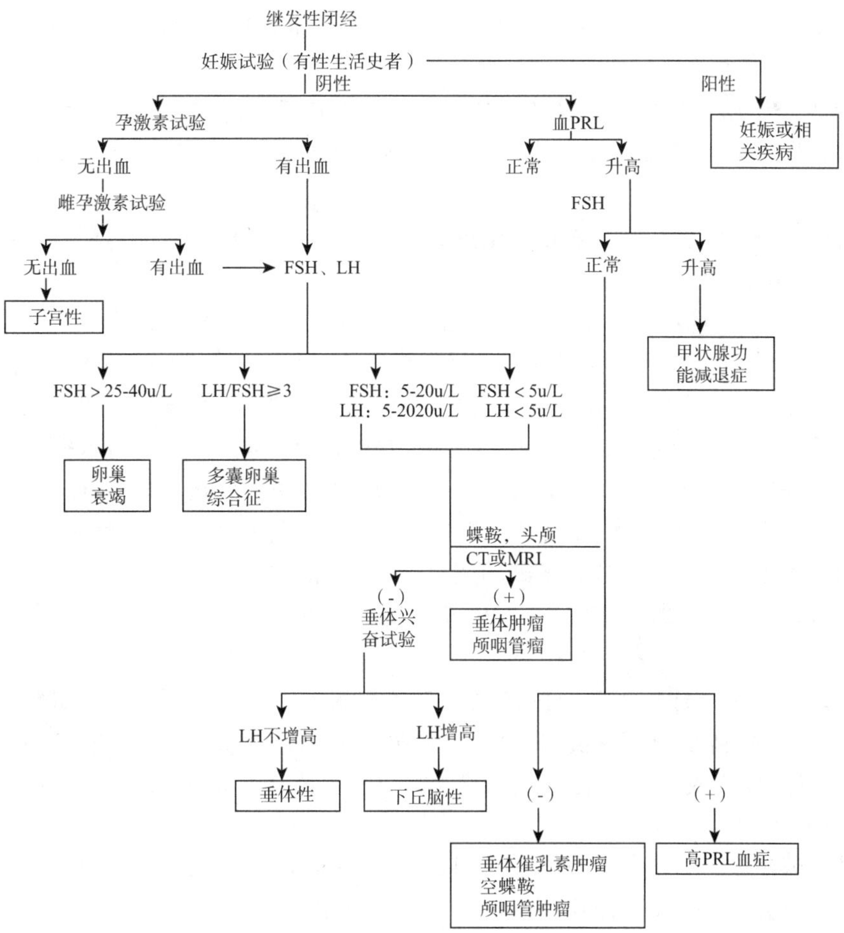

图 18-8　继发性闭经诊断步骤示意图

（二）体格检查

体格检查包括检查全身发育状况，如有无畸形；测量体重、身高，四肢与躯干比例，五官生长特征；观察精神状态、智力发育，营养和健康情况，妇科检查应注意内、外生殖器的发育情况，有无先天性缺陷、畸形，腹股沟区有无肿块，副性征发育情况。

（三）辅助检查

1．功能试验

（1）药物撤退试验

1）孕激素试验：用黄体酮 20mg，每日肌内注射 1 次，连续 5 日；或口服甲羟孕酮，每日 10 ～ 20mg，连续 5 日。停用后 3 ～ 7 日出现撤药性出血，说明子宫内膜已受一定水平的雌激素影响，但无排卵，外源性孕激素使其发生分泌期变化，停药后内膜剥脱而出血。若孕激素试验无撤药性出血，表明患者体内雌激素水平低，对孕激素无反应，应进一步做雌、孕激素序贯试验。

2）雌、孕激素序贯试验：嘱患者每晚睡前服己烯雌酚 1mg 或妊马雌酮 1.25mg，连续 20 日，最后 5 日加用甲羟孕酮，每日口服 10mg，停药后 3 ～ 7 日发生撤药性出血为阳性，提示子宫内膜功能正常，闭经是由于患者体内雌激素水平低落引起；无撤药性出血为阴性，重复试验后若仍无出血，提示子宫内膜有缺陷或被破坏，可诊断为子宫性闭经。

（2）垂体兴奋试验：又称 GnRH 刺激试验，当 FSH、LH 均低时做该试验。将 LHRH 100mg 溶于生理盐水 5ml 中，30 秒钟内静脉注射完毕。注射前及注射后 15 分钟、30 分钟、60 分钟、120 分钟分别取静脉血 2ml，用放射免疫法测定 LH 含量。若注射后 15 ～ 60 分钟 LH 值较注射前高 2 ～ 4 倍以上，说明垂体功能正常，病变在下丘脑。如 LH 值仍无升高或升高不显著，提示病变在垂体。

（3）卵巢兴奋试验：用尿促性素 HMG 75 ～ 150U/d 肌内注射，连用 4 日。了解卵巢能否产生雌激素。若卵巢对垂体激素无反应，提示病变在卵巢；若卵巢有反应，则病变在垂体或垂体以上。

2．激素检查　建议停用雌、孕激素至少 2 周后行 FSH、LH、PRL、促甲状腺激素（TSH）等激素测定，以协助诊断。

（1）血甾体激素测定：包括雌二醇、孕酮及睾酮测定。血孕酮水平高，提示排卵。雌激素水平低，提示卵巢功能不正常或衰竭；睾酮水平高，提示可能为多囊卵巢综合征。血孕酮 ≥ 15.9nmol/L，或尿孕二醇 ≥ 6.24nmol/24h 为排卵标志。若雌、孕激素浓度低，提示卵巢功能异常；若睾酮值高，可见于多囊卵巢综合征、卵巢男性化肿瘤或睾丸女性化等疾病。

(2) 血 PRL、FSH、LH 放射免疫测定：PRL 正常值为 0 ～ 20mg/L，PRL ＞ 25mg/L 时提示高催乳素血症，应进一步做头颅 X 线或 CT 检查，排除垂体肿瘤。月经周期中 FSH 正常值为 5 ～ 20U/L，若 FSH ＞ 40U/L，提示卵巢功能衰竭；LH 正常值为 5 ～ 25U/L，若 LH ＞ 25U/L，高度怀疑多囊卵巢综合征；若 FSH、LH 均＜ 5U/L，提示垂体功能减退，病变可能在垂体或垂体以上。

（3）对肥胖、多毛、痤疮患者行胰岛素、雄激素测定，口服葡萄糖耐量试验，胰岛素释放试验等，确定是否存在胰岛素抵抗、高雄激素血症或先天性 21- 羟化酶功能缺陷等。库欣综合征可测定 24 小时尿皮质或采用 1mg 地塞米松抑制试验排除。怀疑甲状腺功能异常时测定血 T_3、T_4、TSH。考虑肾上腺功能异常时可行尿 17- 酮或血皮质醇测定。

（4）基础体温测定：孕酮可使体温轻度升高，故基础体温在正常月经周期中显示为双相型，即排卵后的基础体温较排卵前上升 0.3 ～ 0.6℃，提示有排卵。

（5）宫颈黏液结晶：雌激素使宫颈黏液呈羊齿状结晶，若涂片上出现成排的椭圆体，提示在雌激素的基础上受孕激素影响，卵巢有排卵。

（6）阴道脱落细胞检查：观察阴道脱落细胞中表层、中层、底层细胞的百分比，表层细胞百分率越高，反映雌激素水平也越高。

3．影像学检查

（1）盆腔超声检查：观察盆腔有无子宫，子宫形态、大小及内膜厚度，卵巢大小、形态、卵泡数目等。用 B 型超声动态监测卵泡发育及排卵情况简便、可靠。卵泡直径达 18 ～ 20mm 时为成熟卵泡，卵泡边缘模糊，排卵后卵泡明显缩小，直肠子宫陷凹可有游离气体。

（2）子宫输卵管碘油造影：了解子宫腔大小、形态及输卵管形态及通畅情况，用于诊断生殖系统发育不良、畸形、结核等病变。

（3）X 线或 CT、MRI 检查：疑有垂体肿瘤者可做蝶鞍 X 线或 CT、MRI 检查，头颅侧位 X 线检查可辨认较大肿瘤，阴性时需再做 CT 或 MRI 检查，有助于早期诊断垂体微腺瘤。

（4）静脉肾盂造影：怀疑米勒管发育不全综合征时，用于确定有无肾畸形。

4．宫腔镜检查　用于诊断宫腔粘连。

5．腹腔镜检查　能直视下观察卵巢形态、大小，以及子宫大小、形态，对诊断多囊卵巢综合征有价值。

6．染色体检查　可进行染色体核型分析及分带检查。对鉴别性腺发育不全的病因及指导临床处理有重要意义。

7．其他检查　可进行诊断性刮宫，适用于已婚妇女，可了解宫腔深度和宽度、宫颈管和宫腔有无粘连、子宫内膜对卵巢激素的反应情况，还可确定子宫内膜结核的诊断。在宫腔镜直视下观察子宫腔内膜增生程度并将诊刮物送检，其诊断准确性更高。

【治疗】

对闭经患者尽早找出病因，及时进行治疗。

1．全身治疗　增强患者体质，供给足够的营养，对受环境改变、精神因素影响或营养缺乏者，应进行耐心的心理治疗，消除精神紧张和焦虑。

2．病因治疗　治疗造成闭经的器质性病变，部分患者去除病因后可恢复月经。对神经、精神应激起因的患者应进行有效的心理疏导；对体质差或因过度节食、消瘦所致闭经者应调整饮食、加强营养；剧烈运动引起闭经者应适当减少运动量及训练强度；对诊断为结核性子宫内膜炎者，应积极抗结核治疗；口服避孕药引起闭经者应停药。对于下丘脑（颅咽管肿瘤）、垂体肿瘤（不包括分泌 PRL 的肿瘤）及卵巢肿瘤引起的闭经，应根据肿瘤的部位、大小和性质制订治疗方案。含 Y 染色体的高 Gn 性闭经患者，其性腺有恶性潜能，应尽快行性腺切除术。对因生殖道畸形经血引流障碍而引起的闭经，应手术矫正使经血液流出畅通。

3．激素治疗

(1) 雌激素替代治疗：性激素治疗的目的是维持女性全身健康及生殖健康，促进和维持性征和月经。适用于子宫发育不良及卵巢功能衰竭者。

1）对子宫小或不能肯定有无子宫者，给予结合雌激素，从 0.3mg/d 起，根据情况逐渐可用到 0.625mg，每日 1 ~ 2 次。1 ~ 3 个月再做 B 超观察有无子宫，子宫大小。对无子宫副性征缺乏者、切除睾丸者卵巢发育不良或无卵巢者给予小剂量雌激素补充，长期补充。对卵巢功能衰竭者常用人工周期替代卵巢激素，也可用结合雌激素（妊马雌酮）0.625 ~ 1.25mg，连服 21 日，停药 1 周后重复用药。

2）雌、孕激素序贯治疗：结合雌激素（妊马雌酮）每日 0.625 ~ 1.25mg，自撤退性出血第 5 日起，连服 21 日，后 10 日加服甲羟孕酮 8 ~ 10mg，每日 1 次。

3）孕激素疗法：适用于体内有一定内源性雌激素的闭经患者。可在月经周期第 16 ~ 25 日，每天口服醋酸甲羟孕酮 10mg。

（2）促排卵：

1）氯米芬：自撤药性出血第 5 日开始，每日口服 50 ~ 200mg，连续 5 日。若无效，下一周期可逐步加量。适用于卵巢、垂体有正常反应，而下丘脑功能不足且有生育要求者。

2）尿促性素：对有生育要求且垂体功能不全者，自撤药性出血第 5 日起，每日肌内注射 HMG 1 支，连续 7 日，无反应时加至每日 2 支。至宫颈黏液评分 ≥ 8 分，B 型超声测定卵泡直径 ≥ 18mm 时，停用 HMG，加用 HCG 10 000U 肌内注射，以诱发排卵并维持黄体。

（3）溴隐亭：高催乳激素血症、卵巢功能正常者，愈后较好，可用溴隐亭使 PRL 下降，促排卵。应用 1.25mg 起逐步增加至 PRL 正常，再略减量以长期维持，于晚上睡前少量进食后服药，再进食，然后入睡，以减少副作用，并同时测基础体温，以观察月经排卵情况。垂体催乳激素瘤患者，每日 5 ~ 7.5mg，敏感者服药 3 个月后肿瘤明显缩小。

（4）其他激素治疗：①甲状腺素：适用于甲状腺功能低下引起的闭经。用法：甲状腺素 30 ~ 40mg 口服，每日 1 ~ 3 次，连续服用，根据患者症状及基础代谢率调整剂量。②肾上腺皮质激素：适用于先天性肾上腺皮质功能亢进症所致闭经，一般用泼尼松或地塞米松。

4．手术治疗　对诊断为多囊卵巢综合征的患者可行卵巢楔形切除术，对先天性畸形（如处女膜闭锁）、阴道横隔或阴道闭锁，均可手术切开或者行阴道成形术。

（1）处女膜闭锁切开术：在麻醉下处女膜“X”形切口，切口边缘用肠线缝合，用抗生素抗感染，引流积血。

（2）人工阴道成形术：在麻醉下于阴道直肠间横行切口，钝性分离 9 ~ 10cm，直径 3 ~ 4cm 大小间隙，用羊膜或大腿皮瓣植入覆盖阴道。放入阴道模型。开封后每日更换模型。半年后每日取出模型 1 ~ 2 小时，开始性生活，以后逐渐增加取出时间，如长期停止性生活，仍需放置阴道模型。患者出院前应学会更换模型。短小阴道可以不做手术，用阴道模型由小至大，机械扩张法，直至满足性生活。

（3）剖腹探查：做活检探明性腺是睾丸还是卵巢，睾丸在腹腔内则予以切除，防止癌变。

（4）外阴成形术：首先决定做成男性或女性，必要时请泌尿科会诊。对睾丸女性化患者应考虑切除睾丸并做成女性外阴。肾上腺皮质增生阴蒂过大可予以切除。

5．中医治疗　可行针刺治疗，针刺中极、关元、三阴交、足三里、归来、血海、地机等穴，补法或平补平泻，每日 1 次，连续 5 ～ 7 日为一疗程。针刺引起出血的机制是通过调节自主神经功能引起出血。也可给予中药辨证治疗。

第三节　多囊卵巢综合征

【概述】

多囊卵巢综合征（polycystic ovarian syndrome，PCOS）于 1935 年由 Stein 和 Leventhal 首先报道，故又称 Stein-Leventhal 综合征，是一种生殖功能障碍与糖代谢异常并存的内分泌紊乱综合征。其特征为持续性无排卵、雄激素过多、雌酮过多、促性腺激素比例失调和和胰岛素过多，是造成生育期妇女月经紊乱的最常见原因。主要表现为闭经、不孕、多毛、肥胖。典型病例双侧卵巢增大呈囊性改变，而排卵障碍所致不孕则是多囊卵巢综合征的主要临床表现。

【病因】

多囊卵巢综合征的病因尚不清楚，可能与以下三方面因素有关：①垂体促性腺激素分泌失调。②卵巢类固醇生物合成所需酶系统的功能缺陷。③肾上腺皮质功能紊乱。④可能与常染色体或性染色体的显性遗传有关。

【临床表现】

1．月经失调　少部分轻度患者可能会有规律性排卵，可表现为月经正常，但临床上多数多囊卵巢综合征患者出现月经稀发、继发性闭经及无排卵性功血。月经不调多发生于青春期，也有部分患者原来有规律月经，在体重增加、流产、情绪等精神因素或环境发生改变后出现月经失调。原发性闭经者仅占 5%，而大部分患者可表现为继发性闭经。

2．不孕　74%（35% ～ 94%），由慢性无排卵或流产继发感染所致。

3．多毛与色素沉着　多囊卵巢综合征患者常常伴有高雄激素血症、高胰岛素血症和黑棘皮症，称为高雄激素 - 胰岛素抵抗 - 黑棘皮综合征。黑棘皮症为阴唇、颈背部、腋下、乳房下和腹股沟等处皮肤出现灰褐色色素沉着，皮肤对称性增厚。雄激素过高时，患者出现多毛、痤疮，当睾酮水平 6.94nmol/L（200ng/dl）时，患者喉结明显，嗓音粗，肌肉粗大，体型失去女性体态，呈男性化改变。

4．超重或肥胖　41%（16% ～ 49%），多始于青春期前后，为渐进性。与雄激素过多、未结合睾酮比例增加及雌激素的长期刺激有关。国际上常用体重指数 (BMI) 测定肥胖，BMI= 体重 / 身高^2。评价标准为：BMI=15 ～ 22 为正常，BMI ≤ 15 为消瘦；> 24 为超重；女性 ≥ 28 为肥胖。多囊卵巢综合征患者多为向心性肥胖。

5．卵巢增生　59%（50% ～ 75%），多为双侧对称性多囊性增大 2 ～ 4 倍。

【诊断】

诊断典型的 PCOS，并不困难，临床多见非典型者则应做必要的实验性检查和卵巢病理检查。目前认为诊断 PCOS 的主要标准是：①持续无排卵；②高雄激素；③高雄激素的临床特征；④排除其他病因。次要诊断标准为：①胰岛素抵抗；② LH/FSH ≥ 2 ～ 3；③与高雄激素相关的间隙性无排卵；④多毛症。

（一）激素测定

1．促性腺激素　约 75% 患者 LH 升高，FSH 正常或降低，LH/FSH ≥ 2 ～ 3。

2．甾体激素　①雄激素：包括睾酮、双氢睾酮、雄稀二酮和 17- 酮类固醇升高。②雌激素：总量可达 140pg/ml，雌二醇相当于卵泡早期水平约 60pg/ml，性腺外雌酮生成增加使 $E_1/E_2 \geq 1$。③肾上腺硫酸脱氢表雄酮生成增加。

3．血清催乳素（PRL）　25% ～ 40% 患者≥ 25ng/ml。

4．胰岛素　空腹胰岛素升高≥ 14mU/L。

（二）超声检查

双侧卵巢多囊性增大，被膜增厚、回声强。被膜下可见多个直径 2 ～ 7mm 囊状卵泡。卵巢间质回声不均，子宫小于正常，子宫内膜肥厚。

（三）后腹膜充气造影及子宫输卵管造影

观察卵巢和肾上腺形态、大小，鉴别高雄激素血症原因。

（四）诊刮和子宫内膜病理检查

凡年龄≥ 35 岁患者，应做常规诊刮和内膜病理检查，以排除子宫内膜癌，了解内膜组织学变化。

（五）内镜

腹腔镜下可直接观察卵巢形态学，并施以活检、穿刺、楔形切除和电烙等治疗。

（六）CT 和磁共振成像

鉴定和除外盆腔肿瘤。

（七）剖腹探查

初步诊断为卵巢肿瘤或欲行卵巢楔形切除时施行。

【治疗】

（一）不孕症治疗

1．饮食管理　重点是降低糖类 / 脂肪摄入比例，减轻体重以平抑异常促性腺激素和雄激素分泌。

2．药物促排卵　以枸橼酸氯米芬（clomifene citrate，CC）为主，并适当配伍其他促排卵药物。

（1）枸橼酸氯米芬（CC）：首选的促排卵药物，于月经周期（或孕酮撤药性出血）的第 5 日开始每天口服 CC 50 ～ 100mg，连服 5 日，每天最大剂量不超过 250mg。以上治疗连用 3 ～ 6 个周期并监测排卵和妊娠情况。

（2）他莫昔芬：适用于 CC 治疗无效者。月经周期（或孕酮撤药性出血）的第 2 日（或第 5 日）20 ～ 40mg/d，连服 5 日。治疗效果与 CC 相似。

（3）CC-HCG：适用于单纯 CC 不能促发排卵或合并黄体功能不全者。即在完成 CC 5 日治疗后，于月经周期的第 15 日 1 次肌内注射 HCG 5000 ～ 10 000U，或超声监测卵泡发育，待卵泡直径≥ 18mm，血清 $E_2 \geq$ 300 ～ 500pg/ml 的次日肌内注射 HCG。

（4）CC- 地塞米松：适用于 PCOS 合并高雄激素血症，地塞米松 0.5mg/d，临睡前服用，该组治疗促排卵率 50%。

（5）HMG- 地塞米松：适用于 CC 治疗无效、低促性腺激素血症及高雄激素血症者。促排卵率 81%，妊娠率为 75%。

（6）HMG-HCG：适用于 CC 治疗无效及低促性腺激素血症者。

3．助孕技术　仅有 2 组报道应用 IVF/ET 治疗 PCOS 不孕。故助孕技术在 PCOS 治疗中的价值仍待深入研究。

（二）手术治疗

手术治疗包括卵巢楔形切除术和腹腔镜显微手术治疗。

（三）多毛症和高雄激素血症的治疗

PCOS 时，多毛症发生率为 20% ～ 80%，与 5α 还原酶活性相关。根据高雄激素来源（卵巢或肾上腺）和多毛症程度（轻度、中度、重度）选择不同药物治疗。

1．卵巢性高雄激素血症　选用口服避孕药（OC）、GnRH-α。

2．肾上腺性高雄激素血症　主要选用糖皮质激素治疗，有效率 26%。

3．抗雄激素药物　包括螺内酯、醋酸塞普隆和氟化酰胺。

（四）多毛症治疗的药物选择

1．轻症　OC。

2．中症 / 重症　螺内酯 +OC；CPA+OC；氟化酰胺 +OC。

第四节　痛　经

【概念与概述】

在行经前后或月经期出现下腹疼痛、坠胀或其他不适，程度较重，以致影响工作和生活者称痛经 (dysmenorrhea)。痛经为妇科最常见的自觉症状之一，大约有 50% 妇女有痛经，其中 10% 症状严重。痛经分为原发性痛经和继发性痛经。原发性痛经是指生殖器官无器质性病变者发生的痛经。继发性痛经则是指由于盆腔器质性病变（如子宫内膜异位症、子宫腺肌病）所致痛经。本节仅叙述原发性痛经。

【病因】

1．全身因素　原发性痛经受精神、神经因素影响。另外，与遗传因素也有一定关系。

2．内分泌因素　由于孕激素的作用，使分泌期子宫内膜合成并释放 PGF2α 比增生期多，前列腺素诱发子宫平滑肌收缩，产生下腹痉挛性绞痛，导致子宫腔内压力增高及子宫缺血，供血不足，代谢产物积蓄，刺激疼痛神经元而产生疼痛。另一方面，PGF-2α 进入血循环，可引起胃肠道、泌尿道和血管等处的平滑肌收缩，而导致恶心、呕吐、潮红及晕厥等症状。

【临床表现】

原发性痛经在青少年期常见。下腹疼痛为主要症状，最早出现于月经前 12 小时，月经第 1 日疼痛最剧烈，多呈痉挛性疼痛，持续数小时至 2 ～ 3 日缓解，严重者常伴有面色苍白、出冷汗、头晕、恶心、呕吐、腹泻、乏力等。疼痛一般位于下腹部，也可放射至腰骶部和大腿内侧。妇科检查无异常发现。

【诊断与鉴别诊断】

1．仔细询问病史有经期下腹痛症状。

2．全身检查和妇科检查无异常发现，但需排除引起痛经的盆腔器质性病变。继发性痛经往往在初潮后数年出现症状，大多有不孕、月经过多、放置宫内节育器史、子宫内膜异位症、子宫腺肌病或盆腔炎病史，妇科检查易发现引起痛经的器质性病变。腹腔镜检查是最有价值的诊断方法。

【治疗】

1．一般治疗　重视精神心理治疗，关心和理解患者的不适及恐惧心理，讲解痛经的原因和简单应对方法，帮助患者打消顾虑。加强锻炼，增强体质，注意经期卫生，不食生冷及刺激性食物，避免重体力劳动及剧烈运动，注意合理休息和充足睡眠，加强营养。发现全身性疾病应给予治疗，纠正贫血及便秘等。

2．缓解症状 当疼痛不能忍受时，可适当应用镇痛、镇静、解痉药，如地西泮、阿托品、去痛片，严重者遵医嘱肌内注射哌替啶。采取避孕措施的患者可口服避孕药。也可使用前列腺素合成酶抑制剂，如吲哚美辛、布洛芬等，一般于月经来潮，疼痛出现后开始服药，连服 2 ～ 3 日。还可用钙离子拮抗剂、硝苯地平，经前预防或疼痛时使用，连用 3 ～ 7 日。

3．手术治疗 如宫颈扩张术、子宫悬吊术等。

4．中医治疗 祖国医学认为，痛经是由于气血瘀滞、经血不畅，因而“不通则痛”，故可行针灸治疗，常选用关元、气海、子宫、三阴交等穴位；也可给予中药治疗，经期小腹及胸胁胀痛、经血黑紫者行活血化瘀，可给予血府逐瘀汤、七制香附丸、加味逍遥丸等治疗；对于经前、经期小腹冷痛，遇热而减轻者给予温经汤、苍附导痰汤加减治疗；气血虚弱、肝肾两虚者则用八珍汤、黄芪通经汤、六味地黄丸治疗。

第五节 围绝经期综合征

【概念与概述】

围绝经期（perimenopausal period）是指接近绝经出现与绝经有关的内分泌、生物学和临床特征起，至绝经 1 年内的期间，即绝对过渡期至绝经后 1 年。围绝经期妇女可出现一系列性激素减少所致的症状，称为围绝经期综合征。一般发生于 45 ～ 55 岁。除自然绝经外，手术切除两侧卵巢或受放射线破坏，可导致人工绝经，更容易发生围绝经期综合征。

【病因】

病因不十分明确，多认为卵巢功能减退，下丘脑和垂体功能退化，导致内分泌失调，代谢障碍，自主神经功能失调，出现围绝经期症状。此外，因雌激素减少，干扰中枢神经递质的代谢及分泌，使患者出现情绪不稳定等一系列精神症状。

【临床表现】

1．生殖系统表现

（1）月经紊乱：绝经前半数以上妇女出现月经紊乱，多为月经周期不规则，持续时间长，经量增加，或月经稀发而逐渐绝经。围绝经期及绝经后妇女出现异常子宫出血，一定要警惕子宫内膜癌、子宫颈癌、子宫肌瘤的发生。

（2）生殖器官萎缩：外阴、阴道萎缩，分泌物减少、干燥，疼痛，外阴瘙痒，盆底肌肉松弛。

2．全身症状

（1）潮热：为最常见的症状，面部和颈部潮热，继之出汗，持续时间长短不一，次数不等。这种症状可历时数年。

（2）精神、神经症状：激动易怒、焦虑不安、抑郁寡欢、不能自我控制。

（3）泌尿系统症状：尿道黏膜变薄，括约肌有松弛，常有尿失禁。膀胱因黏膜变薄，易反复发作膀胱炎。

（4）心血管疾病：绝经后妇女易发生动脉粥样硬化、心肌缺血、心肌梗死、高血压，伴头痛、眩晕、耳鸣等症状，因绝经后雌激素水平低下，使血胆固醇水平升高，高密度脂蛋白 / 低密度脂蛋白比值降低。

（5）骨质疏松：绝经后妇女骨质吸收速度快于骨质生成，造成骨质疏松，骨小梁减少，最后可能引起骨骼压缩使体格变小，严重者导致骨折。

（6）皮肤和毛发的变化：雌激素不足，使皮肤胶原纤维丧失，皮肤皱纹增多、加深，皮肤变薄，甚至破裂。

【治疗】

1．一般治疗　围绝经期精神症状可因神经类型不稳定或精神状态不健全而加剧，故应进行心理治疗，可选用适量的镇静药以助睡眠。如地西泮 2.5 ~ 5mg，每日 2 ~ 3 次；谷维素 20mg，每日 3 次，有助于调节自主神经功能；α 受体阻断药可乐定 0.15mg 口服，每日 2 ~ 3 次，用于治疗潮热症状。为预防骨质疏松，老年妇女应坚持体格锻炼，增加日晒时间，摄入富含蛋白质及钙的食物。

2．激素替代疗法（HRT）　性激素治疗中以补充雌激素为主。

（1）适应证：绝经期妇女出现以下问题时应建议应用性激素：①绝经症状严重影响生活质量。②需要防治绝经后骨质疏松症。③需要预防冠心病。④要求使用性激素预防围绝经期症状者。

（2）禁忌证：① 雌激素依赖性肿瘤：乳腺癌、子宫内膜癌、黑色素瘤。②原因不明的阴道出血。③严重的肝、肾功能障碍。④近 6 个月内血栓栓塞性疾病。⑤红斑狼疮。⑥镰状细胞贫血。⑦孕激素治疗禁忌证为脑膜瘤。

（3）制剂及剂量的选择：原则上尽量选用天然雌激素。剂量应个体化，以取最小有效量为佳。①尼尔雌醇：为长效雌三醇衍生物。每月口服 2 ~ 5mg，可有效地控制潮热、多汗、阴道干燥和尿路感染。由于其对子宫内膜作用弱，不引起子宫出血。②结合雌激素（妊马雌酮）：为天然雌激素，每日或隔日口服 0.625mg，连服 3 周，停药 1 周，然后继续下一周期的治疗。也可用妊马雌酮软膏阴道给药，每日 0.5 ~ 1g，用于治疗绝经后萎缩性阴道炎。③己烯雌酚：己烯雌酚 0.25mg，口服，每日 1 次，连服 25 日，后 14 日加服甲羟孕酮。④避孕Ⅰ号或Ⅱ号：适用于未绝经妇女，以改善症状。

（4）给药途径：①口服：口服给药对肝有一定损害，还可刺激产生凝血因子，因此需排除肝病或血栓栓塞性疾病。②胃肠道外途径：包括阴道、皮肤及皮下给药。不论何种途径，均能解除潮热，防治骨质疏松。

（5）用药时间：①短期用药：解除围绝经期症状，待症状消失后即可停药。②长期用药：用于防治骨质疏松、HRT 至少持续 5 ~ 10 年以上。通过雌、孕激素的合理配伍及治疗期间的定期监测，HRT 可较安全地长期应用。

3．其他药物治疗

（1）钙剂及维生素 D：钙尔奇 -D、复方氨基酸螯合钙胶囊等。

（2）降钙素：抑制骨吸收、减少骨丢失、减轻骨疼痛。

（3）双磷酸盐类：抑制破骨细胞，有抗骨质吸收的作用。

案例 18-1

50 岁女性，平素月经规律，孕$_3$产$_1$，月经紊乱 10 个月，量时多时少，此次月经量特别多。患者面色苍白，心悸。

问题与思考：

1．该患者应做哪些检查？

2．若妇科检查未发现异常，初步诊断为何疾病？

3．应采取何种措施进行治疗？

案例 18-2

28 岁未婚妇女，闭经 2 年，肛门 - 腹部诊子宫正常大，硬度正常，行黄体酮试验为阴性。

问题与思考：

1．应采取哪些检查方法?

2．如何治疗?

本章临床执业助理医师考试要点

1．功能失调性子宫出血的病因、病理生理、病理、临床表现、诊断与鉴别诊断、治疗。

2．闭经的病因与分类、诊断及治疗。

3．围绝经期综合征的概念、内分泌变化、临床表现、诊断及治疗。

思考题

1．什么是药物性刮宫？什么是人工周期?

2．无排卵性功能失调性子宫出血如何诊断?

3．说明无排卵性功能失调性子宫出血的治疗原则。

4．简述闭经的分类、诊断及治疗要点。

5．围绝经期综合征的临床表现有哪些?

（裴巧霞）

第十九章 妊娠滋养细胞疾病

学习目标

通过本章内容的学习，学生应能：

识记：

1. 说出葡萄胎、侵蚀性葡萄胎、绒毛膜癌的概念。
2. 陈述妊娠滋养细胞疾病的随访意义和内容。

理解：

比较葡萄胎、侵蚀性葡萄胎、绒毛膜癌的临床表现。

应用：

制订妊娠滋养细胞疾病患者治疗方案。

妊娠滋养细胞疾病（gestational trophoblastic disease，GTD）是一组来源于胎盘绒毛滋养细胞的疾病。根据组织学特点将其分为葡萄胎、侵蚀性葡萄胎、绒毛膜癌（简称绒癌）和胎盘部位滋养细胞肿瘤。葡萄胎为滋养层发育异常所致，属于良性绒毛病变，侵蚀性葡萄胎、绒毛膜癌和胎盘部位滋养细胞肿瘤又统称为妊娠滋养细胞肿瘤（gestational trophoblastic neoplasia，GTN）。这几种疾病之间有一定的联系，葡萄胎可能持续发展为侵蚀性葡萄胎，最后导致绒毛膜癌。绒毛膜癌除上述途径以外，还可直接发生于葡萄胎、足月产、流产或异位妊娠之后。

第一节 葡萄胎

葡萄胎（hydatidiform mole）是指妊娠后胎盘绒毛滋养细胞增生，绒毛水肿增大，变成大小不等的水泡，水泡之间有蒂相连成串，形如葡萄而得名，亦称水泡状胎块（图 19-1）。葡萄胎可分为完全性葡萄胎（complete hydatidiform mole）和部分性葡萄胎（partial hydatidiform mole）两类。

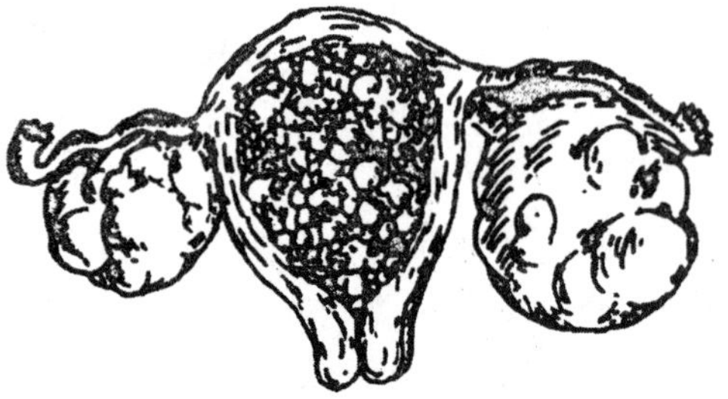

图 19-1 葡萄胎和双侧卵巢黄体囊肿

病因不明，可能与卵子异常受精、营养缺乏（饮食中缺乏维生素 A 和动物脂肪）、年龄 > 40 岁或 < 20 岁等因素有关。流行病学调查表明，葡萄胎发病率我国 1979 年 23 个省、市、自治区的统计为妊娠次数，葡萄胎次数为 1290 ∶ 1，其中浙江省发病率最高，山西省最低。

【病理】

1．大体病理　大小不等的水泡状物相连成串，水泡壁薄、透亮，水泡间充满血液及凝血块。完全性葡萄胎，整个宫腔充满水泡，胎盘绒毛完全受累，无胎儿及其附属物；部分性葡萄胎仅部分绒毛变为水泡，可见胎儿或附属物，胎儿多已死亡。

2．组织学检查　主要改变包括：①滋养细胞增生；②绒毛间质水肿；③绒毛间质中血管消失。

【临床表现】

1．停经和阴道流血　大多数患者在停经 2 ～ 3 个月后，因葡萄胎从蜕膜剥离而有阴道流血。流血量多少不定，有时可自然排出水泡状组织。流血时间长又未及时治疗者，可导致贫血及感染。

2．子宫异常增大　由于绒毛水泡样变性和宫腔积血，约半数以上葡萄胎患者的子宫异常增大，质地变软，大于停经月份的妊娠子宫。检查时子宫虽已超过妊娠 5 个月大小，但自觉无胎动，也听不到胎心音，触不到胎体。约 1/3 患者的子宫大小与停经月份相符，少数患者的子宫小于停经月份，其原因可能与水泡退行性变、停止发展有关。

3．子痫前期征象　多发生于子宫异常增大者，出现时间较正常妊娠早，可在妊娠 24 周前出现高血压、水肿、蛋白尿，症状严重，容易发展为先兆子痫，但子痫罕见。

4．卵巢黄体囊肿　滋养细胞过度增生，产生大量绒毛膜促性腺激素（HCG），刺激卵巢中颗粒细胞和卵泡膜细胞发生过度黄素化，以致形成大小不等的囊肿，称黄体囊肿。检查时可见双侧卵巢增大，葡萄胎清除后，囊肿一般自行消退。

5．甲状腺功能亢进症　大约 10% 葡萄胎患者合并轻度甲状腺功能亢进症，表现为心动过速、皮肤温热和震颤、血浆 T_3、T_4 浓度升高，葡萄胎清除后甲状腺功能亢进现象迅速消失。目前认为可能与绒毛膜促甲状腺激素有关。

【诊断】

根据病史、临床表现，诊断多不困难，但有时须与流产、双胎、羊水过多鉴别，可做下列辅助检查。

1．绒毛膜促性腺激素（HCG）测定　目前测定 HCG 水平的常用方法有 2 种，即尿 HCG 酶联免疫吸附试验及血 β-HCG 放射免疫测定。葡萄胎时血 β-HCG 较相应正常妊娠月份高，常超过 1000 000U/L，且持续不降，利用这种差别，可作为辅助诊断。

2．B 型超声检查　是诊断葡萄胎的重要辅助检查方法。宫腔内充满不均质密集状或短条状回声，呈“落雪状”图像，不见胎囊、胎儿影像。

3．超声多普勒检查　正常妊娠 7 ～ 8 周可听到胎心，葡萄胎只能听到子宫血流杂音，听不到胎心。

4．染色体核型检查　有助于完全性和部分性葡萄胎的鉴别诊断。完全性葡萄胎的染色体核型为二倍体，部分性葡萄胎为三倍体。

【鉴别诊断】

1．流产　两者均有停经及阴道流血，但葡萄胎患者子宫多大于同期妊娠者，HCG 水平高于同期妊娠水平，超声检查可显示葡萄胎特点。

2．多胎妊娠　子宫大，HCG 水平偏高，但无阴道流血，超声检查可确诊。

3．羊水过多　多发生在妊娠后期，子宫迅速增大，不伴有阴道流血，HCG 水平在正常范围内中，B 型超声可确诊。

【处理】

1．清宫　确诊后必须迅速清理子宫腔。一般选用吸刮术，即使子宫增大至妊娠 6 个月大小，仍可选用吸刮术。术前应做好输液、输血准备。术时充分扩张宫颈管，选用大号吸管吸引。待葡萄胎组织大部分吸出、子宫明显缩小后，改用刮匙轻刮子宫壁。为减少出血和预防子宫穿孔，可在术中静脉滴注缩宫素。缩宫素可使滋养细胞进入子宫壁血窦，导致肺栓塞和转移，所以缩宫素一般在充分扩张宫颈管和大部分葡萄胎组织排出后开始使用。子宫小于妊娠 12 周可以一次刮净，子宫大于妊娠 12 周或术中感到一次刮净有困难时，可于 1 一周后再次刮宫，每次刮出物均需送病理检查。

2．子宫切除术　对于年龄大于 40 岁、有高危因素、无生育要求者可行全子宫切除术，两侧卵巢应保留。

3．预防性化疗　一般不作为常规治疗，但对有下列高危因素者，应给予预防性化疗：①年龄大于 40 岁；②子宫明显大于停经月份；③尿 HCG 含量异常升高、持久不减或阴性后转阳性；④有咯血史；⑤无条件随访者。一般采用甲氨蝶呤、氟尿嘧啶或放线菌素 D 单药化疗。

【随访】

葡萄胎排出后，在相当长时间内仍有恶变可能。通过定期随访，可早期发现恶变、早期诊断、早期治疗，以减少恶变的危害性。葡萄胎清宫后每周检查 HCG 一次，直至连续 3 次阴性，以后每个月一次共 6 个月，再每 2 个月一次共 6 个月，自第一次阴性后共计 1 年。随访内容应注意有无阴道流血、咳嗽、咯血及其他转移灶症状，并做妇科检查，注意检查子宫大小和黄体囊肿消长情况，阴道有无转移结节等。必要时做胸部 X 线检查，了解有无肺转移。

葡萄胎随访期间应避孕 1 年。避孕方法首选避孕套，也可选用口服避孕药，一般不选用宫内节育器，以免子宫穿孔或混淆子宫出血的原因。

第二节　侵蚀性葡萄胎

葡萄胎组织侵入子宫肌层或转移到子宫以外，称为侵蚀性葡萄胎（invasive hydatidiform mole）。发生率约占葡萄胎的 10%，一般发生在葡萄胎清宫后 6 个月之内，也有在葡萄胎未排出前就已经恶变者。病理检查可见子宫肌层或转移病灶中有显著增生的滋养细胞、变性或完整的绒毛结构，伴有组织出血和坏死。

【临床表现】

1．阴道流血　葡萄胎排空后仍有不规则阴道流血。检查子宫复旧不佳，黄体囊肿持续存在。若病灶穿透子宫，则出现腹痛、腹腔内出血征象。

2．转移灶表现　最常见为肺部转移，可出现咳嗽或咯血，肺部 X 线检查有阴影。转移至阴道，可见阴道黏膜有紫蓝色结节，结节破溃后可大量出血。脑转移可出现头痛、呕吐、抽搐、偏瘫和昏迷等表现。

【诊断】

根据病史、临床表现和辅助检查，诊断常不困难，常用的辅助检查方法如下。

1．HCG 测定　葡萄胎排空 8 周后，HCG 持续在正常水平以上；定性试验由阴性转为阳性或定量由低转高者，均有可能为侵蚀性葡萄胎。

2．影像学检查　B 型超声可了解葡萄胎组织侵入子宫肌层程度；X 线检查可协助诊断肺转移；CT、MRI 对小的转移灶和脑部转移有重要诊断价值。

3．组织学检查　在子宫肌层或宫外转移灶的切片中可见到绒毛结构。

【治疗】

1．化疗　为首选疗法，一般能治愈，具体用药见本章第三节。

2．手术治疗　病灶在子宫，化疗效果不理想时可切除子宫；发生子宫穿孔时，立即行子宫切除术。

【随诊】

同绒毛膜癌。

第三节　绒毛膜癌

绒毛膜癌（choriocarcinoma）简称绒癌，是一种继发于正常或异常妊娠之后的滋养细胞肿瘤。约 50% 继发于葡萄胎，多在葡萄胎清宫后 1 年以上，25% 继发于流产之后，25% 继发于足月产和异位妊娠之后。绒毛膜癌的恶性程度极高，对妇女生命威胁很大。

【病理】

1．大体病理　子宫不规则增大，表面可见一个或多个紫蓝色结节，剖面呈暗红色，常伴有出血、坏死、感染，病灶质脆、极易出血，无水泡样组织。卵巢可形成黄体囊肿。

2．组织学检查　成片的滋养细胞高度增生、分化不良，伴有大量出血及坏死，没有绒毛结构，这是与侵蚀性葡萄胎的主要鉴别点。

【临床表现】

1．阴道流血　葡萄胎清宫或流产、足月产后，出现持续性或间断性不规则阴道流血，有时大量出血，可致休克。有的病例由于 HCG 的作用，可产生闭经及假孕的现象。少数病例子宫无病灶，只有转移灶，也可无阴道流血。

2．腹痛　绒毛膜癌组织侵及宫壁或宫腔积血时，可有下腹胀痛。当癌组织突破子宫壁或脏器转移灶破裂时，可出现急性腹痛。

3．盆腔肿块　由于增大的子宫或阔韧带内形成血肿，或增大的黄体囊肿等原因，妇科检查时可触及盆腔肿块。

4．转移灶表现　与侵蚀性葡萄胎相同，主要经血行播散，转移发生早且广泛，最常见的为肺部转移，其次是阴道，还可转移至脑、肝等。

（1）肺转移：癌肿侵及支气管时，可出现咳嗽、咯血或血痰；支气管阻塞，则形成肺不张，可出现胸闷及呼吸困难；癌灶接近胸膜时，可出现胸痛及血胸；急性肺栓塞时表现为肺动脉高压和呼吸循环功能障碍。X 线检查早期可表现为肺纹理增粗，很快出现小结节状阴影，以后因病灶增大可呈棉球状或团块状。

（2）阴道转移：多位于阴道下段前壁，呈紫蓝色结节，破溃后可大量出血。

（3）脑转移：常发生在肺转移之后，是本病的主要致死原因。瘤细胞进入脑血管后，最早是瘤栓期，患者可出现突然跌倒、失明、失语等一过性脑缺血表现；继之形成脑瘤期，因占位性病变的压迫及脑组织水肿，使颅内压增高，患者可出现头痛、呕吐、抽搐或昏迷；最后进入脑疝期，可因颅内压不断升高而引起脑疝，患者可突然死亡。

（4）肝转移：常同时伴有肺或阴道的转移，是预后不良因素之一。患者可出现黄疸、肝区疼痛及其他消化道症状，若病灶穿破肝包膜可出现腹腔内出血。

【临床分期】

目前国内外普遍采用 FIGO 妇科肿瘤委员会于 2000 年审定并于 2002 年颁布的滋养细胞肿瘤解剖学分期（表 19-1）。

表 19-1 滋养细胞肿瘤解剖学分期（FIGO，2000）

Ⅰ期	病变局限于子宫
Ⅱ期	病变扩散，但仍局限于生殖器官（附件、阴道、子宫阔韧带）
Ⅲ期	病变转移至肺，有或无生殖系统病变
Ⅳ期	所有其他转移

【诊断】

1．临床特征 凡足月产、流产、异位妊娠后，出现不规则阴道流血或有转移的症状，同时有 HCG 升高，均应考虑绒毛膜癌。葡萄胎清宫后 6 个月以内发病者应考虑为侵蚀性葡萄胎，在 6 个月至 1 年内发病者侵蚀性葡萄胎和绒毛膜癌都有可能，1 年以上发病者可考虑为绒毛膜癌。

2．HCG 测定 是诊断绒毛膜癌的重要手段。一般 β-HCG 降至正常值所需的时间，人工流产约需 30 天，自然流产约需 20 天，足月产约需 12 天，异位妊娠需 8 ～ 9 天。如果超过上述时限，HCG 仍未降至正常水平，结合临床特征可作出绒毛膜癌的诊断。若临床疑有脑转移，可做腰椎穿刺测定脑脊液 HCG。由于 β-HCG 不能迅速通过血脑屏障，因此当血清与脑脊液 β-HCG 值比值小于 20 ∶ 1 时，应考虑为脑转移。

3．影像学检查 B 型超声可了解葡萄胎组织侵入子宫肌层程度；X 线检查可协助诊断肺转移；CT、MRI 对小的转移灶和脑部转移有重要诊断价值。

4．组织学检查 送检标本中只见大量分化不良的滋养细胞及出血、坏死，未见绒毛结构，即可诊断为绒毛膜癌。

【鉴别诊断】

绒毛膜癌要与葡萄胎、侵蚀性葡萄胎、流产、异位妊娠、合体细胞子宫内膜炎、胎盘残留等相鉴别，主要与侵蚀性葡萄胎鉴别。侵蚀性葡萄胎只发生于葡萄胎之后，发病多在葡萄胎清宫后 6 个月之内，主要转移至肺、生殖道，较少发生脑和肝的转移，病理检查有绒毛结构。绒毛膜癌可发生于葡萄胎、流产、足月产和异位妊娠之后，发病多在葡萄胎清宫后 1 年以上，除转移至肺、生殖道外，常发生脑和肝等转移，病理检查无绒毛结构。

【治疗】

治疗原则以化疗为主，手术和放疗为辅。对年轻未生育患者，尽量不切除子宫，以保留生育功能。

1．化疗

（1）化疗药物选择：本病化疗药物很多，目前国内常用的一线化疗药物有甲氨蝶呤（MTX）、放线菌素 D（Act-D）或国产放线菌素 D（更生霉素，KSM）、氟尿嘧啶（5-Fu）、环磷酰胺（CTX）、长春新碱（VCR）、依托泊苷（VP-16）等。

（2）化疗方案：国内Ⅰ期常选用单药治疗，Ⅱ～Ⅲ期选用联合化疗，Ⅳ期或耐药病例可用 EMA-CO 方案，完全缓解率高，不良反应较少。常用的药物及用法见表 19-2 和表 19-3。

（3）不良反应：主要是造血功能障碍，其次是消化道反应，肝、肾功能损害及脱发等。化疗期间严密观察，药物不良反应常发生在化疗刚结束或停药 1 ～ 2 周内。如用药期间白细胞下降至 4×10^9/L 或血小板＜ 100×10^9/L，则应停药对症处理，停药后脱发症状可逐渐缓解。

（4）停药适应证：化疗持续到症状、体征、转移灶消失，HCG 每周检测一次，连续 3 次在正常范围，再巩固 2 ～ 3 个疗程方可停药，随访 5 年无复发者为治愈。

表 19-2　常用单一化疗药物及其用法

药物	用法	疗程间隔
甲氨蝶呤	0.4mg/（kg·d），肌内注射，连续 5 日	2 周
MTX（每周）	50mg/m^2，肌内注射	1 周
氨甲蝶呤 +	1 mg/（kg·d），肌内注射，第 1，3，5，7 日	2 周
四氢叶酸（CF）	0.1mg/（kg·d），肌内注射，第 2，4，6，8 日（24 小时后用）	
甲氨蝶呤	250mg 静脉滴注，维持 12 小时	
放线菌素 D	10 ~ 12μg/（kg·d），静脉滴注，连续 5 日	2 周
氟尿嘧啶	28 ~ 30mg/（kg·d），静脉滴注，连续 8 ~ 10 日	2 周

表 19-3　联合化疗方案及其用法

药物	用法	疗程间隔
氟尿嘧啶 + 放线菌素 D		
氟尿嘧啶	26 ~ 28mg/（kg·d）静脉滴注 8 日	3 周
放线菌素 D	6μg/（kg·d）静脉滴注 8 日	
EMA-CO 方案		
第一部分 EMA		
第 1 日		2 周
依托泊苷	100mg/m^2 静脉滴注	
放线菌素 D	0.5mg 静脉注射	
甲氨蝶呤	100 mg/m^2 静脉注射	
甲氨蝶呤	200mg/m^2 静脉滴注 12 小时	
第 2 日		
依托泊苷	100mg/m^2 静脉滴注	
放线菌素 D	0.5mg 静脉注射	
四氢叶酸	15mg，肌内注射（从静脉注射甲氨蝶呤开始算起 24 小时给药，每 12 小时 1 次，共 2 次）	
第 3 日		
四氢叶酸	15mg 肌内注射，每 12 小时 1 次，共 2 次	
第 4 至 7 日	休息（无化疗）	
第二部分 CO		
第 8 日		
长春新碱	1.0mg/m^2 静脉注射	
环磷酰胺	600mg/m^2 静脉滴注	

2．手术

（1）子宫切除：对年龄较大，病变在子宫，化疗效果不佳者可考虑手术切除子宫；年轻未育患者尽可能不切除子宫，以保留生育功能；必须切除子宫时可保留一侧或双侧卵巢。

（2）肺叶切除：对于多次化疗未能吸收的孤立耐药病灶，可考虑肺叶切除。

3．放射治疗　目前应用较少，主要用于肝、脑转移和肺部耐药病灶的治疗。

【随访】

出院后应严密随访，第1次在出院后3个月，然后每6个月1次至3年，此后每年1次直至5年，以后可每2年1次。目前国外推荐Ⅰ～Ⅲ期随访1年，Ⅳ期随访2年。随访内容同葡萄胎。随访期间应严格避孕，一般于化疗停止12个月后方可妊娠。

【预后】

绒毛膜癌的病死率由过去无化疗年代的90%下降至20%～30%，患者多数死于脑转移。预后与很多因素有关，如早期诊断，及时治疗，预后较好；足月产、流产之后的绒毛膜癌比葡萄胎之后的绒毛膜癌预后差；潜伏期越长，预后越不良；治疗前HCG水平越高，预后越不良；肿瘤直径越大，预后越不良；转移灶的数目越多，预后越不良。

本章临床执业助理医师考试要点

1．妊娠滋养细胞疾病的分类。
2．葡萄胎的病理、临床表现、诊断与鉴别诊断、治疗及随访。
3．妊娠滋养细胞肿瘤的病理、临床表现、诊断与鉴别诊断、治疗及随访。

思考题

1．何谓葡萄胎、侵蚀性葡萄胎、绒毛膜癌？
2．葡萄胎的临床表现有哪些？如何诊治？
3．葡萄胎随访有什么意义？如何进行？
4．侵蚀性葡萄胎和绒毛膜癌如何鉴别？

（邓开玉）

第二十章　女性生殖系统肿瘤

学习目标

通过本章内容的学习，学生应能：

识记：

1．说出子宫颈癌的临床分期、临床表现及诊断。

2．说出子宫肌瘤的临床表现、诊断、鉴别诊断及治疗原则。

3．说出卵巢肿瘤的临床表现、诊断、鉴别诊断、临床分期、并发症和治疗要点。

理解：

1．解释子宫内膜癌的临床表现、诊断、临床病理分期及治疗要点。

2．解释子宫肌瘤的分类、病理特点、继发变性。

3．解释子宫颈癌的鉴别诊断及治疗原则。

4．解释子宫颈癌的病理、转移途径。

应用：

通过女性生殖系统肿瘤案例分析，使学生具有对女性生殖系统肿瘤进行诊断及制订治疗方案的能力，养成不怕脏与累，热情服务患者的职业素养。

女性生殖系统肿瘤以子宫和卵巢的肿瘤最多见，良性肿瘤中子宫肌瘤发病率最高，恶性肿瘤发病率占首位的是子宫颈癌，其次为子宫内膜癌和卵巢恶性肿瘤。由于宫颈癌普查、普治工作的开展，使宫颈癌患者5年生存率显著提高。目前对卵巢癌的早期诊断和治疗已成为妇科专家普遍关注的问题。

第一节　外 阴 癌

外阴癌是外阴的恶性肿瘤，约占女性生殖道恶性肿瘤的5%。其中以原发性鳞状上皮癌为主。最常发生于大阴唇，其次是小阴唇、阴道前庭及阴蒂等。

【病因】

长期慢性炎症刺激外阴、慢性外阴营养障碍性疾病、免疫力下降、人乳头状瘤病毒感染后可造成外阴癌及其癌前病变。性过早、绝经、内分泌失调，外阴癌的发病率偏高。据统计，外阴癌患者比一般妇女绝经早3～5年。

【临床表现】

1．症状　大多数患者有疼痛或瘙痒症状，以夜间为重。部分患者外阴溃疡久治不愈，晚期患者还有脓性或血性分泌物增多、尿痛等不适。病灶位置不同也可出现其他症状，如病灶局部疼痛、排尿困难、出血和转移灶等症状。

2．体征　常与外阴鳞状上皮增生共存，早期浸润癌无特异性体征，晚期病灶呈溃疡状、乳头状或结节状肿物，多伴有色素沉着。病灶可累及外阴、会阴或肛门周围的任何部位，首先出现局部结节或肿块，并逐渐增大、坏死、破溃及感染，分泌物增多，伴有瘙痒、疼痛感。

【诊断】

根据病史、临床表现，行病理组织学检查后确诊。对无明显肿块者，可在阴道镜和（或）1%甲苯胺蓝外阴染色后，在可疑病灶处取材进行诊断。

【临床分期】

外阴恶性肿瘤的临床分期标准目前常用国际妇产科联盟（FIGO）1995 年修订的临床 - 手术病理分期（表 20-1）。

表 20-1　外阴恶性肿瘤的临床分期

FIGO	肿瘤范围
0 期	原位癌或上皮内癌
Ⅰ期	肿瘤局限于外阴和（或）会阴，肿瘤直径≤ 2cm，淋巴结无转移
Ⅰa	间质浸润＜ 1mm
Ⅰb	间质浸润≥ 1mm
Ⅱ期	肿瘤局限于外阴和（或）会阴，肿瘤直径＞ 2cm，淋巴结无转移
Ⅲ期	侵犯下尿道，和（或）阴道或肛门，和（或）其他部位和（或）单侧区域淋巴结转移（腹股沟淋巴结阳性）
Ⅳa 期	肿瘤侵犯尿道上段、膀胱黏膜、直肠黏膜和（或）双侧区域淋巴结转移
Ⅳb 期	任何远处转移，包括盆腔淋巴结转移

【扩散方式】

以局部蔓延和淋巴扩散为主，极少血性转移。

1. 蔓延　外阴局部的肿瘤逐渐增大，很少侵犯肌层的筋膜或邻近结构。一旦侵犯阴道，则很快累及肛提肌、直肠、尿道口及膀胱。

2. 淋巴转移　一侧外阴的癌肿可经由双侧的淋巴管扩散，依次转移至腹股沟浅层淋巴结、股管淋巴结、盆腔内淋巴结（髂外、闭孔和髂内淋巴结），最终转移到主动脉旁淋巴结和左锁骨下淋巴结。阴蒂部癌肿可绕过腹股沟浅层淋巴结直接转移到股管淋巴结，外阴后部以及阴道下段癌可避开腹股沟浅淋巴结而直接转移至盆腔内淋巴结。

【治疗】

外阴癌根据临床 - 手术病理分期采用手术治疗、放疗及化疗。放疗为辅助治疗。

1．手术治疗

（1）0 期：单个病灶行病灶局部切除术，要求切缘距病变 0.5 ～ 1.0cm，多发病灶行单纯外阴皮肤切除术。

（2）Ⅰ期：Ⅰa 期者行外阴扩大局部切除术。Ⅰb 期病变位于一侧者，采用外阴广泛性局部切除术加同侧腹股沟淋巴结清扫术，要求手术切缘距肿瘤边缘 2cm，深度达泌尿生殖膈浅筋膜；病变位于外阴中线者，采用外阴广泛性局部切除术加双侧腹股沟淋巴结清扫术。

（3）Ⅱ期：外阴广泛切除术及双侧腹股沟淋巴结清扫术。

（4）Ⅲ期：同侧腹股沟转移淋巴结固定或皮肤受累者行外阴广泛切除及双侧腹股沟、盆腔淋巴结切除术；癌灶侵犯尿道前部者行外阴广泛切除、尿道前部部分切除及双侧腹股沟、盆腔淋巴结切除术；癌灶侵犯肛门皮肤，且有双侧腹股沟转移淋巴结者行外阴广泛切除、肛门皮肤切除及双侧腹股沟、盆腔淋巴结切除术；腹股沟深淋巴结阳性者，应行腹股沟和盆腔区域术后放疗。

（5）Ⅳ期：癌灶侵犯肛管和（或）直肠和（或）下段直肠阴道隔者行外阴广泛切除、直肠下段和肛管切除、人工肛门成形术及双侧腹股沟、盆腔淋巴结切除术；癌灶侵犯尿道上段和（或）膀胱三角区者行外阴广泛切除、全尿道和部分膀胱切除、人工膀胱成形术及双侧腹股沟、盆腔淋巴结切除术。

2．放射治疗　外阴鳞癌对放射治疗较敏感，少数早期、范围小的病例可行单纯放疗，但外阴组织对放射线耐受性差，易发生肿胀、糜烂、剧痛等严重放射反应，难以达到放射根治剂量。因此放疗不作为治疗首选方法。黑色素瘤对放疗不敏感，为放疗相对禁忌证。放射治疗多用于：①术前局部照射，癌灶缩小后再进行手术；②局部残存癌灶或复发癌的治疗；③外阴广泛切除术后盆腔淋巴结照射治疗；④有手术禁忌证，晚期不宜手术者可行姑息性放射治疗。

3．化学治疗　多用于晚期癌或复发癌的综合治疗。常用药物为铂类、氟尿嘧啶及博来霉素等，可采用静脉注射或局部动脉灌注。

第二节　子宫颈癌

子宫颈癌（cervical cancer）是最常见的女性生殖道恶性肿瘤，其发病有明显的地区差异。由于宫颈癌癌前病变阶段长，通过宫颈细胞学检查可早期发现并早期治疗，使子宫颈癌的发病率及死亡率逐年下降。子宫颈癌的患病年龄分布呈双峰状，即 35 ～ 39 岁和 60 ～ 69 岁，20 岁以前极少见，70 岁以后发病率也逐渐下降。

【病因】

子宫颈癌的病因至今尚不清楚，但大量国内外资料认为，宫颈癌的发生与以下因素有关：

1．经济状况、种族、地理环境等因素。

2．早婚、早育、多产、性卫生不良、性生活紊乱。

3. 宫颈慢性疾患　如宫颈裂伤、中、重度糜烂 / 湿疣及慢性炎症等。

4. 与人乳头瘤病毒（HPV）16 型、18 型、31 型、33 等各高危亚型、人巨细胞病毒（HCMV）及疱疹病毒Ⅱ型（HSV-2）等感染有关。低危型 HPV 与子宫颈癌没有直接关系。

5. 与高危男子有性接触的妇女　高危男子是指有阴茎癌、前列腺癌或前妻患宫颈癌者。

6. 男性包皮垢作用　由于包皮口狭小、包茎、外翻困难，包皮垢不能定期清理干净，导致宫颈炎、宫颈糜烂，甚至宫颈发生癌变危险。

【病理】

宫颈的鳞 - 柱状上皮交界部是子宫颈癌的好发部位。在生理情况下，宫颈的鳞 - 柱状上皮交界部随体内雌激素水平变化而上下移动。如有某些外来致癌因素刺激可导致宫颈鳞 - 柱状上皮交界部反复移动，活跃的未成熟细胞或增生的鳞状上皮可向非典型方向发展，形成宫颈上皮内瘤样病变，并继续发展成为镜下早期浸润癌和浸润癌（图 20-1）。

（一）宫颈上皮内瘤变

宫颈上皮内瘤变（cervical intraepithelial neoplasia，CIN）包括宫颈不典型增生和原位癌，宫颈不典型增生的病理特征是：鳞状上皮细胞分化不良，排列紊乱，细胞核增大、深染、有多核，核分裂象异常等。根据异常细胞及其侵犯上皮的程度，宫颈不典型增生分为轻度、中度、重度。轻度不典型增生病变局限在上皮层的下 1/3，细胞异型性较轻，排列稍紊乱；中度为异型上皮占据上皮层的下 2/3，细胞异型性明显，排列紊乱；重度为异型细胞超过上皮层的下 2/3，但部分

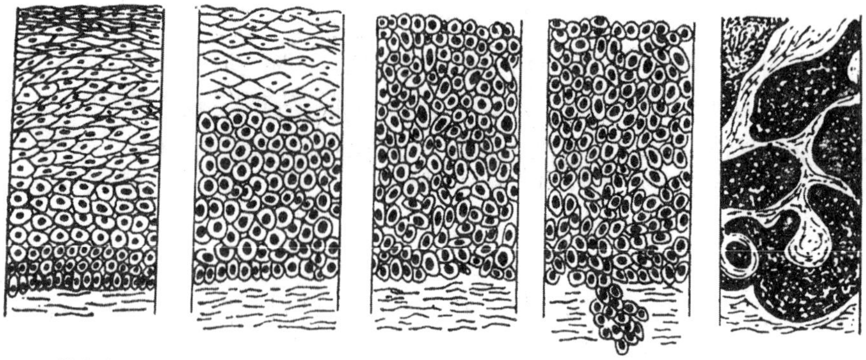

图 20-1　宫颈正常上皮—上皮内瘤变—浸润癌

表层细胞分化尚正常，细胞显著异型，失去极性。宫颈原位癌又称上皮内癌。癌变仅限于上皮层内，未穿透基底膜，无间质浸润。其上皮全层极性消失，细胞异型性显著，核大深染，染色质分布不均，有核分裂象。

通常 CIN Ⅰ级指轻度不典型增生，Ⅱ级指中度不典型增生，Ⅲ级指重度不典型增生及原位癌。

（二）宫颈浸润癌

1．宫颈鳞状细胞癌　占子宫颈癌的 90% ~ 95%。

（1）镜下早期浸润癌：在原位癌的基础上，镜下发现有癌细胞穿破基底膜，但浸润深度不超过 5mm，宽度不超过 7mm，且无癌灶互相融合现象，也无侵犯间质内血管迹象。

（2）浸润癌：癌组织侵入间质的深度已超过 5mm，或在淋巴管、血管中发现癌栓。

2．宫颈腺癌　占 5% ~ 10%，来源于宫颈管表面和宫颈管内腺体的柱状上皮，主要分为黏液腺癌和鳞腺癌两型。

【转移途径】

1．直接蔓延　最常见，向下侵犯阴道，向上可累及子宫下段及宫体，向两侧扩散到宫旁和阴道旁组织，向前后可侵犯膀胱及直肠。

2．淋巴转移　是子宫颈癌转移的主要途径，癌组织局部浸润后可侵入淋巴结，最初受累的淋巴结有宫颈旁、闭孔、髂内、髂外淋巴结，继而受累的淋巴结有骶前、髂总、腹主动脉和腹股沟淋巴结。晚期还可以出现左锁骨上淋巴结转移。

3．血行转移　较少见，主要转移部位有肺、肝、脊柱等处。

【临床分期】

采用国际妇产科联盟（FIGO 1995）最新修订的临床分期法（表 20-2 和图 20-2）

表 20-2　子宫颈癌的临床分期

分期	肿瘤范围
0 期	原位癌
Ⅰ期	癌灶局限于子宫颈
Ⅰa 期	镜下早期浸润癌，又称临床前期癌
Ⅰa_1 期	间质浸润深度＜ 3mm，水平扩散≤ 7mm
Ⅰa_2 期	间质浸润深度 3 ~ 5mm，水平扩散≤ 7mm
Ⅰb 期	临床病变局限于宫颈，肉眼可见浅表的浸润癌
Ⅰb_1 期	临床病灶直径≤ 4cm

续表

分期	肿瘤范围
Ⅰb_2期	临床病灶直径＞4cm
Ⅱ期	病灶超过宫颈，宫旁浸润未达盆壁；癌累及阴道，但未达阴道下1/3
Ⅱa期	癌累及阴道为主，无明显宫旁浸润
Ⅱb期	癌累及宫旁为主，无明显阴道浸润
Ⅲ期	癌灶超越宫颈，阴道浸润已达下1/3，宫旁浸润已达盆壁，有肾盂积水或无功能者（非癌所致的肾盂积水或肾无功能者除外）
Ⅲa期	癌累及阴道为主，已达下1/3
Ⅲb期	癌累及宫旁为主，已达盆壁，癌瘤与盆壁间无空隙，有肾盂积水或肾无功能者
Ⅳ期	癌扩散超出真骨盆或浸润膀胱及直肠黏膜
Ⅳa期	癌浸润膀胱和（或）直肠黏膜
Ⅳb期	癌浸润超出真骨盆，有远处转移

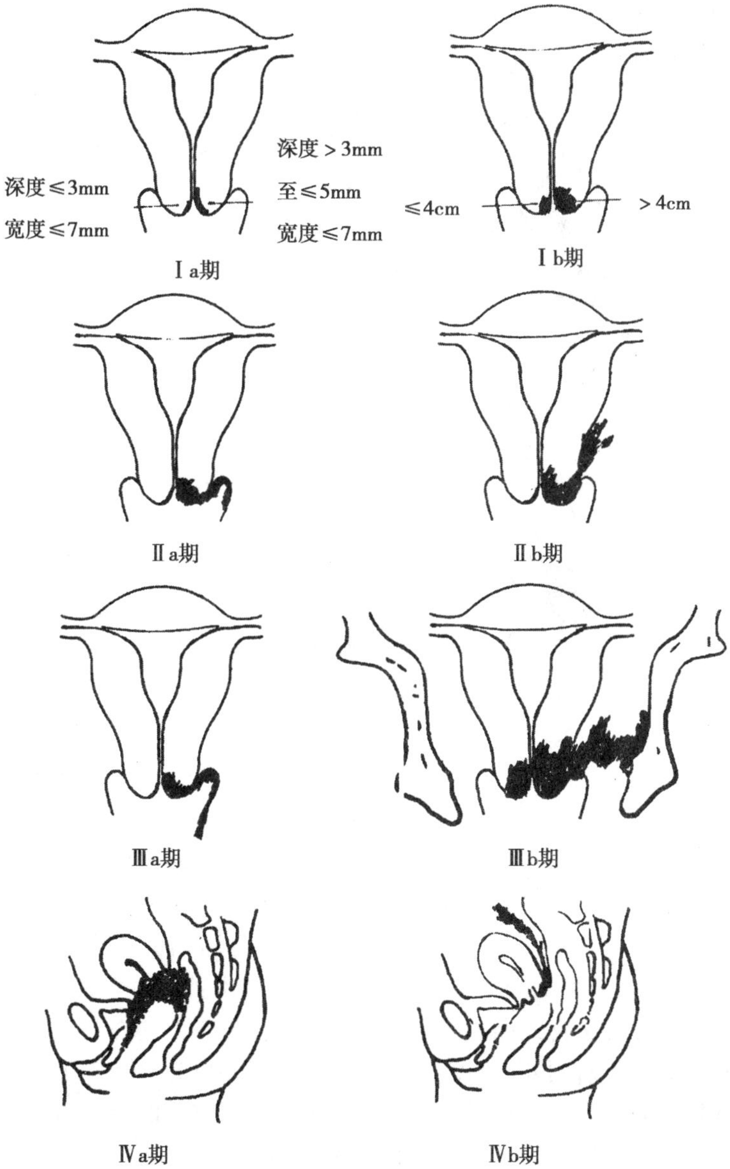

图20-2　宫颈癌临床分期示意图

【临床表现】

（一）症状

不典型增生、原位癌、镜下早期浸润癌一般无症状，也无明显体征，多在普查中发现。Ⅰb期及以后各期最早症状有阴道出血和阴道排液。

1．阴道出血　最早表现为性交后或双合诊检查后少量出血，称接触性出血。以后则在月经间期或绝经后出现少量不规则出血甚至大出血。一般外生型癌出血较早且血量多，内生型癌出血较晚。

2．阴道排液　最初量不多，呈白色或淡黄色，无臭味。随着癌组织破溃和继发感染，患者常诉阴道可排出大量米汤样、脓性或脓血性液体，伴恶臭。

3．晚期症状　根据癌瘤侵犯范围出现继发症状，如尿频、尿急、肛门坠胀、便秘、下腹痛、坐骨神经痛、下肢肿痛等。严重时癌瘤压迫或侵犯输尿管，可出现肾盂积水，甚至尿毒症。患者因长期消耗而出现恶病质。

（二）体征

原位癌和早期浸润癌，局部可无明显改变，仅见不同程度的糜烂，触之易出血。宫颈浸润癌常见以下四种类型（图 20-3）。

1．糜烂型　宫颈外口有较粗糙的颗粒状糜烂区，触之易出血。

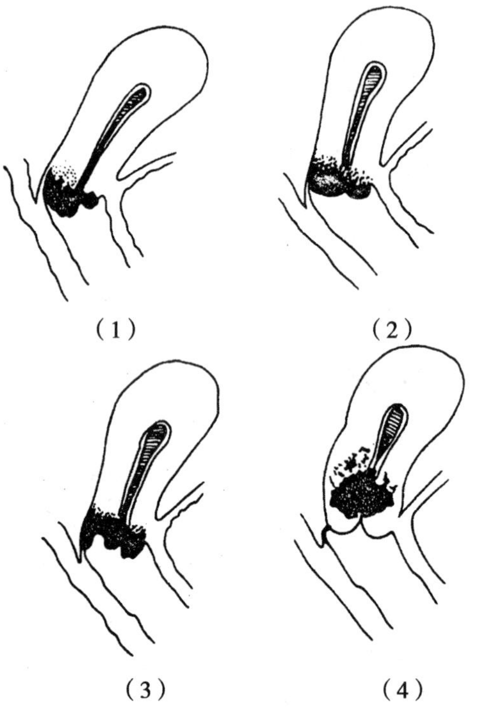

图 20-3　宫颈癌（巨检）

（1）外生型　（2）内生型　（3）溃疡型　（4）颈管型

2．外生型　又称菜花型，最常见。癌组织向外生长，开始呈息肉样或乳头状突起，逐渐增大呈菜花样，质脆、易出血。

3．内生型　癌组织向宫颈深组织浸润生长，见宫颈逐渐增大、质硬，宫颈表面尚光滑或仅有浅表溃疡。

4．溃疡型　外生型或内生型，癌组织坏死脱落，可形成凹陷型溃疡。有时整个宫颈被空洞所代替，状如火山口。

妇科检查应注意阴道后穹窿是否受累，宫旁有无增厚、变硬及侵犯范围。

【诊断】

子宫颈癌在出现典型症状和体征后，一般多为浸润癌，诊断多不困难，活组织病理检查可确诊。早期子宫颈癌往往无症状，体征也不明显，需借助下列辅助检查确诊。

1．宫颈刮片　是目前筛选和早期发现子宫颈癌的主要方法，必须在宫颈移行带区刮片检查，涂片用巴氏染色。该法简便、易行，准确率可达 95%。检查结果分为 5 级：Ⅰ级正常，Ⅱ级为炎症，Ⅲ级可疑癌，Ⅵ级高度可疑癌，Ⅴ级为癌。

宫颈刮片是防癌检查的主要方法，早期子宫颈癌中有 90% ～ 95% 都能经一次宫颈刮片检查被发现，对早期诊断子宫颈癌有重要价值。因此，宫颈细胞刮片是目前早期发现子宫颈癌的无创伤、最简单、最有效的方法。方法：用阴道窥器暴露子宫颈，拭去表面黏液，在宫颈外口与宫颈管交接处，以外口为中心，用特制小刮板，轻轻旋刮一周。若有宫颈糜烂，应在糜烂区与正常上皮交接处刮取，将采取标本的刮板立即在贴有标签的玻片上涂片（用力均匀，向同一方向推动，切不可来回反复涂抹），将制成的涂片立即放入 95% 乙醇中固定 15 ～ 30 分钟后取出，然后采用巴氏染色查找癌细胞。

2．薄层液基细胞学检测　是将脱落细胞保存在液体中，用全自动设备将细胞均匀分散贴附在载玻片上制成涂片，然后采用薄层液基细胞学检测系统检测宫颈细胞并进行细胞学分类诊断的子宫颈癌细胞学检查技术，可明显减少阻碍视线的血液、黏液和炎症细胞的数量。与传统的巴氏涂片检查相比明显提高了标本的满意度及宫颈异常细胞检出率。对子宫颈癌细胞的检出率为 100%，同时还能发现部分癌前病变、微生物感染（如真菌、滴虫、衣原体等）。

3．碘试验　正常宫颈及阴道鳞状上皮含糖原，可被染成棕色，而宫颈管柱状上皮及异常鳞状上皮（如鳞状上皮化生、宫颈炎、子宫颈癌前病变及子宫颈癌）均无糖原存在而不着色。在碘不着色区进行宫颈活组织检查，可提高子宫颈癌前病变及子宫颈癌的准确率。

4．氮激光肿瘤固有荧光检测法　利用荧光对癌组织的亲和力及人体内固有荧光，通过氮激光激发被测部位，目测各种组织发出的不同颜色荧光进行诊断。宫颈表面呈紫色或紫红色为阳性，提示有病变；蓝白色为阴性，提示无恶性病变。

5．阴道镜检查　对宫颈刮片细胞学检查Ⅲ级或Ⅲ级以上者，阴道镜可将病变放大 6 ～ 14 倍，直接观察宫颈上皮及血管的细微形态变化。根据检查所见确定活检部位，以提高活检的正确率。阴道镜下多点活检准确率可达 98% 左右。

6．宫颈和宫颈管活组织检查　是确诊子宫颈癌前病变和宫颈癌的最可靠和不可缺少的方法。一般分别在宫颈鳞 - 柱状上皮交界部的 12 点、3 点、6 点和 9 点处取活检，及碘不着色区，阴道镜指导下或肉眼可见的可疑癌变部位行多点活检并送病理检查。当宫颈刮片细胞学检查可疑或阳性而活检为阴性时，应搔刮宫颈管送病理检查。如宫颈刮片发现腺癌细胞，应行分段刮宫术。

7．宫颈锥形切除　当宫颈刮片多次检查结果为阳性而活检阴性，或活检为原位癌，或微灶浸润癌时，应行宫颈锥形切除连续病理切片检查，现已很少使用。

【鉴别诊断】

1．宫颈糜烂和宫颈息肉　可出现接触性出血和白带增多，外观上有时与宫颈上皮内瘤变或子宫颈癌难以辨别，应做宫颈刮片或活检进行病理检查。

2．子宫黏膜下肌瘤　表面如有感染、坏死时易被误诊。但肌瘤多为圆形，来自宫颈或宫腔，正常的宫颈包绕带蒂肌瘤。

3．其他宫颈一些少见病变　如宫颈结核、宫颈尖锐湿疣，需宫颈活检进行鉴别。

【预防】

1．开展性卫生教育，提倡晚婚、晚育、少育。

2．普及防癌知识，绝经前后妇女性交后出血或月经异常者，应警惕生殖道癌瘤的可能。

3．健全妇女防癌保健网，定期开展妇女疾病的普查、普治，包括子宫颈癌。定期对 30 岁以上已婚妇女常规进行宫颈刮片检查。

4．积极治疗中、重度宫颈糜烂。

5．积极治疗宫颈癌前病变。

【治疗】

1．CIN 的治疗　对 CIN Ⅰ级和 CIN Ⅱ级一般采用保守治疗，给予激光、微波等物理疗法及抗感染治疗，每 3 ～ 6 个月随访刮片一次。对 CIN Ⅲ级多行全子宫切除术。对年轻有生育要求者，可行宫颈锥切术并定期复查。

2．镜下早期浸润癌的治疗　Ⅰa_1 期行经腹全子宫切除术及阴道切除 2cm，卵巢正常者保留卵巢。Ⅰa_2 期行子宫根治术（宫旁切除 2cm 以上，阴道切除 2cm 以上），卵巢正常者保留卵巢，必要时清扫盆腔淋巴结。

3．其他浸润癌的治疗

（1）手术治疗：适用于Ⅰb 期及Ⅱa 期子宫颈癌，采用广泛子宫切除术和盆腔淋巴结清除术，也称子宫颈癌根治术。手术范围包括全子宫、双侧卵巢和输卵管、子宫周围韧带及全部宫旁组织，阴道切除范围应在瘤体边缘下 3 ~ 4cm，并切除髂总、髂内、闭孔和宫颈旁各组淋巴结。对Ⅰb 和Ⅱa 期子宫颈癌，手术与放射治疗疗效相近。

（2）放射治疗：是治疗子宫颈癌的主要方法，适用于Ⅰb 期及其以后各期患者。常用方法有腔内照射和腔外照射两种，对宫颈原发病灶采用腔内照射，放射源有 ^{137}Cs、^{192}Ir 等；对原发灶以外的转移灶，包括盆腔淋巴结，采用 ^{60}Co、直线加速器等腔外照射。

（3）放射及手术综合治疗：术前放疗适用于原发病灶较大、单纯手术切除有困难者。手术时发现盆腔淋巴结、宫旁结缔组织有转移及手术切缘有癌细胞者给予术后放疗。

（4）化学治疗：可作为手术或放疗的辅助治疗或对晚期和复发病例的姑息治疗。有效的药物有顺铂、环磷酰胺、多柔比星、博来霉素等，多采用以顺铂为主的联合化疗方案。

【预后】

子宫颈癌的预后与临床分期、病理学类型、淋巴结是否转移、治疗方案的选择等有关。早期手术与放疗效果接近。晚期病例死亡原因有尿毒症、出血、感染以及恶病质等。

【随访】

患者出院满 1 个月随访 1 次，以后每 2 ~ 3 个月复查 1 次；出院后第 2 年每 3 ~ 6 个月复查 1 次；出院后第 3 ~ 5 年，每 6 个月复查 1 次；第 6 年起，每年复查 1 次。除询问病情、进行临床检查外，还应定期进行胸部 X 线检查及血常规检查。

案例 20-1

某女士，38 岁。G_5P_3。同房后出血 4 次，伴白带增多，呈水样。妇科检查：外阴已婚已产型，阴道后穹窿有少量血性白带，宫颈轻度糜烂，有接触性出血。子宫正常大小，前位，活动可，双侧附件未触及。

问题与思考：

1. 初步考虑何种疾病？
2. 还应进行哪些检查？
3. 若为恶性肿瘤，请说出临床分期的标准。
4. 如何做到早期发现、早期诊断、早期治疗？

第三节　子宫肌瘤

子宫肌瘤（myoma of uterus）是女性生殖系统最常见的良性肿瘤，多见于 30 ~ 50 岁的妇女。由于很多患者无症状，或肌瘤较小不易被发现，因此临床报告肌瘤的发生率仅为 4% ~ 11%，低于实际发病率。

子宫肌瘤确切的发病因素尚不清楚，一般认为主要与性激素刺激有关。近年来研究还发现，子宫肌瘤的发生与孕激素、生长激素也有一定关系。

【分类】

按肌瘤生长的部位可分为子宫体肌瘤和子宫颈肌瘤，前者占 92 %，后者仅占 8%。子宫体部的肌瘤可向不同的方向生长，根据其发展过程中肌瘤与子宫壁的关系分为以下三类（图 20-4）。

1．肌壁间肌瘤　最常见，占 60% ~ 70%。肌瘤位于子宫肌壁内，周围均被肌层包围。

2．浆膜下肌瘤　这类肌瘤占 20%。肌瘤突起于子宫体表面，上面覆盖子宫浆膜层，若肌瘤继续向浆膜面生长，仅有宫体侧一蒂与子宫肌壁相连，称带蒂的浆膜下肌瘤。肌瘤向宫旁生长突入阔韧带前、后叶之间，称为阔韧带肌瘤。

3．黏膜下肌瘤　临床较少见，约占 10%。肌瘤向宫腔方向生长，突出于子宫腔，表面覆盖子宫内膜，称为黏膜下肌瘤。黏膜下肌瘤易形成蒂，子宫收缩使肌瘤经宫颈逐渐排入阴道，称为带蒂的黏膜下肌瘤。子宫肌瘤大多数为多个，各种类型的肌瘤发生于同一子宫，称为多发性子宫肌瘤。子宫肌瘤也可为单个肌瘤生长。

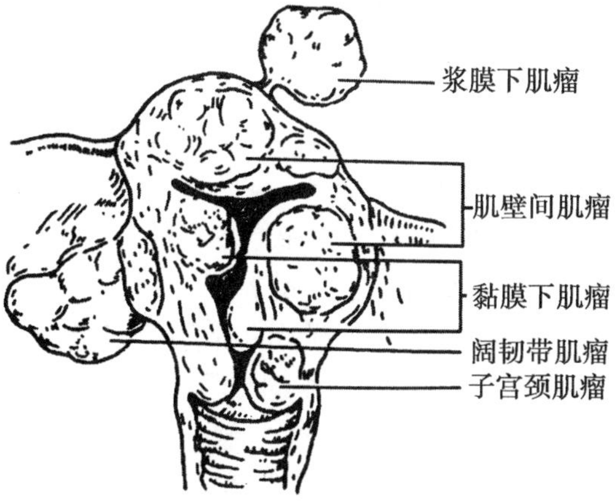

图 20-4　子宫肌瘤分类示意图

【病理】

1．巨检　典型的肌瘤为实质性的球形结节，表面光滑，与周围肌组织界限清楚。肌瘤虽无包膜，但由于周围的子宫肌层受压形成假包膜。切开假包膜后肌瘤突出于切面。肌瘤剖面呈灰白色漩涡状或编织状。纤维组织成分多者肌瘤质硬，肌细胞多者肌瘤偏软。

2．镜检　肌瘤由平滑肌与纤维组织交叉排列组成，成漩涡状。细胞呈梭形，大小均匀，核染色较深。

【继发变性】

肌瘤失去原有典型结构和外观时称为继发变性，可分为良性和恶性两类。

1．良性变性

（1）玻璃样变：最多见，肌瘤部分组织水肿变软，剖面漩涡状结构消失，代之以均匀的透明样物质，色苍白。镜下见病变区肌细胞消失，为均匀粉红色无结构区，与周围无变性区边界明显。

（2）囊性变：继发于玻璃样变后，组织液化，形成多个囊腔，也可融合成一个大囊腔。囊内含清澈无色液体，并可自然凝固成胶冻状，囊壁由玻璃样变的肌瘤组织构成。

（3）红色变性：多发于妊娠或产褥期，肌瘤体积迅速增大，发生血管破裂。血红蛋白渗入瘤组织，故剖面呈暗红色，如同半熟烤牛肉，有腥臭味，完全失去原漩涡状结构。

（4）钙化：发生于玻璃样变、坏死之后，由于肌瘤的血液循环障碍，钙盐被变性物质吸收沉积，形成钙化。

2．恶性变　称为肉瘤变，占子宫肌瘤的 0.4% ~ 0.8%。恶性变后肌瘤组织脆而软，与周围界限不清，切面漩涡状结构消失，呈灰黄色，似生鱼肉，多见于年龄较大，肌瘤生长较快与较大的患者。对子宫迅速增大或伴不规则流血者，考虑有恶性变可能。

【临床表现】

（一）症状

肌瘤的典型症状为月经过多和继发性贫血，但多数患者无症状，仅于盆腔检查时发现。症状与肌瘤的生长部位、生长速度及有无变性有关。

1．阴道出血　为肌瘤患者的主要症状。浆膜下肌瘤常无出血，黏膜下肌瘤及肌壁间肌瘤表现为月经量过多，经期延长。黏膜下肌瘤若伴有坏死、溃疡，则表现为不规则阴道出血。

2．腹部包块　偶然情况下扪及包块。包块常位于下腹正中，质地硬，形态可不规则。

3．白带增多　肌瘤使子宫腔面积增大，内膜腺体分泌旺盛，故白带增多。黏膜下肌瘤表面感染、坏死，可产生大量脓血性排液。

4．腹痛、腰酸　一般情况下不引起疼痛，较大肌瘤引起盆腔淤血，出现下腹部坠胀及腰骶部酸痛，经期由于盆腔充血症状更加明显。浆膜下肌瘤发生蒂扭转时，可出现急性腹痛。肌瘤红色变性时可出现剧烈疼痛伴恶心、呕吐、发热、白细胞升高。

5．压迫症状 压迫膀胱可引起尿频、尿急，压迫尿道可引起排尿困难或尿潴留，压迫直肠可引起便秘等。

6．不孕 占 25% ~ 40%。肌瘤改变宫腔形态，妨碍孕卵着床，肌瘤患者也常伴有卵巢功能障碍以致不孕。

7．全身症状 出血多者有头晕、全身乏力、心悸、面色苍白等继发性贫血表现。

（二）体征

1．腹部检查 较大的肌瘤可升至腹腔，腹部检查可扪及肿物，一般位于下腹部正中，质硬，表面不规则，与周围组织界限清。

2．盆腔检查 由于肌瘤生长的部位不同，检查结果各异。

（1）浆膜下肌瘤：肌瘤不规则增大，表面呈结节状。带蒂肌瘤有细蒂与子宫体相连，可活动；阔韧带肌瘤位于子宫一侧，与子宫分不开，常把子宫推向对侧。

（2）肌壁间肌瘤：子宫呈均匀性增大，肌瘤较大时，可在子宫表面摸到突起结节或球形肿块，质硬。

（3）黏膜下肌瘤：阴道窥器撑开阴道后可见带蒂的黏膜下肌瘤脱出于宫颈口外，质硬，表面被充血暗红的黏膜包围，可有溃疡及继发感染、坏死。宫口较松，手指进宫颈管可触到肿瘤蒂部。如肌瘤尚未脱出宫口外，只能扪及子宫略呈均匀增大，而不能摸到瘤体。

【诊断及鉴别诊断】

根据经量增多及检查时子宫增大，诊断多不困难。对不能确诊者通过探测宫腔、子宫碘油造影、B 型超声检查、宫腔镜及腹腔镜检查等协助诊断。子宫肌瘤常易与下列疾病相混淆，需加以鉴别。

1．妊娠子宫 子宫肌瘤玻璃样变或囊性变时质地较软，可被误认为妊娠子宫，如忽视病史询问妊娠子宫，亦可能误诊为子宫肌瘤。已婚生育期妇女有停经史、早孕反应，结合尿 HCG 测定、B 超检查，一般不难诊断。

2．卵巢肿瘤 多为囊性或囊实性，位于下腹一侧，可与子宫分开，亦可为双侧，患者很少有月经改变。而子宫肌瘤质硬，位于下腹正中，随子宫移动，患者常有月经增多。必要时可用 B 超、腹腔镜检查明确诊断。

3．盆腔炎性包块 盆腔炎性包块与子宫紧密粘连，患者常有生殖道感染史、检查包块固定、有压痛，质地较肌瘤软，B 超检查有助于诊断。抗感染治疗后症状、体征好转。

此外，子宫肌瘤还应与子宫肌腺病、子宫肥大症、子宫畸形、子宫颈癌等疾病相鉴别。

【治疗】

应根据患者年龄、生育要求、肌瘤大小和部位、有无合并症及子宫出血程度等情况综合考虑。

（一）随访观察

围绝经期妇女，如肌瘤小，无自觉症状，一般不需治疗，可每 3 ~ 6 个月随访检查一次。

（二）药物治疗

肌瘤不超过 8 周妊娠子宫大小，症状轻，近绝经年龄或全身情况不能胜任手术者，可给药物保守治疗。

1．雄激素 对抗雌激素，使子宫内膜萎缩，减少出血，使近绝经期妇女提前绝经。常用药物有甲睾酮及丙酸睾酮。每月总量不超过 300mg，以免引起男性化。

2．黄体生成素释放激素类似物 用于治疗与雌激素有关的疾病，包括子宫肌瘤。使用后患者经量减少或闭经，肌瘤缩小，但停药后肌瘤常又逐渐增大，目前主要用于术前辅助治疗或近绝经期患者治疗。

3．米非司酮　作为抗孕激素药物，近年用于子宫肌瘤的治疗，也可作为术前辅助治疗或近绝经期患者的治疗。

4．其他药物　月经量多时可使用子宫收缩药及其他止血、补血药物。

（三）手术治疗

1．手术适应证　①月经量过多造成贫血，药物治疗无效者；②妇科检查子宫大于妊娠 10 周大小；③黏膜下肌瘤；④肿瘤压迫膀胱或直肠出现压迫症状者；⑤短期内肿瘤生长迅速或疑有恶变者；⑥肌瘤影响生育功能，患者有生育要求者。

2．手术方式

（1）经阴道肌瘤摘除术：突出于阴道内的黏膜下肌瘤可经阴道摘除，对位于宫腔内的黏膜下肌瘤，部分病例可在宫腔镜下行电切术。

（2）经腹肌瘤摘除术：适用于年轻、希望生育且输卵管通畅，浆膜下、肌壁间单个或数量较少的肌瘤患者。

（3）子宫切除术：对肌瘤较大，症状明显，经药物治疗无效，不需保留生育功能或怀疑恶变者，可行经腹子宫全切除术。切除宫颈有困难者也可行子宫全切除术。

案例 20-2

某女，46 岁，孕$_2$产$_1$，放节育环 18 年，平素月经规律，$12\frac{5\sim6\text{天}}{28\sim30\text{天}}$，量中等，色暗红，无痛经。于入院前 1 年，无明显诱因出现月经量明显增多，未曾治疗；入院前半年，月经周期逐渐缩短（20 ~ 25 天），经期逐渐延长（8 ~ 10 天），经量明显增多，有血块，色暗红，遂取出节育环，给予止血药，症状略有缓解。末次月经 2002 年 3 月 16 日，持续 21 天至今未净，色鲜红，有中等大小的血块，未见肉样及其他组织排出，伴头晕、四肢乏力，于 2002 年 4 月 6 日来院就诊。查体：T 36.8℃，P 86 次 / 分，R 20 次 / 分，BP 90/68mmHg。重度贫血貌，胸、腹部检查未见异常。妇科检查：外阴阴道血染，宫颈光滑，子宫平位，增大如孕 3 个月大小，前壁可触及 2cm × 3cm × 3cm 的硬结，无压痛，双附件无异常。

问题与思考：

1．初步考虑何疾病？

2．还应进行哪些检查？

3．对该患者应如何治疗？

第四节　子宫内膜癌

子宫内膜癌（carcinoma of endometrium）又称子宫体癌，是发生于子宫内膜的癌。发病率在女性生殖道恶性肿瘤中仅次于子宫颈癌，居第二位。随着我国妇女老龄化、生活改善及某些妇女因疾病大量使用雌激素，使该病的发生率也有增加势头。绝大多数的子宫内膜癌为腺癌，发病年龄在 58 ~ 61 岁，其平均发病年龄为 60 岁左右。

【病因】

子宫内膜癌的病因尚不清楚。可能与下列因素有关：

1．子宫内膜长期雌激素刺激而无孕酮对抗。

2．体质因素　子宫内膜癌患者常伴有肥胖、高血压、糖尿病及其他心血管疾病，因此上述因素被认为是子宫内膜癌的高危因素。

3．子宫内膜增生性病变　1987年国际妇科病理协会（ISGP）将子宫内膜增生性病变分为单纯增生、复合增生和不典型增生，分别约有1％、3％、30％可发展成为子宫内膜癌。

4．遗传因素　约20％子宫内膜癌患者有一定的家族史。

【病理】

1．巨检　根据病变形态和范围分为两种类型。

（1）局限型：常发生于宫底部，病灶常发生于部分黏膜，呈息肉状或小菜花状，表面有溃疡，易出血。

（2）弥漫型：在内膜内蔓延，子宫内膜大部分或全部被癌组织侵犯，使之增厚或呈不规则息肉状，质脆，呈灰白色或浅黄色，表面有出血及坏死。

2．镜检　按组织细胞学特征分为：

（1）内膜样腺癌：最常见，占子宫内膜癌的80％～90％。内膜腺体异常增生活跃，排列紊乱，上皮呈复层。癌细胞异型性明显，核大、深染、核分裂活跃。

（2）浆液性乳头状腺癌：呈复杂乳头状结构，细胞复层和芽状结构明显，部分病例有砂粒体形成。恶性程度高。易累及肌层及向腹膜扩散。

（3）透明细胞癌：呈腺管状结构，出现透明的鞋钉样细胞，癌细胞胞质丰富、透亮，核深染、异型性明显，恶性程度高，易向远处转移。

（4）其他：包括鳞状细胞癌、黏液腺癌。

【转移途径】

早期病变局限于子宫内膜。其特点为生长缓慢，转移较晚。转移途径主要是直接蔓延和淋巴转移，晚期可血行转移。

1．直接蔓延　癌灶沿子宫内膜蔓延，可侵犯输卵管、卵巢以及盆腹腔，侵犯宫颈、阴道，侵犯肌层甚至浆膜并可广泛种植在盆腔和腹腔腹膜、大网膜等。

2．淋巴转移　为主要的转移方式。当癌灶浸润至深肌层，或扩散到宫颈管，或癌组织分化不良时，易发生淋巴转移。其转移途径与癌灶生长部位有关。

【临床分期及病理分期】

不手术治疗者多采用妇产科联盟（FIGO1982年）提出的子宫内膜癌临床分期标准（表20-3）。手术治疗者采用FIGO2000年制定的手术-病理分期（表20-4）。

表20-3　子宫内膜癌临床分期（FIGO，1982年）

0期	腺瘤样增生或原位癌
Ⅰ期	癌局限于子宫体
Ⅰa期	宫腔深度≤8cm
Ⅰb期	宫腔深度＞8cm
Ⅱ期	癌已侵犯宫颈
Ⅲ期	癌扩散到子宫以外，但未超出真骨盆
Ⅳ期	癌扩散超出真骨盆或侵犯膀胱或直肠黏膜
Ⅳa期	侵犯膀胱和（或）直肠黏膜
Ⅳb期	癌有远处转移

表 20-4　子宫内膜癌手术 - 病理分期（FIGO，2000 年）

分期	肿瘤范围
Ⅰ期	癌局限在子宫体
Ⅰa 期	癌局限于子宫内膜
Ⅰb 期	侵犯肌层≤ 1/2
Ⅰc 期	侵犯肌层＞ 1/2
Ⅱ期	癌侵犯宫颈
Ⅱa 期	累及宫颈内膜腺体
Ⅱb 期	侵犯宫颈间质
Ⅲ期	癌局部或区域转移
Ⅲa 期	癌侵犯浆膜和（或）附件，和（或）腹腔细胞学检查阳性
Ⅲb 期	阴道转移
Ⅲc 期	盆腔和（或）主动脉旁淋巴结转移
Ⅳa 期	侵犯膀胱黏膜和（或）直肠黏膜
Ⅳb 期	远处转移（不包括阴道、盆腔黏膜、附件及腹主动脉淋巴结转移，但包括腹腔内其他淋巴结转移）

【临床表现】

1．症状　早期患者可无明显症状，一旦出现症状则可有以下表现。

（1）阴道流血：是最重要和最早出现的症状，常为绝经后出血，血量不多。绝经前患者月经周期紊乱，表现为不规则出血或持续性出血。

（2）阴道排液：早期往往为浆液性或浆液血性白带，合并感染时可出现脓性或脓血性排液，有恶臭。

（3）疼痛：晚期肿瘤盆腔受累可引起剧烈疼痛，多为下腹及腰骶部疼痛，并可向腿部放射。

（4）全身症状：晚期患者可出现贫血、消瘦、恶病质、全身衰竭等。

2．体征　早期患者妇科检查子宫正常大小，稍晚子宫可无萎缩或增大、变软。有时可扪及转移性结节或肿块。

【诊断】

对近绝经期有异常阴道出血、绝经后阴道出血或排液的妇女，特别是有高危因素者，应考虑到有子宫内膜癌的可能，需做以下检查明确诊断。

1．分段诊断性刮宫　确诊子宫内膜癌需根据病理检查结果，分段刮宫术是最常用的刮取内膜的方法。先刮宫颈管，再刮子宫内膜，刮出物分别送病理检查，诊刮时操作要轻柔，以免引起穿孔，尤其当刮出物为豆渣样组织，高度怀疑为子宫内膜癌时，只要刮出组织已足够送病理检查，应停止操作。

2．宫腔细胞学检查　用特制的宫腔吸管或宫腔刷放入宫腔吸取分泌物做细胞学检查，可提高阳性率，可作为子宫内膜癌的筛选手段。

3．宫腔镜检查　宫腔镜可直接观察宫腔情况，估计肿瘤的范围，并可直视下取材做组织学检查。

4．B 型超声检查　子宫增大，内膜增厚，失去线性结构，宫腔内有不规则回声增强光团，内膜与肌层边界模糊，内部回声不均。有时 B 超还可判断肌层浸润等情况。

5．其他　有条件或必要时可选用 CT、MRI、血清 CA 125 等检查以协助诊断。

【鉴别诊断】

1．功能性子宫出血、子宫黏膜下肌瘤、子宫内膜息肉　均可有不规则阴道出血，诊断性刮宫及宫腔镜检查有助于与子宫内膜癌鉴别。

2．子宫颈癌　也可有不规则阴道出血及白带增多，可行妇科检查、宫颈刮片及活检鉴别。

3．老年性阴道炎及老年性子宫内膜炎　主要表现为血性白带，妇科检查见内、外生殖器萎缩，阴道壁充血或黏膜有散在出血点，宫腔镜检查可见子宫内膜薄，有点、片状出血。抗感染治疗有效。

【治疗】

1．手术治疗　是治疗子宫内膜癌的主要方法。术中应全腹探查并进行腹腔积液或腹腔洗液细胞学检查，并根据临床分期选择手术范围。对Ⅰ期患者选择行子宫次根治术及双附件切除术，手术范围包括全子宫、部分宫旁组织、双侧附件和1～2cm阴道。必要时行盆腔及腹主动脉旁淋巴结活检或清扫术。对Ⅱ期患者行广泛子宫切除术及双侧盆腔淋巴结及腹主动脉旁淋巴结清扫术。

2．手术加放射治疗　对Ⅱ期癌，不适合行广泛性子宫切除者，可先行腔内或体外照射，灭活癌细胞，减少手术复发及远处转移的可能，放疗结束4～6周内行子宫及双附件切除术。对Ⅱ期、Ⅲ期和Ⅳ期患者应术后加放射治疗。

3．放射治疗　包括 ^{60}Co、^{137}Cs 腔内照射及 ^{60}Co、直线加速器腔外照射。子宫内膜癌对放射线不甚敏感，但对老年或有严重内科合并症且不能耐受手术者以及晚期不宜手术者行放射治疗，仍有一定疗效。

4．孕激素治疗　手术后有残余癌，复发或转移癌时宜加用孕激素治疗，可抑制癌细胞生长。常用的药物有己酸羟孕酮、甲羟孕酮及甲地孕酮。一般用较大冲击量数周，以后逐渐减至维持量，维持1～2年。如甲地孕酮每日200～400mg，每周治疗2次，至少用10～12周才可评价疗效。

5．化学治疗　疗效不肯定。主要用于晚期不能手术或治疗后复发以及有高危因素患者的辅助治疗。常用的药物有顺铂、环磷酰胺、氟尿嘧啶、多柔比星等。

【随访及预后】

完成治疗后应定期随访，了解有无复发。术后2年内，每3～6个月1次，术后3～5年内，每半年1次。

子宫内膜癌患者，Ⅰ期和Ⅱ期病例占80%，5年生存率为80%左右。

案例 20-3

万女士，58岁，G_4P_3，结扎术后26年，绝经8年，现无明显诱因出现阴道流血2个月余，曾在私人诊所抗感染治疗无效。来院妇科检查外阴呈已婚已产型，阴道萎缩，宫颈光滑，子宫如孕50日大，质中，活动可，无压痛，双附件未触及。

问题与思考：

1．初步考虑哪些疾病？

2．为明确诊断，还应进行哪些检查？

3．说出子宫内膜癌的临床-病理分期。

4．确诊后给予治疗方案。

第五节 卵巢肿瘤

卵巢肿瘤占女性生殖器肿瘤的 1/3，其中 10% 为恶性。由于卵巢肿瘤迄今尚缺少完善的早期诊断方法，故就诊时一半以上的卵巢恶性肿瘤已属晚期，疗效不佳，5 年生存率较低，为 25 %～ 30 %，死亡率高居恶性肿瘤首位，成为严重威胁妇女健康的最大疾患。

【组织学分类】

卵巢的肿瘤类型多居各器官之首。卵巢肿瘤的分类方法很多，一般采用 1972 年世界卫生组织（WHO）根据卵巢的组织发生学制定的国际统一分类方法。卵巢肿瘤主要的组织学类型如下。

（一）来源于体腔上皮的肿瘤

来源于体腔上皮的肿瘤有良性、交界性、恶性之分。

1．浆液性肿瘤

2．黏液性肿瘤

3．子宫内膜样瘤

4．透明细胞瘤

5．混合型上皮瘤

6．未分化癌

7．库肯勃瘤

（二）来源于生殖细胞的肿瘤

来源于生殖细胞的肿瘤为畸胎瘤。

1．成熟性畸胎瘤　①囊性；②实质性。

2．未成熟性畸胎瘤　①无性细胞瘤；②内胚窦瘤；③绒毛膜癌；④胚胎癌。

（三）来源于特异性性腺间质的肿瘤

1．卵巢颗粒 - 间质细胞肿瘤　①颗粒细胞瘤；②卵泡膜细胞瘤。

2．男性性母细胞瘤

3．纤维瘤

（四）来源于非特异性性腺间质的肿瘤

来源于非特异性性腺间质的肿瘤有血管瘤、平滑肌瘤、脂肪瘤等。

（五）转移性肿瘤

另外还有一组并非真正肿瘤的瘤样病变，包括滤泡囊肿、黄体囊肿、卵泡膜黄体囊肿、子宫内膜异位囊肿、卵巢冠囊肿、输卵管卵巢囊肿等。

【病理】

几种常见的卵巢肿瘤的病理特点如下。

（一）上皮性肿瘤

发生于卵巢表面上皮，是最常见的卵巢肿瘤，占 50% ～ 70%。发病年龄大多在 30 ～ 60 岁，上皮性肿瘤分为良性、交界性和恶性。

1．浆液性囊腺瘤及浆液性囊腺癌　浆液性囊腺瘤占卵巢良性肿瘤的 25%。好发年龄 30 ～ 40 岁。肿瘤多为单侧单房性，表面光滑，呈灰白色，大小不一，囊内充满淡黄色清澈液体。有单纯性及乳头状两型，前者多为单房，囊壁光滑，后者多为多房，内可见乳头。囊壁为单层立方状或柱状上皮，与输卵管上皮相似。部分乳头状囊腺瘤间质内可见钙盐沉积形成的砂粒体。单纯型的恶变率为 35%，乳头型可达 50%。

浆液性囊腺瘤恶变为浆液性囊腺癌，是最常见的恶性卵巢肿瘤，占 40% ～ 50%。1/3 ～ 1/2

为双侧发生，肿瘤常为囊实性，体积较大，表面光滑，灰白色，切面常为多房性，腔内有乳头生长，囊液混浊，伴有出血、坏死。镜下见癌细胞大小不一，呈乳头状生长，并向间质浸润，

2．黏液性囊腺瘤及黏液性囊腺癌　黏液性囊腺瘤占卵巢良性肿瘤的20%左右。95%为单侧多房性，体积较大或巨大，表面光滑；囊腔大小不一，内含黏液性液体。囊壁可有乳头生长，被覆单层柱状上皮，与子宫颈管上皮相似，恶变率为5%～10%。极少数因肿瘤破裂，瘤细胞广泛种植于腹膜表面，分泌大量黏液，形成腹膜黏液瘤。

黏液性囊腺瘤恶变为黏液性囊腺癌者约占卵巢恶性肿瘤的10%。单侧多房者居多，表面多无乳头生长，分化较好，5年生存率达50%。

（二）生殖细胞瘤

来源于原始生殖细胞，占卵巢肿瘤的20%，生殖细胞肿瘤可见于任何年龄，但以儿童及年轻妇女多见，有良性及恶性之分。畸胎瘤是一组最常见的肿瘤，通常由两个或三个胚层组织衍化而来，分为成熟性畸胎瘤和未成熟性畸胎瘤两类。肿瘤的良、恶性及恶性程度取决于组织的分化程度。

1．成熟性畸胎瘤　为良性肿瘤，占卵巢畸胎瘤的95%，是最常见的卵巢肿瘤之一。绝大部分为囊性，实性罕见。囊性成熟畸胎瘤又称皮样囊肿，占生殖细胞肿瘤的85%～97%，好发于生育年龄，多数为单侧性。肿瘤中等大小，表面光滑或呈结节状，切面多为单房，腔内充满油脂和毛发，有时可见牙齿和骨质。镜下见三个胚层衍化来的各种组织，以外胚层组织为主，包括皮脂腺、汗腺、毛囊、脑及神经组织，也能看到中胚层组织（如脂肪、软骨或骨组织），内胚层组织很少见。因瘤体内容物轻重不均，重心常偏向一侧，易发生蒂扭转。

2．未成熟性畸胎瘤　多发生于青少年，多为单侧性的实性肿瘤，体积较大，表面呈结节状。切面似脑组织，质脆。肿瘤多由2～3个胚层的未成熟组织组成，主要为原始神经组织。未成熟组织细胞分化程度越差，未成熟组织含量越高，恶性程度越高。但未成熟性畸胎瘤有恶性程度的逆转现象，即自分化未成熟向分化成熟转化。5年存活率为20%。

（三）性索间质细胞瘤

来源于原始性腺中的性索及间质组织，占卵巢肿瘤的5%～10%。此类肿瘤能分泌激素并出现相应症状，又称功能性卵巢肿瘤。其中颗粒和卵泡膜细胞瘤因能分泌雌激素，幼女可引起性早熟，生育年龄可出现月经紊乱，老年妇女可发生绝经后出血，部分患者伴发子宫内膜癌。而睾丸母细胞瘤多能分泌雄激素，患者出现男性化表现。纤维瘤多见于中年妇女，肿瘤由幼稚或成熟的成纤维细胞及胶原纤维组成，呈编织状排列，偶可伴有腹腔积液和胸腔积液，称梅格斯综合征（Meigs syndrome）。手术切除肿瘤后，胸腔积液和腹腔积液自行消失。

（四）卵巢转移癌

卵巢是恶性肿瘤常见的转移部位，体内任何部位原发性癌均可转移到卵巢。最常见的是来自消化道、乳腺和生殖道的转移癌。库肯勃瘤（Krukenberg tumor）是一种特殊类型的转移性腺癌，原发部位为胃肠道。肿瘤中等大小，常侵犯双侧卵巢，一般保持卵巢原状，与周围器官无粘连。切面实性，胶质状，镜下见典型的能产生黏液的印戒细胞，预后极差。

【转移途径】

卵巢癌转移的特点是扩散早且广泛。主要途径是肿瘤直接蔓延以及腹腔种植。淋巴道也是重要的转移途径，最初为盆腔及腹主动脉旁淋巴结转移，晚期可累及左锁骨上淋巴结。血行转移少见，晚期可转移到肝及肺。

【临床分期】

现多采用FIGO（2000年）修订的临床分期法（表20-5）。

表 20-5　原发性卵巢恶性肿瘤的分期

Ⅰ期	肿瘤局限于卵巢
Ⅰa	肿瘤局限于一侧卵巢，表面无肿瘤，包膜完整，腹腔积液或腹腔冲洗液不含恶性细胞
Ⅰb	肿瘤局限于双侧卵巢，表面无肿瘤，包膜完整，腹腔积液或腹腔冲洗液不含恶性细胞
Ⅰc	Ⅰa 期或Ⅰb 期肿瘤，伴以下任何一种情况：包膜破裂，腹腔积液或腹腔冲洗液中含恶性细胞
Ⅱ期	一侧或双侧卵巢肿瘤，伴盆腔内扩散
Ⅱa	蔓延和（或）转移到子宫和（或）卵巢
Ⅱb	侵犯到其他盆腔组织
Ⅱc	Ⅱa 或Ⅱb，腹腔积液或腹腔冲洗液中含恶性细胞
Ⅲ期	一侧或双侧卵巢肿瘤，伴显微镜下证实的盆腔外腹腔转移和（或）区域淋巴结转移，肝表面转移
Ⅲa 期	显微镜下证实的盆腔外腹腔转移
Ⅲb 期	腹腔转移灶直径≤ 2cm
Ⅲc 期	腹腔转移灶直径＞ 2cm 和（或）区域性淋巴转移
Ⅳ期	超出腹腔的远处转移，胸腔积液中有癌细胞，肝实质转移

【临床表现】

（一）症状

1．早期无症状　肿瘤较小，患者常无症状，部分患者无意中摸到下腹部包块或妇科检查时偶然发现。

2．腹痛　一般无明显腹痛。当出现并发症（如蒂扭转、破裂）时，可出现下腹部疼痛。

3．月经失调　除功能性卵巢肿瘤外，一般不影响月经。偶因卵巢组织被破坏而出现月经失调或闭经。

4. 压迫症状　肿瘤压迫膀胱可引起尿频，压迫直肠可引起便秘。有腹腔积液时可出现腹胀。卵巢肿瘤压迫膈肌时可出现呼吸困难、心悸。

5．其他　随着肿瘤的增大和出现腹腔积液，患者自觉腹围增大，晚期可出现乏力、消瘦、贫血等恶病质表现。

（二）体征

1．腹部检查　肿瘤增大时可见下腹部隆起，并可触及肿物。触诊时应注意肿物的大小、质地、活动度，有无压痛，表面情况等。叩诊肿瘤部位为浊音，无移动性浊音。

2．妇科检查　宫旁触及包块。良性肿瘤多为单侧，表面光滑，囊性，可活动。恶性肿瘤多为双侧，表面不规则，实性或囊实性，活动差。早期恶性肿瘤易与良性肿瘤混淆。

【诊断】

根据病史及检查，卵巢肿瘤一般不难诊断，诊断困难时可进一步行下列辅助检查。

1．B 型超声检查　B 超可明确肿瘤的大小、位置、形态、内部结构等，其诊断准确率可达 90%。近年来阴道彩色血流多普勒超声的应用显著提高了诊断的准确率。

2．细胞学检查　腹腔或后穹窿穿刺以及手术中取腹腔积液或腹腔冲洗液细胞学检查可进行卵巢恶性肿瘤的诊断、鉴别诊断和分期。腹腔积液中癌细胞的检出率为 60% ～ 70%。经阴道或腹部穿刺包块吸取细胞检查，可显著提高卵巢肿瘤诊断的准确率，但可引起囊液外溢及癌细胞扩散，故囊性包块一般不宜做穿刺检查。

3. 腹腔镜检查　可直视盆腔和腹腔脏器，明确有无肿瘤及肿瘤的具体情况，并进行临床分期。必要时取活组织进行病理检查。

4．肿瘤标记物测定　测 CA 125、甲胎蛋白（AFP）、绒毛膜促性腺激素（HCG）、乳酸脱氢酶（LDH）等对卵巢恶性肿瘤的诊断有帮助。

5. 影像学诊断　腹部X线检查对卵巢成熟性畸胎瘤可显示牙齿及骨质。消化道造影可了解盆腔肿物是否为消化道转移癌。

6. 其他　计算机断层扫描（CT）和磁共振成像（MRI）能清楚显示肿物的图像及各脏器、盆腔淋巴结有无转移，对卵巢肿瘤的诊断、分期、随访观察起一定作用。

【鉴别诊断】

（一）卵巢良性与恶性肿瘤的鉴别（表20-6）

表20-6　卵巢良性与恶性肿瘤的鉴别

	良性肿瘤	恶性肿瘤
年龄	生育年龄	多见于幼女、青年和绝经后的妇女
病史	逐渐增大，病程长	迅速增大，病程短
体征	单侧、囊性、表面光滑、包膜完整，活动好，一般无腹腔积液	双侧、实性或囊性、表面结节状，可能突破包膜，活动差，有腹腔积液，且多为血性，能找到癌细胞
一般情况	良好	迅速出现恶病质，有时有低热
红细胞沉降率	正常	常加快
B超	为液性暗区，边缘清楚	液性暗区有杂光团、光点，边界不清楚
肿瘤标记物	多为阴性或低值	常为阳性，高水平上升

有时卵巢良性肿瘤与早期卵巢癌在术前甚至术中很难鉴别，需开腹探查或病理检查确诊。

（二）卵巢肿瘤与其他疾病的鉴别诊断

1．卵巢非赘生性肿瘤　以卵巢滤泡囊肿和黄体囊肿多见，常单侧，直径＜5cm，2个月内可自行消失。如持续存在或增大，应考虑为卵巢肿瘤。

2．子宫肌瘤　如子宫浆膜下肌瘤或肌瘤囊性变，易与卵巢肿瘤混淆。子宫肌瘤患者多有月经过多史，妇科检查时肿瘤随宫体和宫颈活动。诊断困难时行B超检查、探针检查及腹腔镜检查。

3．子宫内膜异位症　患者可有不孕、继发性进行性痛经、性交痛等症状。当子宫内膜异位在卵巢时，称卵巢巧克力囊肿，与卵巢肿瘤难鉴别。子宫内膜异位症患者有进行性痛经、不孕、月经过多，手术中见卵巢肿瘤内囊液为陈旧性黏稠血液。

4．妊娠子宫与慢性尿潴留　妊娠子宫增大与停经月份相符，质软，妊娠试验与B超检查可鉴别。慢性尿潴留患者自觉腹部逐渐增大，在耻骨联合上可扪及边界不清的囊性包块，导尿后包块缩小。

5．结核性包块　结核多发生于年轻、不孕妇女，患者多有肺结核病史，其包块位置常较高，形状不规则，与周围组织粘连固定、不活动，常合并腹腔积液。行腹腔积液细胞学检查、结核菌素试验、腹部X线检查、抗结核治疗有助鉴别。

6．腹腔积液　腹腔积液患者常有肝病、心脏病史，平卧时腹部向两侧突出呈蛙腹，叩诊腹部中间呈鼓音，周围浊音，有移动性浊音。巨大卵巢囊肿平卧时腹中间隆起，叩诊腹部中间呈浊音，周围呈鼓音，移动性浊音阴性，腹部检查及B超检查肿物有边界。

【并发症】

1．蒂扭转　常发生于中等大小、瘤蒂长、重心偏于一侧的肿瘤，常见于成熟性畸胎瘤，是常见的妇科急腹症之一。扭转后可使肿瘤淤血、水肿或缺血、坏死，易继发感染及破裂。典型症状为患者突发一侧下腹部疼痛，伴恶心、呕吐，或体温升高。检查时下腹压痛、反跳痛、肌紧张，妇科检查可触及盆腔包块，张力大，瘤蒂扭转部位压痛最明显。诊断一经确立，应立即手术切除，不可将瘤体复位（图20-5）。

2．破裂　因囊内压增高、坏死或外伤引起，有自发性破裂和外伤破裂。破裂后轻者无症状，严重者囊液流入腹腔，产生剧烈疼痛和腹膜刺激症状，应立即剖腹探查，切除肿瘤并彻底清洗腹腔。

3．感染　较少见，患者有腹痛、发热，腹部有压痛及肌紧张，白细胞计数明显增高，应先控制感染，再行肿瘤切除术。

4．恶性变　早期多无症状，如肿块迅速长大或出现腹腔积液，高度怀疑有恶性变。

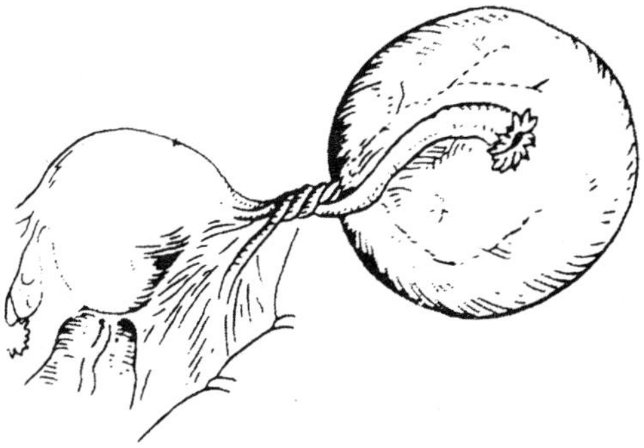

图 20-5　卵巢囊肿蒂扭转

【治疗】

卵巢肿瘤以手术为主，恶性肿瘤还应辅以化疗或放疗。

（一）良性卵巢肿瘤的治疗

卵巢肿瘤一经确诊，即应及早手术治疗，手术范围根据患者年龄、有无生育要求及双侧卵巢情况决定。术中应尽量避免肿瘤破裂，仔细区分肿瘤性质，排除恶性的可能，必要时送快速冰冻切片行病理检查。

（二）恶性卵巢肿瘤的治疗

以手术治疗为主，辅以化学治疗、放射治疗、免疫治疗等。

1．手术治疗　是确定诊断、明确分期的必要手段，也是最有效的治疗方法。一旦怀疑为卵巢恶性肿瘤，应及早手术。手术范围原则上应做全子宫及双附件切除术、大网膜切除术，现主张常规行阑尾切除及腹膜后淋巴结清除术。即使对晚期患者，也应尽可能地切除所有的癌灶，最大限度地减少癌细胞数，称为肿瘤细胞减灭术。卵巢癌手术后可辅以化疗或放疗，提高 5 年生存率。

2．化学治疗　是卵巢癌的主要辅助治疗手段，有可能使癌灶完全消退，延长患者生存期（表 20-7）。

表 20-7　卵巢癌常用的化疗方案

方案	药物	剂量及方法	适应证
CAP	环磷酰胺（C）	500mg/m^2，静脉滴注，每 4 周重复	上皮性肿瘤
	多柔比星（A）	50mg/m^2，静脉滴注，每 4 周重复	
	顺铂（P）	70mg/m^2，静脉滴注或腹腔灌注，每 4 周重复	
VAC	长春新碱（V）	每周 1.5mg/m^2，静脉注射，每 4 周重复	生殖细胞肿瘤
	放线菌素 D（A）	300μg/（m^2·d）×5 日静脉滴注，每 4 周重复	
	环磷酰胺（C）	150 ～ 250mg/（m^2·d）×5 日静脉注射，每 4 周重复	
VPB	长春新碱（V）	2mg/m^2，第 1、2 天 静脉滴注，每 3 周重复	生殖细胞肿瘤
	顺铂（P）	20mg/m^2，第 1 ～ 5 天 静脉注射，每 3 周重复	
	平阳霉素（B）	10mg/m^2，第 2 天肌内注射，每 3 周重复	

化疗多用在术后，用于杀灭手术难以切除干净的残余病灶癌细胞。对Ⅰc 期及以后各期患者均应加化疗。也可术前化疗使手术易于进行。大多数卵巢癌对化疗比较敏感，但目前尚无统一的化疗方案。一般主张大剂量、多疗程、多途径联合化疗。上皮肿瘤常用的为 CAP 方案，生殖细胞肿瘤和特异性性腺间质细胞肿瘤为 VAC 方案和 VPB 方案（表 20-7）。因卵巢癌多为腹腔内扩散，除静脉途径给药外，尽可能行腹腔给药化疗，也可动脉插管化疗和淋巴道内化疗。

卵巢癌患者化疗过程中可出现药物反应：①消化道反应：如有食欲缺乏、恶心、呕吐，鼓励患者进食高蛋白质、高维生素、低脂肪食物，给予镇静、止吐药及静脉补液；对出现腹痛、腹泻者应观察大便次数、性质和量并送检，记录液体的出入量，按医嘱给药；有口腔黏膜溃疡者，餐后用生理盐水或呋喃西林等溶液漱口，溃疡处涂 1% 甲紫。②造血功能障碍：观察有无出血倾向，定期检查血象，如白细胞下降至 3.0×10^9/L、血小板低于 50×10^9/L，应请医生停药。③内脏损害：常见肝、肾损害，应检查其功能，发现症状、体征，立即报告医生。④皮疹、脱发：出现皮疹应对症治疗，脱发者戴假发，停药后头发可再生。

3．放射治疗　放疗适用于残余灶＜ 2cm，无腹腔积液，无肝、肾转移者。无性细胞瘤对放疗高度敏感。

4．免疫治疗　近年报道有显著的抑癌效果，如单克隆特异抗体、转移因子、左旋咪唑及胸腺肽等。

【预后】

卵巢癌患者 5 年生存率 Ⅰ 期可达 70 %～ 90 %，Ⅱ 期在 50 %，Ⅲ 期、Ⅳ 期不超过 20 %。恶性肿瘤中以内胚窦瘤预后最差。

案例 20-4

张女士，32 岁，G_2P_1。2 年前体检时发现右下腹有一核桃大小囊实性包块，未曾治疗。早晨起床后突感右下腹剧烈疼痛，伴恶心、呕吐 1 小时入院。追问月经情况，无停经史。体温 38.2℃，脉搏 92 次 / 分，血压 90/60mmHg。妇科检查于子宫右侧扪及约 12cm × 10cm × 8cm 的肿物，触痛。子宫正常大小，压痛以包块与子宫交界处明显。左侧附件未触及。实验室检查 WBC 8.6×10^9/L，N 55%。

问题与思考：

1．初步诊断为何疾病？

2．诊断依据是什么？

3．如何处理？

4．若为卵巢肿瘤，良、恶性肿瘤如何鉴别？

本章临床执业助理医师考试要点

1．子宫颈癌的病因、组织发生及病理转移途径、临床分期、临床表现、诊断与鉴别诊断、治疗与预防、预后及随访。

2．子宫内膜癌的病因、病理转移途径、临床分期、临床表现、诊断与鉴别诊断、治疗。

3．卵巢肿瘤的组织学分类；卵巢恶性肿瘤的转移途径、临床表现、诊断与鉴别诊断；卵巢良性与恶性肿瘤的鉴别诊断、并发症、治疗、随访与监测。

4．子宫肌瘤的分类、病理、临床表现、诊断与鉴别诊断、治疗；子宫肌瘤合并妊娠的诊断与治疗。

思考题

1．早期诊断子宫颈癌应采用哪些辅助检查？其中，哪项检查是防癌普查最常用的方法？
2．简述子宫颈癌的临床分期及相应处理原则。
3．子宫肌瘤如何分类？其诊断标准是什么？它需与哪些疾病相鉴别？
4．说出卵巢良性肿瘤与恶性肿瘤的鉴别要点。良性肿瘤的并发症有哪些？
5．子宫内膜癌如何诊断？应与哪些疾病相鉴别？
6．子宫内膜癌手术 - 病理分期如何划分？治疗原则是什么？

（裴巧霞）

第二十一章　子宫内膜异位症与子宫腺肌病

学习目标

通过本章内容的学习，学生应能：

识记：

1．说出子宫内膜异位症和子宫腺肌病的概念、典型临床表现、诊断及辅助诊断方法。

2．列举子宫内膜异位症和子宫腺肌病的主要治疗方法。

理解：

解释子宫内膜异位症的病理变化特点。

应用：

评估子宫内膜异位症情况，并拟订诊疗方案。

子宫内膜异位症和子宫腺肌病，两者均由具有生长功能的异位子宫内膜所致，临床上亦可并存。但两者的发病机制和组织发生学不尽相同，临床表现及其对卵巢激素的敏感性亦存在差异。

第一节　子宫内膜异位症

案例 21-1

某女，27岁，孕$_0$产$_0$，因结婚3年不孕就诊，月经$11\frac{6\sim7天}{30天}$，量中，色暗红，痛经，月经前3天显著。妇科检查：宫颈大小、质地正常，无触痛，子宫后位、固定、正常大小、质中，后穹窿有触痛结节。左附件区可扪及一4cm×5cm大小囊性包块，压痛，活动欠佳，似与子宫相连。

问题与思考：

1．此患者可能的初步诊断是什么？

2．为明确诊断，需做哪些检查？

具有活性的子宫内膜组织出现在子宫体腔被覆黏膜以外的部位时，称为子宫内膜异位症（endometriosis，EMT），简称内异症。

子宫内膜异位症好发于育龄期女性，是激素依赖性疾病。近年来子宫内膜异位症发病率呈明显上升趋势，在慢性盆腔疼痛及痛经患者中有 71% ~ 87% 为子宫内膜异位症，不孕患者中子宫内膜异位症占 20% ~ 50%，妇科手术中有 5% ~ 15% 患者被发现有子宫内膜异位症存在。

异位的子宫内膜可出现在全身任何部位，但绝大多数位于盆腔脏器和壁腹膜，以卵巢、子宫骶骨韧带最常见，也可累及子宫及其他脏腹膜、直肠阴道隔等部位，故临床常称为盆腔子宫内膜异位症（图 21-1）。极少数也可发生于脐、膀胱、肾、肺、胸膜、乳腺，甚至手臂、大腿等处。子宫内膜异位症是妇科良性疾病，但具有种植、侵袭及远处转移等特点。

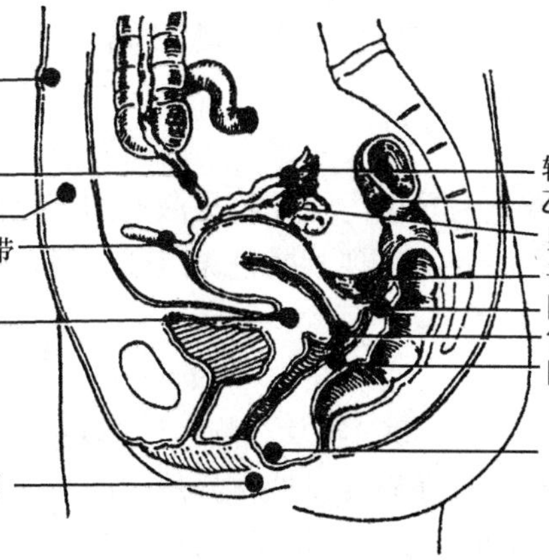

图 21-1　子宫内膜异位症的发生部位

【病因】

子宫内膜异位症的发生原因至今尚未阐明，目前主要学说有：

1．子宫内膜种植学说　1921 年 Sampson 首先提出经期时子宫内膜腺上皮及间质细胞可随经血逆流，经输卵管进入盆腔，种植于卵巢及邻近的盆腔腹膜，并继续生长、蔓延，发展成盆腔子宫内膜异位症，也称为经血逆流学说。有研究资料可支持这一学说：① 70% ~ 90% 妇女存在经血逆流，在经血或早卵泡期的腹腔液中，均可见存活的内膜细胞。②先天性阴道闭锁或宫颈狭窄者子宫内膜异位症发病率高。③医源性内膜种植，如剖宫产后腹壁瘢痕或分娩后会阴切口处出现子宫内膜异位症；有多次人工流产、输卵管通液等宫腔手术操作史者易发子宫内膜异位症。④动物实验将经血中的子宫内膜移植于猕猴腹腔内，可存活形成典型子宫内膜异位症。子宫内膜种植学说已被绝大多数学者接受，但其不能解释盆腔外的子宫内膜异位症。

2．淋巴、静脉播散学说　有学者在光镜下发现盆腔淋巴管、淋巴结和静脉中有子宫内膜组织，提出子宫内膜可通过淋巴和静脉向远处播散，在肺、四肢、皮肤、肌肉等部位发生异位种植。目前该学说无法说明子宫内膜组织如何通过静脉和淋巴系统，且盆腔外子宫内膜异位症的发病率又极低，故尚难定论。

3．体腔上皮化生学说　卵巢表面上皮、盆腔腹膜都是由胚胎期具有高度化生潜能的体腔上皮分化而来，在受到持续卵巢激素或经血及慢性炎症的反复刺激下，可转化为子宫内膜样组织。但目前仅有动物试验证实。

4．诱导学说　在兔动物实验中已证实，未分化的腹膜组织在内源性生物化学因素诱导下可发展为子宫内膜组织。此学说是体腔上皮化生学说的延伸。

5．遗传学说　子宫内膜异位症具有一定的家族聚集性。有研究指出，患者一级亲属的发病风险是无家族史者的 7 ~ 10 倍，单卵双胎姐妹有很强的一致性。患者异位内膜组织中存在非整倍体（11，16，17）、单倍体（9，17）、三倍体（1，7）以及片段丢失（1p，22q，5p，6q，70）等染色体异常。此外，研究发现子宫内膜异位症与雌激素受体、谷胱甘肽转移酶及半乳糖转移酶的基因多态性有关，提示该病存在遗传易感性。

6．免疫与炎症因素　有研究发现子宫内膜异位症的发生、发展与免疫调节异常有关，表现为免疫监视、免疫杀伤细胞的细胞毒作用减弱，不能有效清除异位内膜。研究还发现，子宫内膜异位症的发生与黑色素瘤、系统性红斑狼疮及某些 HLA 抗原有关，患者体内 IgG 及抗子宫内膜抗体明显增加，证明其具有自身免疫性疾病的特征。另外，有研究者发现子宫内膜异位症患者腹腔液中巨噬细胞、炎症细胞因子、生长因子、促血管生成物质等增加，从而促进异位内膜存活、增殖，使局部纤维增生、粘连。

7．其他因素　有学者指出，子宫内膜异位症的发生与异位内膜的黏附性、侵袭性、刺激形成血管的能力强有关。另外，环境因素、血管生成因素、异位内膜细胞凋亡减少等对子宫内膜异位症的发生可能有一定的影响。

【病理】

子宫内膜异位症的主要病理变化为异位内膜随卵巢激素的变化而发生周期性出血，伴有周围纤维组织增生和粘连形成，以致在病变区出现紫褐色斑点或小疱，最后发展为大小不等的紫蓝色结节或包块。

1．大体病理

（1）卵巢：约 80% 患者累及一侧，50% 累及双侧。早期异位病灶在卵巢浅表皮层形成红色、紫蓝色或褐色斑点及数毫米大的小囊。随病变发展，异位内膜向卵巢皮质侵犯并在其内生长、反复周期性出血，形成单个或多个囊肿，称为卵巢子宫内膜异位囊肿。囊肿大小不一，直径多在 5cm 左右，有时可达 20cm 左右，内含暗褐色、糊状陈旧血性液体，似巧克力，故又称为卵巢巧克力囊肿。囊肿在月经期出血增多，腔内压力增大，特别是近卵巢表面的囊壁易反复破裂，囊液流出，刺激周围组织发生局部炎性反应和组织纤维化，导致卵巢与周围组织粘连固定、活动度差，手术剥离时易破裂，流出黏稠的暗褐色陈旧血液。这是卵巢子宫内膜异位囊肿的临床特征之一，可借此与其他出血性卵巢囊肿相鉴别。

（2）子宫骶骨韧带、直肠子宫陷凹和子宫后壁下段：这些部位为盆腔后最低处，与逆流经血的内膜接触机会最多，是子宫内膜异位症的好发部位。早期，局部有散在紫褐色出血点或颗粒状结节，子宫骶骨韧带增粗。随病变进展，子宫后壁与直肠前壁粘连，直肠子宫陷凹变浅甚至消失，严重者病灶可向直肠阴道隔发展，在隔内形成包块。

（3）盆腔腹膜：盆腔腹膜的异位病灶，分为色素沉着型和无色素沉着型两种，前者为典型病灶，呈紫蓝色或黑色结节；后者为无色素的早期病灶，有红色火焰样、息肉样、白色透明样等病变。无色素异位病灶发展成典型病灶需 6 ～ 24 个月。

（4）输卵管及宫颈：少见。偶在输卵管浆膜层见紫蓝色斑点或结节，管腔多通畅。宫颈异位病灶，表浅者多呈暗红色或紫蓝色颗粒状，经期略增大，易被误诊为宫颈腺囊肿；深部病灶，宫颈剖面呈点状紫蓝色或含陈旧血液的小囊腔。

（5）其他部位：膀胱、直肠、阑尾异位病灶呈紫蓝色或红棕色点、片状，很少穿透脏器黏膜层。腹壁及会阴瘢痕处异位病灶因反复周期性出血而致纤维组织增生，呈圆形结节状。

2．镜下检查　典型的异位内膜组织在镜下可见到子宫内膜上皮、腺体、内膜间质及出血等成分。如异位内膜反复出血，组织结构被破坏，难以出现上述典型病变，镜下找到少量内膜间质细胞即可确诊为子宫内膜异位症。结合临床表现和术中所见，即使镜下仅能在卵巢囊壁中发现红细胞或含铁血黄素细胞等出血证据，同样可诊断为子宫内膜异位症。

【临床表现】

子宫内膜异位症患者的症状和体征随异位内膜的部位而不同，并与月经周期密切相关，近 25% 患者无任何症状。

1．症状

（1）下腹痛和痛经：子宫内膜异位症的典型症状为继发性、渐进性加重的痛经。疼痛多位于下腹或腰骶部，可放射至会阴、肛门及大腿等处，常于月经来潮时出现，并贯穿整个月经期。疼痛的严重程度与病灶大小不一定呈正比，粘连严重、卵巢异位囊肿患者可无疼痛，而盆腔内小的散在病灶却可能会引起难以忍受的疼痛。当卵巢子宫内膜异位囊肿破裂时，患者可突发剧烈腹痛，伴恶心、呕吐及肛门坠胀等，疼痛多发生于月经前后、经期或性交后，症状类似输卵管妊娠破裂，但无腹腔内出血表现。少数子宫内膜异位症患者表现为持续性下腹痛，经期加剧。而近27% ～ 40% 的子宫内膜异位症患者无痛经，故痛经不是子宫内膜异位症诊断的必需症状。

（2）不孕：子宫内膜异位症患者不孕发生率高达 40%。引起不孕的原因可能有：①盆腔微环境改变影响受精卵形成及转运；②免疫功能异常使抗子宫内膜抗体增加，影响子宫内膜的正常代谢及生理功能；③卵巢功能异常导致排卵障碍和黄体形成不良；④中、重度患者可因卵巢及输卵管周围粘连而影响受精卵形成、转运。

（3）性交不适：多见于异位病灶发生于直肠子宫陷凹或因局部粘连使子宫后倾固定者。一般表现为深部性交痛，月经来潮前最明显。可能与性交时碰撞或子宫收缩上提而引起。

（4）月经异常：15% ～ 30% 患者有经量增多、经期延长、经前点滴出血或月经淋漓不尽等。可能与异位病灶破坏卵巢实质而影响卵巢功能或合并子宫腺肌病和子宫肌瘤有关。

（5）其他特殊症状：盆腔外任何部位有异位内膜病灶时，均可在局部出现周期性疼痛、出血和肿块，并出现相应症状。如：①肠道子宫内膜异位症：可有腹痛、腹泻、便秘或周期性少量便血，严重者可出现肠梗阻症状；②膀胱子宫内膜异位症：经期可出现尿痛和尿频，但多被痛经症状掩盖；③输尿管子宫内膜异位症：可出现腰痛和血尿，甚至形成肾盂积水和继发性肾萎缩；④脐部及瘢痕部位子宫内膜异位症：周期性瘢痕处疼痛，扪及疼痛包块。

2．体征　典型盆腔子宫内膜异位症双合诊检查时，可见子宫后倾固定，直肠子宫陷凹、子宫骶骨韧带或子宫后壁下方可扪及触痛结节。卵巢异位囊肿较大时，一侧或双侧附件可触及囊实性包块，活动度差，可有压痛。囊肿破裂时腹膜刺激征阳性。有时在宫颈或阴道后穹窿可见到紫蓝色结节。

【诊断】

育龄期女性有继发性、进行性加重的痛经和不孕病史或慢性盆腔痛，妇科检查附件区扪及粘连性包块或盆腔触痛结节，即可诊断为子宫内膜异位症。但临床上常需借助辅助检查，其中腹腔镜检查、活组织病理检查是确诊依据，但病理学检查结果阴性并不能排除子宫内膜异位症的诊断。

1．影像学检查　B 型超声检查是诊断子宫内膜异位囊肿的重要方法，可确定异位囊肿的位置、大小和形状。囊肿呈圆形或椭圆形，与周围脏器特别是与子宫粘连，囊壁厚、粗糙，囊内有细小的絮状光点。但因囊肿回声图像无特异性，故不能单纯依靠 B 型超声图像确诊。盆腔 CT、MRI 对盆腔子宫内膜异位症有诊断价值，但费用昂贵，故不作为首选。

2．血清 CA 125 测定　血清 CA 125 水平可能增高，且随子宫内膜异位症期别增加，阳性率也增高，临床上多用于重度或疑似深部子宫内膜异位症者。在诊断早期子宫内膜异位症时，腹腔液 CA 125 值较血清值更有意义。动态检测 CA 125 有助于评估疗效和预测复发。

3. 腹腔镜检查　是目前公认的诊断子宫内膜异位症的最佳方法，腹腔镜下可直接看到典型病灶或对可疑病变进行活组织检查而确诊。疑为子宫内膜异位症的不孕症患者、妇科检查及 B 型超声检查无阳性发现的慢性腹痛及痛经进行性加重者尤其适合腹腔镜检查。

【鉴别诊断】

1．卵巢恶性肿瘤　患者早期无症状，晚期多有持续性腹痛、腹胀，常伴腹腔积液，病情发展快，一般情况差。B 型超声图像见包块为混合性或实性，血清 CA 125 值多显著升高。腹腔镜或剖腹探查可鉴别。

2．盆腔炎性包块　患者多有急性盆腔炎病史或反复发作的盆腔感染史，疼痛无周期性，平时也有下腹部隐痛，可伴发热、白细胞计数增高等，抗生素治疗有效。

3．子宫腺肌病　痛经症状与子宫内膜异位症相似，甚至更剧烈，子宫多呈均匀性增大，质硬，经期压痛明显。常与子宫内膜异位症合并存在。

【临床分期】

子宫内膜异位症的分期方法很多，目前我国多采用1985年美国生育学会（AFS）提出的“修正子宫内膜异位症分期法”（表21-1）。

该分期法于1997年再次修正。子宫内膜异位症的分期主要依据腹腔镜下或剖腹探查手术中确定的异位内膜病灶的部位、数目、大小、粘连程度等进行分析评分。该分期法有利于评估子宫内膜异位症的严重程度、选择治疗方案、准确比较和评价各种治疗方法的疗效，判断患者的预后。

表21-1　修正子宫内膜异位症分期法（1997年）

患者姓名＿＿＿＿＿＿＿　日期＿＿＿＿＿＿＿

Ⅰ期（微型）：1～5分　腹腔镜＿＿＿＿＿＿＿剖腹手术＿＿＿＿＿＿＿病理＿＿＿＿＿＿＿＿＿＿＿＿

Ⅱ期（轻型）：6～15分　推荐治疗＿＿＿＿＿＿＿＿＿＿＿＿＿＿＿＿＿＿＿＿＿＿＿＿＿＿

Ⅲ期（中型）：16～40分　＿＿＿＿＿＿＿＿＿＿＿＿＿＿＿＿＿＿＿＿＿＿＿＿＿＿＿＿＿

Ⅳ期（重型）：＞40分

总分＿＿＿＿＿＿＿＿＿＿＿＿　预后＿＿＿＿＿＿＿＿＿＿＿＿＿＿＿＿＿＿＿＿＿＿＿＿＿

异位病灶		病灶大小				粘连范围		
		< 1cm	1 ~ 3cm	> 3cm		< 1/3 包裹	1/3 ~ 2/3 包裹	> 2/3 包裹
腹膜	浅	1	2	4				
	深	2	4	6				
卵巢	右浅	1	2	4	薄膜	1	2	4
	右深	4	16	20	致密	4	8	16
	左浅	1	2	4	薄膜	1	2	4
	左深	4	16	20	致密	4	8	16
输卵管	右				薄膜	1	2	4
					致密	4	8	16
	左				薄膜	1	2	4
					致密	4	8	16
直肠子宫陷凹		部分消失		4	完全消失		40	

注：若输卵管全部被包裹，应为16分；

其他子宫内膜异位灶：＿＿＿＿＿＿＿＿＿＿＿＿＿＿＿＿＿＿＿＿＿＿＿＿＿＿＿＿＿＿

相关病理：＿＿＿＿＿＿＿＿＿＿＿＿＿＿＿＿＿＿＿＿＿＿＿＿＿＿＿＿＿＿＿＿＿＿

【治疗】

根据患者年龄、症状、病变部位和范围以及对生育有无要求等选择合理的治疗方案，强调治疗个体化。治疗的根本目的是“缩减、控制病灶，缓解、消除疼痛，促进生育，减少复发”。对病变或症状轻微者选用期待治疗；对有生育要求的轻度患者可以先给予药物治疗，对重者行保留生育功能手术；对无生育要求的年轻重度患者，可行保留卵巢功能手术，并辅以性激素治疗；对症状及病变均严重的无生育要求患者，考虑行根治性手术。

1．期待治疗　采用定期随访，对于轻微经期腹痛，可给予前列腺素合成酶抑制剂（吲哚美辛、萘普生、布洛芬等）对症处理；对有生育要求者一般不用期待治疗，应尽早进行各项检查，使其尽早妊娠。一旦妊娠，异位内膜病灶会萎缩、坏死，甚至完全消失。

2．药物治疗　应用性激素阻断下丘脑 - 垂体 - 卵巢轴的刺激，抑制排卵，造成闭经，使异位内膜萎缩退化、吸收，缓解痛经症状。适用于有慢性盆腔痛、痛经症状明显、有生育要求及无卵巢囊肿形成患者。使患者假孕或假绝经性激素疗法，是目前治疗子宫内膜异位症的常用方法。

（1）口服避孕药：此法适用于轻度子宫内膜异位症患者。长期连续服用避孕药造成类似妊娠的人工闭经，称假孕疗法。目前，临床上常用低剂量高效孕激素和炔雌醇复合制剂，用法：每日1片，连续用6～9个月。

（2）孕激素：人工合成高效孕激素，通过抑制垂体促性腺激素分泌，造成高孕激素性闭经和内膜蜕膜化，形成假孕。常用甲羟孕酮（medroxyprogesterone）30mg/d，连续用6个月。停药数月后痛经缓解，月经恢复。

（3）孕激素受体拮抗剂：米非司酮（mifepristone）具有强抗孕激素作用，每日口服25～100mg，造成闭经，使异位病灶萎缩，长期疗效有待证实。

（4）孕三烯酮（gestrinone）：为19- 去甲睾酮甾体类药物，有抗孕激素、中度抗雌激素效应，使异位内膜萎缩、吸收，也是一种假绝经疗法。用法：于月经第1日开始服药，每周用药2次，每次2.5mg，连用6个月。孕三烯酮与达那唑相比，疗效相近，但副作用较少。

（5）达那唑（danazol）：为合成的17α- 炔孕酮衍生物，可抑制FSH、LH峰，进而抑制卵巢甾体激素合成，抑制内膜细胞增生，最终导致子宫内膜萎缩，出现闭经，又称假绝经疗法。用法：月经第1日开始口服，每次200mg，每日2～3次，连用6个月。若痛经不缓解或未闭经，可加至每日4次。停药后4～6周恢复月经及排卵。药物副作用：恶心、头痛、潮热、体重增加、乳房缩小、性欲减退、多毛、痤疮等，患者多能耐受。此药主要在肝代谢，有肝功能损害者不宜使用，高血压、心力衰竭、肾功能不全者也宜用。

（6）促性腺激素释放素激动剂（GnRH-α）：作用与体内GnRH相同，可促进垂体LH和FSH释放，长期连续使用，可抑制垂体分泌促性腺激素，进而抑制卵巢激素的合成，出现暂时性闭经，此疗法又称“药物性卵巢切除”。常用药物及用法：亮丙瑞林3.75mg，月经第1日皮下注射，每隔28日注射1次，共3～6次；戈舍瑞林3.6mg，用法同前。一般用药第2个月开始闭经，症状缓解。副作用主要有潮热、阴道干燥、性欲减退和骨质丢失等绝经症状，停药后多可消失。在用药3～6个月时可连用反加疗法，缓解低雌激素的影响，如使用GnRH-α同时，每日加用结合雌激素0.625mg和甲羟孕酮2mg。

3．手术治疗　适用于药物治疗后症状无缓解、生育功能未恢复，卵巢内膜异位囊肿较大或怀疑有恶变者。首选腹腔镜，目前认为“腹腔镜确诊、手术＋药物”为治疗子宫内膜异位症的金标准。手术方式有：

（1）保留生育功能手术：适用于年轻、有生育要求的患者，手术切除所有可见的异位内膜病灶、分离粘连、恢复正常的解剖结构，保留子宫和卵巢。术后复发率约40%，尽早妊娠或使用药物以减少复发。

（2）保留卵巢功能手术：适用于45岁以下，无生育要求，Ⅲ期、Ⅳ期症状明显的患者。手术切除子宫及盆腔内异位病灶，保留一侧或部分卵巢组织。术后复发率约5%。

（3）根治性手术：适用于45岁以上重症患者。手术切除子宫、双附件及盆腔内所有异位内膜病灶。双侧卵巢切除后，盆腔内残留的异位内膜病灶可逐渐自行萎缩、退化，最终消失，术后不用激素治疗也几乎不复发。

4．手术与药物联合治疗　术前给予3～6个月的药物治疗，使异位病灶缩小、软化，手术范围便缩小，于手术操作。行保守性手术及保留生育功能手术的患者，术后给予 6 个月的药物治疗，以预防和延迟复发。

【预防】

1．防止经血逆流　及时发现引起经血潴留的疾病并手术，经期一般不做盆腔检查。

2．药物避孕　口服避孕药可抑制排卵、促使子宫内膜萎缩和经量减少，而减少经血逆流的机会。

3．防止医源性异位内膜种植　进入宫腔经腹手术，特别是妊娠中期剖宫取胎术，应用纱布垫保护好手术切口，以防宫腔内容物进入腹腔或腹壁切口。缝合子宫时避免缝线穿过子宫内膜层。关腹后冲洗腹壁切口。尽量避免多次的宫腔手术操作。月经来潮前禁做输卵管通畅试验。宫颈或阴道手术应在月经干净 3 ~ 7 日内进行。人工流产负压吸宫术时，负压不宜过高，吸管应缓慢拔出，防止宫腔内外压差过大，血液及子宫内膜被吸入腹腔。

第二节　子宫腺肌病

当子宫内膜腺体及间质侵入子宫肌层时，称为子宫腺肌病（adenomyosis），多见于 30 ~ 50 岁的经产妇，其中约 15% 同时合并子宫内膜异位症，近半数合并子宫肌瘤。

【病因】

病理切片检查时，发现子宫肌层中的异位内膜与宫腔内膜直接相连，因此认为子宫腺肌病是由基底层子宫内膜侵入肌层生长所致。多次分娩、人工流产、慢性子宫内膜炎等损伤子宫内膜基底层是主要原因。由于子宫内膜基底层缺乏黏膜下层的保护而直接与肌层接触，故易于侵入肌层。子宫腺肌病常合并存在子宫肌瘤和子宫内膜增生，提示高水平雌、孕激素刺激也可能是导致子宫腺肌病的原因之一。

【病理】

多数异位内膜在子宫肌层呈弥漫性生长，子宫多呈均匀性增大，一般不超过妊娠 12 周大小，以后壁多见，剖面见子宫肌壁显著增厚且硬，无旋涡状结构，仅见粗厚肌纤维带和微囊腔，腔内偶有陈旧血液。少数子宫内膜在肌层中呈局限性生长，形成结节或团块，似肌壁间肌瘤，称为子宫腺肌瘤（adenomyoma），与周围肌层无明显界限，手术时剥出困难。镜检：肌层内有呈岛状分布的异位内膜腺体及间质。因对雌激素有反应，但对孕激素无反应或不敏感，故异位腺体常处于增生期改变。

【临床表现】

继发性痛经进行性加重是子宫腺肌病的常见症状，伴有经量过多、经期延长。疼痛多于月经来潮前 1 周开始，位于下腹正中。少数患者无典型症状。妇科检查：子宫均匀性增大或有局限性隆起结节，质硬、有压痛，经期压痛更明显。

【诊断】

依据典型的进行性痛经、月经过多、子宫均匀性增大或局限性隆起、质硬且压痛，可初步诊断。影像学检查有一定帮助，术后组织病理学检查可确诊。

【治疗】

根据患者的症状、年龄和生育要求而定。目前无有效根治性的药物，对症状较轻、有生育要求或近绝经期患者，可试用达那唑、孕三烯酮或 GnRH-α 治疗，缓解症状。对症状严重、无生育要求或药物治疗无效者，应行全子宫切除术，是否保留卵巢，取决于卵巢有无病变及患者年龄。对于年轻、有生育需求的子宫腺肌瘤患者，可试行病灶挖除术，但术后有复发风险。

本章临床执业助理医师考试要点

1．子宫内膜异位症的概念、病因、病理、临床表现、诊断与鉴别诊断、处理。
2．子宫腺肌病的概念、病因、病理、临床表现、诊断及治疗。

思考题

1．子宫内膜异位症的诊断及治疗要点是什么？
2．子宫腺肌病与子宫肌瘤如何鉴别？

（陈　红）

第二十二章　女性生殖器官损伤性疾病

学习目标

通过本章内容的学习，学生应能：

识记：

1．说出子宫脱垂、生殖道瘘及压力性尿失禁的定义。

2．陈述子宫脱垂、生殖道瘘的病因。

理解：

1．解释子宫脱垂、生殖道瘘及压力性尿失禁的临床表现。

2．分析女性生殖器官损伤性疾病的处理原则。

应用：

评估女性生殖器官损伤性疾病患者，并制订诊疗计划。

女性盆底支持组织因损伤、退化等原因导致其支持薄弱，从而发生盆底器官功能障碍、结构与位置异常，包括阴道壁膨出、子宫脱垂、压力性尿失禁和生殖道瘘。

第一节　阴道壁膨出与子宫脱垂

一、阴道壁膨出

阴道前壁膨出包括膀胱膨出和尿道膨出，以膀胱膨出多见，常伴有不同程度的子宫脱垂，可单独存在或合并阴道后壁膨出。阴道后壁膨出也称直肠膨出，可单独存在或合并阴道前壁膨出。

【病因】

阴道前壁主要由耻骨、宫颈韧带，膀胱、宫颈筋膜和泌尿生殖膈的深筋膜支持。分娩时损伤盆底的这些韧带、筋膜及肌肉，产后过早参加劳动等因素均可导致阴道壁膨出。特别是便秘、用力排便时膨出更为明显。阴道后壁膨出常因分娩损伤盆底肌肉及筋膜所致。

【临床表现】

1．症状　轻者无明显症状。重者自觉下坠、腰酸，并有块状物自阴道脱出。长久站立、剧烈运动后或加腹压时块状物增大，下坠感更明显。膨出严重者出现排尿、排便困难，易发生膀胱炎、压力性尿失禁等症状。

2．体征　检查可见阴道松弛，阴道前壁或后壁呈球状膨出。膀胱膨出时触之柔软，该处黏膜变薄透亮，皱襞消失。阴道后壁膨出常伴有陈旧性会阴撕裂，肛门检查时指端向前可进入凸向阴道的直肠，呈盲袋状。

【分度】

临床上传统分度为三度，以屏气时膨出的最大限度来判定。

1．阴道前壁膨出

Ⅰ度　阴道前壁形成球状物，向下突出，达处女膜缘，但仍在阴道内。

Ⅱ度　阴道壁展平或消失，部分阴道前壁突出于阴道口外。

Ⅲ度　阴道前壁全部突出于阴道口外。

2．阴道后壁膨出

Ⅰ度　阴道后壁达处女膜缘，但仍在阴道内。

Ⅱ度　阴道后壁部分突出于阴道口外。

Ⅲ度　阴道后壁全部突出于阴道口外。

【诊断】

患者有上述明显自觉症状，阴道检查时发现膨出的阴道壁，不难诊断。阴道前壁膨出时要注意区分是膀胱膨出、尿道膨出，还是两者合并存在，还要了解有无压力性尿失禁。阴道后壁膨出者要注意检查肛门括约肌功能、肛提肌的肌力。

【治疗】

轻者不需治疗，重者应行阴道前后壁修补术及会阴修补术。

【预防】

正确处理产程，凡头盆不称者，均应及早行剖宫产术。产后避免过早参加劳动。积极治疗便秘、咳嗽等慢性疾病。

二、子宫脱垂

子宫从正常位置沿阴道下降，宫颈外口达坐骨棘水平以下，甚至子宫全部脱出于阴道口外时称子宫脱垂。子宫脱垂常伴发阴道前壁和后壁膨出。

【病因】

1．分娩损伤　为子宫脱垂最主要的病因。在分娩过程中，特别是经阴道手术助产或第二产程延长者，盆底肌、筋膜以及子宫韧带均过度伸展，张力降低，甚至出现撕裂。当上述各组织在产后尚未恢复正常时，若产妇过早参加体力劳动，特别是重体力劳动，将影响盆底组织的修复，过高的腹压将未复旧的子宫推向阴道，导致子宫脱垂。

2．腹内压增加　长期慢性咳嗽、排便困难、从事重体力劳动或腹腔巨大肿瘤、腹腔积液等可使腹内压增加，使子宫下移，导致脱出。

3．盆底组织发育不良或退行性变　子宫脱垂偶见于未产妇，甚至处女，其主要原因为先天性盆底组织发育不良导致子宫脱垂，其他脏器（如胃）也下垂。老年妇女盆底组织萎缩、退化，也可发生子宫脱垂或使脱垂程度加重。

【临床分度】

我国采用 1981 年全国“两病”科研协作组的分度，根据患者平卧用力向下屏气时子宫下降的程度，将子宫脱垂分为三度（图 22-1）。

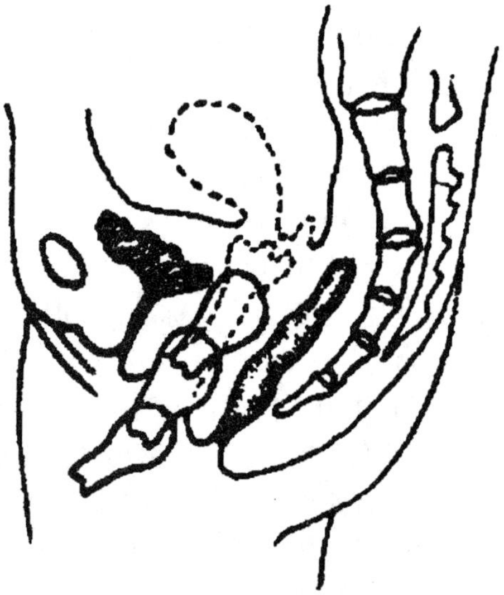

图 22-1　子宫脱垂分度

Ⅰ度　轻型：宫颈外口与处女膜缘距离＜ 4cm，未达处女膜缘。重型：宫颈外口已达处女膜缘，在阴道内能见到宫颈。

Ⅱ度　轻型：宫颈已脱出阴道口外，宫体仍在阴道内。重型：宫颈及部分宫体已脱出至阴道口外。

Ⅲ度　宫颈和宫体全部脱出至阴道口外。

【临床表现】

1．症状　Ⅰ度患者多无自觉症状。Ⅱ度、Ⅲ度患者常有程度不等的腰骶部疼痛或下坠感。Ⅱ度患者在行走、劳动、下蹲或排便等导致腹压增加时，有块状物自阴道口脱出（图 22-2），开始块状物经平卧休息可变小或消失。Ⅲ度脱垂者，即使休息后，块状物也不能自行回缩，通常需用手推送才能将其还纳至阴道内。若脱出的子宫及阴道黏膜高度水肿，即使用手协助也难以回纳，长时期脱出在外。由于外阴部有块状物长时间脱出，患者行动极不方便，长期摩擦导致宫颈出现溃疡，甚至出血。当溃疡继发感染时，有脓血性分泌物渗出。Ⅲ度子宫脱垂患者多伴有重度阴道前壁膨出，容易出现尿潴留；若同时有Ⅲ度阴道前壁膨出，还可发生压力性尿失禁。

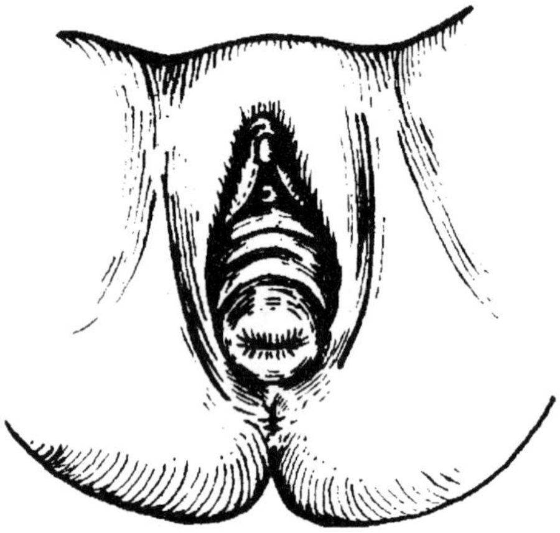

图 22-2　子宫脱垂外观

子宫脱垂很少引起月经失调。患者的子宫若能还纳，通常不影响受孕，且受孕后随妊娠子宫逐渐上升至腹腔，子宫不再脱垂，故多能经阴道分娩。

2．体征　Ⅱ度、Ⅲ度子宫脱垂患者的宫颈及阴道黏膜多明显增厚，宫颈肥大，不少病例宫颈管显著延长。

【诊断】

根据病史和检查所见不难确诊。妇科检查时需判断子宫脱垂程度并予以分度，同时了解阴道前、后壁脱垂及会阴陈旧性撕裂程度。还应判断有无压力性尿失禁。

【鉴别诊断】

1．阴道前壁脱垂　患者常将阴道前壁脱垂误认为子宫脱垂，但检查时不难确诊。

2．阴道壁囊肿　壁薄，呈囊性，界限清楚，位置固定不变，不能移动。

3．子宫黏膜下肌瘤　为红色球状物，质硬，表面找不到宫颈口，但在其周围或一侧可扪及被扩张变薄的宫颈边缘。

【治疗】

无症状者一般不需要特殊治疗，对症状较轻者可采用盆底康复训练治疗、放置子宫托等非手术疗法，对非手术疗法无效及症状严重者可采取手术治疗。

1．非手术疗法

（1）盆底康复训练治疗：嘱患者进行盆底肌肉锻炼，对盆底的肛提肌进行自主性收缩以加强盆底肌的支撑力，又称 Kegel 锻炼或运动。每次收缩肛门时间不少于 3 秒，然后放松，连续 15 ～ 30 分钟，每日 2 ～ 3 次。盆底肌肉锻炼还可配合生物反馈疗法、电刺激或阴道圆锥治疗。

（2）使用子宫托：子宫托是一种使子宫和阴道壁维持在阴道内不脱出的工具。适用于各度子宫脱垂和阴道前、后壁膨出者。重度子宫脱垂伴盆底肌肉明显萎缩以及宫颈和阴道壁有炎症、溃疡者不宜使用。子宫托分支持型和占位型两类，前者适用于程度较轻者，后者适用于程度较重者。根据子宫托类型不同，应间断性取出、清洗、再重新放置，并定期复查。

2．手术治疗　根据患者年龄、生育要求及全身健康情况加以选择。

（1）曼切斯特手术（Manchester 手术）：即阴道前后壁修补加主韧带缩短及宫颈部分切除术，

适用于年龄较轻、宫颈延长的Ⅱ度、Ⅲ度子宫脱垂患者。

（2）经阴道子宫全切除及阴道前后壁修补术：适用于Ⅱ度、Ⅲ度子宫脱垂伴阴道前后壁脱垂、年龄较大、无需考虑生育功能的患者。

（3）阴道纵隔成形术：又称 LeFort 手术，是将阴道前、后壁各切除相等大小的黏膜瓣，然后将阴道前、后壁剥离创面相对缝合以部分封闭阴道。术后失去性交功能。故仅适用于年老体弱不能耐受较大手术者。

【预防】

防止生育过多、过密；正确处理各产程，提高助产技术；产妇不应在产后参加重体力劳动；积极治疗慢性咳嗽、习惯性便秘；提倡做产后保健操。

第二节 生殖道瘘

生殖道瘘是指生殖道与其邻近器官间有异常通道，临床上尿瘘最多见，其次为粪瘘。此外尚有子宫腹壁瘘，极罕见。本节仅介绍尿瘘和粪瘘。

一、尿瘘

尿瘘（urinary fistula）是指泌尿道与其他系统之间存在异常通道，使患者无法自主排尿，尿液不断外流的现象。临床多表现为泌尿生殖道瘘，主要有膀胱阴道瘘、膀胱宫颈瘘、尿道阴道瘘、膀胱尿道阴道瘘、膀胱宫颈阴道瘘及输尿管阴道瘘等类型（图 22-3）。

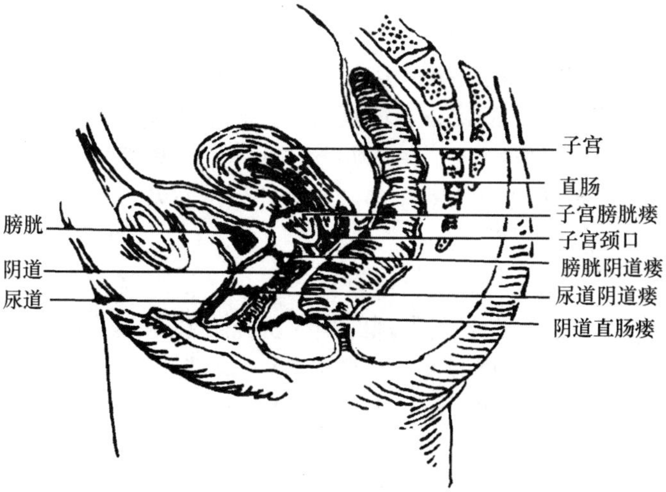

图 22-3 女性生殖器官瘘

【病因】

1．产伤 产伤引起尿瘘以往在我国农村常见，有坏死型和创伤型两类。坏死型尿瘘是由于骨盆狭窄或轻度头盆不称，产程过长，阴道前壁、膀胱、尿道长时间被挤压在胎先露部与耻骨联合之间，以致局部缺血、坏死脱落，形成尿瘘。创伤型尿瘘由产科助产手术或剖宫产手术时操作不细致直接损伤所致。

2．妇科手术损伤 妇科手术所致尿瘘是由于手术时组织粘连误伤输尿管或因输尿管末端游离过度导致的输尿管阴道瘘。偶见术中误伤膀胱造成膀胱阴道瘘。

3．其他　膀胱结核、生殖器放射治疗后、晚期生殖道或膀胱癌肿、长期放置子宫托、膀胱结石以及先天性输尿管口异位畸形等，均能导致尿瘘，但并不多见。

【临床表现】

1．漏尿　漏尿是尿瘘患者最主要的症状。患者漏尿的特点与尿瘘的类型有关。如膀胱阴道瘘者表现为持续漏尿；尿道阴道瘘者仅在膀胱充盈时才漏尿；一侧输尿管阴道瘘者在漏尿的同时能自主排尿；膀胱内瘘孔极小或瘘道曲折迂回者在取某种体位时可能暂时不漏尿，但变更体位后出现漏尿。病因不同，出现漏尿的时间也不一样。坏死型尿瘘患者一般在产后及手术 3 ～ 7 日坏死组织脱落后开始漏尿，手术损伤者术后立即出现漏尿。

2．外阴皮炎　由于尿液长期浸渍刺激，外阴部、臀部及大腿内侧常出现皮炎、湿疹，可引起不适、瘙痒、灼痛、行动不便。

3．尿路感染　由于泌尿道与生殖道相通，故可引起泌尿道逆行感染，出现尿频、尿急、尿痛等症状。

4．其他表现　有的患者出现闭经或月经稀少、不孕，原因不清楚，可能与精神创伤有关。

【诊断】

通过询问病史，不难找出尿瘘发生的原因，应仔细行妇科检查以明确瘘孔的部位、大小及其周围瘢痕情况，还应了解阴道有无狭窄，尿道是否通畅，以及膀胱容积大小等。对特殊病例需进行下列辅助检查：

1．亚甲蓝试验　目的在于鉴别患者是膀胱阴道瘘、膀胱宫颈瘘，还是输尿管阴道瘘，并可协助辨认位置不明的极小瘘孔。方法为将 200ml 稀释亚甲蓝溶液经尿道注入膀胱，若见到有蓝色液体经阴道壁小孔溢出者为膀胱阴道瘘；蓝色液体自宫颈外口流出者为膀胱宫颈瘘；阴道内流出清亮尿液，说明流出的尿液来自肾，则属输尿管阴道瘘。

2．靛胭脂试验　亚甲蓝试验瘘孔流出清亮尿液的患者，静脉注入靛胭脂 5ml，10 分钟内见到蓝色液体流入阴道则为输尿管阴道瘘。

3．膀胱镜检查　能了解膀胱内情况，有无炎症、结石、憩室，特别是瘘孔位置和数目。必要时行双侧输尿管插管，若为输尿管瘘，则该侧输尿管导管插入受阻。

4．影像学检查　静脉肾盂造影可了解肾功能及输尿管通畅情况，有助于输尿管阴道瘘及膀胱阴道瘘的诊断。逆行输尿管肾盂造影对于静脉肾盂造影没有发现的输尿管阴道瘘有辅助诊断作用，可以提示瘘孔的位置和程度。

【治疗】

1．非手术治疗　手术损伤后 7 日内发现的小的膀胱阴道瘘、尿道阴道瘘和输尿管阴道瘘可以通过留置导尿管 2 ～ 4 周，持续引流促使其自然愈合。将导尿管留置于膀胱内或在膀胱镜下插入输尿管导尿管。长期留置引流管拔管前应重复诊断检查（如亚甲蓝试验），明确瘘孔是否愈合。

2．手术治疗　手术修补为尿瘘的主要治疗方法。

（1）手术时间：器械损伤所致新鲜清洁瘘孔一经发现，应立即手术修补。坏死型尿瘘或瘘孔伴感染应等 3 ～ 6 个月，待炎症消除、瘢痕软化、局部血供恢复正常后再行手术。瘘管修补失败后至少应等待 3 个月再行手术。膀胱内有结石伴炎症者，应在控制炎症后行取石和修补术。放疗最近以来所致尿瘘可能需要更长的时间形成结痂，因此推荐 12 个月后再修补。对月经定期来潮者．应在月经干净后 3 ～ 7 日内手术。

（2）手术途径：手术有经阴道、经腹和经阴道腹部联合途径之分。原则上应根据瘘孔类型和部位选择不同途径。绝大多数膀胱阴道瘘和尿道阴道瘘经阴道手术，输尿管阴道瘘多需经腹手术。

（3）术前准备：目的是为手术创造有利条件，促进伤口愈合。①术前 3 ～ 5 日用 1 ∶ 5000 高锰酸钾溶液坐浴。对有外阴湿疹者在坐浴后局部涂擦氧化锌油膏，待痊愈后再行手术。②老年妇女或闭经患者，术前应口服雌激素制剂 1 周，促进阴道上皮增生，有利于伤口愈合。③常规尿液检查，有尿路感染者应先控制感染，再行手术。④术前 1 日开始应用抗生素预防感染。

（4）术后护理：手术能否成功，术后护理是重要环节。术后留置导尿管或耻骨上膀胱造瘘，应保证膀胱引流持续通畅，发现阻塞必须及时处理。导尿管保留 10 ～ 14 日。术后每日进液量不应少于 3000ml，大量尿液冲洗膀胱，防止发生尿路感染。外阴部应每日擦洗干净。术后继续给予广谱抗生素预防感染。已服用雌激素制剂者，术后继续服用 1 个月。

【预防】

绝大多数尿瘘可以预防。提高产科质量是预防产科因素所致尿瘘的关键。疑有损伤可能者，产后应留置导尿管 10 日，保持膀胱空虚，有利于改善局部血运和防止尿瘘形成。妇科手术时对盆腔内器官有广泛粘连者先充分暴露输尿管，明确解剖关系后再行切除术，以免伤及输尿管；若术时发现有损伤，应及时修补，以防尿瘘形成。

二、粪瘘

粪瘘（fecal fistula）是指肠道与生殖道之间有异常沟通，致使粪便由阴道后壁排出，以直肠阴道瘘居多。

【病因】

分娩时胎头长时间停滞在阴道内，阴道后壁及直肠受压，造成缺血、坏死是形成粪瘘的主要原因。Ⅲ度会阴撕裂，修补后直肠未愈合；或会阴切开缝合时，缝线穿透直肠黏膜未被发现，可导致直肠阴道瘘。长期放置子宫托不取出，生殖道癌肿晚期破溃或放疗不当，均可发生粪瘘。此外，新生儿先天性直肠阴道瘘常合并肛门闭锁。

【临床表现】

直肠阴道瘘孔较大者，多量粪便经阴道排出，稀便时更是持续外流，无法控制。若瘘孔极小，且粪便成形，阴道内可无粪便污染，但阴道内不时出现阵发性排气现象。若为稀粪，则由阴道流出。

【诊断】

根据病史及临床表现不难诊断。大的直肠阴道瘘在阴道窥器暴露下能直接窥见瘘孔。瘘孔极小者往往在阴道后壁只见到一颜色鲜红的小肉芽样维织。若从此处用探针探测，同时用另一手示指放入直肠内能直接接触到探针即可确诊。小肠或结肠阴道瘘需经钡剂灌肠方能确诊。

【治疗】

手术修补为主要治疗方法。手术损伤者术中应立即修补。压迫坏死造成的粪瘘，应等待 3 ～ 6 个月，炎症完全消退后再行手术。术前 3 日进少渣饮食，每日用 1 ∶ 5000 高锰酸钾溶液坐浴 1 ～ 2 次，口服抗生素控制肠道细菌。手术前晚及手术当日晨行清洁灌肠。术后应保持局部清洁，每日擦洗 2 次。进少渣饮食 4 日，控制 4 ～ 5 日不排便。术后第 5 日口服缓泻剂。通常于排便后拆线。

【预防】

产时注意缩短第二产程，避免第二产程延长。注意保护会阴，避免会阴Ⅲ度撕裂，缝合后常规肛门检查，发现有缝线穿透直肠黏膜，应立即拆除重缝。避免长期放置子宫托不取。生殖道癌肿放射治疗时，应掌握放射剂量和操作技术。

第三节　压力性尿失禁

压力性尿失禁是指腹压突然增加导致尿液不自主流出，不是由逼尿肌收缩压或膀胱壁对尿液的张力压引起的。其特点是正常状态下无遗尿，而在腹压突然增高时尿液自动流出，也称张力性尿失禁、应力性尿失禁。

【病因】

压力性尿失禁分为两型。90% 以上为解剖型压力性尿失禁，由盆底组织松弛引起；约不到 10% 为尿道内括约肌障碍型压力性尿失禁，为先天性或原因不明。引起盆底组织松弛的原因有妊娠与阴道分娩的损伤、绝经后雌激素减少导致支持组织薄弱、阴道及尿道手术、盆腔巨大肿块等。

【临床表现】

腹压突然增加时不自主溢尿是最典型的症状。尿急、尿频、急迫性尿失禁和排尿后膀胱区胀满感也是常见的症状。80% 的患者伴有膀胱膨出。

【分度】

1．轻度　尿失禁发生在压力大时，如咳嗽、打喷嚏或跑步时，至少每周发作 2 次。

2．中度　尿失禁发生在快步行走等日常活动。

3．重度　尿失禁发生在站立位时。

【诊断】

以患者的症状为主要依据，结合妇科检查、神经系统检查及下列检查。

1．压力试验　患者膀胱充盈时，取截石位，嘱其用力咳嗽，检查观察到如每次咳嗽时均有尿液不自主溢出，则提示为压力性尿失禁。

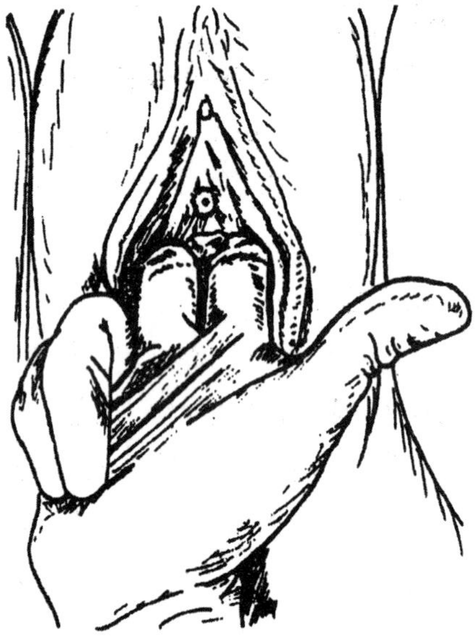

图 22-4　压力性尿失禁检查法

2．指压试验（图 22-4）　检查者把中指、示指放入阴道前壁的尿道两侧，指尖位于膀胱与尿道交接处，向前上抬高膀胱颈，再嘱患者用力咳嗽，如无尿液溢出，则为阴性。

3．其他检查　尿动力学检查、尿道膀胱镜检查可辅助诊断。

【治疗】

1．非手术治疗　适用于轻、中度患者及手术治疗前后的辅助治疗。方法有盆底肌肉锻炼、电刺激、磁刺激、膀胱训练等。

2．手术治疗　常用手术方式有尿道中段悬吊术和耻骨后膀胱尿道悬吊术。

【预防】

同阴道前壁膨出。

本章临床执业助理医师考试要点

子宫脱垂的概念、病因、临床分度、临床表现、诊断、治疗及预防。

思考题

1．子宫脱垂的原因有哪些？
2．子宫脱垂如何进行临床分度？患者有哪些临床表现？
3．尿瘘患者的主要症状是什么？其症状有什么特点？

（邓开玉）

第二十三章　不孕症与辅助生殖技术

学习目标

通过本章内容的学习，学生应能：

识记：

1．说出不孕症的概念、检查步骤及诊断。

2．列举不孕症的主要治疗方法。

理解：

1．解释不孕症的病因。

2．分析辅助生殖技术的类型及并发症。

应用：

评估不孕症与辅助生殖技术，并制订诊疗方案。

不孕症是一组由多种病因导致的生育障碍状态。随着辅助生殖技术的迅猛发展，许多不孕夫妇通过该技术获得了后代，但因技术本身涉及一些伦理和法律问题，应严格管理和规范。

第一节　不 孕 症

女性凡未避孕、有正常性生活，同居 1 年以上而未孕者，称为不孕症（infertility），在男性则称为不育症。既往无避孕且从未有过妊娠史者，称为原发不孕；既往有过妊娠史而后无避孕连续 1 年未孕者，称为继发不孕。我国不孕症发病率为 7% ～ 10%。

【病因】

1．女方因素

（1）盆腔因素：占不孕症病因的 35% 左右。主要包括：①输卵管异常、慢性输卵管炎可致输卵管完全阻塞或积水引起不孕；②盆腔炎症、盆腔粘连、子宫内膜异位症、结核性腹膜炎等，均可引起盆腔局部或广泛粘连，导致盆腔和输卵管功能和结构的破坏；③子宫内膜异位症可引起盆腔和宫腔免疫机制紊乱，导致排卵、输卵管功能、受精、黄体生成以及子宫内膜接受性多个环节异常，对妊娠产生影响，是不孕的重要原因；④子宫内膜炎症、粘连、息肉等；⑤子宫黏膜下和直径较大影响宫腔形态的肌壁间肌瘤；⑥生殖器肿瘤与不孕的关系不确定，卵巢内分泌性肿瘤可造成持续无排卵而引起不孕；⑦子宫畸形、先天性输卵管发育异常等生殖道发育畸形。

（2）排卵障碍：是不孕症常见的另一原因，占 25% ～ 35%。常见原因有：①长期精神紧张、垂体病变或功能减退、闭经溢乳综合征等影响卵巢功能的调节而引起持续性无排卵；②多囊卵巢综合征、卵巢早衰和功能减退、黄素化卵泡不破裂综合征等卵巢自身功能的异常也可引起不排卵。

2．男方因素

（1）精液异常：性功能正常，先天或后天性原因所致精液异常，表现为无精子症、少精子症、精子发育停滞、死精症等。

（2）性功能异常：外生殖器发育不良或勃起功能障碍、早泄、不射精、逆行射精等，使精子不能正常射入阴道内，均可造成男性不育。

3．免疫因素　在男性生殖道免疫屏障被破坏的情况下，精子、精浆在体内产生抗精子抗体（antisperm antibody，AsAb），使射出的精液凝集，不能穿过宫颈黏液而导致不育。

4．原因不明　占不孕症原因的 10% ～ 20%，属于男女双方均可能同时存在的不孕因素。可能与免疫性因素、潜在的卵子质量异常、受精障碍、隐性输卵管因素、植入失败、遗传缺陷等因素相关，但通过目前的检测手段尚无法找到确切原因。

【不孕症的检查步骤与诊断】

通过对男女双方全面检查找出原因，是诊断不孕症的关键。男方检查简单、易行，应与女方检查同时进行。

1．男方检查

（1）病史采集：仔细询问不育时间、性生活史、性交频率和时间，有无勃起功能和（或）射精障碍、近期不育相关检查及治疗经过；询问既往疾病史、手术史及治疗情况，个人职业和环境暴露史，吸烟、酗酒、吸毒史，家族史等。

（2）体格检查：包括全身检查和局部生殖器检查。

（3）精液常规检查：是首选的检查项目，十分重要。根据 2010 年 WHO 发布的精液检测手册（第 5 版）进行。对初诊患者为获取基线数据，一般要进行 2 ～ 3 次精液检查。

2．女方检查

（1）病史采集：应仔细询问与不孕相关的病史。现病史主要包括不孕年限、盆腔和腹腔痛、白带异常、生殖系统炎症、盆腔包块和（或）腹腔手术史，过度运动、泌乳、多毛、痤疮、体重改变史，近期辅助检查及治疗经过。月经史主要包括初潮年龄、月经周期、经期、经量及痛经情况。婚育史主要包括婚姻及性生活状况、避孕方法、孕产史及有无并发症。此外，还应询问既往史、个人史及家族史。

（2）体格检查：注意检查体格发育及营养状况，有无雄激素过多体征；行妇科检查，了解生殖器官发育情况，注意有无畸形、炎症、包块等。

（3）女性不孕特殊检查

1）卵巢功能检查：包括监测排卵和黄体功能检查。常用方法有：B 型超声监测卵泡发育及排卵；基础体温测定、阴道细胞学检查、宫颈黏液检查、子宫内膜活组织检查；女性激素测定：测定 FSH、LH、E_2，应在月经周期第 2 ～ 4 日进行，可反映卵巢的储备功能和内分泌状态。测定孕酮和 PRL 应在黄体中期进行，可反映是否排卵和黄体功能。

2）输卵管通畅程度检查：常用方法有输卵管通液术和子宫输卵管造影。输卵管通液术准确性差，诊断价值有限。在有条件的医院，此种检查方法已被子宫输卵管造影检查完全替代。子宫输卵管造影通过向宫腔注入造影剂，观察造影剂注入后子宫和输卵管的动态变化，了解宫腔的形态和占位、输卵管的通畅程度，能明确输卵管异常部位，是目前应用最广、诊断价值最高的方法。

3）宫腔镜检查：可直视观察宫腔和输卵管，了解宫腔内病变，发现宫腔粘连、黏膜下肌瘤、内膜息肉、子宫畸形等病理情况。

4）腹腔镜检查：可直视下观察子宫、输卵管、卵巢有无病变或粘连，有无盆腔粘连和子宫内膜异位症病灶。并可在腹腔镜直视下行输卵管通液，确定输卵管是否通畅。

5）其他：①性交后试验：用于判断不孕是否与性交障碍有关和精子能否穿透宫颈黏液。方法：在性交后 2 ～ 6 小时，先取阴道后穹窿液检查有无活动精子，验证性交是否成功。再取宫颈黏液观察，一般> 20 个精子 / 高倍镜视野为正常。②抗精子抗体检查：可测定血液或精浆中的抗精子抗体。③精液宫颈黏液相合试验：用排卵前宫颈黏液和精液进行试验，可了解精子穿透宫颈黏液的能力。

【治疗】

1．一般治疗　应改善生活方式，增强体质、增进健康；积极纠正营养不良和贫血；戒烟、戒毒、不酗酒；掌握性知识，学会预测排卵期，性交次数应适度，以增加受孕机会；消除思想顾虑，保持生活规律及良好的情绪等。

2．治疗生殖道器质性病变

（1）原发疾病的治疗：对妇科肿瘤、子宫内膜异位症、宫腔粘连、生殖系统炎症及结核等应进行积极治疗。

（2）输卵管慢性炎症及阻塞的治疗

1）一般疗法：对卵巢功能良好、不孕年限不长、男方精液指标正常的年轻夫妇可先试行期待疗法，也可配合中医药的调理，如口服活血化瘀中药或中药保留灌肠，同时配合超短波、离子透入等以促进局部血液循环，有利于炎症消除。

2）输卵管成形术：对输卵管不同部位阻塞或粘连可行造口术、成形术、吻合术以及输卵管子宫移植术等，应用显微外科技术达到输卵管再通的目的。

3）输卵管内注药：用地塞米松 5mg、庆大霉素 8 万单位、透明酸酶 1500U，加于注射用生理盐水 20ml 中，在不超过 160mmHg 压力下经宫腔缓慢注入，能减轻输卵管局部充血、水肿，溶解或软化粘连。应在月经干净后 3 ～ 7 日进行。

3．诱发排卵

（1）氯米芬（clomiphene citrate，CC）：利用其与雌激素受体结合产生低雌激素效应，反馈性诱导内源性促性腺激素分泌，促使卵泡生长，为诱发排卵首选药物。适用于体内有一定雌激素水平者和下丘脑 - 垂体轴反馈机制健全的患者。月经周期第 3 ～ 5 日起，每日口服 50mg（最大剂量达 150mg/d），连用 5 日，3 个周期为一个疗程。促排卵率达 70% ～ 80%，妊娠率为 20% ～ 30%。用药后应行超声监测排卵，卵泡成熟后用人绒毛膜促性腺激素（HCG）5000U 一次肌内注射，36 ～ 40h 后自发排卵。排卵后加用黄体酮 20 ～ 40mg/d 或 HCG 2000U，隔 3 日一次肌内注射，共 12 ～ 14 日进行黄体功能支持。

（2）人绒毛膜促性腺激素（HCG）：结构与 LH 极相似，常在促排卵周期卵泡成熟后一次注射 5000 ～ 10 000U，模拟内源性 LH 峰值作用，诱导卵母细胞分裂和排卵发生。

（3）尿促性素（HMG）：从绝经后妇女尿中提取制成，又称绝经后促性腺激素。75U 制剂中含 FSH 和 LH 各 75U，促使卵泡生长并发育成熟。于周期第 2 ～ 3 日起，每日或隔日肌内注射 HMG 50 ～ 150U，直至卵泡成熟。用药期间需 B 型超声和（或）血雌激素水平监测卵泡发育情况，卵泡发育成熟后 HCG 5000 ～ 10 000U 一次肌内注射，促进排卵及黄体形成。

（4）黄体生成激素释放激素（LHRH）：为下丘脑分泌的十肽激素。LHRH 脉冲疗法适用于下丘脑性无排卵。采用微泵脉冲式静脉注射，脉冲间隔 90 分钟，连续脉冲用药 17 ～ 20 日可获较好排卵率和妊娠率。

（5）溴隐亭：属多巴胺受体激动药，能抑制垂体分泌催乳素（PRL）。适用于高泌乳素血症导致排卵障碍者。从月经周期第 5 日起，由 1.25mg/d 开始，酌情加量到 2.5mg/d，分 2 次口服，共服 22 日。血清 PRL 降至正常水平后继续用药 1 ～ 2 年，每 3 ～ 6 个月复查血清 PRL 水平。恢复排卵率为 75% ～ 80%，妊娠率为 60%。

4．免疫性不孕的治疗　主要是针对抗精子抗体。女方抗精子抗体阳性者可采用避孕套避孕，部分患者在避孕 3 个月后抗体可能消失。对男性和女性抗精子抗体都可用糖皮质激素治疗，但疗效不能为循证医学证实。

5．辅助生殖技术　包括人工授精、体外受精 - 胚胎移植及其衍生技术等。

第二节　辅助生殖技术

辅助生殖技术（assisted reproductive techniques，ART）是指在体外对配子和胚胎采用显微操作技术，帮助不孕夫妇受孕的一组方法，包括人工授精、体外受精 - 胚胎移植、卵细胞质内单精子注射及其他衍生技术等。

1．人工授精　人工授精（artificial insemination，AI）是将精子通过非性交方式放入女性生殖道内使其受孕的一种技术，包括使用丈夫精液人工授精（artificial insemination by husband，AIH）和用供精者精液人工授精（artificial insemination by donor，AID）。按国家法规，目前 AID 精子来源一律由国家卫生和计划生育委员以认定的人类精子库提供和管理。

人工授精治疗主要适用于有正常发育的卵泡、正常范围的活动精子数目、健全的女性生殖道结构以及至少一条通畅输卵管的不孕（育）症夫妇。目前临床上较常用的人工授精方法是宫腔内人工授精，即将精液洗涤处理后去除精浆，取 0.3 ～ 0.5ml 精子悬浮液，通过导管在女方排卵期间经宫颈管注入宫腔内授精。人工授精可在自然周期和促排卵周期进行。在促排卵周期中，若有 2 个以上卵子排出，因可能导致多胎妊娠发生率升高，应取消本周期受孕计划。

2．体外受精与胚胎移植　体外受精 - 胚胎移植（in vitro fertilization and embryo transfer，IVF-ET）技术指从女性卵巢内取出卵子，在体外与精子受精并培养一段时间，待其发育到卵裂期或囊胚期时，再将其移植到宫腔内，使其着床发育成胎儿的全过程，俗称“试管婴儿”。IVF-ET 主要适用于输卵管性不孕症、原因不明的不孕症、子宫内膜异位症、男性因素不孕症、排卵异常、宫颈因素等，通过其他常规治疗无法妊娠者。1978 年 7 月 25 日英国学者 Steptoe 和 Edwards 采用该技术诞生世界第一例“试管婴儿”。我国大陆第一例“试管婴儿”于 1988 年在北京诞生。

IVF-ET 常见并发症有：

（1）卵巢过度刺激综合征（ovarian hyperstimulation syndrome，OHSS）：在接受促排卵药物的患者中约 20% 发生不同程度卵巢过度刺激综合征。轻度仅表现为腹部胀满、卵巢增大；重度表现为腹部膨胀，大量腹腔积液、胸腔积液，导致血液浓缩，重要脏器血栓形成，肝、肾功能损害，电解质紊乱等严重并发症。治疗原则为：以增加血浆胶体渗透压扩容为主，注意预防血栓形成，改善症状。

（2）多胎妊娠：发生率高达 30% 以上，与促排卵药物的应用及多个胚胎移植密切相关。多胎妊娠增加母婴并发症、流产和早产发生率、围生儿患病率和死亡率。目前常规限制移植的胚胎数目在 2 ～ 3 个。对多胎妊娠可在孕早期施行选择性胚胎减灭术。

3．卵细胞质内单精子注射　1992 年 Palermo 等将精子直接注射到卵细胞质内，获得正常卵子受精和卵裂过程，诞生人类首例单精子卵胞质内注射技术的“试管婴儿”。该技术在全世界得到迅速普及，主要用于重度少精子症、弱精子症、畸形精子症的男性不育患者或 IVF-ET 周期受精失败者。

4．胚胎植入前遗传学诊断　该技术是从体外受精第 3 日的胚胎或第 5 日的囊胚取 1 ～ 2 个卵裂球或部分滋养细胞，进行细胞和分子遗传学检测，检出带致病基因和异常核型的胚胎，将正常基因和核型的胚胎移植，得到健康后代。主要用于有严重遗传性疾病风险和染色体异常的夫妇，可将产前诊断提早到胚胎期。

辅助生殖技术在全世界发展迅速，但因涉及伦理、法律和法规问题，需要严格规范和管理。

案例 23-1

患者，女性，28 岁，已婚，未避孕 3 年不孕。14 岁初潮，平时月经一直不规则，2 ~ 4 个月来一次，每次持续时间长短不一，经量多少不等。曾到中医院就诊，行中药治疗后效果不明显。妇科检查未发现异常。男方精液检查正常。

问题与思考：

1．该患者最可能的诊断是什么？

2．需要进一步做哪些检查？

3．针对该患者的生育问题，主要治疗方案是什么？

本章临床执业助理医师考试要点

不孕症的概念、分类、病因、辅助检查、诊断及治疗。

思考题

1．何谓不孕症？不孕症的原因有哪些？

2．女性不孕症如何诊断？

3．男性不育症如何诊断？

4．常用的辅助生殖技术有哪些？

（黄　丽）

第二十四章 计划生育

学习目标

通过本章内容的学习，学生应能：

识记：

1．说出各种避孕方法的避孕机制、适应证、禁忌证、不良反应及处理。

2．说出人工流产的适应证、禁忌证、并发症及防治。

3．列举不同年龄女性的最佳避孕方法。

理解：

1．阐述计划生育的重要意义及重点内容。

2．分析各种避孕方法的优、缺点。

应用：

评估各种避孕方法及避孕失败的补救措施，指导妇女避孕，做好计划生育工作。

计划生育（family planning）是我国的一项基本国策，其基本内容是科学地控制人口数量，提高出生人口素质。计划生育具体方法包括 ①晚婚、晚育：按国家法定年龄推迟 3 年以上结婚；按国家法定年龄推迟 3 年以上生育。②节育：育龄夫妇应确定节育方法，落实措施。③提高人口素质：优生优育，避免和防止出生缺陷。做好避孕工作，是实现计划生育的根本。我国妇女常用的避孕方法有工具避孕、药物避孕及其他避孕方法。男性常用的避孕方法有阴茎套避孕及输精管结扎术。

第一节 工具避孕

工具避孕法是指使用工具阻止精子进入阴道内或宫腔内，或利用工具改变宫腔内环境而达到避孕目的。

一、宫内节育器

宫内节育器（intrauterine device，IUD）是一种安全、有效、简便、经济、可逆的避孕工具，是我国育龄妇女最常用的避孕措施，使用率占世界应用 IUD 总人数的 80%。国内外已有不同形状、大小、制作材料的宫内节育器数十种。我国最早使用的为金属单环，20 世纪 70 年代后期普遍使用具有活性的含铜节育器。

【种类】

宫内节育器大致分为两大类（图 24-1）。

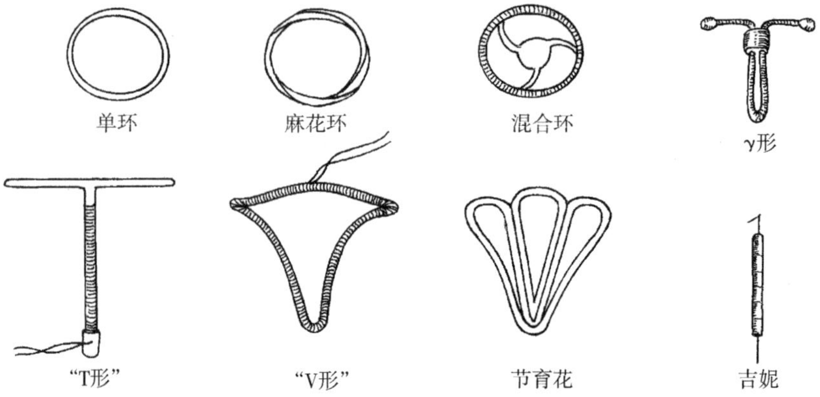

图 24-1　常见宫内节育器

1．惰性宫内节育器　为第一代 IUD，由惰性原料如金属硅胶、塑料或尼龙等制成。国内主要为不锈钢及其改良品。其特点是价格低廉，带器后出血和疼痛不良反应轻，可在宫腔内放置 10 ～ 20 年。但带器妊娠和脱环率高。

2．活性宫内节育器　为第二代 IUD，其内含有活性物质（如铜离子）、激素、药物及磁性物质等，以提高避孕效果，减少副作用。

（1）带铜宫内节育器：①带铜“T”形宫内节育器（TCu-IUD）：是目前我国临床首选的宫内节育器。带铜“T”形宫内节育器按宫腔形态设计制成，以聚乙烯为支架，内含少量钡，可在 X 线下显影。根据铜管暴露于宫腔面积不同而分为不同类型。铜的面积为 200mm^2 时称 TCu-200，其他型号有 TCu-220、TCu-380A 等。“T”形 IUD 纵杆末端系以尾丝，利于检查及取出。此类 IUD 的优点为带器妊娠率和脱环率均较低。铜丝易断裂，放置时间较短，一般为 5 ～ 7 年。现改良为铜管后在宫腔内放置时间可达 15 年。②带铜“V”形宫内节育器（VCu-IUD）：是我国常用的宫内节育器之一。由不锈钢作支架，外套硅胶管，其横臂及斜臂缠绕铜线或铜管。该器优点是形态更适合宫腔，带器妊娠率和脱落率低。③母体乐（MLCu-375）：以聚乙烯为支架，呈伞状，两弧形臂上各有 5 个小齿，放置时间为 5 ～ 8 年。④带铜宫形 IUD：以不锈钢圆环热处理成宫腔形状，在钢丝螺旋腔内加入铜丝，可放置 20 年。⑤含铜无支架 IUD：又称吉妮 IUD。外科尼龙线上串有 6 个铜套，顶端有个小结，起固定作用，使 IUD 悬挂在宫腔中，对子宫内膜压迫和损伤少，可减少出血反应，可放置 10 年。含铜节育器的避孕有效率达 90% 以上。其副作用是点滴出血，因此取出率较高。

（2）药物缓释宫内节育器：①左炔诺孕酮 IUD（LNG-IUD）：含人工合成孕激素 - 左炔诺孕酮的“T”形节育器。药物存储于“T”形支架纵杆的药管中，管外包有聚二甲苯硅氧烷膜控制药物释放，每日释放左炔诺孕酮 20μg。孕激素不仅促进子宫内膜变化不利于受精卵着床，还使宫颈黏液变稠不利于精子穿透，也可抑制排卵，有效率在 99% 以上，放置时间为 5 年。其优点是不仅带器妊娠率、脱落率低，而且减少月经量。不良反应为点滴出血和闭经。②含吲哚美辛 IUD：通过每日释放一定量吲哚美辛，减少放置 IUD 后的月经过多等副作用。

【避孕机制】

宫内节育器的避孕机制尚不明确。大量研究证明 IUD 抗生育作用是局部组织对异物的组织反应所致。而且因 IUD 的材料不同，引发的组织反应也不同。目前常用 IUD 由惰性支架（金属或聚乙烯）与附加活性材料（铜或孕激素）组成。两种材料所致的组织反应不尽相同，后者增强了 IUD 抗生育作用。

1．对精子和胚胎的毒性作用 ①IUD诱发的局部炎症主要是由机械性压迫、子宫收缩时的摩擦及放置IUD操作损伤内膜所致。使宫腔中炎症细胞明显增加。分泌的炎症细胞对胚胎有毒性作用。同时产生大量的巨噬细胞覆盖子宫内膜，影响受精卵着床，并吞噬精子及影响胚胎发育。②铜离子对精子有毒性作用，使精子不能获能。

2．干扰着床 ①长期异物刺激导致子宫内膜损伤并产生慢性炎症反应，内膜产生前列腺素，它改变输卵管的蠕动，使受精卵运行速度与子宫内膜不同步，受精卵着床受阻；②子宫内膜受压缺血及吞噬细胞作用，激活纤溶酶原，纤溶酶活性增强，导致胚胎溶解吸收；③铜离子进入细胞，影响酶系统（如碱性磷酸酶和碳酸酐酶），阻碍受精卵着床及胚胎发育。

3．左炔诺孕酮IUD的避孕机制 主要是孕激素可使子宫内膜腺体萎缩和间质蜕膜化，不利于受精卵着床。使宫颈黏液变稠厚，阻碍精子通过，并可对精子代谢产生影响。

4．含吲哚美辛IUD 吲哚美辛抑制前列腺素合成，减少子宫收缩作用，从而减少放置IUD后的月经过多。

【宫内节育器放置术】

育龄妇女无禁忌证，要求放置IUD者均可放置。

1．禁忌证

（1）生殖器炎症，如阴道炎、重度宫颈糜烂及急、慢性盆腔炎等。

（2）生殖器肿瘤。

（3）生殖器畸形，如子宫纵隔、双子宫、双角子宫。

（4）严重全身性疾病，如心力衰竭、重度贫血、出血性疾病或各种疾病的急性期。

（5）宫颈过松、重度陈旧性宫颈裂伤和Ⅱ度以上子宫脱垂。

（6）月经过多、过频者可在医生指导下放置含孕激素IUD。

（7）宫腔小于5.5cm或大于9.0cm。

（8）妊娠或可疑妊娠。

2．放置时间

（1）月经干净后3～7日内。

（2）人工流产后可立即放置，但以术后宫腔深度＜10cm为宜。

（3）产后42日恶露干净，会阴伤口已愈合，子宫恢复正常者。

（4）剖宫产后半年可放置，哺乳期放置前应先排除早孕。

（5）自然流产或中期妊娠引产后即可放置。

（6）哺乳期放置应排除早孕。

（7）含孕激素的IUD在月经第3日放置。

3．术前准备

（1）术前检查：①详细询问病史。②全身检查及系统的妇科检查。③常规阴道分泌物检查。若有阴道炎，应治愈后再放置。

（2）节育器大小的选择：应根据受术者宫腔深度及宽度选择适宜的节育器。如“T”形IUD按其横臂宽度分为26cm、28cm、30cm三种，宫腔深度小于7cm者选26cm号型，大于7cm者选28cm号型。

（3）物品准备：阴道窥器、宫颈钳、子宫探针、节育器放置器、剪刀、洞巾、弯盘、纱布、消毒棉棒等。

4．放置方法（图24-2、3）

（1）排空膀胱，取截石位。

（2）双合诊检查子宫大小、位置、倾屈度、活动度等。

（3）常规消毒外阴、阴道，铺巾。

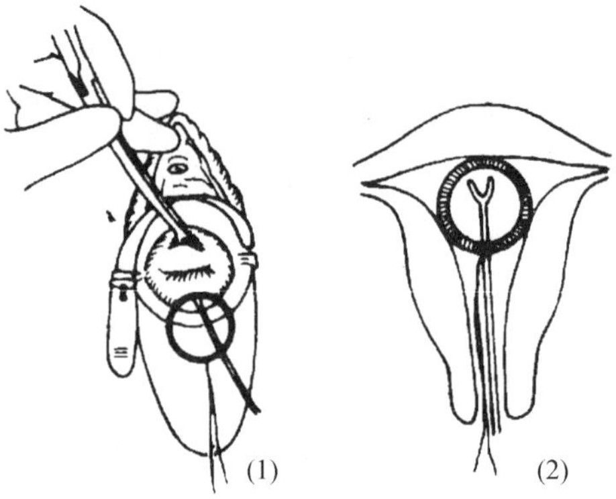

图 24-2 金属节育器放置术

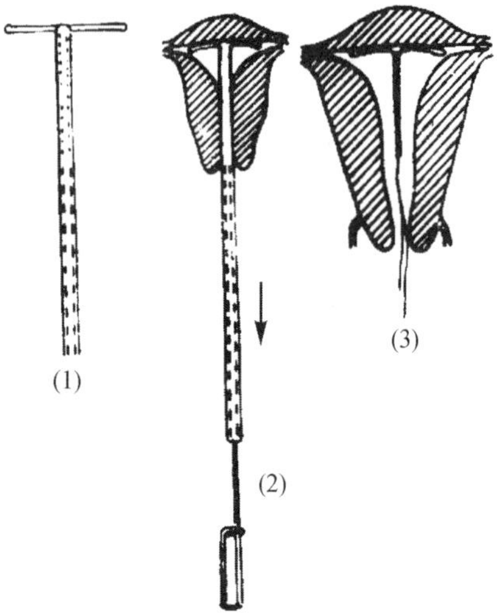

图 24-3 “T”形节育器放置术

(4) 阴道窥器暴露宫颈后再次消毒。

(5) 以宫颈钳夹持宫颈前唇（或后唇），牵拉子宫处于水平位，用探针探测宫腔深度，选择合适节育器。

(6) 用放置器将 IUD 沿宫腔方向置于宫底部，缓慢退出放置器，于宫颈外口 1.5 ～ 2cm 处剪去多余尾丝。

(7) 观察无出血即可取出宫颈钳及阴道窥器，术毕。

5．术后注意事项

(1) 术后休息 3 日，1 周内避免重体力劳动，2 周内禁止性生活及盆浴，保持外阴清洁。

(2) 术后 3 个月内在月经期或排便时注意观察有无 IUD 脱落。

(3) 术后几日内可能有少量阴道出血及下腹不适，可自然消失。若出血量多且有腹痛，应及时随诊。

(4) 术后 1 个月、3 个月、半年及 1 年需随访，以后每年随访 1 次。随访内容：了解月经情况、带器后有无异常情况、检查节育器是否脱落等。

【宫内节育器取出术】

1．适应证

(1) 绝经过渡期停经 1 年内。

(2) 放置年限已满，需要更换者。

(3) 计划再生育者。

(4) 需改用其他避孕方法或绝育者。

(5) 带器并发症及不良反应治疗无效者。

(6) 带器妊娠者。

2．取器时间

(1) 月经干净后 3 ～ 7 日取出。

(2) 因带器不良反应或并发症需取出者，随时可取。

(3) 带器妊娠者，早孕时可于人工流产同时取出。

(4) 带器异位妊娠者，术前诊刮时取出，或在出院前取出。

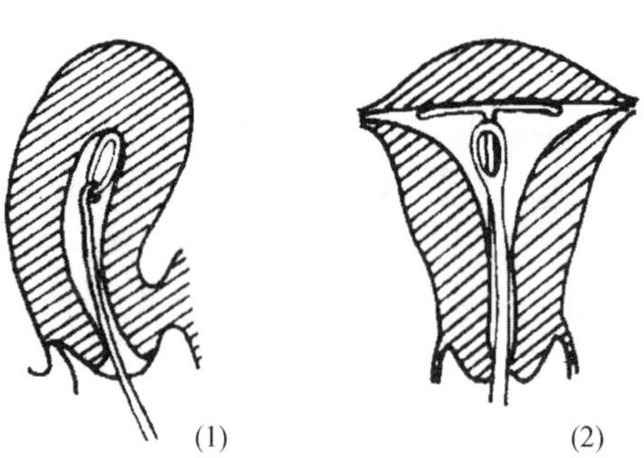

图 24-4 取出节育器

术前需检查宫颈口尾丝或 B 型超声确定宫腔内是否存在节育器及其类型。

3．取器方法 术前准备同放置术，有尾丝者用血管钳夹住尾丝后轻轻牵拉取出。金属单环先用探针探查 IUD 位置，然后用取环钩或取环钳将 IUD 取出（图 24-4）。取器困难者，可在 B 型超声下引导操作，必要时在宫腔镜下取出。

【宫内节育器副作用】

1．出血 不规则流血是放置 IUD 常见的副作用，多发生在 IUD 放置半年内，尤其是最初 3 个月。主要表现为月经量增多，经期延长或经间期出血。治疗以止血、消炎对症处理为主。可应用各种中西止血药物，如氨甲环酸 1 ～ 2g，每日 3 次口服，云南白药 0.4g，每日 3 次口服。出血时间长者加用抗生素。治疗 3 个月无效者，应考虑取出或更换，也可改用其他避孕方法。

2．腰酸腹胀　多发生在放置后 10 日之内，常为 IUD 选择不当引起子宫频繁收缩而致。轻者不需处理，重者可服用止痛药（如吲哚美辛、氟芬那酸等）对症处理，必要时取出或更换 IUD。

【并发症】

1．子宫穿孔、节育器异位　放、取宫内节育器并发子宫穿孔不常见，但属于严重并发症。其原因是子宫位置或大小检查错误，手术技术不熟练或操作不当，造成子宫穿孔。哺乳期子宫薄而软，术中易穿孔，易将节育器置于宫腔以外。可通过 X 线、宫腔镜、B 型超声等确定是否异位。一旦确诊，应经腹（包括腹腔镜）或经阴道将节育器取出。

2．感染　未严格无菌操作、节育器尾丝过长、生殖道本身存在感染灶而导致上行性感染，均可引起急性或亚急性炎症发作。一旦明确感染，应及时感染炎、对症治疗。若经治疗未见好转，应及时取出 IUD，并根据细菌培养后的药物敏感试验，选用敏感抗生素继续治疗。

3．节育器嵌顿　因节育器放置时损伤宫壁或放置时间过长，使部分器体嵌入子宫肌壁。一经诊断应及时取出。若取出困难，应在 B 型超声下、X 线直视下或宫腔镜下取出。

4．节育器脱落　由于操作不规范，未将 IUD 放置于宫底部，选用 IUD 与宫腔大小、形态不符，宫颈松弛，宫颈严重裂伤，月经量过多等原因均可引起节育器自然脱落，多发生在带器第 1 年，尤其在前 3 个月内。常在月经期与经血一起排出而不易被察觉，因此放器后 1 年内应定期随访。

5．带器妊娠　多发生于 IUD 下移、脱落或异位于肌层、盆腔、腹腔内等情况。一旦确诊，应于人工流产时取出 IUD。

二、阴茎套

阴茎套（condom）也称避孕套，为男性避孕工具，为筒状乳胶制品，顶端呈小囊状，筒径有 29cm、31cm、33cm、35cm 四种规格。作用是排精时精液潴留于小囊内，阻断精液进入阴道，达到避孕目的。选择合适的阴茎套型号。使用前应先吹气检查有无漏孔（图 24-5），并排尽小囊内空气，射精后在阴茎未软缩时，捏住套口和阴茎一起取出。每次性交时需更换新的阴茎套。

阴茎套不但可以避孕，还可防止性传播疾病。对配偶精液过敏者有保护作用。对女方抗精子抗体（AsAb）阳性的免疫不孕夫妇，坚持使用一段时间，其抗体滴度可下降，有望生育。也可降低宫颈上皮内瘤变及盆腔炎性病变的发生，是目前世界上最常用、最无害的男用避孕法。

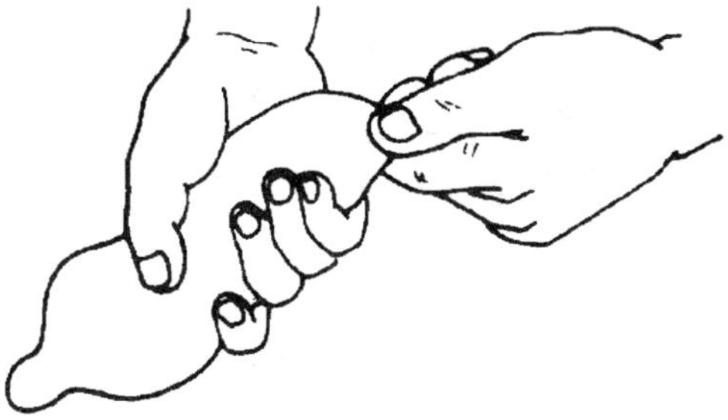

图 24-5　检查避孕套

三、阴道套

阴道套（vaginal pouch）也称女性避孕套，是由聚氨酯（或乳胶）制成的长 15 ～ 17cm 的宽松、柔软的袋状物。开口处连接直径 7cm 的柔韧的“外环”，套内游离直径 6.5cm 的内环，也具有防止性传播疾病的作用。国内目前无供应。

四、阴道隔膜、宫颈帽和阴道避孕囊

阴道隔膜用乳胶制成，宫颈帽和阴道避孕囊用硅胶制成。使用前需经医护人员配备，选择大小合适的型号，通过培训学习自己掌握机械屏障避孕方法。国内尚无此产品。

五、阴道杀精剂

阴道杀精剂是性交前置入女性阴道内，具有对精子灭活作用的一类化学避孕制剂。以壬苯醇醚为主药加惰性基质制成。壬苯醇醚具有高效杀精能力，5 秒钟内可使精细胞膜产生不可逆改变，含主药 50mg，其 1/30 剂量足以杀死一次射精的全部精子。目前常用的有避孕栓、片剂（泡腾片）、胶冻和避孕药膜。使用方法：性交前 5 ~ 10 分钟将药栓、药片或药膜置入阴道深处，待其溶解后即可性交。一般对局部黏膜无刺激或损害，少数妇女有阴道灼热感。

第二节 药物避孕

药物避孕是指女性使用甾体激素达到避孕目的，是一种高效避孕方法。20 世纪 60 年代，美国第一个复方口服避孕药 Enovid 应用于临床。7 年后我国开始使用，并将其作为我国妇女的主要避孕措施之一。甾体避孕药的激素为雌激素和孕激素。

国内避孕药制剂大致分为 4 类：①睾酮衍生物：如炔诺酮（norethisterone，NET）、炔诺孕酮（norgestrel，NG）、去氧孕烯（desogestrel，DG）；②黄体酮衍生物：如甲地孕酮（megestrol）、醋酸甲羟孕酮（medroxyprogesterone）；③雌激素衍生物：如炔雌醇（ethinylestradial，EE）；④螺旋内酯类：如屈螺酮（drospirenone，DRSP）。

【避孕机制】

激素类药物避孕作用是多环节的，根据药物种类、剂量、剂型、给药途径、用药方法不同，其作用环节各有不同。

1．抑制排卵　药物抑制下丘脑释放 LHRH，使垂体分泌 FSH 和 LH 减少，同时直接影响垂体对 LHRH 的反应，阻止排卵前 LH 峰的形成，使排卵受到抑制。此类药物是由雌激素与孕激素配伍的复方制剂。

2．阻碍受精　孕激素改变宫颈黏液的性状，使宫颈黏液量减少，黏稠度增加，拉丝度降低，不利于精子穿过。

3．干扰着床　子宫内膜的正常生理改变是胚胎着床的必要条件。避孕药中孕激素使子宫内膜增殖变化受到抑制，使子宫内膜与胚胎发育不同步，不适合受精卵着床；避孕药的雌、孕激素使输卵管上皮纤毛功能、肌肉运动及输卵管液体分泌均受影响，改变受精卵在输卵管内运动，影响受精卵着床。

【避孕药的种类】

1963 年我国成功研制出第一代甾体激素复方口服避孕药，以后不断研制出长效口服避孕药、避孕针，同时对短效避孕药减量试验及剂型改革进行了大量研究。长效避孕药含雌激素剂量大，不良反应较明显，现已逐步别淘汰。第一代复方口服避孕药的孕激素为炔诺酮。第二代复方口服避孕药的孕激素为左炔诺孕酮，比第一代活性强，对排卵有较强抑制作用。第三代复方口服避孕药的孕激素接近天然黄体酮，活性更强，避孕效果更好，不良反应少（表 24-1）。

表 24-1 常用避孕药种类

类别	名称	雌激素含量（mg）	孕激素含量（mg）	剂型	给药途径
短效避孕药	复方炔诺酮片（避孕片 1 号）	炔雌醇 0.035	炔诺酮 0.6	22 片 / 板	口服
	复方醋酸甲地孕酮片（避孕片 2 号）	炔雌醇 0.035	甲地孕酮 1.0	22 片 / 板	口服
	复方避孕片（0 号）	炔雌醇 0.035	炔诺酮 0.3 甲地孕酮 0.5	22 片 / 板	口服
	复方去氧孕烯炔雌醇片（妈富隆）	炔雌醇 0.03	去氧孕烯 0.15	21 片 / 板	口服
	复方孕二烯酮片	炔雌醇 0.03	孕二烯酮 0.075	21 片 / 板	口服
	炔雌醇环丙孕酮片	炔雌醇 0.035	环丙孕酮 2.0	21 片 / 板	口服
	屈螺酮炔雌醇片	炔雌醇 0.03	屈螺酮 3.0	21 片 / 板	口服
	左炔诺孕酮 / 炔雌醇三相片				
	第一相（1 ~ 6 片）	炔雌醇 0.03	左炔诺孕酮 0.05	21 片 / 板	口服
	第二相（7 ~ 11 片）	炔雌醇 0.04	左炔诺孕酮 0.075		
	第三相（12 ~ 21 片）	炔雌醇 0.03	左炔诺孕酮 0.0125		
探亲避孕药	炔诺酮探亲片		炔诺酮 5.0	片	口服
	甲地孕酮探亲避孕片 1 号		甲地孕酮 2.0	片	口服
	炔诺孕酮探亲避孕片		炔诺孕酮 3.0	片	口服
	53 号避孕药		双炔失碳酯 7.5	片	口服
长效避孕针	醋酸甲羟孕酮避孕针		醋酸甲羟孕酮 150	针	肌内注射
	庚酸炔诺酮注射液		庚酸炔诺酮 200	针	肌内注射
皮下埋植剂	左炔诺孕酮硅胶棒Ⅰ型		左炔诺孕酮 36/ 根	6 根	皮下埋植
	左炔诺孕酮硅胶棒Ⅱ型		左炔诺孕酮 75/ 根	2 根	皮下埋植
	依托孕烯植入剂		依托孕烯 68/ 根	1 根	皮下埋植
阴道避孕环	甲地孕酮硅胶环		甲地孕酮 200 或 250	只	阴道放置
	左炔诺孕酮阴道避孕环		左炔诺孕酮 5	只	阴道放置

1．短效口服避孕药　在各种避孕药物中应用最广，是含有雌、孕激素的复方制剂。雌激素的成分以炔雌醇为主，与不同成分的孕激素（如炔诺酮、甲地孕酮、炔诺孕酮、左炔诺孕酮等）配伍成各种复方制剂。只要规范使用，避孕成功率可达 99% 以上。常用口服避孕药中，复方去氧孕烯炔雌醇片（妈富隆）含有去氧孕烯的避孕新药，药物剂量低，副作用小，避孕效果好。左炔诺孕酮三相片，是将雌、孕激素的剂量模拟为正常月经周期中的生理变化，将一个周期药物分为三个不同剂量（三相片），能降低甾体激素对机体的负荷。第一相（1 ~ 6 片）为月经早期给予两种激素量均低的药片；第二相（7 ~ 11 片）为月经中期给予两种激素量均高的药片；第三相（12 片 ~ 21 片）为月经后期用孕激素高而雌激素低的药片。与单相片比较，雌激素剂量变化不大，孕激素总量减少 30% ~ 40%，不良反应减轻，对机体代谢影响减小，而避孕效果不变。

用法：复方炔诺酮片、复方甲地孕酮片，在月经周期第 5 日开始服用，每晚 1 片，连续 22 日。复方去氧孕烯炔雌醇片、复方孕二烯酮片、屈螺酮炔雌醇片和炔雌醇环丙孕酮片，在月经周期第 1 日开始服用，每晚 1 片，连续 21 日，停用 7 日后服用第 2 周期药物。若漏服可于第 2 日晨补服 1 片。若漏服 2 片，补服药物后需加用其他避孕措施。若漏服 3 片，应停用药物，待撤药性出血后开始服下一周期药物。一般于停药 2 ~ 3 日月经来，再于月经第 5 日服用下一周期药物。若停药 7 日月经未来潮，仍可于第 8 日服用第二周期药物。如第 2 月仍无月经来潮，应停药查找原因，酌情处理。

三相片服法是第一周期从月经周期第 1 日开始服用，每日 1 片，连服 21 日，第二周期后改从月经周期第 3 日开始服用。若停药 7 日无撤药性出血，可于停药第 8 日开始服用第三周期三相片。

2．长效口服避孕药　由长效雌、孕激素配伍制成。药物中长效雌激素炔雌醚经胃肠道吸收后，储存在脂肪组织内缓慢释放，起到长效避孕作用。孕激素促进子宫内膜呈分泌期改变而引起撤药性出血，类似人工周期。服药一次避孕 1 个月，因不良反应较多，临床很少使用。

用法及注意事项：首次服用于月经来潮第 5 日服第一片，第 10 日服第二片，以后按第一次服药日期每月服 1 片。如需停药时，应在月经周期第 5 日开始服用短效口服避孕药 3 个月，作为停用长效避孕药的过渡，以防止体内雌激素储积而导致月经失调。

3．长效避孕针　目前有雌、孕激素复合类和单纯孕激素类两种。单纯孕激素类对乳汁的质量影响小，可用于哺乳期避孕。用法：醋酸甲羟孕酮避孕针，每 3 个月注射 1 次；庚酸炔诺酮避孕针，每 2 个月注射 1 次。雌、孕激素复合类由于激素剂量大，副作用较大，很少用。用法及注意事项：首次于月经周期第 5 日和第 12 日各肌内注射 1 支，以后在每月周期第 10 ～ 12 日肌内注射 1 支。一般在注射后 12 ～ 16 日月经来潮。用药后 3 个月可能发生月经周期不规则或经量增加，可对症处理，使用止血药或用雌激素、短效口服避孕药调整。

4．探亲避孕药　此类药物除双炔失碳酯外均为孕激素类制剂或雌、孕激素复合制剂。通过抑制排卵、使宫颈黏液变稠和改变子宫内膜形态与功能等作用达到避孕目的。适用于短期探亲夫妇。有效率在 99% 左右。

（1）炔诺酮探亲片：适用于探亲时间在 14 日以内者。于性交当晚开始口服 1 片，此后每晚服 1 片，连服 14 日。若已服完 14 日而探亲期未满，需口服避孕药 1 号或 2 号避孕至探亲结束。一般在停药后 7 日内月经来潮。

（2）甲地孕酮探亲片（探亲避孕片 1 号）：性交前 8 小时服 1 片，当晚再服 1 片，以后每晚服 1 片，直到探亲结束，次日晨加服 1 片。

（3）炔诺孕酮探亲避孕片：性交前 1 ～ 2 日开始服用，服法同炔诺酮。

（4）53 号避孕药片：性交后立即口服 1 片，次日晨加服 1 片，以后每日性交后服 1 片。

5．缓释避孕药　由避孕药与具有缓慢释放性能的高分子化合物共同组成，药物在体内持续恒定微量释放，起到长效避孕作用，安全、有效。

（1）皮下埋植剂：是常用的一种缓释系统的避孕药。目前我国使用的皮下埋植剂称左炔诺孕酮硅胶棒Ⅰ型和Ⅱ型。第一代产品称 Norplant Ⅰ，有 6 个硅胶囊，每个含左炔诺孕酮 36mg。第二代产品称 Norplant Ⅱ，有 2 个硅胶棒，每根含左炔诺孕酮 75mg。埋植后的 Norplant 硅胶囊可缓慢、持续地释放左炔诺孕酮，放置 24 小时后产生避孕作用。用法：于月经周期 7 日内，在上臂内侧做皮下扇形埋入，可避孕 5 年，有效率达 99% 以上。

皮下埋植剂不含雌激素，不影响乳汁质量，使用方便。如因不良反应需停用，可随时取出，恢复生育功能快，不良反应主要是阴道不规则少量流血或点状出血，少数闭经。一般在 3 ～ 6 个月后逐渐恢复或消失，不需特殊处理。如流血时间长，可用止血药或激素止血。

（2）缓释阴道避孕环：避孕原理与皮下埋植剂相同。由甾体激素与硅胶混合制成阴道避孕环，置入阴道内。阴道黏膜上皮可直接吸收药物进入血液循环，产生避孕效果。国内生产的硅胶阴道避孕环，空芯内含甲地孕酮 250mg，每日释放 133μg，可连续使用 1 年。于月经周期第 5 日放入阴道内，不影响性交，月经期不需取出。避孕效果好，安全。不良反应主要为阴道不规则出血、分泌物增加及脱环，影响续用率。

（3）避孕贴剂：避孕贴剂是由国外研制成功的一种局部外用药物。此贴剂含避孕激素，黏附于皮肤后，药物按一定量及比例释放入血而达到避孕效果。药物由三块贴剂构成，每贴有效期 7 日，每周 1 片，连用 3 周，用药 3 周后停药 1 周，再用下一周期。效果同口服避孕药。

【适应证】

生育年龄健康妇女要求避孕者均可使用。

【禁忌证】

1．严重心血管疾病（如冠状动脉粥样硬化、高血压等），药物中的雌激素可使凝血功能亢进，增加心肌梗死及静脉栓塞发生，亦增加血浆肾素活性而致血压增高。

2．急、慢性肝炎或肾炎。

3．血液病或血栓性疾病。

4．内分泌疾病（如糖尿病、甲状腺功能亢进症）患者。

5．恶性肿瘤、癌前病变、子宫或乳房肿块者。

6．哺乳期、产后未满半年或月经未复潮者。药物中的雌激素可抑制乳汁分泌，并可经乳汁分泌影响胎儿。

7．月经稀少或年龄＞ 45 岁者。

8．年龄＞ 35 岁的吸烟者，服用避孕药可增加心血管疾病发生率，不宜长期服用。

9．精神病生活不能自理者。

10．原因不明的异常阴道流血者。

【药物不良反应】

1．类早孕反应　雌激素可刺激胃黏膜引起恶心、呕吐、食欲缺乏，以及头晕、乏力等类早孕反应，轻者无需处理。一般在 1 ～ 3 个月后减轻或消失。反应较重者，可服用维生素 B_6 20mg、维生素 C 100mg 及山莨菪碱 10mg，每日 3 次，连服 1 周。若症状不能缓解，可更换制剂或改用其他避孕措施。

2．月经异常　常表现为月经过少或闭经。月经过少，一般不需处理，停药后可自然恢复。若停药后月经不来潮，可在停药的第 7 日开始服用下一周期药物，连续 2 个月停经者，考虑更换避孕药种类。若连续 3 个月停经，应停药观察，等待月经恢复。或在停药后每日口服甲羟孕酮 10mg，连服 5 日，或每日肌内注射黄体酮 10mg，连用 5 日，一般停药后 1 周月经来潮。仍无效者应进一步检查闭经原因。

3．突破性出血　为服药期间出现的不规则少量阴道流血，多由于漏服、迟服、服药方法错误、药物质量受损、个人体质因素等造成。如发生在服药前半周期，为雌激素不足以维持内膜完整性所致，可每晚加服炔雌醇 0.005 ～ 0.015mg，与避孕药同服至 22 日后停药。若在服药后半期出血，多为孕激素不足引起，每晚加服避孕药 1/2 ～ 1 片。如出血临近月经期或出血量多如月经，应立即停药，待出血第 5 日再开始下一周期用药。

4．体重增加　避孕药中的孕激素有弱雄激素活性，促进体内合成代谢，也可因雌激素使水、钠潴留而致。因此少数妇女较长时间服用避孕药，可出现体重增加，这种体重增加不会导肥胖症，对健康无影响。新一代避孕药屈螺酮炔雌醇片具有抗盐皮质激素作用，可减少水、钠潴留。

5．色素沉着　少数妇女颜面部皮肤出现淡褐色色素沉着，似妊娠期色素沉着。多数妇女停药后自然消失，极少数色素消退缓慢。随着新型避孕药的诞生，不良反应明显降低。

6．其他 部分妇女服药后出现头痛、头晕、乳房胀痛、复视等，可对症处理，必要时停药做进一步检查。

【避孕药物的远期安全性】

1．对机体三大代谢的影响　长期服用避孕药，部分妇女可出现糖耐量减低，但空腹血糖正常，尿糖阴性，临床无糖尿病征象。这种糖耐量减低、胰岛素分泌异常与避孕药中的雌激素和孕激素成分及剂量有关，停药后可恢复正常。对脂代谢的影响，目前认为，雌激素可降低低密度脂蛋白含量，使高密度脂蛋白及三酰甘油升高。孕激素可对抗三酰甘油升高，但会降低高密度脂蛋白含量。血管病变与低密度脂蛋白和高密度脂蛋白比例有关。高密度脂蛋白增高可防止动脉硬化，对心血管具有保护作用。低密度脂蛋白增高可使动脉硬化，对心血管不利。因此，有心血管疾病发生潜在因素的妇女（年龄大于 35 岁的长期吸烟者，有高血压等心血管疾病者）不宜长期服用避孕药。对蛋白质代谢的影响，少数妇女长期服用避孕药可出现总蛋白下降，白蛋白降低、球蛋白增高等，但无临床征象。停药后恢复正常。

2．对心血管系统及凝血功能的影响　由于避孕药对脂代谢的影响，长期服用避孕药对心血管有一定影响，可增加卒中、心肌梗死的发生率。雌激素可使凝血因子增高，大剂量雌激素有增加血栓性疾病的危险。一般认为雌激素每日的安全剂量在 50μg 以下，目前使用的短效避孕药每片含雌激素量均在 30 ~ 35μg。国内有资料表明，我国妇女长期服用低剂量避孕药对心血管疾病的风险明显降低，而且并不增加血栓性疾病的发生。

3．对子代的影响　国内外资料显示，使用避孕药停药后怀孕不增加胎儿畸形发生率。复方短效避孕药激素含量低，停药后即可怀孕。不影响胎儿发育。但是长效避孕药内含激素成分及剂量与短效避孕药有很大不同，为避免药物对胎儿的影响，应在停药 6 个月后受孕为宜。

4．对肿瘤的影响　大量资料显示，长期（5 年以上）服用避孕药不增加子宫内膜癌、子宫颈癌、乳腺癌的发生率。避孕药中的孕激素对子宫内膜起保护作用，可减少子宫内膜癌的发生，同时也降低卵巢上皮癌的发生率。长期服用甾体激素避孕药能否潜在诱发子宫颈癌和乳腺癌的发生，近年仍存在争议，有待进一步研究。

第三节　其他避孕方法

一、紧急避孕

紧急避孕（postcoital contraception）是指在无保护的性生活后或避孕失败后 3 ~ 5 日内，妇女为防止意外妊娠而采用的补救避孕方法，也称房事后避孕，包括放置宫内节育器和口服紧急避孕药。避孕原理是通过阻止和延迟排卵或干扰受精和着床而达到避孕目的。

【适应证】

1．避孕失败，如避孕套破裂、滑脱，未能做到体外排精，安全期计算错误，漏服避孕药，宫内节育器脱落。

2．性生活未采取任何避孕措施。

3．遭遇性暴力。

【方法】

避孕方法包括放置宫内节育器或口服紧急避孕药。

1．宫内节育器　带铜宫内节育器，在无保护的性生活 5 日（120 小时）之内放入，作为紧急避孕方法，有效率达 99%。特别适合希望长期避孕且适合放置宫内节育器者。

2．紧急避孕药　在无保护的性生活 3 日（72 小时）之内服用紧急避孕药，有效率达 98%，适用于仅需临时避孕者。

紧急避孕药种类及用法：①雌、孕激素复方制剂：复方左炔诺孕酮避孕片，含炔雌醇 30μg、左炔诺孕酮 150μg，无保护的性生活后 72 小时内服用 4 片，12 小时后再服 4 片。②单纯孕激素制剂：左炔诺孕酮片，含左炔诺孕酮 0.75mg，无保护的性生活后 72 小时内服用 1 片，12 小时后再服 1 片；③单纯雌激素制剂：53 号避孕药片，含双炔失碳酯 7.5mg，无保护的性生活后即刻服 1 片，次日晨加服 1 片。④米非司酮：非激素类药物，为抗孕激素制剂，无保护的性生活 120 小时内服用米非司酮 10mg 或 25mg，1 片即可。

【不良反应】

1．可能出现恶心、呕吐、不规则流血，米非司酮不良反应少而轻，一般无需特殊处理。

2．紧急避孕药激素含量大，不良反应也大，不能替代常规避孕。而且紧急避孕仅对一次无保护的性生活有效，避孕有效率明显低于常规避孕方法。

二、安全期避孕

安全期避孕又称自然避孕法，是指不采用任何药具避孕，仅在安全期进行性生活而达到避孕目的，包括日历表法、哺乳期闭经避孕法、基础体温测量法、宫颈黏液观察法。大多数育龄妇女月经周期为 28 ～ 30 日，排卵时间多在下次月经前 14 日。卵子自卵巢排出后可存活 1 ～ 2 日，而受精能力最强的时间是排卵后 24 小时内。精子在女性生殖道内可存活 2 ～ 3 日。因此排卵前后 4 ～ 5 日为最易受孕期，其余时间不易受孕，故称安全期。由于排卵过程易受情绪、健康状况及环境因素影响而提前或延迟，还可能发生额外排卵，因此这种避孕法并不十分可靠，易导致避孕失败。

三、其他避孕法

目前正在研究的生物避孕技术包括抗生育疫苗、黄体生成激素释放激素类似物避孕、免疫避孕中的导向药物避孕等。其临床应用前景还有待于生物基础学科某些研究领域的突破。

第四节　人工流产

无论是工具避孕、药物避孕，还是其他避孕法，都有一定的失败率。人工流产是避孕失败的补救方法。凡在妊娠 3 个月内采用人工或药物方法终止妊娠，均称早期妊娠终止，亦称人工流产。人工流产可分为手术流产与药物流产两种方法。手术流产可分为负压吸引术和钳刮术。人工流产对妇女的生殖健康有一定影响，因此仅作为避孕失败的补救措施，而不能作为常用节育方法。

一、手术流产

手术流产是指妊娠 14 周以内，以手术终止妊娠的方法。妊娠在 6 ～ 10 周以内使用负压吸引术，妊娠 10 ～ 14 周者可采用钳刮术。

【负压吸引术】

1．适应证

（1）因避孕失败或非意愿妊娠者，在妊娠 6 ～ 10 周以内要求终止妊娠而无禁忌证者。

（2）因疾病不宜继续妊娠者。

（3）发现胎儿有先天畸形或遗传性疾病者。

2．禁忌证

（1）各种疾病的急性期，或严重全身疾病（如心力衰竭、高血压伴有自觉症状、高热、严重贫血等）不能胜任手术者。

（2）生殖系统急性炎症。

（3）术前 2 次体温在 37.5℃以上者。

（4）妊娠剧吐酸中毒尚未纠正者。

3．术前准备

（1）详细询问病史，尤其是月经史、停经史及以往流产史。

（2）常规测量体温、脉搏、血压，妇科检查了解盆腔情况，明确早孕诊断。

（3）辅助检查　①血、尿常规，凝血功能；②阴道分泌物检查，了解阴道清洁度，有无滴虫、真菌及革兰阴性双球菌感染；③ B 型超声检查，尿妊娠试验。

（4）解除患者思想顾虑，告知手术过程和可能出现的各种情况，以求患者的配合。加强避孕及卫生宣传教育。

4．手术步骤

（1）受术者排空膀胱，取截石位，术者常规消毒外阴、阴道，铺消毒巾。

（2）术者再次妇科检查，了解子宫位置、大小及附件情况。

（3）用阴道窥器暴露宫颈，消毒宫颈、阴道。

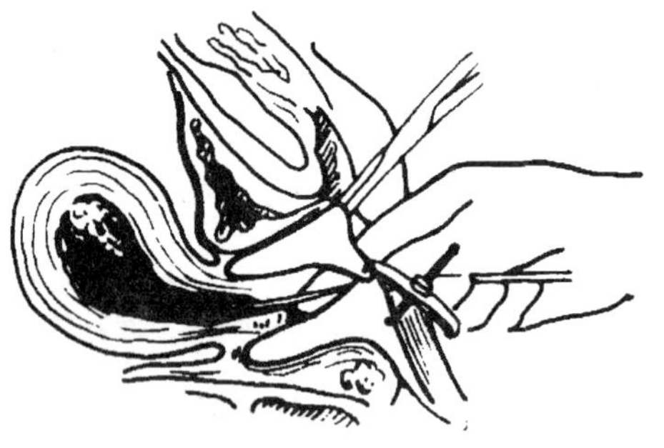

图 24-6　探测宫腔深度

（4）探测宫腔深度（图 24-6）：宫颈钳夹持宫颈前唇，用子宫探针沿子宫位置方向，探测宫腔深度。妊娠 6 ～ 8 周，宫腔深 8 ～ 10cm；妊娠 9 ～ 10 周，宫腔深 10 ～ 12cm。

（5）扩张宫颈：用子宫颈扩宫器扩张宫颈时，由小到大，循序渐进，按子宫方向逐号均匀用力，不宜用力过猛，以防宫颈内口损伤和子宫穿孔。扩张至大于吸引管半号或一号为宜。

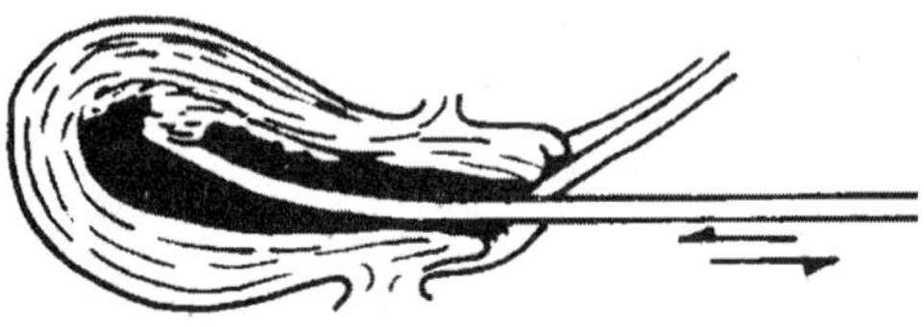

图 24-7　负压宫腔吸引

（6）宫腔吸引（图 24-7）：将吸引管末端与已消毒的橡皮管相连，并连接到吸引器橡皮管前端的接头上。将吸引管头部沿宫腔方向置于宫底部，注意吸引管的深度不能超过子宫探针所探测的深度，吸引管开口尽量对准胚胎着床部位。开动吸引器至负压达 400 ～ 500mmHg，按顺时针或逆时针方向在子宫腔内转动吸引管。当吸引管有振动感时，表示吸出胚胎及胎盘组织，负压瓶内可见组织物。子宫内容物吸尽时，宫腔会缩小，吸引管有紧缩感，宫壁粗糙。此时可折叠橡皮管，取出吸引管。最后以小刮匙轻刮宫腔一周，尤其是两侧宫角处，检查宫腔内容物是否已吸净，必要时可重新放入吸引管，再次负压吸引。取下宫颈钳，拭净宫颈及阴道血迹，取下阴道窥器，术毕。

术后应仔细检查吸出物中有无绒毛及胚胎组织，其大小是否与孕周相符，如未见绒毛组织，应将吸出物送病理检查。术后应详细填写手术记录。

5．术后处理

（1）术后观察 1 ～ 2 小时，注意阴道流血情况。

（2）术后休息 14 日，1 个月内禁性生活和盆浴。术后应给予抗生素及促子宫收缩的药物。

（3）指导避孕方法，落实避孕措施。

6．注意事项

（1）严格遵守无菌操作规程。

（2）正确判断子宫大小及方向，动作轻柔，减少损伤。

（3）扩张宫颈时用力均匀，防止宫颈内口裂伤。

（4）静脉麻醉应用广泛，应由麻醉医生实施和监护，防止麻醉意外。

【钳刮术】

钳刮术是指用机械方法或药物扩张宫颈，钳取胎儿及胎盘的手术。因胎儿较大，容易出现并发症，如出血多、宫颈裂伤、子宫穿孔、流产不全等，因此需住院手术。近年来由于米非司酮、米索前列醇的临床应用，钳刮术逐渐被药物引产所替代。

1．适应证

（1）适用于妊娠 11 ～ 14 周自愿要求终止妊娠者。

（2）因某种疾病不宜继续妊娠者或其他流产方法失败者。

2．禁忌证 同负压吸引术。

3．术前准备及手术步骤 术前应先做充分扩张宫颈准备，以保证钳刮术顺利进行。扩张宫颈的方法有：①橡皮导尿管扩张宫颈，术前 12 小时将 16 号或 18 号导尿管慢慢插入宫腔，直至宫腔深度 1/2 以上，将露在阴道内的导尿管用无菌纱布包裹置于后穹窿，次日钳刮前取出导尿管。②术前 3 ～ 4 小时口服、肌内注射、阴道放置前列腺素制剂软化、扩张宫颈。③宫颈扩张棒扩张宫颈。④近年来多在术前使用米非司酮及米索前列醇，效果更为理想。钳刮术术前准备及操作步骤基本同负压吸引术，用卵圆钳夹破胎膜放出羊水，然后钳夹胎盘及胎儿组织，必要时用吸引管或刮匙刮宫腔一周。观察有无出血，子宫较大或出血较多者，可用缩宫素促子宫收缩。术后应检查刮出物是否完整。

【手术流产的并发症】

1．人工流产综合反应 指受术者在人工流产术中或术后，出现心动过缓、心律失常、血压下降、头晕、胸闷、面色苍白、出冷汗，严重者出现晕厥或抽搐等一系列症状。主要因宫颈或子宫受到机械性刺激后，引起迷走神经兴奋所致。因此，术前应给予精神安慰，操作时尽量轻柔，扩张宫颈时，不宜过快或用力过猛，吸宫时负压要适当，吸净后勿反复吸刮宫壁。术前适当镇痛、麻醉，可能预防其发生。发现症状出现时，立即停止操作，给予吸氧，一般能自行恢复。严重者肌内或静脉注射阿托品 0.5 ～ 1mg 可有效控制。

2．术中出血 多发生在妊娠月份较大的钳刮术，因宫腔内组织物未能迅速排出，影响子宫收缩所致。可在扩张宫颈后，注射缩宫素，同时尽快清除宫腔内组织物。吸引管过细或过软应及时更换。出血多时应及时输液、输血等。

3．子宫穿孔（图 24-8） 是手术流产的严重并发症。妊娠子宫及哺乳期子宫特别柔软，剖宫产后子宫有瘢痕，子宫过度倾屈或有畸形等情况，进行手术流产时易发生子宫穿孔。因此术者术前续检查清楚子宫大小及方向，操作轻柔，扩张宫颈时切忌粗暴用力，应用吸引管吸引、卵圆钳钳取妊娠组织时，操作幅度不能过大。当器械进入宫腔出现“无底”感觉，或宫腔深度明显超过术前大小时，即可诊断子宫穿孔，应立即停止操作。严密观察患者生命体征，注意有无阴道流血、腹痛及腹腔内出血征象。若患者情况稳定，宫腔内组织已清除，及时给予子宫收缩药促子宫收缩，并给予抗生素预防感染，严密观察。若组织物尚未吸净者，应由有经验的医生避开穿孔部位，也可在 B 超或腹腔镜监护下清宫。尚未进行吸宫操作者，可待 1 周后再清除宫腔内容物。发现内出血增多或疑有脏器损伤者，应立即剖腹探查或腹腔镜探查，根据情况酌情处理。

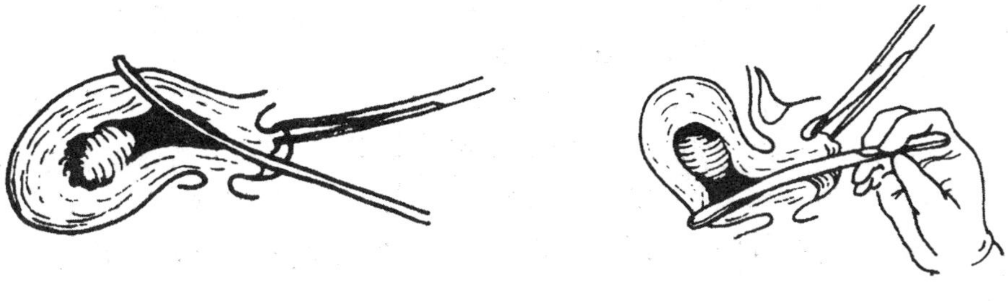

图 24-8 子宫穿孔

4．吸宫不全 为手术流产常见并发症，指流产术后有部分胚胎或绒毛细胞残留宫腔。与操作者技术不熟练或子宫位置异常有关。术后阴道流血超过 10 日，流血量多或流血停止后再次多量流血者，应考虑吸宫不全。B 型超声检查有助于诊断。若无感染征象，应尽早行刮宫术，刮出物送病理检查，术后给予抗生素预防感染。若伴有感染者，应在控制感染后行刮宫术。

5．漏吸或空吸　因人工流产时未吸出胚胎组织及绒毛，导致妊娠继续或胚胎停止发育称为漏吸。常见于胚囊过小、生殖器畸形或子宫位置异常等情况。当发现吸出物过少，未见胚囊时，应及时复查子宫大小、位置及形状，并再次行负压吸宫术，及时发现并解决问题。误诊宫内妊娠行人工流产术，称空吸。吸出物未见绒毛，要再次行妊娠试验及B型超声检查，宫内未见妊娠囊，即诊断为空吸，吸出物全部送病理检查，警惕异位妊娠。

6．术后感染　多因吸宫不全或流产后过早性生活，手术器械消毒不严或未严格无菌操作而引起感染。临床常表现为急性子宫内膜炎，患者出现下腹疼痛、白带混浊、不规则流血、体温升高，妇科检查时子宫或附件区有压痛。若治疗不及时，感染可扩散而导致盆腔炎，甚至发展为败血症。治疗方法：卧床休息，支持疗法，及时应用广谱抗生素。吸宫不全者按感染性流产处理。

7．栓塞　现在均使用自动控制人工流产吸引器，因能自动制造负压和控制负压，故空气栓塞已罕见。羊水栓塞偶可发生在人工流产钳刮术时。宫颈损伤、胎盘剥离使血窦开放，为羊水进入血液循环提供了条件，此时应用缩宫素更可促使羊水栓塞发生。妊娠早、中期羊水中有形成分少，并发羊水栓塞时症状及严重性不如晚期妊娠发病凶猛。

8．宫颈或宫腔粘连　发生粘连主要在宫颈管，单纯宫腔粘连少见。宫腔粘连阻断经血排出，可导致闭经或周期性腹痛。处理：宫颈粘连时将探针缓慢进入宫颈，分离粘连处，使经血排出。宫腔粘连时用子宫探针伸入宫腔后，扇形钝性分离粘连部位，分离后可放置IUD，以防再次粘连。也可加用雌、孕激素做人工周期疗法2～3个月，使子宫内膜逐渐恢复。

9．宫颈裂伤　常发生于宫颈较紧，或不按顺序渐进扩张宫颈，或操作用力过猛等情况。妊娠月份大的胎儿骨骼硬、宫颈扩张不充分、胎儿通过时均可导致裂伤。裂伤超过2cm者需缝合修补。

10．远期并发症　慢性盆腔炎、月经异常、继发不孕等，对以后的妊娠、分娩也可能有影响，而且与子宫内膜异位症和免疫有关。

二、药物流产

药物流产是用药物而非手术措施终止早孕的一种方法。此法简便、安全、痛苦小，不需宫腔操作，故无创伤性。常规用于妊娠49日以内的流产。目前常用且效果肯定的方案是米非司酮配伍米索前列醇，完全流产率可达95%～98%。

【作用机制】

米非司酮是一种合成的类固醇，具有抗孕酮、糖皮质激素和轻度抗雄激素特性。它与孕酮受体的亲和力为孕酮的3～5倍，可与孕酮竞争结合蜕膜的孕激素受体，从而阻断内源孕激素活性，终止妊娠。同时由于妊娠蜕膜坏死，释放内源性前列腺素（PG），促进子宫收缩及宫颈软化。米索前列醇是前列腺素的衍生物，可兴奋子宫平滑肌，有抑制子宫颈胶原合成，扩张和软化宫颈的作用。两者配伍应用终止早孕有良好效果。

【适应证】

1．妊娠7周以内者（从末次月经第1日算起不超过49日），本人自愿要求使用药物终止妊娠的18～40岁健康妇女。

2．具有人工流产高危因素者，如宫颈坚硬及宫颈发育不全、生殖道畸形严重、骨盆畸形、瘢痕子宫、哺乳期等。

3．多次人工流产史及剖宫产史者，对手术流产十分恐惧者。

4．血或尿HCG阳性，B型超声确诊为宫内早孕者。

【禁忌证】

1．使用米非司酮的禁忌证

（1）肾上腺疾病。
（2）与甾体激素有关的肿瘤。
（3）糖尿病。
（4）肝、肾功能异常。
（5）血液病及血栓性疾病患者。
（6）妊娠期皮肤瘙痒。
2．使用前列腺素类药物禁忌证
（1）心血管疾病。
（2）高血压。
（3）青光眼。
（4）哮喘、癫痫及胃肠功能紊乱等。
3．带器妊娠、异位妊娠。
4．其他　过敏体质、长期服用抗结核、抗癫痫、抗抑郁、抗前列腺素类药物及妊娠剧吐者。

【用药方法】

米非司酮有顿服法和分服法。顿服法：第 1 日顿服 150mg 米非司酮，于第 2 日早晨加服米索前列醇 600μg，前后空腹 1 小时。分服法：米非司酮 150mg 分次服用，每日 2 次，每次 25mg，连续 3 日，于第 4 日早晨加服米索前列醇 600μg 口服，前后空腹 1 小时。

【不良反应及注意事项】

1．一般症状　恶心、呕吐、腹痛、腹泻等症状。一般无需处理。
2．子宫收缩痛　因排出妊娠物所致，少数患者需药物止痛。
3．出血　药物流产后流血时间一般持续 10 日至 2 周，最长可达 1 ～ 2 个月之久，可有突然阴道大量流血，应及时手术清宫或输液、输血等急救。因此药物流产必须在具有正规抢救条件的医疗机构进行。
4．感染　药物流产后流血时间长、出血多，大量流血者行清宫术等均可导致感染，应给予抗生素治疗。

第五节　中期妊娠引产术

妊娠 14 ～ 24 周，用人工方法终止妊娠称中期妊娠引产。引产方法有多种，分为药物引产和手术引产两大类。药物引产有依沙吖啶（利凡诺）、前列腺素、天花粉等，手术引产有水囊引产等。中期妊娠引产也是避孕失败后的一种补救措施，但中期妊娠引产并发症多，危险性大，应尽量避免。

【依沙吖啶引产】

依沙吖啶（利凡诺）是一种强力杀菌药，对子宫有较强的直接刺激宫缩作用，引产成功率达 98% 以上，为目前中期妊娠引产最常用的药物。
1．适应证　妊娠 14 ～ 24 周要求终止妊娠而无禁忌证者。
2．禁忌证
（1）急性传染病及急性生殖器官炎症。
（2）急性和慢性肝病、肾病，或肝、肾功能不全。
（3）子宫有手术瘢痕者。
（4）胎膜早破或羊水过少者。

3．手术步骤

（1）孕妇排空膀胱，取平卧位，常规消毒腹部皮肤，铺无菌洞巾。

（2）确定穿刺点：于宫底下 2 ~ 3 横指中线或两侧选择囊性感最明显处为穿刺点。或在 B 型超声下确定胎盘及羊水暗区定位标记，用 22 号或 20 号腰椎穿刺针垂直刺入腹壁，经过两次明显落空感后即进入羊膜腔内，拔出针芯，见有羊水溢出。

3．注药　将抽有依沙吖啶 50 ~ 100mg 的注射器接于穿刺针，回抽出羊水证实穿刺无误后，注入药液。拔出穿刺针，穿刺处用消毒纱布块压迫 2 ~ 3 分钟后固定。

4．注意事项

（1）严格无菌操作，以防感染。

（2）依沙吖啶的安全剂量在 50 ~ 100mg，用药量不宜过大，否则易引起药物中毒，超过 100mg 者，可能引起肝、肾功能损害。

（3）穿刺针抽出血液，出血可能来自腹壁、子宫壁、胎盘或胎儿血管，应立即拔出穿刺针，并压迫穿刺点。更换穿刺点后可再次进行穿刺，每次操作穿刺不得超过 2 次。

（4）穿刺过程和拔针前后，注意孕妇有无呼吸困难、发绀等异常表现。

5．观察及处理

（1）给药后，应定时测量孕妇体温、脉搏，观察阴道有无出血及宫缩等情况。

（2）个别孕妇注药后 24 小时左右可出现体温轻度上升和白细胞计数增多现象。如无感染症状和体征，胎儿娩出后，体温和白细胞可自然恢复。如体温超过 38℃，应给予抗生素。

（3）引产后胎儿及胎盘娩出时间平均需 38 ~ 48 小时。用药 5 日仍无规律宫缩者为引产失败，可再次给药或改用其他方法引产。

（4）胎盘娩出后仔细检查是否完整，对妊娠小于 20 周者，主张常规清宫以减少流血，有助于子宫复旧。同时常规检查宫颈与阴道壁是否有裂伤，如有撕裂及时予以缝合。

【水囊引产】

水囊引产是将水囊放置于子宫壁与胎膜之间，产生机械性刺激，引起宫缩而导致流产的方法。易引起感染，现已少用。

1．水囊制作　用一根 18 号橡皮导尿管及男用避孕套 2 只，将导尿管插入双层避孕套内直达避孕套顶端下 2cm 左右，用手捏挤排出避孕套内气体，再用粗线将囊口缚于导尿管上，结扎不能过松或过紧。结扎过松液体易外流，影响引产效果；结扎过紧会阻塞导尿管。然后用注射器抽出囊内残留空气，再用粗线将导尿管外端折叠结扎，消毒备用。

2．适应证及禁忌证　水囊引产适用于因心脏病、肝病、肾病、血液病和高血压等不宜继续妊娠者。其他同依沙吖啶引产。

3．手术步骤

（1）常规消毒外阴、阴道及宫颈。

（2）放置水囊　宫颈钳钳夹宫颈前唇，用长弯钳钳夹住橡皮囊顶端沿子宫侧方慢慢送入，注意勿戳伤胎盘而导致出血。必要时可先行 B 超，对胎盘进行定位。全部送入后，经导尿管向避孕套内注入生理盐水，一般为 300 ~ 400ml。注完后将导尿管折转扎紧，用消毒纱布包裹送入阴道内，适当塞紧防止水囊脱出。

4．观察及处理

（1）水囊引产后，应定时测量孕妇体温、脉搏，观察阴道有无出血及宫缩等情况。

（2）大多数孕妇在 24 小时内引产。24 小时无效者，应取出水囊。如无禁忌，数日后重复使用。

（3）为提高效果，可在术后第 2 日加用缩宫素静脉滴注，必须严密观察宫缩情况。

5．注意事项

（1）水囊引产最常见的并发症是感染，应严格无菌操作。

（2）引产失败后，如孕妇体温、脉搏、白细胞计数正常，阴道无流血及脓性分泌物流出，72小时可再次水囊引产，但不宜超过 2 次，同时给予抗生素预防感染。

（3）水囊引产后孕妇出现发热体温超过 38℃、畏寒或寒战等不适，应立即取出水囊，并给予抗生素抗感染。

（4）放置水囊后出现阴道流血，可能为胎盘早剥，应取出水囊，一般取出水囊后即不再流血。

（5）中期引产容易出现胎盘、胎膜残留，如有残留应及时清宫。

（6）如药物引起宫缩过强，而宫颈口不能相应扩张或异常胎位导致产道梗阻，可能引起软产道裂伤，应仔细检查，及时发现、及时处理。

【前列腺素引产】

前列腺素具有广泛的宫缩、扩张宫颈内口及溶解黄体等药理作用，国外将前列腺素用于中期妊娠引产已有多年历史，从天然前列腺素到合成前列腺素经历了不同阶段。前列腺素使用方便，既可口服，也可羊膜囊内或囊外给药，还可制成栓剂放置于阴道内引产。1993 年后，国内开始临床试用米非司酮配伍前列腺素引产，其已成为终止中期妊娠可选用的方法之一。

第六节　计划生育措施的选择

避孕方法知情选择是指通过宣传、教育、培训和咨询等途径，使育龄妇女了解各种避孕措施，并能根据自身特点，选择合适的、安全、有效的避孕方法，是计划生育优质服务的重要内容。下面介绍生育年龄各期避孕方法的选择。

【新婚期】

避孕方法选择：新婚夫妇原则上应选用使用方便、不影响生育的避孕措施。①复方短效口服避孕药：使用方便，避孕效果好，不影响性生活。②男用阴茎套：也是较理想的避孕方法，安全、有效。若发生套脱落或破裂，可用紧急避孕法。③外用避孕栓、薄膜等。④新婚夫妇尚未生育，一般不选用宫内节育器，也不适宜用安全期、体外排精及长效避孕药。

【哺乳期】

避孕方法选择：原则是不影响乳汁质量和婴儿健康。①阴茎套：是哺乳期选用的常用避孕方式。②放置宫内节育器：也是较好的方法。注意哺乳期子宫柔软，操作要轻柔，避免子宫损伤。③单孕激素制剂长效避孕针或皮下埋植剂：使用方便，不影响乳汁质量。④哺乳期不适宜用避孕药膜，也不适宜用雌、孕激素复合避孕药或避孕针以及安全期避孕。

【生育后期】

避孕方法选择：原则是选择长效、安全的避孕方法，减少避孕失败带来的痛苦。①宫内节育器是首选方法；②男用阴茎套；③复方口服避孕药；④避孕针、皮下埋植剂；⑤已生育两个或两个以上子女的妇女，宜采用绝育术为妥。

【绝经过渡期】

避孕方法选择：绝经过渡期妇女仍有排卵可能，应坚持避孕，选择以外用避孕药为主的避孕方法。①阴茎套；②宫内节育器：绝经后半年取出；③可选用避孕栓、凝胶剂；④不宜选用复方避孕药及安全期避孕。

本章临床执业助理医师考试要点

1．宫内节育器避孕的避孕机制、适应证、禁忌证、放置及取出方法和时间、副作用及并发症处理。

2．药物避孕的避孕机制、适应证、禁忌证、副作用及处理。

3．输卵管绝育术的适应证、禁忌证、手术时间、手术步骤及并发症处理。

4．人工流产的适应证、禁忌证、注意事项及并发症处理。

5．中期妊娠引产的适应证、禁忌证、注意事项及并发症处理。

6．育龄妇女计划生育措施的选择。

思考题

1．宫内节育器避孕的避孕机制是什么？有哪些禁忌证？放置及取出节育器时间如何选择？有哪些副作用及并发症，如何处理？

2．药物避孕的避孕机制是什么？有哪些禁忌证？如何选用避孕药物？

3．人工流产有哪些适应证、禁忌证？有哪些注意事项及并发症？

4．中期妊娠引产有哪些方法？有哪些注意事项？

5．何谓人工流产综合反应？如何处理？

（谢花香）

第二十五章　妇女保健

妇女保健是针对妇女一生的不同生理和心理特点，结合临床医学、预防医学、心理学、社会及人文科学、管理科学、健康教育等学科，对妇女不同阶段进行系统的健康管理和健康保护工作，以维护妇女的身心健康。

第一节　妇女保健的意义与组织机构

【妇女保健工作的意义】

妇女保健以维护和促进妇女健康为目的，是我国卫生保健事业的重要组成部分。做好妇女保健工作，保护妇女身心健康，直接关系到子代健康、家庭幸福、民族素质的提高和计划生育政策的贯彻落实。妇女保健工作要做到：以预防为主，以保健为中心，以基层为重点，密切结合临床，防治结合，开展以生殖健康为核心的妇女保健，强调社会参与和政府责任。

【妇女保健工作的目的】

促进妇女身心健康，定期进行妇女常见病、多发病的普查普治。降低孕产妇死亡率和围生儿死亡率，实行预防为主的措施。降低患病率，消灭、控制某些疾病及遗传病的发生，控制性传播疾病的传播，从而提高妇女健康水平。

【妇女保健工作的方法】

妇女保健工作方法包括调查摸底、掌握情况、抓好典型、取得经验、制订计划、推广实施；有计划地培训和复训专业队伍；建立健全有关的规章制度，加强检查督促，以提高妇女保健工作质量；大力开展妇女保健宣传教育，注意资料的积累，定期做好统计分析，搞好信息管理。

【妇女保健工作的组织机构】

为了执行妇女保健工作任务，各级政府在卫生行政组织内和卫生业务部门均设立了各级妇女保健机构，建立了妇女保健网，培养了妇女保健人员，做了大量卓有成效的工作。

1．行政机构　国家卫生计生委设妇幼健康服务司，领导全国妇幼保健工作。各省、直辖市、自治区卫生厅（局）设妇幼保健与社区卫生处，领导本辖区内的妇幼卫生工作。市（地、州、盟）卫生局设妇幼卫生科或防保科（组），县卫生局设妇幼保健股，区及卫生院设妇幼保健组。工矿、企事业单位的卫生行政组织配备专职干部分管这一工作。

2．专业机构　根据我国妇幼卫生工作条例，妇幼保健专业机构包括各级妇幼保健院、所、站、队。设有正式床位的妇幼保健机构统称“院”，包括妇女（幼）保健院与妇产医院。不设床位但开展门诊业务（包括设置少量观察床位）统称“所”。既不设床位又不开展门诊，仅采用下基层开展业务技术指导统称“站”。在地广人稀、基层妇幼保健工作基础薄弱的省、自治区可设妇幼卫生工作队。另外，各级医院的妇产科、保健科（室）、医务室、卫生站等基层单位，对搞好妇女保健工作也起重要作用。这些机构受同级卫生行政部门领导，受上一级妇幼保健专业机构的业务指导。

第二节　妇女保健工作任务

妇女保健工作要以保健为中心，提高工作质量、管理水平和社会效益，以保障妇女的健康。

【做好妇女各期保健】

1．青春期保健　应针对青春期女性的生理、心理及社会特点及其健康和行为方面的问题，以加强一级预防为重点。一级预防包括合理的营养，培养良好的个人生活习惯，适当的体格锻炼和劳动，进行心理卫生和性知识等的教育。二级预防包括通过学校保健，定期体格检查，早期发现各种疾病和行为异常，减少或避免诱发因素。三级预防指青春期女性疾病的治疗和康复。青春期保健以预防为重点。

2．围婚保健　是围绕结婚前后，为保障婚配双方及其下一代健康所进行的一系列保健服务措施，其内容包括婚前医学检查、异常情况分类指导、婚育知识宣传和婚育保健指导。

3．生育期保健　主要是维护生殖功能的正常，保证母婴安全，降低孕产妇死亡率和围生儿死亡率，以加强一级预防为重点。一级预防：普及孕产期保健和计划生育技术指导。二级预防：对妇女在生育期因孕育或节育导致的各种疾病，能做到早发现、早防治，提高防治质量。三级预防：提高对高危孕产妇的处理水平，降低孕产妇死亡率及围生儿死亡率。

4．孕期保健　目的是保护孕妇和胎儿在妊娠期间的安全、健康，能至妊娠足月顺利娩出身体健康、智力发育良好的新生儿。

5．产时保健　这段时间虽短，但极其重要。产时保健要点可概括为“五防、一加强”。五防是防滞产、防感染、防产伤、防出血、防窒息；一加强是加强对高危妊娠的产时监护和产程处理。

6．产褥期保健　详见第八章第三节。

7．哺乳期保健　哺乳期是指产后产妇用自己乳汁喂养婴儿的时期，通常为 10 ～ 12 个月。国际上将保护、促进和支持母乳喂养作为妇幼卫生工作的重要内容，并将 4 个月纯母乳喂养率提高到 80%，列为全球的奋斗目标之一。哺乳期保健的中心任务是促成纯母乳喂养。哺乳期保健人员访视内容：①母乳喂养状况，询问母亲饮食、休息，婴儿睡眠及大、小便情况，重点了解日夜哺乳次数（开始数周内哺乳在 10 ～ 12 次以上，晚间酌情减少），并亲自观察哺乳姿势，进行具体指导；②指导婴儿服饰，应放开婴儿手、足，采用连衣衫裤；③勤沐浴、更衣，保持室内空气新鲜；④指导哺乳期妇女用药；⑤指导避孕，最好采用工具避孕或产后 3 ～ 6 个月放置宫内节育器，不宜采用避孕药物和过分延长哺乳期。

8．围绝经期保健　围绝经期是指妇女绝经前后的一段时期，包括从卵巢功能开始衰退一直持续到绝经后 1 年。对围绝经期的一些症状或疾病需加强保健。其内容有：①合理安排生活，重视蛋白质、维生素及微量元素的摄入，保持心情舒畅，坚持锻炼身体；②保持外阴清洁，预防萎缩的生殖器发生感染；③防治绝经前期月经失调，重视绝经后出血；④进行肛提肌锻炼（用力做收缩肛门的动作），以加强盆底组织的支持力，预防子宫脱垂及压力性尿失禁；⑤定期体检，接受妇女疾病及肿瘤普查；⑥防治围绝经期综合征、骨质疏松、心血管疾病等的发生，近年来应用性激素补充疗法取得良好的效果，使生活质量明显提高。目前常用药物有尼尔雌醇、结合雌激素等，有预防绝经后血脂紊乱、骨质丢失等作用。应用复方氨基酸螯合钙胶囊（乐力）防治骨质疏松效果佳。

9．老年期保健　近年世界卫生组织（WHO）将人的生活分为三个阶段开展健康活动：生活准备期，主要做好儿童保健工作；生命保健期，主要为老年期生命质量做好保健工作；生命质量期，主要提高老年期生命质量阶段。这种认识足以说明老年期保健的重要性。国际老年学会规定 60 ～ 65 岁为老年前期，65 岁以后为老年期。老年期是人一生中生理改变明显的时期，可带来心理及生活上的巨大变化，使处于老年期的妇女比较容易患各种疾病，如老年性阴道炎、子宫脱垂、妇科恶性肿瘤、骨质疏松、脂代谢紊乱等。定期体格检查，服用保健药物，加强身体锻炼，防治老年期常见病及多发病，提高生命质量，使之健康长寿。

【提高产科质量】

产科质量的高低，关系到两代人的生活与健康。围生医学质量的优劣，代表一个国家医疗水平的高低。因此，必须认真推行优生优育工作，开设遗传咨询门诊。对先天畸形和染色体异常所致的疾病，做到早诊断、早处理，防止畸形儿出生。开展围生期保健工作，使孕产妇得到系统管理。对胎儿的生长发育及高危孕妇进行有效的监护。防治妊娠合并症，推行科学接产，防止分娩期并发症。提高新生儿窒息的抢救水平，降低围生儿死亡率和孕产妇死亡率。

【积极防治妇女疾病及恶性肿瘤】

健全妇女防癌保健网，定期进行妇女疾病及恶性肿瘤的普查普治工作，每 1 ~ 2 年普查一次，做到早发现、早诊断、早治疗。制订预防措施，降低发病率，提高治愈率。

【做好计划生育技术指导】

开展计划生育技术咨询，普及节育科学知识，大力推广以避孕为主的综合节育措施，对育龄夫妇推荐、指导并实施安全、有效的节育方法，降低人工流产率及中期妊娠引产率。保证和提高节育手术质量，杜绝事故和差错，减少和防止手术并发症的发生，确保手术者安全与健康，并加强节育手术并发症患者的管理。

【汇集信息资料】

应用先进技术，开展计划生育技术和优生优育临床科学研究，加强信息工作，做好资料统计和分析。开展妇女保健咨询，帮助妇女正确对待自身的生理、心理和病理性问题，促进身心健康。

【做好妇女劳动保护】

对女职工劳动保护应采用法律手段，以确保女职工在劳动工作中的安全与健康。对各种有关妇女保健的法规，如《女职工劳动保护规定》《女职工保健工作暂行规定》《劳动部关于女职工生育待遇若干问题的通知》《中华人民共和国妇女权益保障法》《中华人民共和国母婴保健法》等，各级卫生部门和工会、妇联组织有权对执行情况进行监督。

【做好女性心理保健】

生理因素导致疾病仅为生物、心理、社会诸因素相互作用的一个环节，了解女性心理问题很有必要。

1．与月经有关的心理问题　主要有：①异常月经的心理问题；②围绝经期的心理问题。

2．与分娩有关的心理问题　分娩全过程对孕妇与胎儿均属强烈应激。因此，在孕期应对孕妇讲解分娩是自然的生理现象；在产妇分娩过程中，应消除产妇不应有的恐惧和焦虑心情。新生儿出现问题，必须安排适当时机和恰当方式告诉产妇，以免影响产后康复。

3．与妇科手术有关的心理问题　主要有：①行子宫切除、卵巢切除手术的心理问题；②行输卵管结扎术的心理问题。

第三节　妇女保健统计指标

【孕产期保健效果统计指标】

1．孕产妇死亡率 = 年内孕产妇死亡数 / 年内孕产妇总数 ×1000‰

2．早期新生儿死亡率 = 期内出生后 1 周内新生儿死亡数 / 期内活产数 ×1000‰

3．围生儿死亡率＝孕28足周以上的死产、死胎及7天内新生儿死亡数/孕28足周以上的死产、死胎及活产数 ×1000‰

【孕产期保健质量统计指标】

1．妊娠高血压发生率＝期内患妊娠高血压人数/期内孕妇总数 ×100%

2．产后出血率＝期内产后出血例数/期内产妇总数 ×100%

3．难产或手术产（臀牵引或剖宫产）率＝难产、手术产（臀牵引或剖宫产数）/期内产妇总数 ×100%

4．产褥感染率＝期内产褥感染例数/期内产妇总数 ×100%

【妇女疾病防治工作统计指标】

1．普查率＝实查人数/应查人数 ×100%

2．患病率＝患者人数/检查人数 ×10万/10万

【计划生育统计指标举例】

1．人口出生率＝某年出生人数/该年平均人口数 ×1000‰

2．计划生育率＝符合计划生育要求的活胎数/同年活产总数 ×100%

3．人口死亡率＝某地同年死亡人口数/某地同年平均人口数 ×1000‰

本章临床执业助理医师考试要点

1．妇女保健工作的任务。
2．各期保健的内容。
3．妇女保健统计指标的计算。

思考题

1．妇女保健工作的目的和意义是什么？
2．围绝经期保健的内容有哪些？
3．产时保健的内容有哪些？

（王桂玲）

第二十六章　妇产科常用诊疗手术

第一节　会阴切开缝合术

【分类】

根据切开的部位一般分为会阴侧斜切开（统称为侧切）（图 26-1）及正中切开（图 26-2）两大类，临床上常选用侧切。

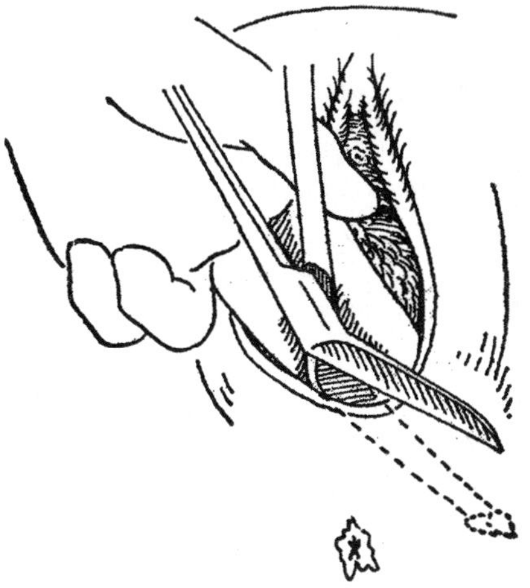

图 26-1　会阴侧切

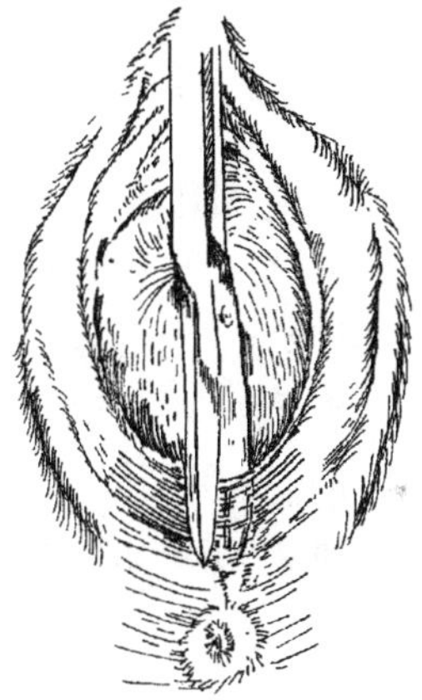

图 26-2　会阴正中切

【手术适应证】

1．初产妇臀位、产钳或胎头吸引术助产前。

2．为缩短第二产程，如第一产程过长、先兆子痫、胎儿窘迫妊娠合并心脏病等。

3．第二产程延长，如宫缩乏力、会阴坚韧等。

4．早产儿预防颅内出血。

5．阴式手术为充分暴露术野，如困难的阴道瘘修补、阴式广泛全子宫盆腔淋巴结清扫术等。

【麻醉】

采用局部浸润及会阴神经阻滞麻醉　局部浸润用 0.25% ～ 0.5% 普鲁卡因或 0.5% ～ 1% 利多卡因，沿切缘做扇形浸润（图 26-3）。会阴神经阻滞用长针头于坐骨结节与肛门之间皮内注射一皮丘，然后另一手示指在阴道内触摸坐骨棘并引导，水平位进针深达坐骨棘内下方，回抽无血液证明未刺入血管时，在坐骨棘附近推注麻醉药 5 ～ 10ml 可阻断阴部神经感觉（图 26-4）。

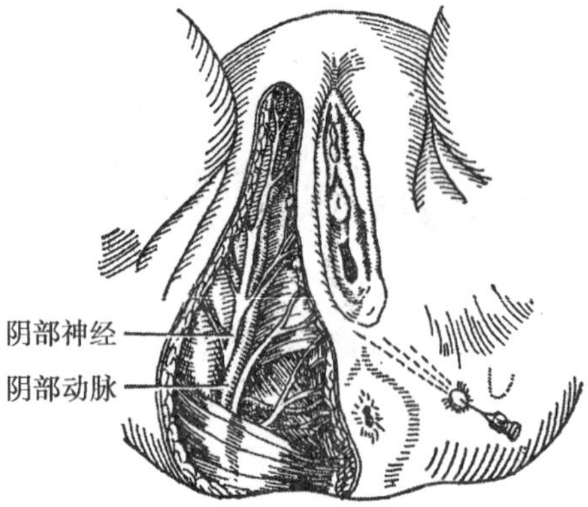

图 26-3 会阴神经局部浸润麻醉

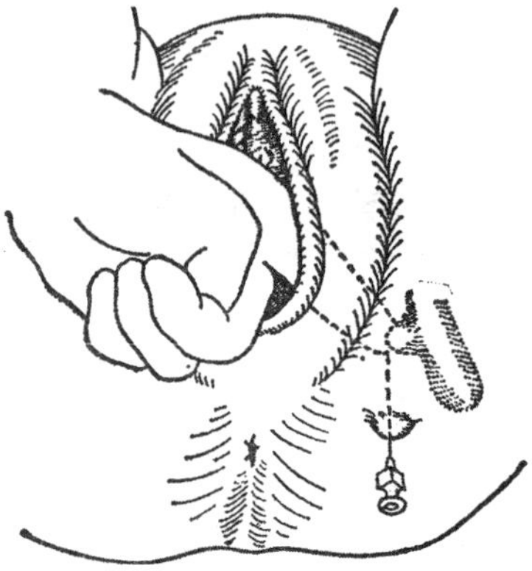

图 26-4 会阴神经阻滞麻醉

【手术步骤】

（一）会阴左侧斜切开

1．会阴切开 在宫缩开始时，术者左手示指、中指伸入阴道内，撑起左侧阴道壁，右手持会阴切开剪刀，自会阴后联合中线左侧 45° 剪开会阴，会阴高度膨隆时切开角度应大于 45°，剪刀刃紧贴黏膜且与皮肤垂直，皮肤与黏膜切口大小应一致。切口大小根据胎儿大小及手术产的种类而定，一般为 4 ～ 5cm。如行产钳术或胎儿过大者，切口可适当切大些。切开后用纱布压迫止血。

2．缝合 分娩结束，胎盘、胎膜娩出后或妇科手术结束后，按层次缝合。缝合前，阴道内填塞一块带尾干纱布卷，以防宫腔内血液下流，妨碍术野，缝合术毕取出。

（1）阴道黏膜缝合：用 2-0 可吸收线从阴道黏膜切口顶端上 0.5cm 处开始，间断或者连续缝合（图 26-5），直到处女膜缘，将其切缘对齐。

（2）缝合肌层：用同样可吸收线间断缝合肌层（图 26-6），达到止血和关闭无效腔的目的，缝合不宜过密，肌层伤口缘要对称，注意恢复原解剖关系。

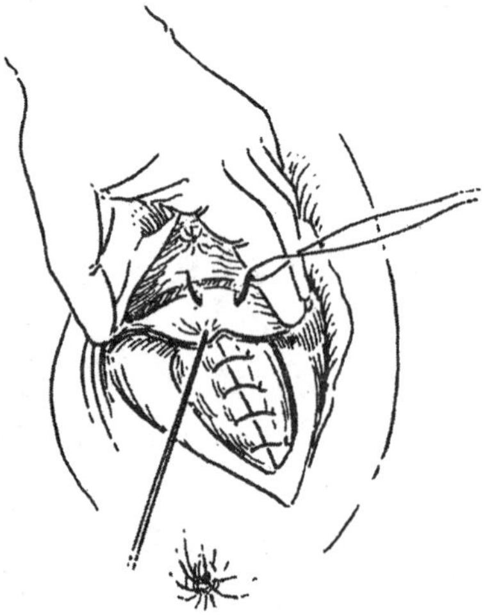

（1）

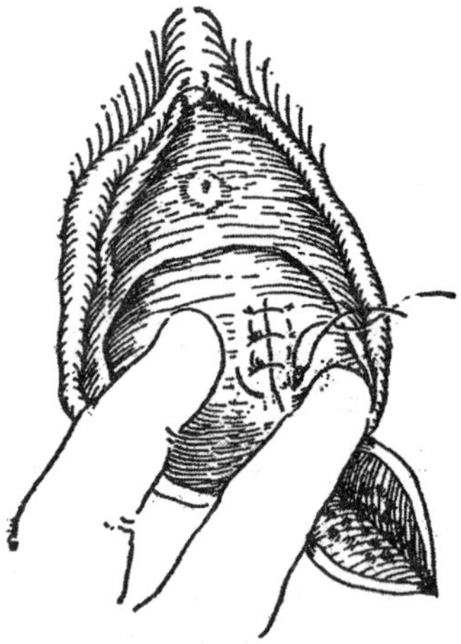

（2）

图 26-5 缝合阴道黏膜

（3）缝合皮下脂肪及皮肤：用 2-0 可吸收线或 1 号丝线间断缝合皮下脂肪（图 26-7）及皮肤（图 26-8），皮肤也美容缝合。注意缝线不宜过紧、过密，以免组织水肿后缝线嵌入组织内，影响伤口愈合。

3．缝合结束后取出阴道内纱布卷，检查阴道缝合伤口处有无血肿或出血。然后常规肛门检查，检查有无缝线穿透直肠黏膜，如有，应立即拆除，重新缝合。

（二）会阴正中切开

正中切开组织少、出血少，层次简单、易缝合、愈合佳、术后疼痛轻。但是，若切口延长可撕裂肛门括约肌，甚至裂伤直肠，故胎儿较大、手术助产或接产技术不熟练者均不宜采用。

1．切开　局部浸润麻醉后，沿会阴后联合正中垂直切开（图 26-2），切口长 2 ~ 3cm，注意勿损伤肛门括约肌。

2．接产时　胎头娩出要缓慢，以免导致会阴Ⅲ度裂伤。

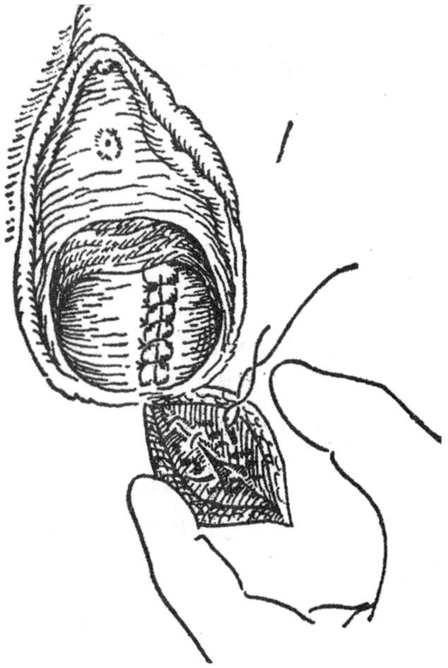

图 26-6　缝合肌层

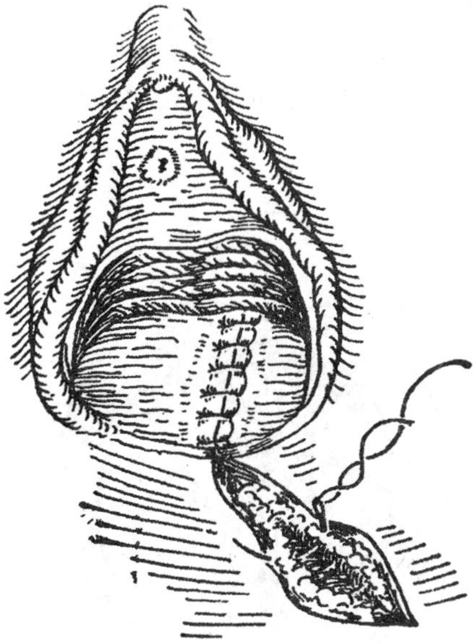

图 26-7　缝合皮下脂肪

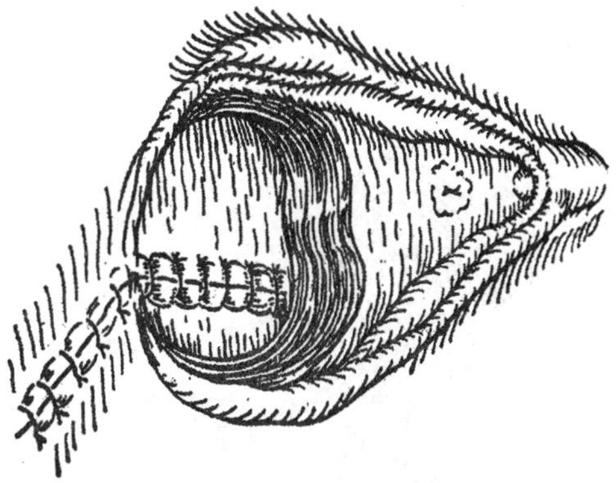

图 26-8　缝合皮肤

3．缝合阴道黏膜　缝合方法同侧切，注意不穿透直肠黏膜，必要时可将手指置于直肠内做引导。

4．缝合肌肉、皮下组织　切口较浅时可合并为一层缝合（图 26-9）。

5．缝合皮肤　1 号丝线间断缝合或用 2-0 可吸收线美容缝合，不必拆线。

【术后处理】

1．保持外阴清洁、干燥，勤更换会阴垫。

2．对会阴伤口水肿、疼痛严重者，可用 50% 硫酸镁纱布湿热敷。

3．如有感染者，应及时拆除缝线，将伤口彻底

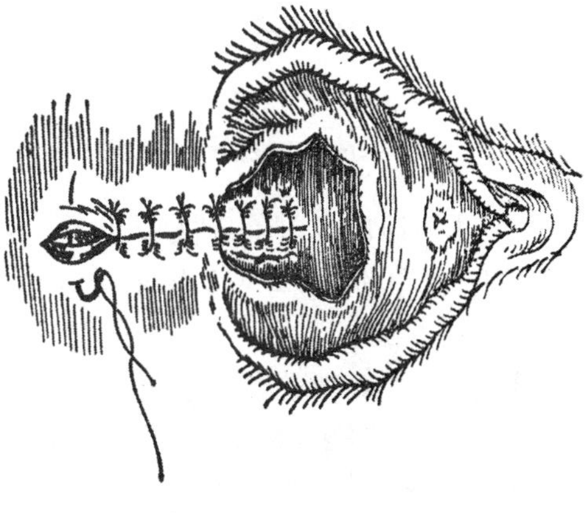

图 26-9　会阴直切缝合

清创换药、引流。

4．正常伤口术后 3 ～ 5 天拆线。

第二节　人工剥离胎盘术

胎儿娩出后，胎盘部分剥离引起子宫大量出血，经按摩宫底或使用子宫收缩药等处理，胎盘仍不能完全剥离排出者，应迅速实行人工剥离胎盘术。

【手术步骤】

1．体位　产妇取膀胱截石位。

2．麻醉　宫颈内口较紧时，可肌内注射或静脉注射哌替啶 50 ～ 100mg，也可用乙醚麻醉，情况紧急者不用麻醉。

3．消毒　术者应严格注意无菌操作，更换手套，外阴重新消毒，换消毒巾，导尿。

4．剥离胎盘　术者一手放在腹部向下推压并固定宫体，另一手手指并拢呈圆锥形，循脐带伸入宫腔，找到胎盘边缘。若胎盘为已剥离但被宫颈嵌顿者，可将胎盘握住，顺一个方向，旋转取出。若胎盘尚未剥离，术者手背紧贴宫壁，掌面朝胎盘的母体面，以手掌的尺侧缘慢慢将胎盘自宫壁缓慢分离（图 26-10、11）。待全部胎盘剥离后方可握住全部胎盘，在宫缩时缓慢牵引协助胎盘娩出。切忌抓住部分胎盘强拆硬拽，人为造成胎盘破碎，引起出血多。人工剥离胎盘应一次性完成，手不可反复多次进出宫腔，以免增加感染机会。

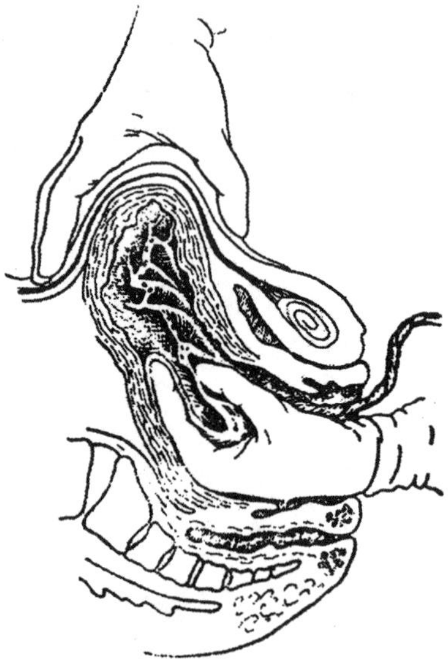

图 26-10　徒手剥离胎盘侧面观

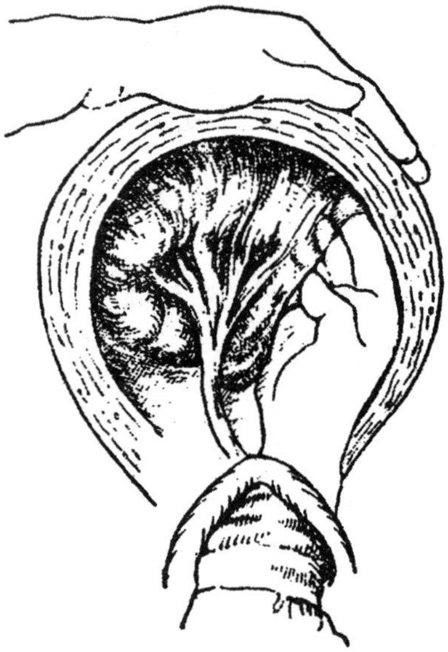

图 26-11　徒手剥离胎盘正面观

5．术后肌内注射子宫收缩药　手术结束后应检查胎盘、胎膜是否完整，同时肌内注射催产素 10IU，麦角新碱 0.2 ～ 0.4mg，促进子宫收缩。

【注意事项】

1．注意产妇一般情况，情况较差者，术前备血，如失血多，应迅速输血。

2．操作要轻柔，切忌强行剥离或用手抓挖宫腔，以免损伤子宫。剥离时发现胎盘与子宫壁之间界限不清，找不到疏松的剥离面不能进行分离者，应疑为植入性胎盘，不可强行剥离，必要时切除子宫。

3．手术结束后立即检查胎盘、胎膜是否完整。如有缺损，应重新伸手入宫腔或干纱布擦拭宫腔，取出残留物。如手取不净，可用大钝头刮匙刮宫。

4．应尽量减少进出宫腔操作次数，术后用抗生素预防感染。

第三节　胎头吸引术

胎头吸引术是采用一种特制的吸引器置于胎头，形成负压后吸住胎头，通过牵引，协助胎头娩出的一种助产手术。

【胎头吸引器的结构】

胎头吸引器由吸头器、橡皮导管及抽气装置三部分组成。

1．吸头器　有金属型和硅胶型。金属型吸头器为锥形金属空筒和金属扁圆形。锥形金属空筒又分为直形（图 26-12）和牛角形（图 26-13）。锥形吸头器一端大，一端小，大端为胎头端，直径 5.0cm、5.5cm、6.0cm，端口包有橡皮圈以减少对胎头的损伤。小端称牵引端，顶部有一金属圈，为用力的拉手，两侧有对应的短柄，其中有一侧为空心管，与吸头器主体内腔相通，称牵引柄气管，以备抽气形成负压时用。金属扁圆形（图 26-14）似一金属罩，胎头端直径 6cm，罩内有一金属薄片活瓣，用以保护胎头，以减少损伤。其内有空心管，可套上胶皮管与抽气装置连接。亦有在其两旁的罩上另装一抽气管。牵引端呈管状，顶端装有一柄作拉手。现基本上已用硅胶型胎头吸引器（图 26-15）代替金属型。

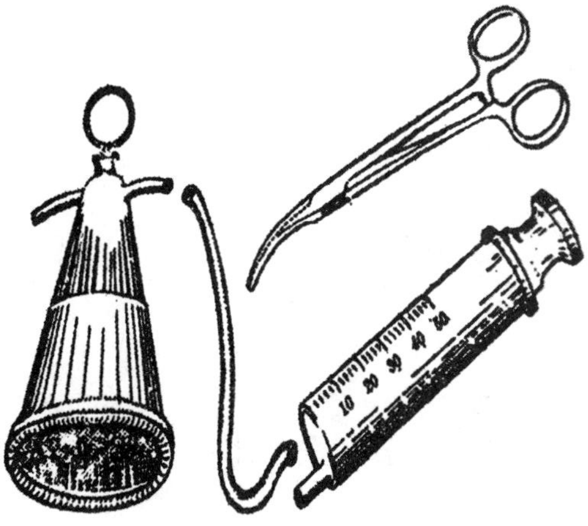

图 26-12　直形

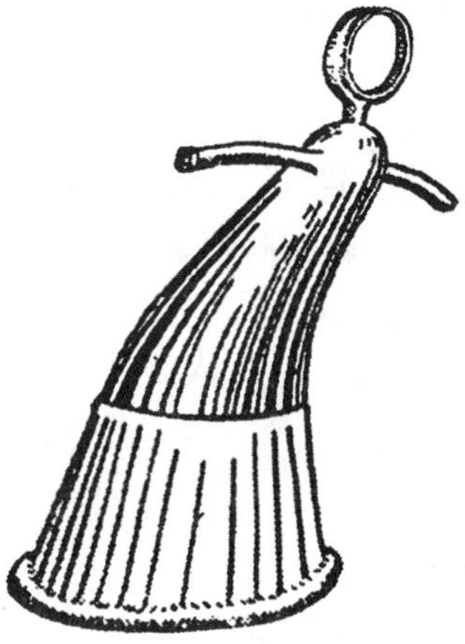

图 26-13　牛角形

2．橡皮导管　用于连接吸头器与抽气装置。

3．抽气装置　为 50ml 空注射器或手动、电动负压吸引机。

【适应证】

1．缩短第二产程　产妇全身情况不宜于娩出时屏气用力者，如产妇合并心脏病、妊娠高血压综合征、胎儿窘迫、瘢痕子宫、严重贫血等并发症。

2．宫缩乏力，第二产程延长者。

3．持续性枕后位、持续性枕横位需协助旋转胎头牵引娩出者。

【禁忌证】

1．骨盆狭窄或头盆不称，或不宜经阴道分娩者，如宫颈癌患者等。

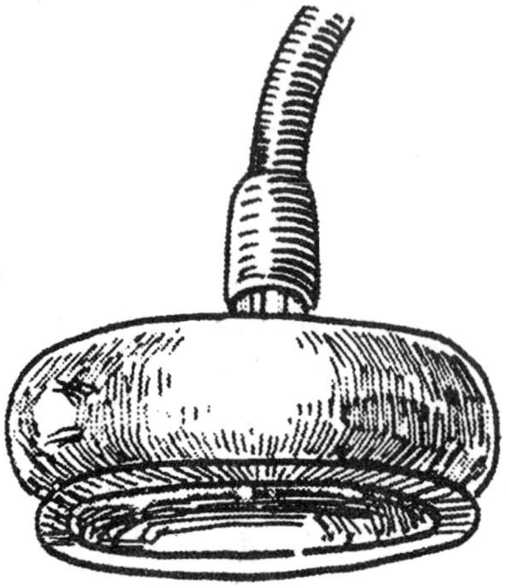

图 26-14　扁圆形

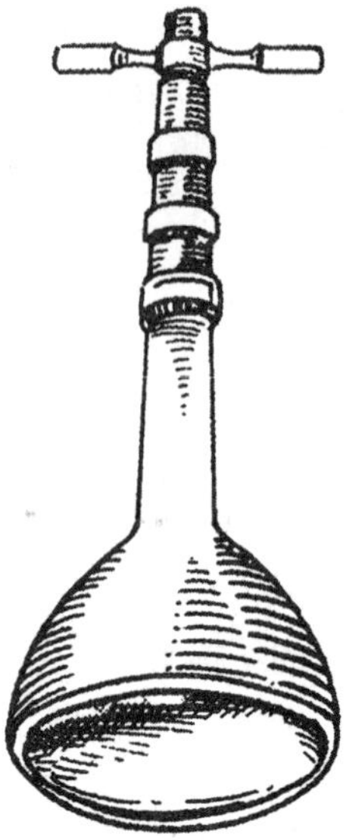

图 26-15　硅胶喇叭形

2．异常胎位，如颜面位、额位、臀位、横位。

【手术条件】

1．顶先露，胎儿存活。

2．胎头双顶径已达坐骨棘平面，先露骨质部已达坐骨棘下 3cm 或以下，无明显头盆不称。

3．宫口已开全。

4．胎膜已破，未破膜者行人工破膜。

【术前准备】

1．检查、连接吸引器，查看吸引器是否漏气。

2．取膀胱截石位，外阴消毒准备同自然分娩。

3．导尿、排空膀胱。

4．检查阴道，了解宫口开大的情况，确定胎先露为顶先露及胎先露下降的程度，排除禁忌证。胎膜未破者，予以人工破膜。

5．会阴较紧者，应行会阴切开。

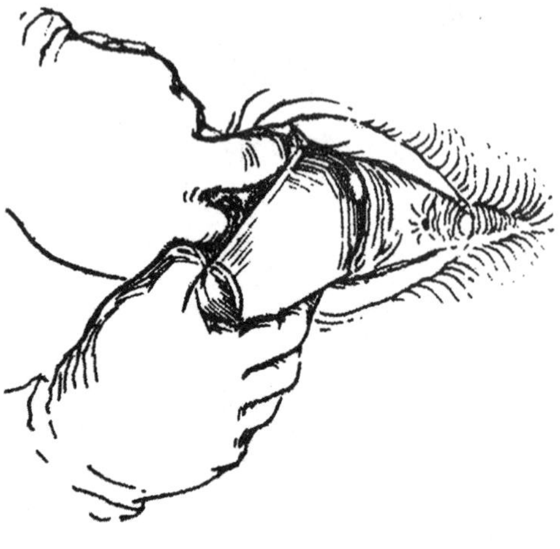

图 26-16　放置吸引器（正面观）

【手术步骤】

1．放置吸引器　在吸引器胎头端外面涂润滑剂，左手分开两侧小阴唇，暴露阴道外口，以中指、示指掌侧向下撑开阴道后壁，右手持吸引器将胎头端向下压入阴道后壁前方（图 26-16、17），然后示指、中指掌面转向上，挑开阴道右侧壁，使吸头器右侧缘滑入阴道内，继而左手指转向上，提拉阴道前壁，使吸头器上缘滑入阴道内。最后拉开左侧阴道壁，使吸头器完全滑入阴道内并与胎头顶端紧贴（图 26-18）。

2．检查吸引器　用一手扶持吸引器并稍向内推顶，使吸头器始终与胎头紧贴，另一手示指、中指伸入阴道内沿吸头器与胎头衔接处摸一周（图 26-19），检查二者是否紧密连接，有无软组织受压其中。若

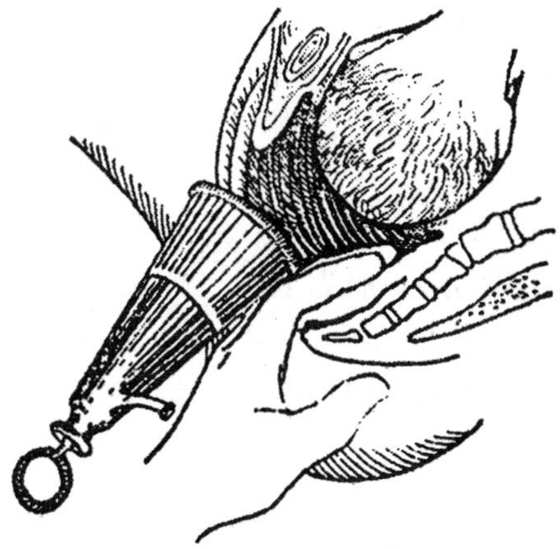

图 26-17　放置吸引器（侧面观）

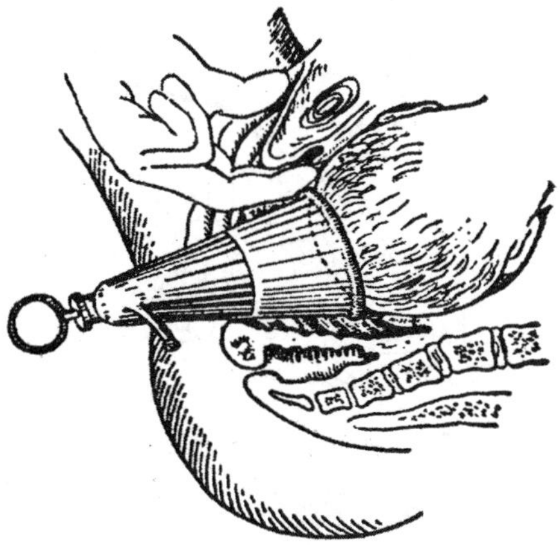

图 26-18　吸引器与胎头紧贴

有，将其推出，并将胎头吸引器牵引柄旋转至与胎头矢状缝一致，作为旋转标志。

3．抽吸空气形成负压

（1）注射器抽吸法：术者左手扶持吸引器，不可滑动，由助手用 50ml 或 100ml 空注射器接吸引器橡皮管逐渐缓慢抽气，使胎头在缓升的负压下，逐渐形成一产瘤（图 26-20、21），一般抽出空气 150ml 左右。如胎头位置较高或需旋转胎头，可酌情增加负压。负压形成后用血管钳夹紧橡皮连接管，然后取下空针管。

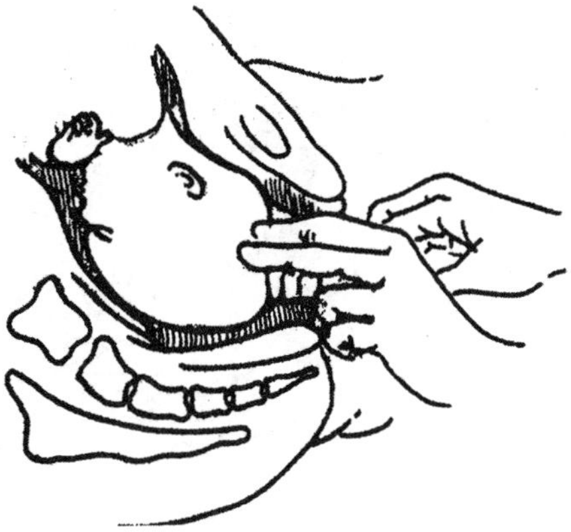

图 26-19　检查吸引器与胎头衔接情况

（2）电动吸引器抽气法：将吸引器牵引柄气管上的橡皮管与电动吸引器的橡皮管相接，然后开动吸引器抽气。胎头位置低可用 300mmHg（40kPa）负压，胎头位置较高或胎儿较大，估计分娩困难者可用 450mmHg（60kPa）负压，一般情况下可选用 380mmHg（50.7kPa）负压。

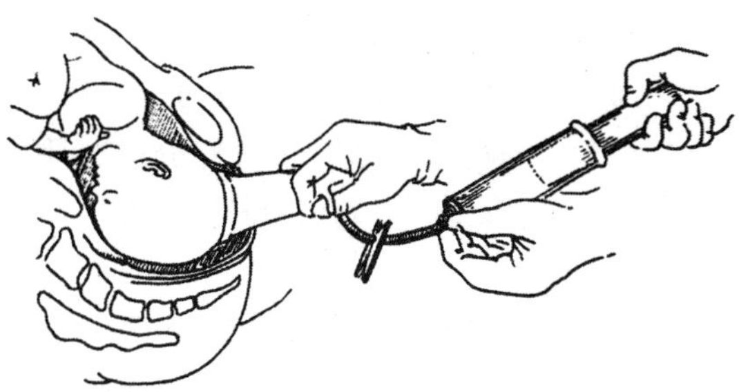

图 26-20　抽吸形成负压

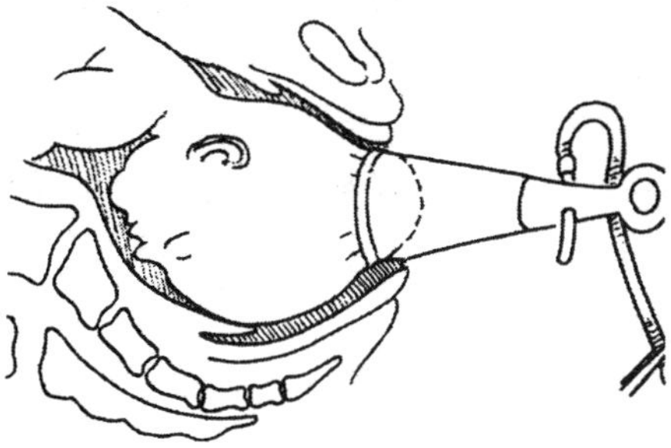

图 26-21　产瘤形成

4．牵引　先用示指、中指轻轻握持吸引器的牵引柄，缓慢用力试牵引，了解吸引器与胎头衔接是否紧密或漏气，避免正式牵引时吸引器滑脱（图 26-22）。

牵引方向应根据胎先露所在平面，沿产轴方向在宫缩时向外牵引，使胎头沿产轴方向娩出（图 26-23）。宫缩间歇时停止牵引，保持吸头器不随胎头回缩，宫缩时再行牵引，注意保护会阴（图 26-24）。枕后位或枕横位者在牵引的同时缓慢旋转胎头，使枕部转至前位娩出。

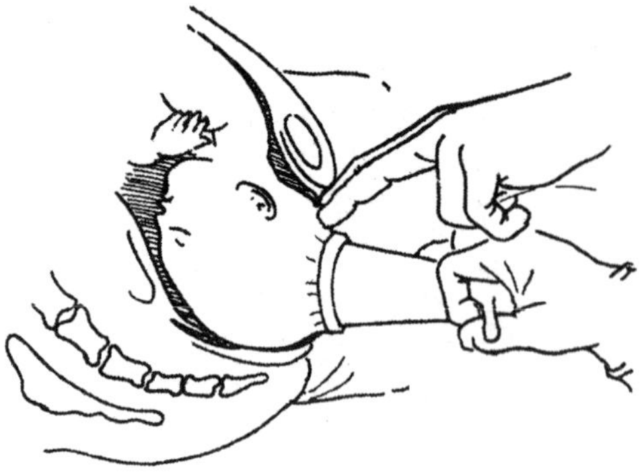

图 26-22 牵拉吸引器

5．取下吸引器　胎头一经娩出，即应解除吸引器内的负压，取下吸引器，按正常分娩机制娩出胎头。胎儿娩出后常规肌内注射维生素 K 4mg，预防颅内出血。

【注意事项】

1．吸引时间，一般为 10 ~ 15 分钟，阵缩次数在 5 次以内，牵引时间最长不应超过 20 分钟。牵引时间过长，并发症发生率增高。

2．抽气必须缓慢，否则所形成的产瘤不易填满吸头器而易滑脱。

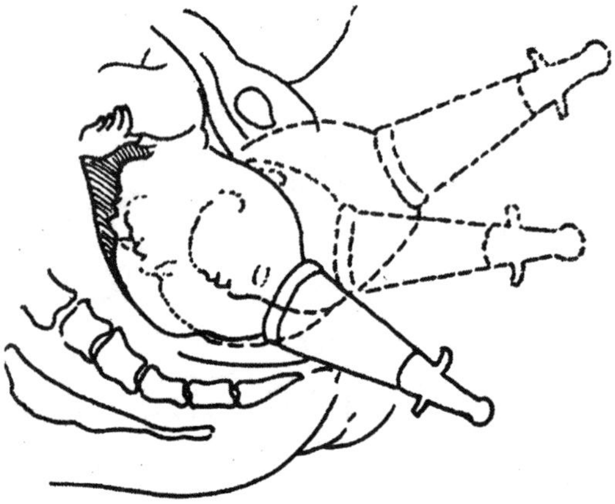

图 26-23 吸引器牵引方向

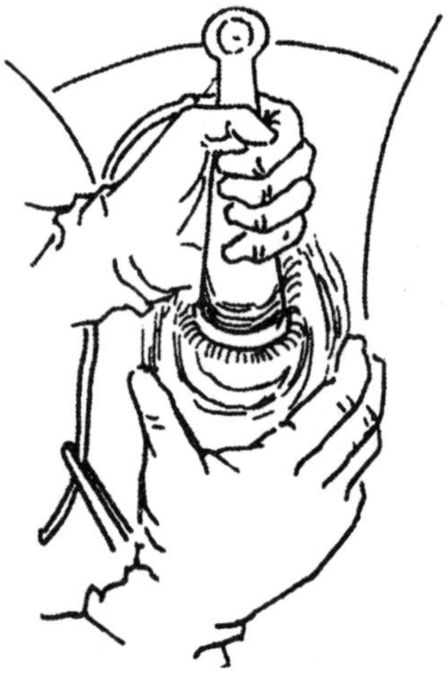

图 26-24 保护会阴

3．牵引滑脱　牵引过程中的滑脱为负压不够或牵引方向不对，可重新放置，加大负压，一般只限操作 2 次，2 次未成功须立即改用产钳助娩，避免损伤胎儿。

4．术后要注意检查软产道，如有损伤，应及时缝合。

【并发症及其处理】

1．产妇并发症　①宫颈裂伤：多因宫口未开全造成，阴道检查时要确定宫口开大情况；②外阴阴道裂伤：多由会阴切口过小或阴道壁组织弹性差所致，必要时应行充分的会阴侧切；③阴道血肿：由于阴道壁被吸入吸头器所致，放置吸引器后必须仔细检查，排除软组织受压，血肿不大时可不必处理，密切观察。

2．胎儿并发症　①头皮血肿：由负压过大或牵引力过大，牵引时间过长所致，多于 1 个月内自然吸收，无需特殊处理。血肿较大者，分娩结束后 24 小时内局部冷敷，24 小时后可穿刺抽出积血，促进吸收恢复。②颅内出血：按新生儿颅内出血处理。③颅骨损伤：与吸引负压过大或牵引力过猛有关。多为颅骨线形骨折，可自愈，不需处理。罕见的凹陷骨折可影响脑组织，应行手术治疗。

第四节　产 钳 术

产钳是手术助娩胎儿的重要器械，较胎头吸引术难于掌握，若使用不当，可造成母婴创伤。

目前产钳术的应用相当一部分已被胎头吸引术所代替，多在胎头吸引术未成功时，才考虑应用。

【产钳的构造】

产钳的种类很多，最常用的是短弯形（图 26-25），偶尔也会用到臀位后出头的长柄产钳（图 26-26）。产钳由左、右两叶构成。在施术时，术者左手握持左叶产钳将其放置于产妇骨盆左侧边，右叶产钳用右手握持放置于骨盆右侧，右叶扣在左叶之上。每叶产钳由四部分组成：即产钳叶、锁茎、锁扣和锁柄。产钳叶呈长椭圆形，内面凹陷，外面凸起称头弯，中间有一卵圆形宽空，以便于夹持胎头，胎头受钳叶挤压时有一定伸展余地。此外，钳叶还向上弯行，即上缘凹，下缘凸，称为盆弯，以适应产道的弯度。两叶产钳交合部位为锁扣，在锁扣下方，术者握持部位为锁柄，钳叶与锁扣之间为锁茎。

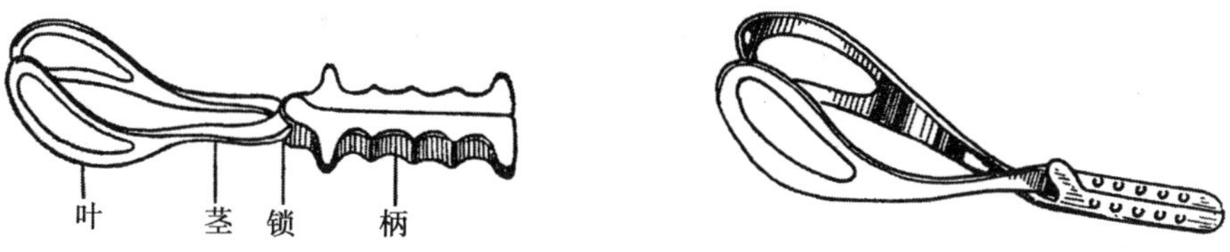

（1）　（2）

图 26-25　短弯形产钳

【产钳术分类】

根据手术时胎儿头在骨盆腔内位置的高低，分为低位、中位及高位产钳术。

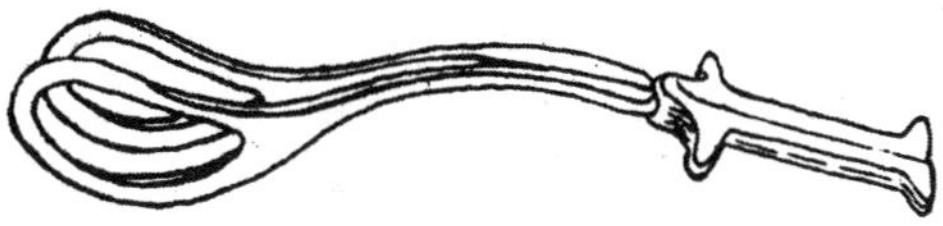

图 26-26　长柄产钳

1．低位产钳术　胎头骨质部已达骨盆底，矢状缝在骨盆出口的前后径上，胎儿头皮已在阴道口可见时上钳，称低位产钳术。胎头显著露于阴道口时上产钳，为出口产钳术。低位产钳术尤其是出口产钳术，困难较少，较安全。

2．中位产钳术　胎头双顶径已过骨盆入口，胎头颅骨最低点达到坐骨棘水平或略低于坐骨棘水平，但未达骨盆底时上产钳，称中位产钳术。目前也很少采用。

3．高位产钳术　是指胎头尚未衔接，即胎头双顶径未过骨盆入口时上产钳，危险性大，已不采用。

【产钳术的适应证】

1．同胎头吸引术。

2．估计胎头吸引术因阻力较大会失败者或胎头吸引术失败的，可试行产钳术。

3．臀位后出胎头困难者。

4．情况紧急而又熟悉产钳术者。

【产钳术的必备条件】

1．宫口必须开全。

2．无头盆不称，胎头双顶径已达坐骨棘水平以下。

3．胎先露必须明确，应为顶先露或颏前位，臀位时只用于牵拉后出胎头。

4．胎膜已破。

5．胎儿存活。

【体位】

取膀胱截石位。

【麻醉】

一般采用会阴神经阻滞及局部浸润麻醉，紧急情况下也可不用麻醉。

【手术步骤】

1．准备　消毒、铺巾、导尿。

2．检查阴道　了解宫口大小、胎先露高度、胎方位、头盆情况及其他条件是否具备。

3．切开会阴　对初产妇或会阴较紧者，均应切开会阴。

4．放置产钳　置入前先检查器械。先放左叶产钳，后放右叶产钳，才能扣合。

（1）放置左叶产钳：术者左手以执笔式握持左钳柄，使钳叶垂直向下，钳盆弯向前；右手四指并拢或中指、示指伸入胎头与阴道左后壁之间。右手掌向上，将左叶产钳伸入右手掌和胎头之间，然后左钳叶随右手掌缓慢向左、向前移动。左钳叶达胎头左侧顶颞部，钳柄随钳叶发生适应性的移动，且与钳叶在同一个水平位上，钳柄内面正向产妇左侧（图 26-27、28），然后交给助手固定其位置。

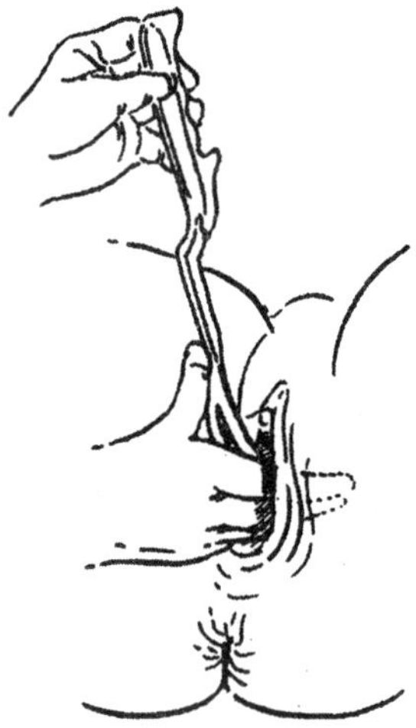

图 26-27　放置左叶产钳

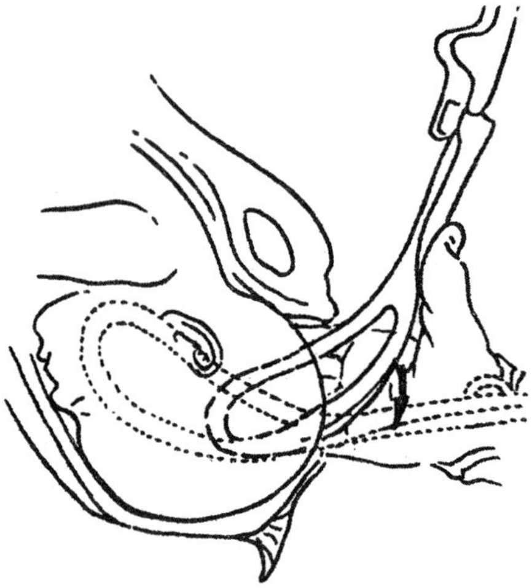

图 26-28　放置左叶产钳侧面观

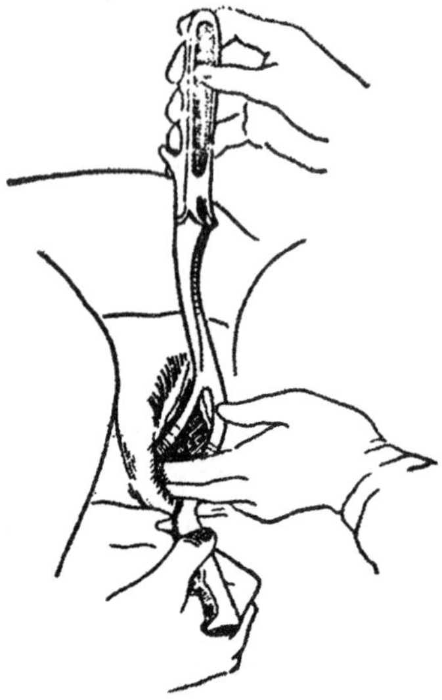

图 26-29　放置右叶产钳

（2）放置右叶产钳：术者右手握持右钳柄，左手四指并拢或中指、示指伸入胎头与阴道右后壁之间（图 26-29），在左钳上面以同法放置右叶产钳。

（3）合拢钳柄：若两叶产钳放置位置正确，左、右产钳锁扣恰好扣合，左、右钳柄内面自然对合。若不能扣合则表示产钳放置位置不当，应重新放置。当锁扣前后稍错开时，可轻轻移动钳柄使锁扣合拢。

（4）检查钳叶位置：术者将手伸入阴道内检查钳叶与胎头之间有无夹持其他软组织。

5. 牵拉　宫缩时合拢产钳，左手握住合拢的钳柄（也可将右手掌固定在左手背上）向外、向下缓慢牵拉（图 26-30）。宫缩间歇时松解产钳锁扣，缓解产钳对胎头的挤压。下次宫缩时再扣上锁扣，合拢钳柄牵拉。当胎头拨露、着冠时，逐渐将钳柄向上提，使胎头逐渐仰伸而娩出（图 26-31）。此时，助手应保护会阴。

6．取出产钳　牵引胎头使额部外露时应取下产钳。先取右叶

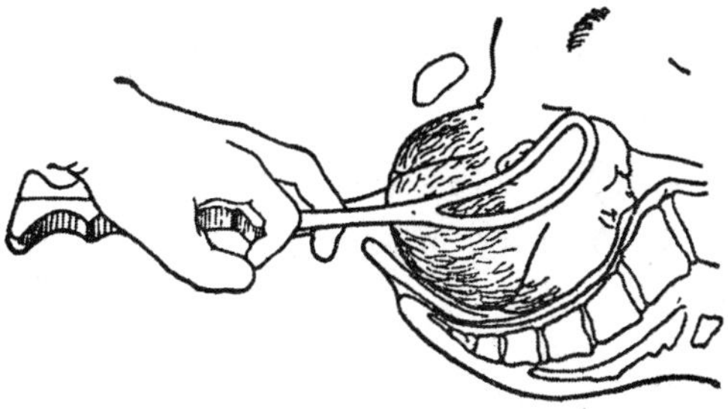

图 26-30　牵拉产钳

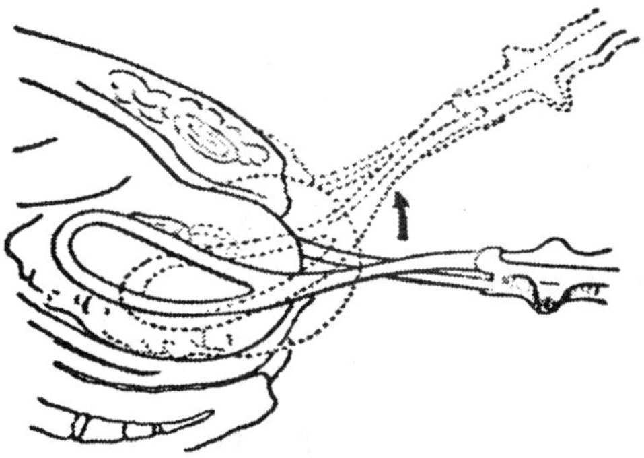

图 26-31　产钳牵拉方向

产钳，后取左叶产钳。然后按自然分娩机制使胎头、胎体相继顺利娩出。

【术后处理】

胎儿、胎盘娩出后仔细检查宫颈及阴道壁有无撕裂，及时修补缝合会阴。新生儿按高危儿处理，加强观察。

【注意事项】

1．严格掌握产钳术的适应证及条件。

2．操作准确、谨慎，若在胎位检查不清、头盆不称、产钳位置放置不正确等情况下实施产钳术，可能会导致钳柄不宜合拢、产钳滑脱、胎儿颅内出血、面神经麻痹、眼球压伤以及母体软产道损伤等。

3．牵引时术者应双臂稍弯曲，双肘贴胸，慢慢用力沿产轴方向牵拉。切不可伸直双臂、猛力牵引或左右摇摆钳柄，以防母婴损伤。若牵拉有困难，应积极寻找原因，必要时重新考虑分娩方式。

4．情况较急者，合拢产钳后应尽快娩出胎儿，但决不可粗暴操作。一般情况下，应随宫缩做牵引，通常需 15 ～ 20 分钟。出口产钳术多数可在数分钟内结束分娩。

5．胎头牵引娩出时应注意保护会阴，以免发生严重裂伤。

6．若牵引数次不成功，多为判断失误，应放弃产钳，根据具体情况更改分娩方式。

7．术后认真、仔细检查软产道，及时修补缝合，同时加强产妇及新生儿的监护。

第五节　毁 胎 术

毁胎术的目的就是将胎体破坏或分离，使胎体缩小，以利于从阴道娩出。多适用于死胎、畸胎的处理。近年来，随着产科技术水平的不断提高，产前检查越来越规范，越来越普及，胎儿畸形引起的难产多能及早妥善处理。因此，现因难产而行毁胎术者已罕见。

毁胎术的种类较多，需根据临床具体情况决定施行手术的方式。常用的有穿颅术、断头术、除脏术及锁骨切断术等。

一、穿颅术

用穿颅器（图 26-32）或碎颅钳（图 26-33）进行穿颅术。

【适应证】

1．胎儿脑积水。

2．头位死胎，而胎头不能自然娩出者。

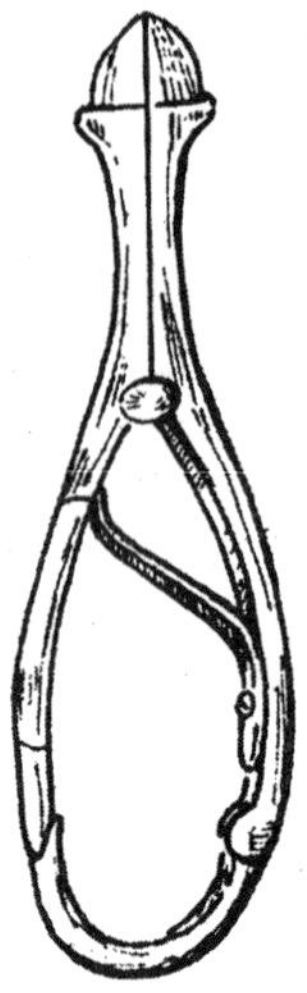

图 26-32　穿颅器

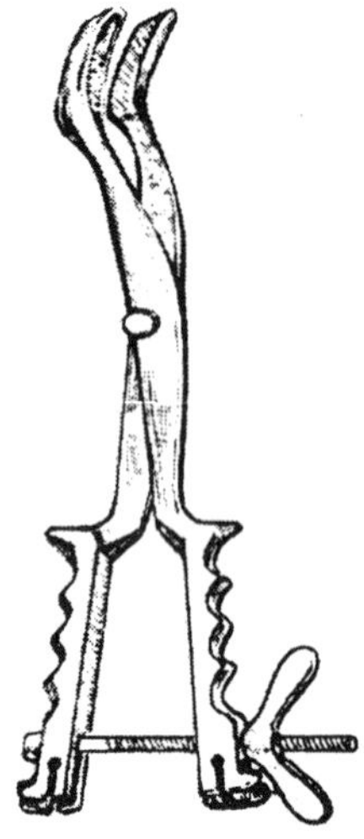

图 26-33　碎颅钳

3．臀位或内转胎位术后胎儿死亡，后出头困难者。

【禁忌证】

1．骨盆入口前后径小于 5.5cm，即使经穿颅亦不能从阴道娩出者。

2．有先兆子宫破裂征象者。

3．宫口未接近开全或未开全。

【麻醉】

一般不需要麻醉，必要时行全身麻醉。

【术前准备】

1．取膀胱截石位，消毒外阴、铺巾、导尿。

2．阴道检查　查清楚前囟及矢状缝的部位。

【手术步骤】

1．固定胎头　胎头未固定者，由助手自孕妇下腹部用手将胎头向下按压固定于骨盆入口处。

2．切开头皮　用阴道宽叶拉钩扩开阴道，暴露胎头，用 2 把鼠齿钳钳夹胎儿头皮并向下牵引，然后用剪刀剪开拟穿刺部位头皮 2 ~ 3cm（图 26-34）。

3．穿破胎头　术者右手握持闭合的穿颅器，在左手掌及示指、中指的引导保护下送入阴道，放入头皮切口内，使穿颅器经囟门或者颅缝垂直刺入颅腔（图 26-35）。如为颜面位，可经眼眶刺入（图 26-36），如为臀位后出头，可从枕骨大孔刺入。确定穿颅器在颅腔内，张开穿颅器左右旋转，并多次开张和闭合，以扩大穿孔，破坏脑组织使之排出（图 26-37）。亦可用负压吸引管吸出脑组织或液体。脑组织排出后，胎头缩小，合拢穿颅器并经阴道退出。若宫缩好，胎儿可在短时间内自然娩出。

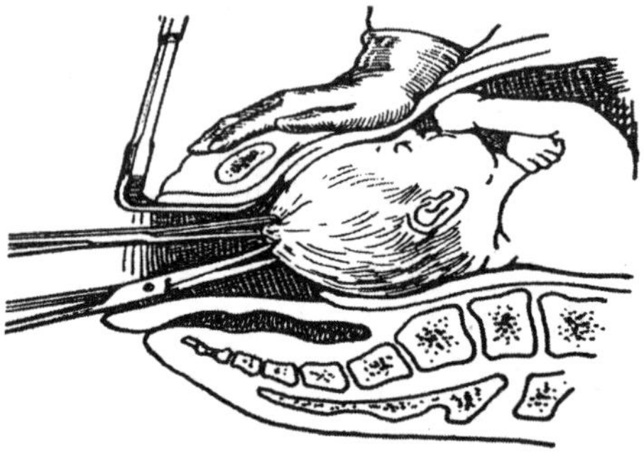

图 26-34　切开头皮

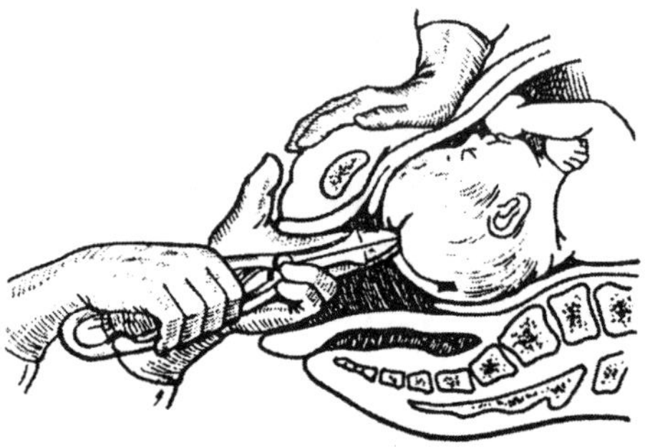

图 26-35　经囟门或颅缝穿颅

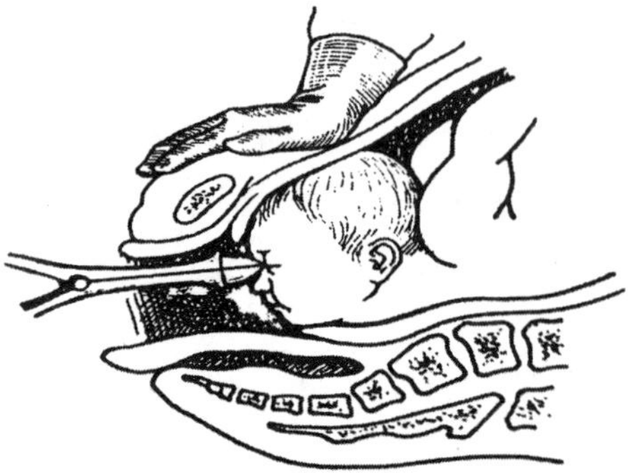

图 26-36　经眼眶穿颅

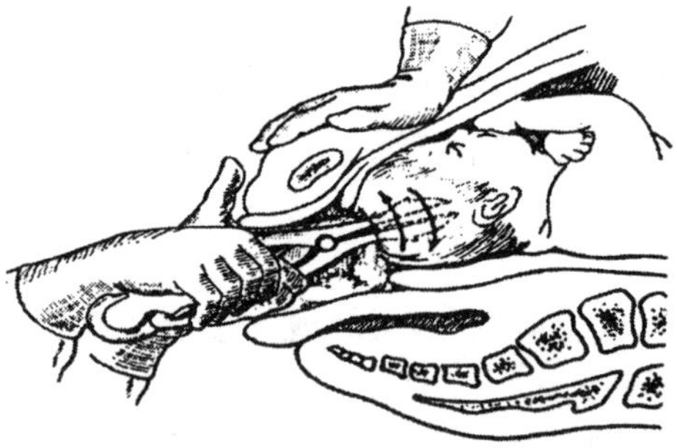

图 26-37　张开、转动穿颅器

4．放置碎颅钳　脑组织排出后，若胎头不能迅速娩出，可用碎颅钳夹住并压轧颅骨牵出胎头。一般用两叶碎颅钳，在左手掌和中指、示指的引导下，右手持碎颅钳内叶，从头皮破口处放入颅腔直达颅底，凸面朝母体面（图 26-38），交助手固定。再以一手做引导，将外叶放入胎头颜面部，外叶凹面与内叶凸面吻合（图 26-39）。经阴道检查，确证无宫颈或阴道壁夹进两叶钳之内，关闭钳柄，拧紧螺旋栓（图 26-40）。

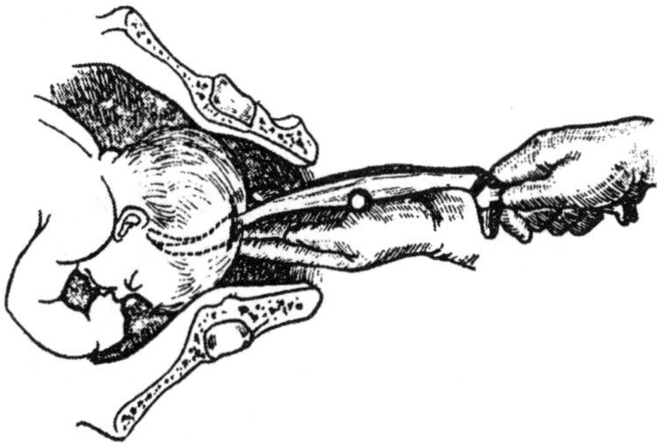

图 26-38　放置碎颅钳内叶

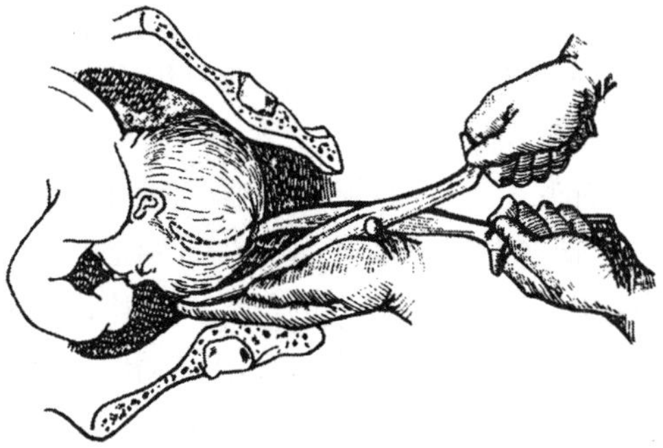

图 26-39　放置碎颅钳外叶

5．牵引　术者右手握持碎颅钳柄，沿产轴方向缓慢牵出胎头（图 26-41）。牵引过程中，应将左手伸入阴道护盖在穿孔部周围，以防颅骨片露出头皮损伤软产道。胎头娩出后，取下碎颅钳，助娩出胎体。

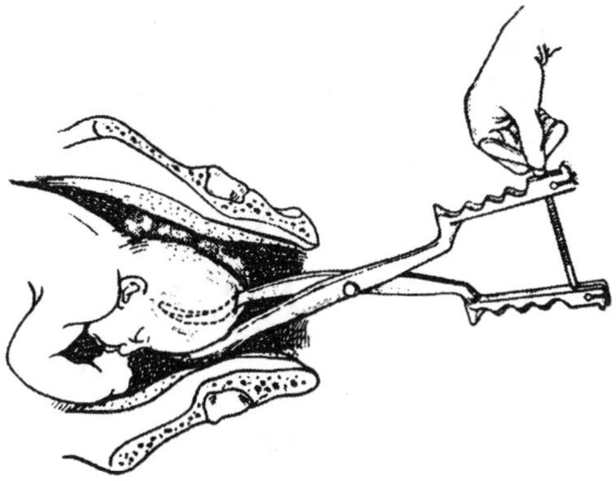

图 26-40　拧紧碎颅钳两叶

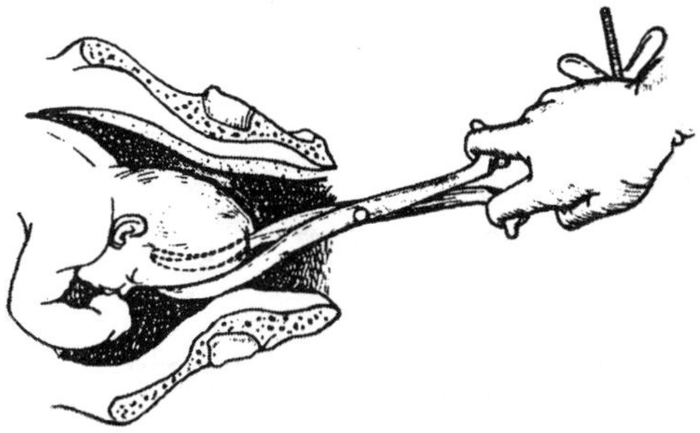

图 26-41　牵拉碎钳器

6．术后检查　术毕应仔细检查胎盘、胎膜是否完整，软产道有无损伤，如有损伤，应立即修补。

【注意事项】

1．操作要轻柔、准确，器械进入阴道时必须在手遮护下进行，防止损伤产道、膀胱和直肠。

2．碎颅钳放入颅内一定要直达颅底，并将颅骨夹牢，以免滑脱。

3．检查软产道有无损伤。

4．给予子宫收缩药及抗生素。

二、断头术

断头术是在横位死胎时将胎颈断离，分成躯干及胎头两部分，然后再逐一娩出。

【适应证】

横位死胎，宫颈口开全或接近开全，胎颈易于探及，无先兆子宫破裂者。

【禁忌证】

1．横位胎儿存活。

2．有先兆子宫破裂征象者。

【麻醉】

多不需麻醉，必要时行全身麻醉。

【术前准备】

取膀胱截石位。严格消毒外阴及阴道脱出物并铺巾，导尿。阴道检查查清宫颈扩张情况，了解胎手脱出、胎肩嵌入程度、胎头及胎颈的位置。

【手术步骤】

1．断头 助手向胎头对侧拉紧脱出的胎手，尽量使颈部降低，线锯一端缚以纱布一块，用中指、示指夹在线锯缚纱布一头（图 26-42），沿胎颈后方送入，使纱布在胎颈前上方显露。再将纱布拉出，于是线锯绕过胎颈，并用手复查线锯部位。以单叶拉钩拉开阴道前、后壁，于线锯两端装上拉柄（图 26-43）。来回拉动线锯，使颈椎离断（图 26-44），但应保留颈椎处的部分皮肤，便于之后的胎头娩出。如无线锯，亦可应用手术刀、剪刀切开皮肤，咬骨钳离断颈锥。

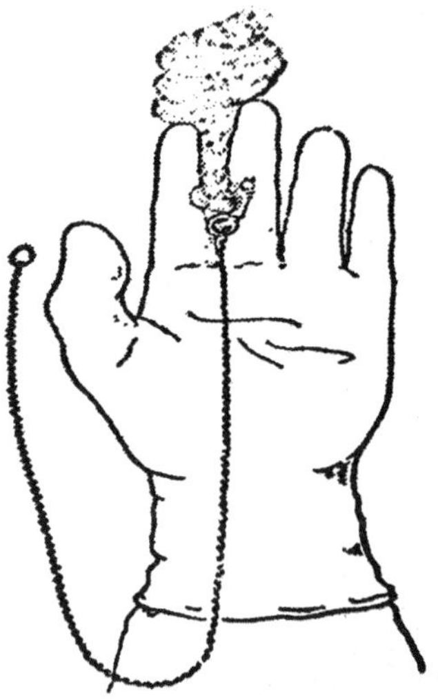

图 26-42 中指、示指夹线锯纱布

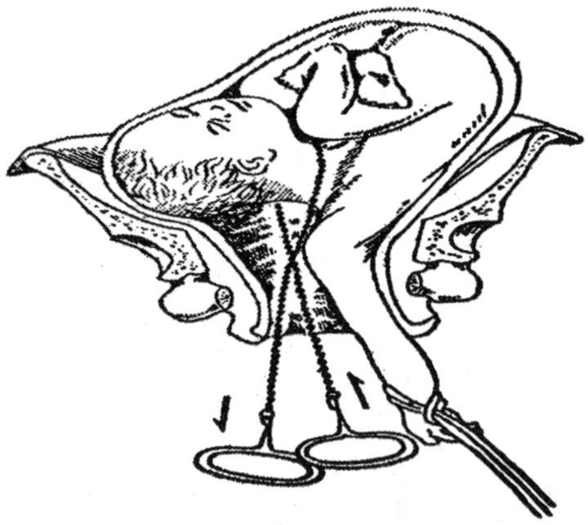

图 26-43 线锯两端装拉柄

2．牵出胎体 牵拉脱出的手，很容易牵拉出胎体。由于线锯切割，胎儿颈椎断裂面较光滑，牵拉胎体娩出时一般不会刺伤阴道壁。

3．牵出胎头 术者一手伸入宫腔，以中指放入胎儿口内，使颜面朝下，枕骨向上，然后向外牵引胎头。当枕骨抵达耻骨联合下缘时，逐渐向前旋转，胎头不难牵出。在牵拉过程中，另一手压迫下腹部予以协助（图 26-45）。

如无线锯，可用两个避孕环剪断拉开，扭在一起即可使用。

【注意事项】

1．术后必须探查宫腔，仔细检查有无子宫破裂。如发现裂口，应立即进行剖腹探查，按子宫破裂处理。

2．检查宫颈、阴道有无裂伤。如有裂伤，应立即修补缝合。

3．术后密切观察产妇一般情况、脉搏、血压，注意子宫收缩是否良好。

4．术后给予子宫收缩药及抗生素。

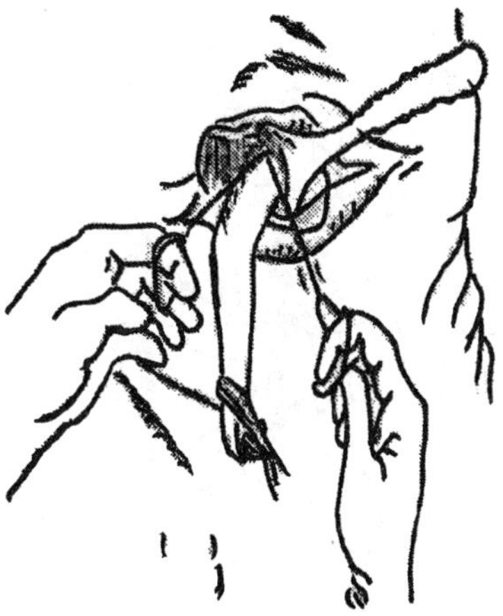

图 26-44　拉动线锯断头

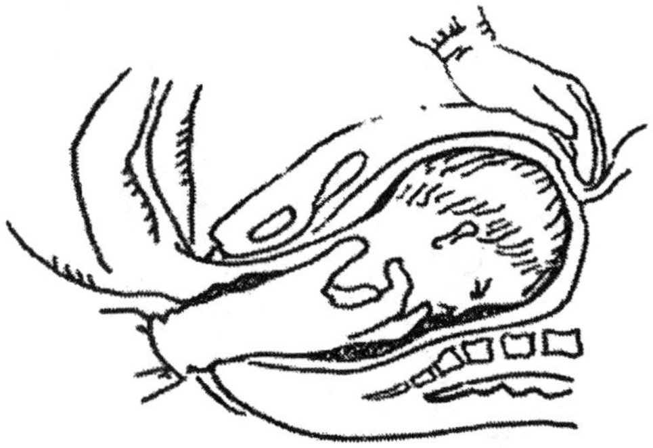

图 26-45　牵出胎头

三、除脏术

除脏术是将胎儿胸或腹腔内器官剜除，缩小胎儿体积，以利于娩出。

【适应证】

1．忽略性横位，胎儿已死，胎颈位置高而胸腹部被挤入阴道内者。

2．胎儿胸部或腹部有肿瘤或器官发育异常，以及腹腔积液等阻碍分娩者。

3．个别联体畸胎。

【禁忌证】

1．有先兆子宫破裂征象者。

2．骨盆明显狭窄或畸形。

3．宫口未接近开全或未开全。

【术前准备】

1．取膀胱截石位。

2．消毒外阴，铺巾，导尿。

3．阴道检查骨盆是否狭窄，先露部位及其高低。

【手术步骤】

1．剪开胸壁　助手向胎头对侧牵拉脱出胎手，以阴道拉钩牵拉阴道前、后壁，暴露胎儿腋部，在直视下或以手做指导，用长剪刀剪开肋间隙皮肤、肌肉，撑开肋间隙（图 26-46）。

2. 除脏　以卵圆钳沿剪开的肋间隙达胸腔钳，取肺、心，使胸腔塌陷。如腹部也阻挡胎儿娩出者，可经横膈进入腹腔，钳取肝、脾及肠管等（图 26-47）。

3．胎儿娩出　待脏器完全取出后，牵引脱出的胎儿上肢，胎体即可折叠娩出，或牵引下肢行臀牵引术娩出胎儿。

【注意事项】

1．剪刀操作必须以手指引导，以免误伤软产道。

2．术后应检查有无子宫破裂及宫颈、阴道损伤。

3．术后给予子宫收缩药及抗生素。

四、锁骨切断术

锁骨切断术是将胎儿锁骨切断，缩短双肩径，以利于胎儿娩出。适用于穿颅术后胎肩娩出困难或双肩径宽阔的胎儿。

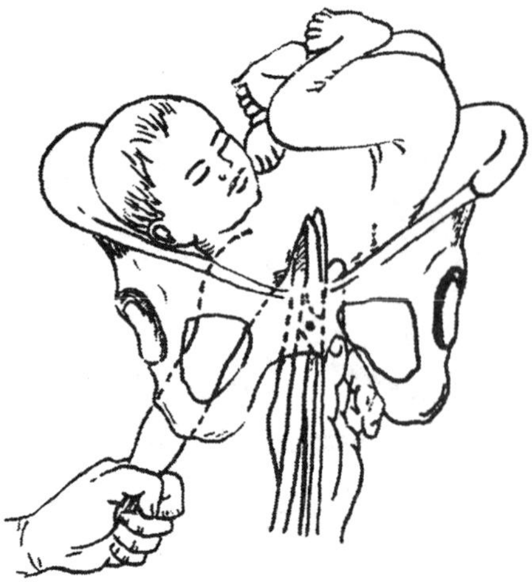

图 26-46 剪开胸腔

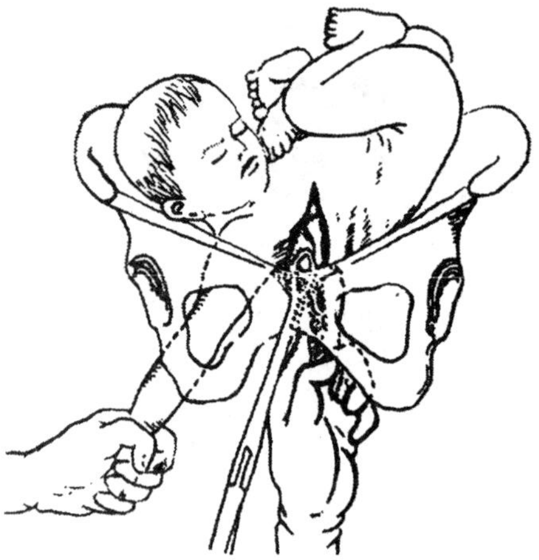

图 26-47 取出内脏

【手术步骤】

1．取膀胱截石位，消毒外阴，铺巾，导尿。

2．在穿颅术或胎头娩出而胎肩娩出困难者，胎儿锁骨已暴露在阴道口，直接用剪刀剪断锁骨。若锁骨在阴道内，术者将手伸入阴道内查清胎肩及锁骨的位置，另一手持弯剪刀在阴道内手指引导保护下，剪断锁骨中部，使肩围缩小，易于通过产道。若娩出仍有困难，可做另一侧锁骨切断。若为正常活胎，在娩出后应按锁骨骨折给予外科处理。

第六节 剖 宫 产 术

剖宫产术是指妊娠 28 周后，切开腹壁与子宫壁，娩出胎儿及其附属物的手术。近年来，由于麻醉及剖宫产手术技术的提高，剖宫产术已经代替了困难的阴道助产手术，并成为临床医生处理诸多妊娠合并症、并发症的分娩途径。剖宫产术虽然是一种较安全的手术，但也可增加出血和感染的机会；也会出现因子宫切口愈合不良、感染而致产后晚期大出血者，有时需切除子宫，个别甚至危及生命；亦有出现麻醉意外、术中意外损伤者，因此，应该严格掌握手术适应证。

目前临床上应用的剖宫产术式有三类，即子宫下段剖宫产术（包括新式剖宫产术）、子宫体部剖宫产术（又称古典式剖宫产术）、腹膜外剖宫产术，其中以子宫下段剖宫产术应用最广泛，也是比较理想的术式，操作简单，手术易于掌握，并发症少。

【适应证】

1．产道异常

（1）头盆不称、骨盆显著狭小或畸形；相对性头盆不称者，经过充分试产即有效的子宫收缩 8 ～ 10h，破膜后 4 ～ 6h 胎头仍未入盆者。

（2）软产道异常瘢痕组织或盆腔肿瘤阻碍胎先露下降者；宫颈水肿、坚硬不易扩张者；先天性发育异常。

2．产力异常　原发性或继发性宫缩乏力经处理无效者。

3．胎儿异常

（1）胎位异常：横位、颏后位、高直后位；枕后位或枕横位合并头盆不称或产程延长，阴道分娩有危险及有困难。

臀位合并以下情况放宽剖宫产适应证：足先露、骨盆狭窄、胎膜早破、胎头过度仰伸、宫缩乏力、完全臀位而有不良分娩史者、估计胎儿在 3500g 以上者。

（2）胎儿窘迫：经吸氧等处理无效，短期内不能阴道分娩。

（3）脐带脱垂：胎儿存活

（4）胎儿过大：估计大于 4000g，可疑头盆不称。

4．妊娠合并症

（1）产前出血　如部分前置胎盘、胎盘早剥。

（2）瘢痕子宫有前次剖宫产史，前次的手术适应证在此次妊娠依然存在，或估计原子宫切口愈合欠佳者，以及前次剖宫产切口位于子宫体部；如曾做过子宫肌瘤剜除术且切入宫腔者，此次亦应考虑剖宫产术。

（3）妊娠合并症或并发症病情严重者不易耐受分娩过程，需做选择性剖宫产，如妊娠合并严重的心脏病、糖尿病、肾病等；重度子痫前期，肝内胆汁淤积症等。

（4）做过生殖道瘘修补或陈旧性会阴Ⅲ度撕裂修补术者。

（5）先兆子宫破裂不论胎儿存活与否均应做剖宫产术。

（6）高龄初产妇，多年不育或药物治疗后受孕者。

（7）胎儿珍贵，对以往有难产史又无胎儿存活，有反复自然流产史，迫切希望得到活婴者，均应适当放宽剖宫产适应证。

【术前准备】

1．备皮，留置导尿。若为选择性剖宫产，术前晚进流食，术日晨禁食、禁水。

2．术前禁用呼吸抑制剂（如吗啡等），以防新生儿窒息。

3．做好新生儿抢救准备。

【麻醉】

一般采用硬膜外麻醉，也可用蛛网膜下腔阻滞麻醉或局部麻醉辅助强化麻醉，必要时也可采用全身麻醉。

【体位】

一般取仰卧位，为防止仰卧位低血压综合征，应向左侧卧倾斜 10° ～ 15°。

【术式选择】

1．子宫下段剖宫产术　是临床上最常用的剖宫产术，切口在子宫下段，术时出血少，也便于止血。子宫切口因有膀胱腹膜反折覆盖，伤口愈合较好，术后与大网膜、肠管的粘连或腹膜炎较少见。术后腹部切口愈合好，再次分娩时子宫破裂率较低。故该术式是目前临床上常规剖宫产术的方法。

新式剖宫产术采用 Joel-Cohen 切口（髂前上棘连线下 3cm 的横行切口），皮下脂肪采用撕拉法，避免了对切口部位血管、神经的直接损伤，保留了一定的完整性。子宫切口仍在子宫下段，术后不缝合脏腹膜、壁腹膜，切口皮下脂肪、皮肤全层间断褥式缝合 3 针，具有手术时间短、出血少、损伤小，疼痛轻、术后恢复快等优点。但经数年的临床应用，发现术后腹腔粘连发生率明显高于子宫下段剖宫产术。故目前临床上常采用改良新式剖宫产术，在新式剖宫产术的基础上缝合脏、壁腹膜，皮下脂肪，皮肤美容缝合。它结合了新式剖宫产术和子宫下段剖宫产术的优点，得到临床医生的青睐，并在临床上广泛应用。

2．子宫体部剖宫产术（又称古典式剖宫产术）　切口在子宫体部，为纵切口，操作简单，无损伤子宫动静脉危险。但子宫体部肌层厚，术中出血多，术后切口易与大网膜、肠管、腹壁粘连，肠胀气、肠麻痹也时有发生，再次分娩时发生子宫破裂的风险升高，故多已被子宫下段剖宫产所代替。偶用于子宫下段窄或形成、暴露不好者，子宫下段前壁前置胎盘及下段粘连、抢救胎儿等特殊情况。

3．腹膜外剖宫产术　不打开腹膜，手术不在腹腔内进行，故术后肠蠕动恢复较快，一般多用于胎膜早破、疑有宫腔感染的病例。因其操作较复杂，费时也长，有胎儿窘迫存在或胎儿巨大者，技术操作不熟练者不适用。

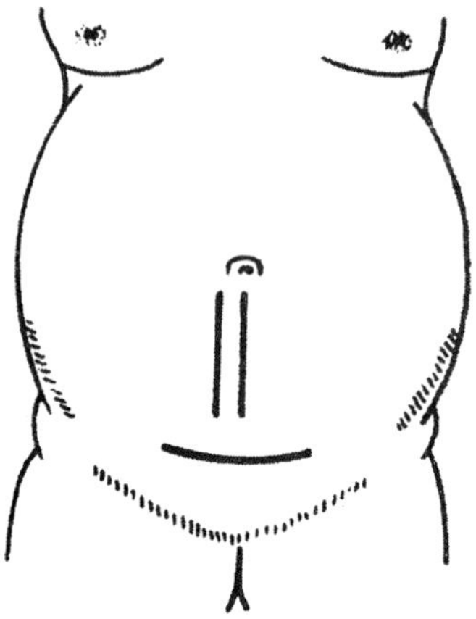

图 26-48　腹壁切口种类

【手术步骤】

（一）子宫下段剖宫产

1．消毒　消毒术野，铺无菌巾。

2．切开腹壁　切口可取下腹正中、旁正中纵切口或下腹横切口（图 26-48），现常选横切口。逐层切开腹壁，进入腹腔 。

3．探查　洗手，探查子宫右旋情况、下段形成及胎先露高低，摆正子宫。用湿生理盐水纱布巾填塞、保护腹腔及腹壁切口，暴露子宫下段。

4．剪开子宫膀胱反折腹膜　在子宫下段膀胱反折腹膜上 2 ～ 3cm 处弧形剪开腹膜反折（图 26-49），撕至 11 ～ 12cm。用弯止血钳提起下缘，用手指钝性分离膀胱与子宫壁之间疏松组织并下推膀胱，暴露子宫下段肌壁（图 26-50）。

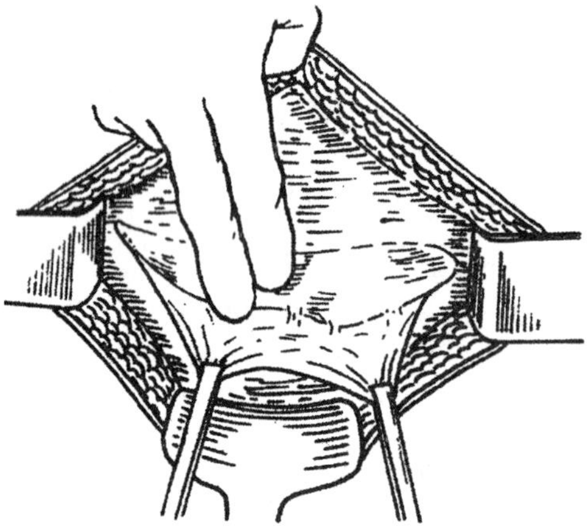

图 26-49　切开膀胱腹膜反折

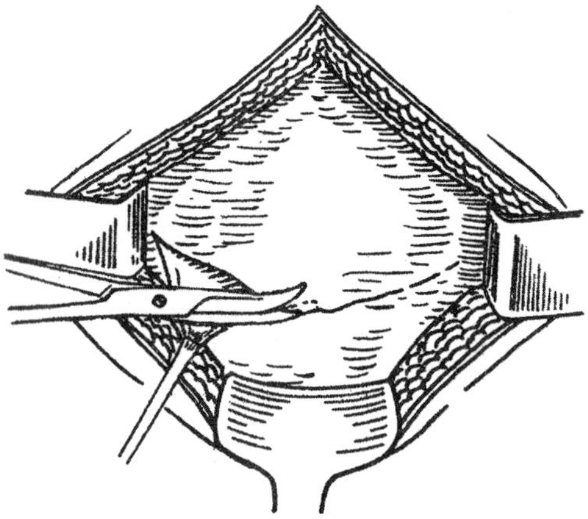

图 26-50　分离发折腹膜，下推膀胱

5．切开子宫下段　横行切开子宫下段肌壁长 2 ～ 3cm（图 26-51），用止血钳或刀柄钝性分离至胎膜层，尽可能勿刺破胎膜。然后术者用手指向两侧撕开子宫下段肌层长 11 ～ 12cm（图 26-52）。

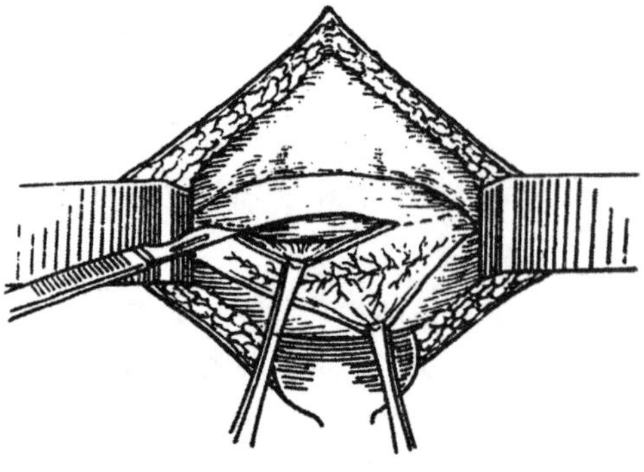

图 26-51　切开子宫下段肌层

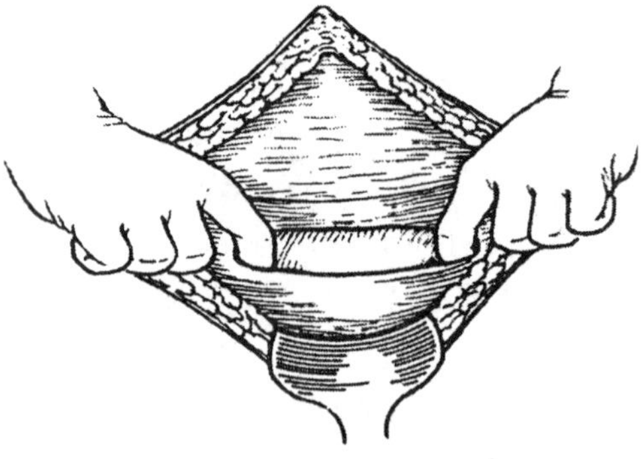

图 26-52　横行撕开扩大切口

6．胎儿娩出　破膜，羊水吸出后，术者右手从胎头下方进入宫腔，将胎头慢慢托出子宫切口，术者左手或助手按压宫底协助娩出胎头（图 26-53）。胎头高浮头娩出困难者可用产钳协助娩出胎头。胎头过低出头有困难时，台下助手戴消毒无菌手套，由阴道向上推胎头助娩。胎头娩出后立即挤出新生儿口、鼻黏液（图 26-54），术者牵引胎头下颌部娩出胎肩及躯干、肢体（图 26-55），剪断胎儿脐带后交台下处理。若为臀位，则牵一足或双足，按臀牵引方式娩出胎儿。单臀则不必牵双足，同头位娩出法娩出胎臀，或牵引胎儿腹股沟，以臀位助产方式娩出胎儿。助手立即在宫底注射缩宫素 10U。

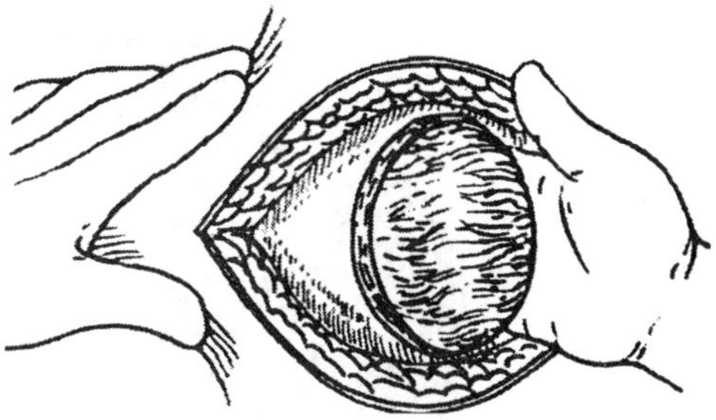

图 26-53　娩出胎头

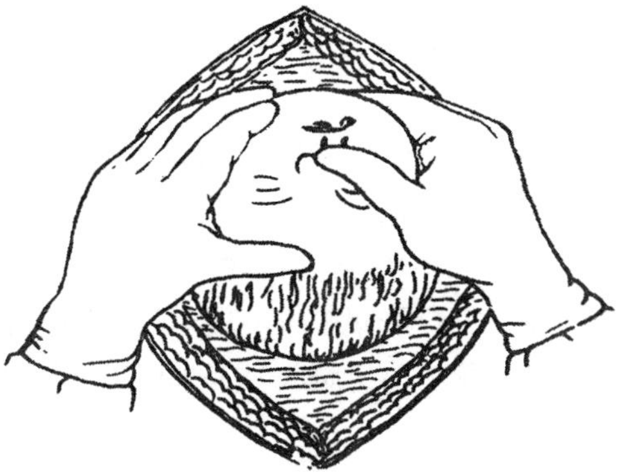

图 26-54　挤出新生儿口、鼻黏液

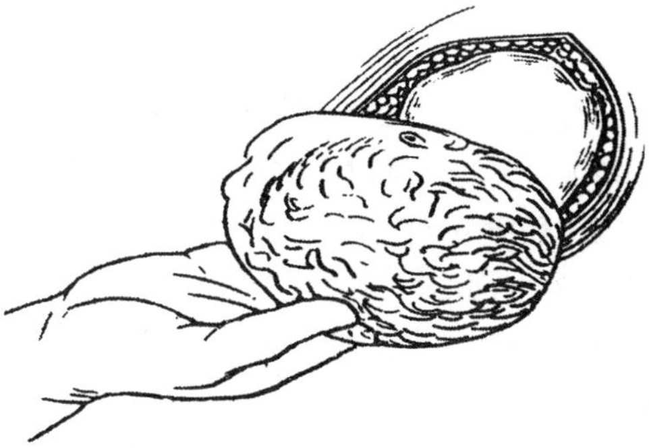

图 26-55　娩出胎肩、躯干、肢体

7．娩出胎盘　胎儿娩出后，简单清理切口周围、术区羊水、血液，用卵圆钳或组织钳夹住子宫切口止血。等待胎盘自然剥离并娩出（图 26-56）。若出血多或不能自行剥离者，可徒手剥离娩出胎盘、胎膜，检查胎盘、胎膜是否完整。也可用干纱布擦拭宫腔，以清理宫腔内可能残留的胎盘、胎膜组织。

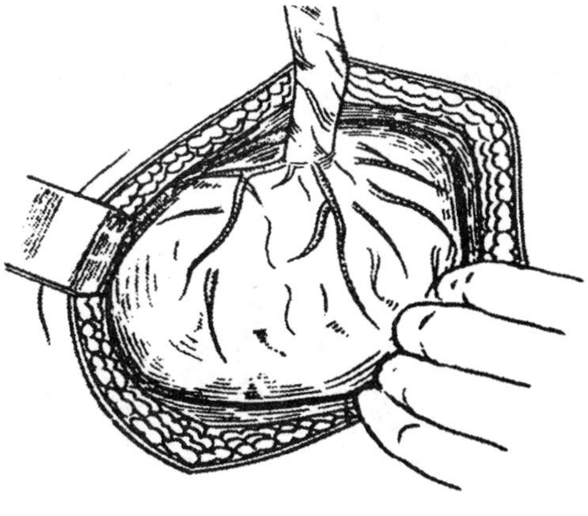

图 26-56　胎盘娩出

8．缝合子宫切口　用 1-0 或 1 号可吸收缝线连续锁边缝合子宫下段全肌层或分两层连续缝合（不穿过子宫内膜层）（图 26-57）。缝合时注意解剖层次且两边对称，缝合松紧度适中且止血效果良好。还应注意子宫收缩情况。

9．缝合子宫膀胱反折腹膜　检查子宫切口无延裂，缝合处无出血，用 2-0 可吸收线或 4 号缝线连续缝合膀胱腹膜反折（图 26-58）。

10．清理腹腔　撤去纱布，擦净腹腔内残留的羊水、血液，洗手后探查双附件有无异常。

11．关腹　点清器械及敷料，逐层缝合腹壁切口，皮肤褥式缝合。

（二）子宫体部剖宫产术

操作步骤与子宫下段剖宫产术差别不大，不同之处在于：

1．子宫切口　在子宫前壁中线上，先纵行切一 4 ～ 5cm 的小切口，深达胎膜层，勿刺破胎膜，术者再用剪刀上下延长切口至 10cm 左右。

2．胎儿娩出　一般以臀位牵引娩出。

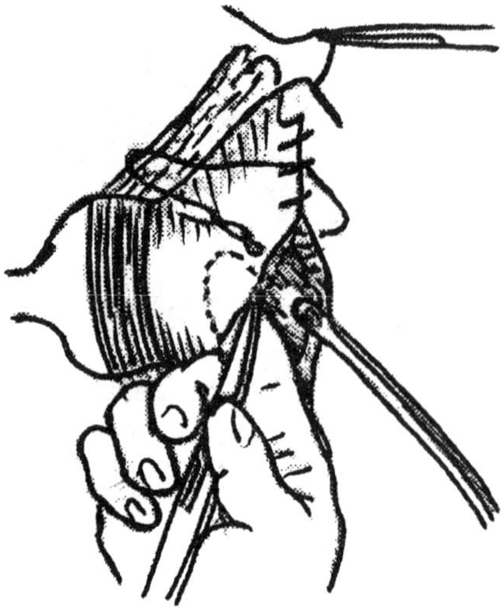

图 26-57　全层缝合子宫切口

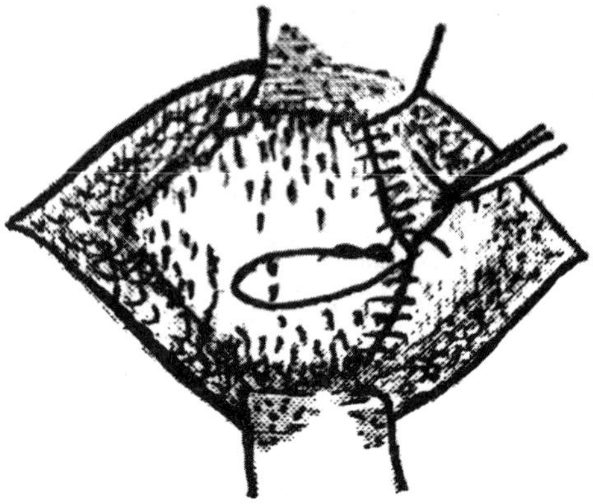

图 26-58　缝合膀胱腹膜反折

3．缝合子宫切口　切口分三层缝合，用 1-0 或 1 号可吸收线缝合，第一层间断缝合子宫肌壁内 1/2 层，第二层间断缝合浆肌层，第三层连续缝合包埋浆膜层。

（三）腹膜外剖宫产术

腹膜外剖宫产术，通过分离膀胱反折腹膜与膀胱间隙，不打开腹膜，不进入腹腔暴露子宫下段后切开取出胎儿，其他步骤均与子宫下段剖宫产术相同。分离反折腹膜时多采用顶入法和侧入法相结合较易分离。

1．分离膀胱前筋膜　充分分离腹壁切口，暴露膀胱及其上筋膜。在距膀胱顶缘 2 ～ 3cm 处中点用止血钳分离浅层筋膜（图 26-59），并用剪刀向两侧剪开至膀胱侧缘。继续向下同法分离膀胱深筋膜达膀胱肌层。

2．分离左侧膀胱三角区　用腹壁拉钩将腹直肌向左侧拉开，勿损伤腹壁下动、静脉，暴露膀胱左侧窝，在膀胱顶部左侧轻轻钝性分离外推该处脂肪，使反折腹膜暴露出来。至此，膀胱三角区已显露（图 26-60），其上界为反折腹膜，内侧为膀胱左侧缘，外侧为腹壁下动脉。

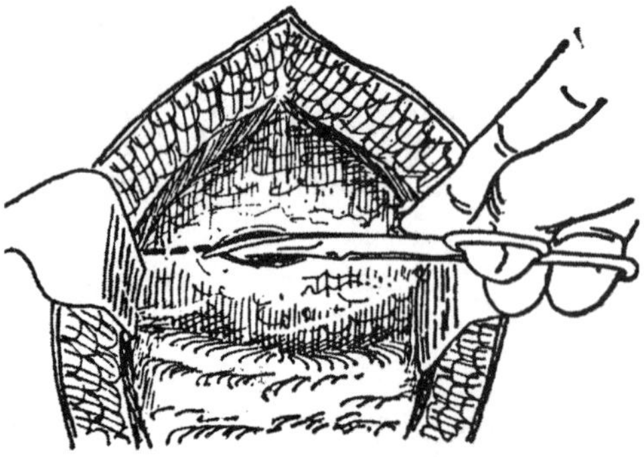

图 26-59　剪开膀胱前筋膜

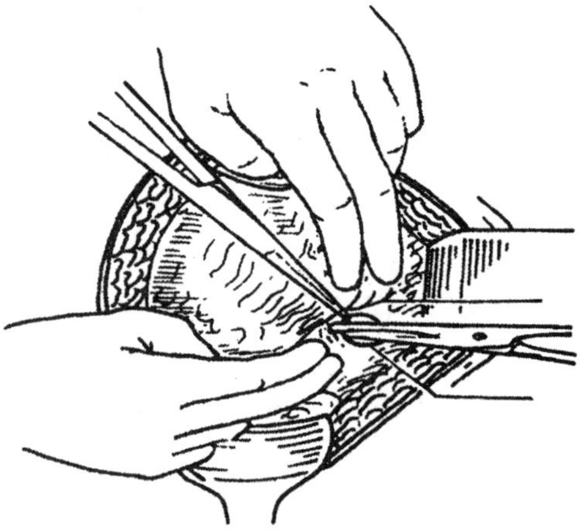

图 26-60　暴露膀胱三角

3．暴露子宫下段　将膀胱三角区界线辨清后，将腹膜反折缘下约 1cm 处的宫颈前筋膜钳夹提起并横行剪开达子宫右侧缘，同时游离膀胱前筋膜切口下的膀胱后壁，再从子宫前筋膜外游离子宫颈前筋膜切口以上的膀胱后壁。术者一手提起腹膜反折，另一手提起膀胱，游离膀胱顶部腹膜（图 26-61），直至子宫下段充分暴露（图 26-62）。

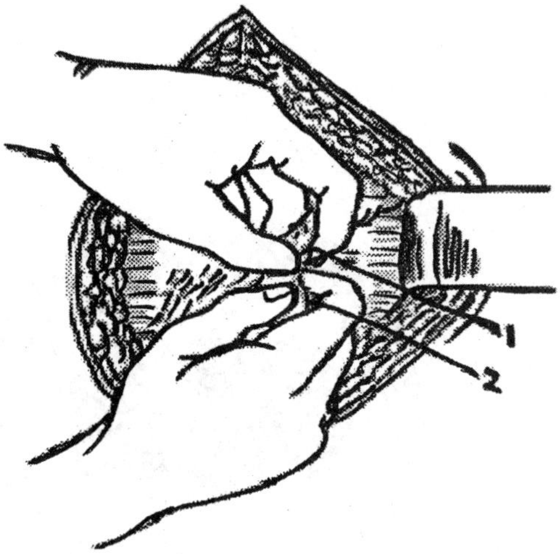

图 26-61　游离膀胱顶部腹膜

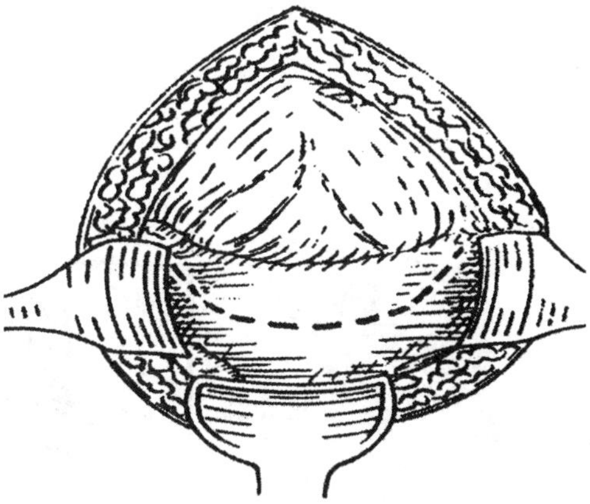

图 26-62　暴露子宫下段

4．剖宫取胎　方法同子宫下段剖宫产术。

5．缝合子宫　方法同子宫下段剖宫产术，然后使膀胱复位，筋膜可不缝合。

【注意事项】

1．应严格掌握剖宫产术适应证。

2．切口位置、大小要适宜，使皮下组织及皮肤切口等长。

3．注意避免损伤膀胱，分层切开腹壁、腹膜、膀胱子宫反折腹膜。推膀胱时层次应分辨清楚，尤在腹膜外剖宫产时，分离膀胱是关键，应认清解剖关系。二次剖宫产膀胱粘连紧密，层次不清时，要仔细分离。

4．勿损伤胎儿，在切开子宫壁时应逐渐深入，勿一次切透。

5．注意出血，子宫下段横切口剖宫产时，由于该处肌壁薄，容易向两侧角撕裂，血管裂伤易出血。手术时应注意子宫右旋的特点，防止切口偏于左侧。如有裂伤，应一边吸血，一边用卵圆钳夹住裂口边缘，弄清解剖位置后迅速将出血点结扎或缝扎止血。子宫体部剖宫产术时，由于切口肌壁厚，血管丰富，故出血多，应迅速缝合止血。

6．缝合子宫切口时，层次清楚，缝线松紧适当，不留无效腔。

7．术毕应将宫腔及阴道内积血清除。

第七节　子宫颈手术

一、子宫颈活检及宫颈管搔刮术

【适应证】

需确定宫颈病变性质者。

【禁忌证】

生殖道有急性炎症者。

【手术步骤】

1．准备　取膀胱截石位，消毒外阴、阴道。

2．暴露宫颈、取材　窥阴器暴露宫颈，在碘试验阳性区或阴道镜下病变可疑区用活检钳咬取宫颈组织送检（图 26-63）；无上述条件者在宫颈鳞 - 柱状上皮交界部 3 点、6 点、9 点、12 点至少各取一块送检（图 26-64）。创面用无菌带尾纱布棉球压迫止血，24 小时后取出。

3. 可疑宫颈管病变　还应用小刮匙搔刮宫颈管 1 圈，刮出物分瓶送检。

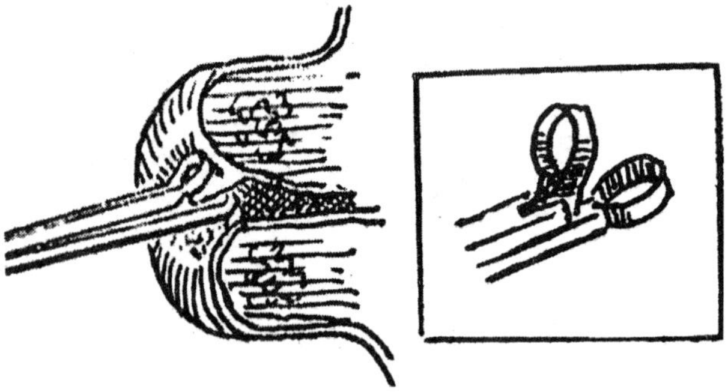

图 26-63　活检钳咬取宫颈组织

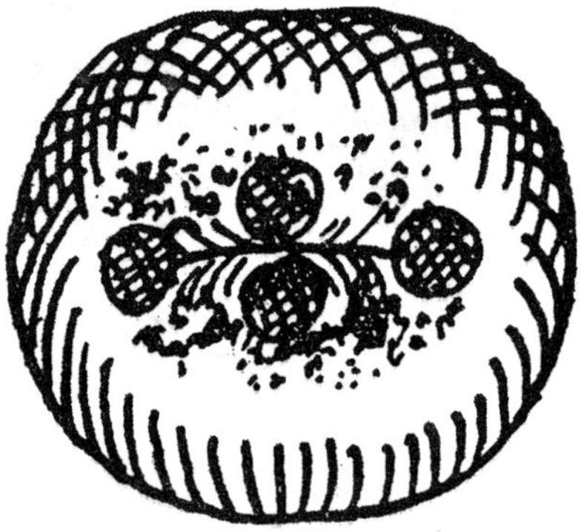

图 26-64　宫颈多点活检

【注意事项】

1．手术时间为月经干净后 3 ～ 7 日。

2．用于创面压迫止血的带尾无菌纱布棉球 24h 后应取出。

3．术后禁性生活、盆浴 1 个月。

二、宫颈超高频电波刀手术

超高频电波刀（又称 LEEP）刀是采用高频电波，在接触身体组织的瞬间，由组织本身产生阻抗，吸收电波产生高热，使细胞内水分形成蒸波来完成各种切割、止血等手术目的，但不影响切口边缘组织病理学检查，是目前常用的诊断、治疗宫颈疾病的方法。已取代传统的宫颈锥切术。

【适应证】

1．CIN Ⅱ级～ CIN Ⅲ级。

2．持续 CIN Ⅰ级或 CIN Ⅰ级患者随访不方便者。

3．怀疑宫颈早期浸润癌或原位癌。

4．宫颈细胞学多次检查阳性，而活检未见异常者。

5．有症状的宫颈外翻、宫颈Ⅲ度糜烂、宫颈湿疣及赘生物等。

【禁忌证】

生殖道有急性炎症者。

【麻醉】

局部麻醉。

【手术步骤】

1．准备　取膀胱截石位，常规消毒外阴、阴道。

2．暴露宫颈　窥阴器暴露宫颈，碘试验或阴道镜下确定病变范围。

3．切除病变区　接通电源，调节开关、功率，一般选用环形电极。病灶切除范围、宽度一般应超过病变边缘约 5mm ，切除深度为 5 ～ 15 mm。如果 CIN 级别高，可适当扩大切除范围。止血时改用球形电极（图 26-65）。

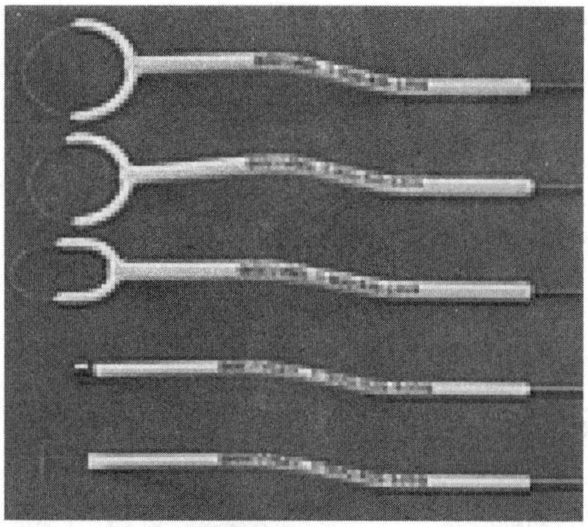

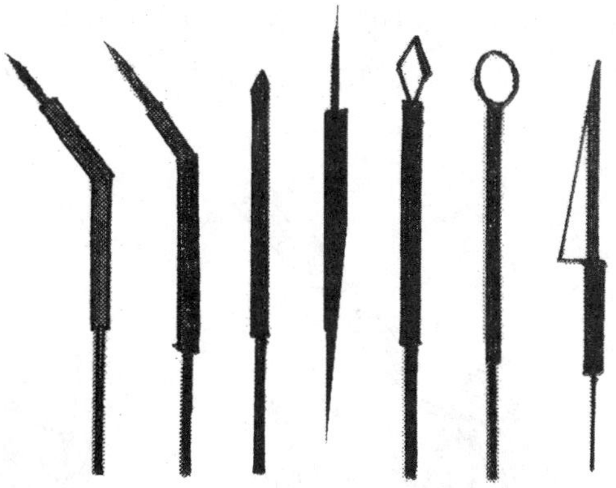

图 26-65　妇科专用电极

【注意事项】

1. 手术时间以月经干净后 3 ～ 7 日为宜。
2. 术前需查血常规及凝血功能、传染病四项。
3. 患有内、外科急性疾病患者（如发热患者），不宜手术。
4. 有内、外科疾病（如心脏病）患者要慎重选择手术。
5. 切除组织均送病理检查。
6. 要注意保持外阴清洁，切勿自行阴道灌洗上药。
7. 术后 2 个月内禁性生活、盆浴。
8. 定期复查。

三、宫颈切除术

【适应证】

1. 宫颈活检为原位癌，欲确定有无浸润者。
2. 子宫颈延长，已有子女者。

【禁忌证】

1. 生殖道急性炎症。
2. 合并严重内、外科疾病不能够耐受手术者。

【麻醉】

一般采用骶管麻醉或蛛网膜下腔阻滞麻醉。

【手术步骤】

1. 准备　取膀胱截石位，消毒外阴、阴道、宫颈，铺巾。

2. 暴露宫颈　阴道拉钩暴露宫颈，先扩张宫颈口以便于包埋宫颈创面。再用鼠齿钳钳夹宫颈向下牵引。用金属导尿管插入膀胱内探查膀胱底的界限。

3. 切开宫颈黏膜　距宫颈外口上 1 ～ 1.5cm 处环形切开宫颈黏膜层（图 26-66），用鼠齿钳夹持切口黏膜上缘，用刀柄或手指包纱布钝性分离，使黏膜缘游离宽约 2cm（图 26-67），用以覆盖宫颈创面。

4. 切除宫颈　用止血钳钳夹并切断双侧阔韧带基底部血管分支，并用 7 号丝线缝扎。环形切除已分离的宫颈（图 26-68），也可做楔形切除，创面先压迫止血。

5. 成形宫颈　用三角针带 2-0 号可吸收线缝合宫颈下唇黏膜边缘的中点，打结使两侧余线等长，用其中一根线头穿三角针自宫颈管向宫颈右后方穿出，另一线头同法自左后方穿出，两针相距 0.5 ~ 1cm（图 26-69），拉紧两线头打结，使宫颈黏膜覆盖在残余宫颈下唇表面，同法处理宫颈上唇（图 26-70）。再用 2-0 号可吸收线间断缝合对合宫颈两侧的黏膜，缝合时穿过宫颈组织，以便止血、闭合无效腔，成形宫颈（图 26-71）。

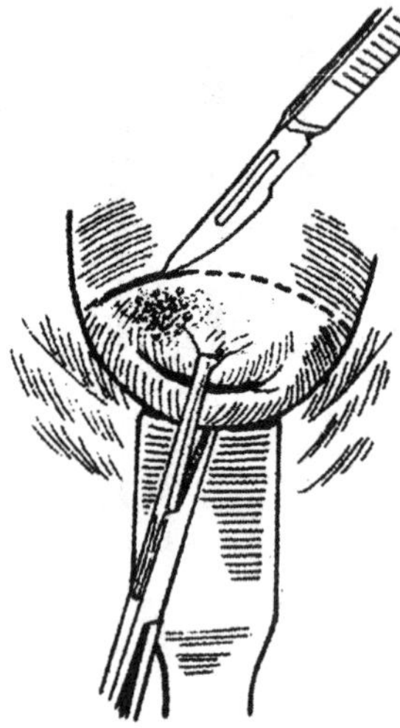

图 26-66　切开宫颈黏膜

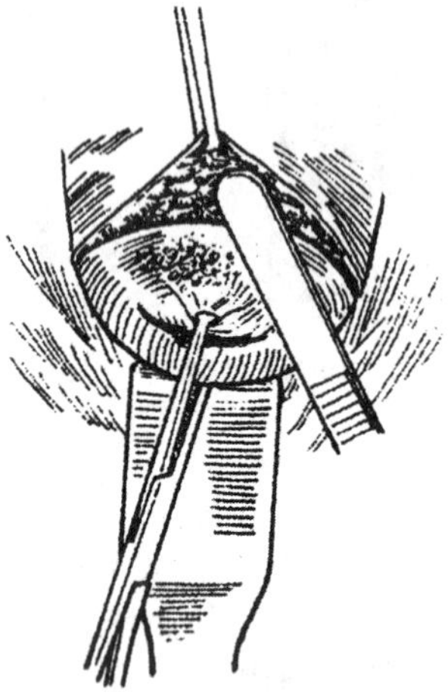

图 26-67　游离宫颈黏膜

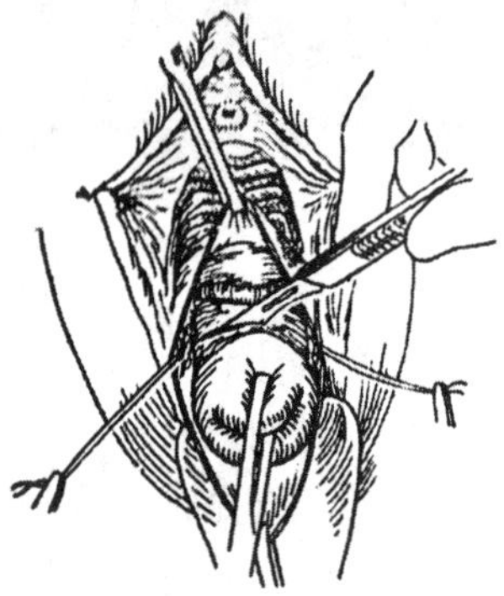

图 26-68　切除宫颈

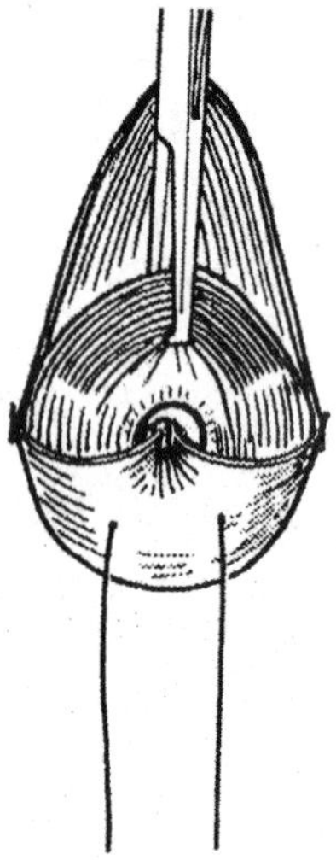

图 26-69　包埋缝合宫颈下唇

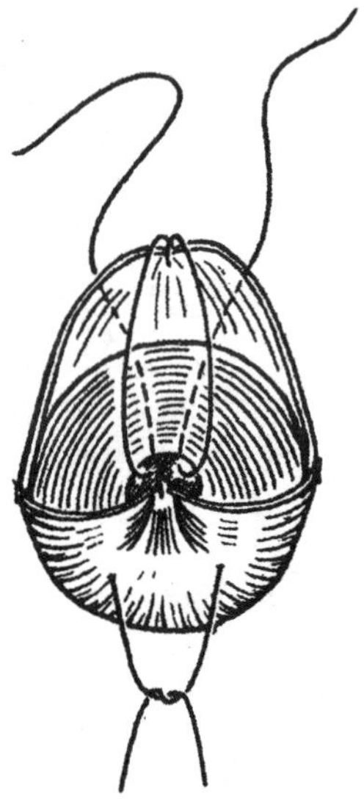

图 26-70　包埋缝合宫颈上唇

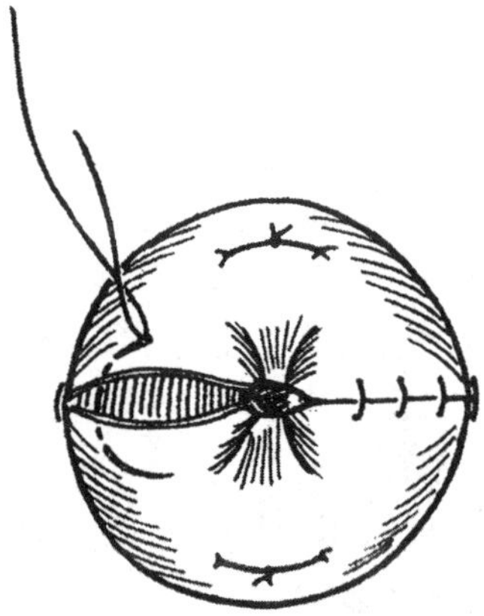

图 26-71　前后唇侧方黏膜缝合

【注意事项】

1．术中注意及时、彻底止血。

2．成形宫颈时注意进针方向、位置。

3．术毕用 4 号宫颈扩张器扩张并探查宫颈，于宫颈口填塞聚维酮碘纱条，24 小时后取出，以防宫颈口粘连。

第八节　卵巢肿瘤切除术

卵巢肿瘤切除术，包括患侧卵巢切除或患侧卵巢、输卵管切除两种，多主张采用第二种手术。若单纯切除患侧卵巢而单留一条输卵管有害无益，它可引起输卵管妊娠或导致致感染。

【适应证】

1．卵巢良性肿瘤。

2．输卵管卵巢囊肿、脓肿。

3．卵巢非赘生性囊肿发生扭转、破裂不能保留卵巢者。

【麻醉】

硬膜外麻醉或蛛网膜下腔阻滞麻醉，也可采用全身麻醉。

【手术步骤】

1．准备　取仰卧位，开放留置导尿，消毒、铺单。

2．切开腹壁探查　取下腹正中、旁正中或横切口逐层切开进入腹腔。洗手探查子宫及双侧附件、卵巢肿瘤性质及与盆腔脏器、大网膜、肠管等有无粘连，如有粘连应先行分离。若肿瘤不大，无粘连，可将肿瘤提出腹腔在直视下操作。除非为巨大肿瘤，否则应尽量将肿瘤完整摘除，以防囊液溢入腹腔。

3．切除肿瘤　用两把止血钳分别钳夹骨盆漏斗韧带、卵巢固有韧带及输卵管根部，在两止血钳之上切除卵巢肿瘤及输卵管（图 26-72），断端用 7 号丝线贯穿缝合结扎，骨盆漏斗韧带再用 7 号丝线加强缝扎一道（图 26-73）。对巨大肿瘤难于取出切口者，用纱布垫保护切口周围，先用套管穿刺针刺入肿瘤囊腔内，抽吸出部分液体使体积缩小，再搬至腹腔外切除（图 26-74）。卵巢肿瘤蒂扭转者手术中不可使扭转先复位，而应先将扭转蒂的根部正常组织用止血钳夹紧后再复位，然后切除肿瘤（图 26-75），以防止术后血栓脱落游走的发生。若卵巢肿瘤小，有正常卵巢组织，患者较年轻，可行肿瘤剔除术（图 26-76）。对患有双侧卵巢肿瘤者，应尽可能保留正常卵巢组织，以维持其生理功能。

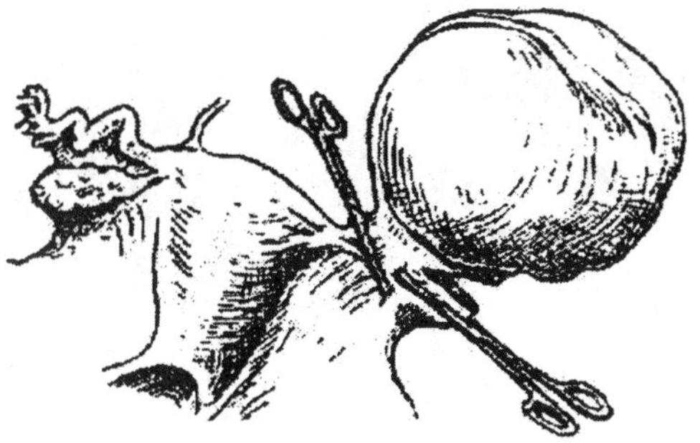

图 26-72　钳夹户切断卵巢韧带、输卵管

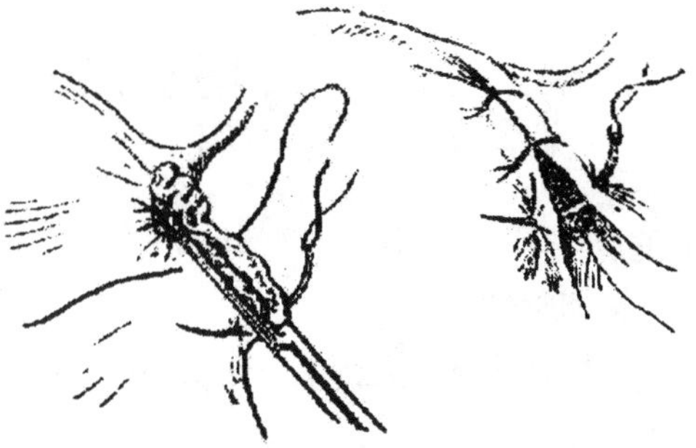

图 26-73　缝扎、包埋断端

4．包埋断端　用 4 号丝线将圆韧带和阔韧带腹膜间断或连续荷包缝合覆盖断端，以防术后粘连。

5．关腹　逐层缝合腹壁，关闭腹腔。

【注意事项】

1．尽量保持肿瘤完整取出。

2．肿瘤扭转时应先钳夹扭转蒂的根部正常组织再复位，以防血栓脱落游走。

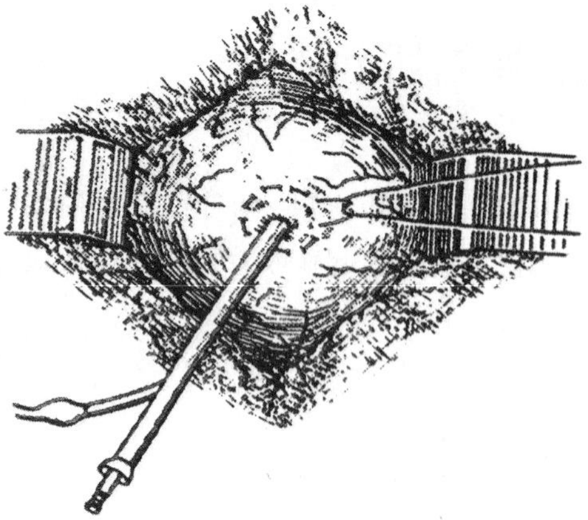

图 26-74　套管针穿刺囊肿放液

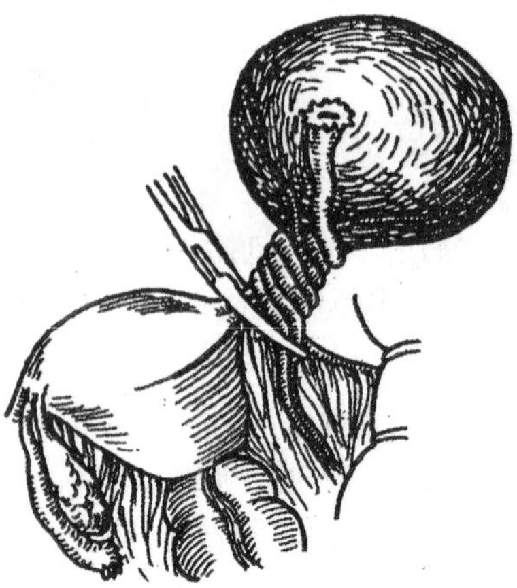

图 26-75　钳夹扭转蒂根部

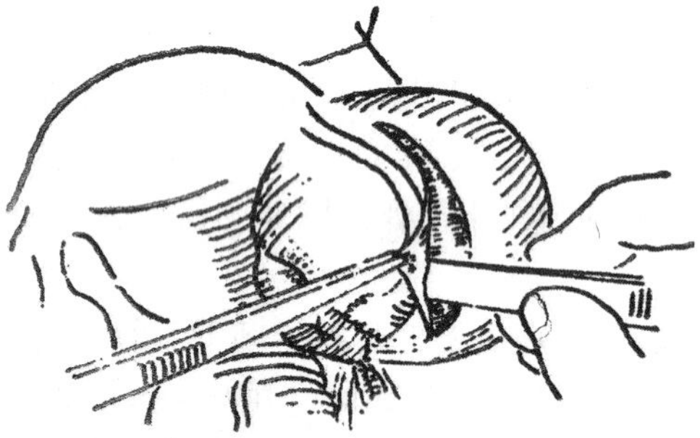

图 26-76　卵巢肿瘤剥除

3．摘除的肿瘤立即剖开检查，疑有恶变应行冰冻切片检查，然后根据结果给予相应的处理措施。

4．切除标本均应送病理检查。

第九节　输卵管切除术

【适应证】

1．输卵管妊娠者。

2．输卵管积水、输卵管积脓未累及卵巢者。

【麻醉】

硬膜外麻醉或蛛网膜下腔阻滞麻醉，也可行全身麻醉。

【手术步骤】

1．准备　取仰卧位，开放留置导尿，消毒、铺单。

2．切开腹壁探查　取下腹正中、旁正中切口或横切口逐层切开进入腹腔，切口长 8 ～ 10cm。洗手探查子宫及双侧附件与大网膜、肠管等周围脏器有无粘连，如有粘连应先行分离，使附近解剖关系正常，并检查能否保留卵巢。

3．切除输卵管　提起患侧输卵管，展平输卵管系膜。用两把止血钳自伞端向子宫角部钳夹输卵管系膜（图 26-77），于两钳之间切断，近卵巢侧断端用 4 号丝线缝扎输卵管系膜。若系膜较长，可分次钳夹切断、缝扎（图 26-78）。再用两把止血钳钳夹输卵管峡部，并于两钳之间切断，切除输卵管，断端用 4 号丝线结扎（图 26-79）。若行输卵管全部切除，则将输卵管间质部（子宫角部）做楔形切除，立即用 7 号丝线“8”字缝合肌层止血。

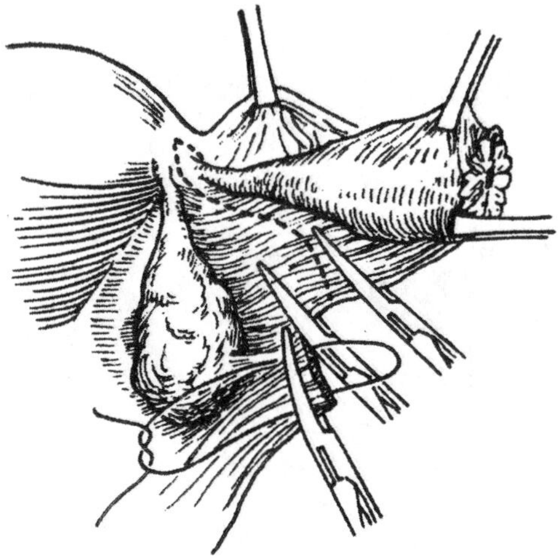

图 26-77　钳夹并切断输卵管系膜

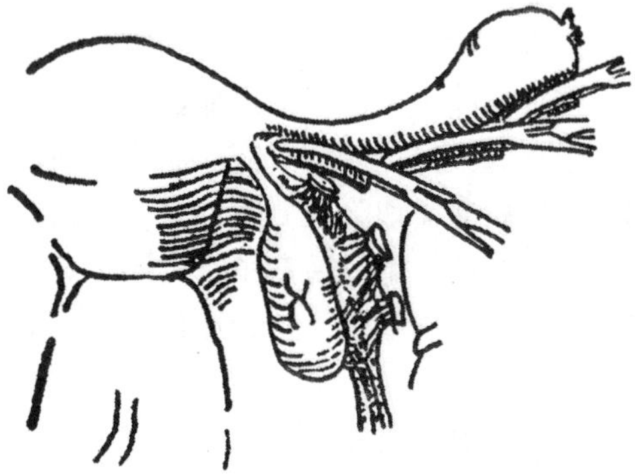

图 26-78　缝扎输卵管系膜

4．包埋残端　若残端间距小，将残端均缝扎靠拢，用 4 号丝线间断或连续缝合，连同子宫角部都可用圆韧带包埋。若残端间距大，可分别用阔韧带、圆韧带腹膜包埋（图 26-80）。

5．关腹　逐层缝合腹壁，关闭腹腔。

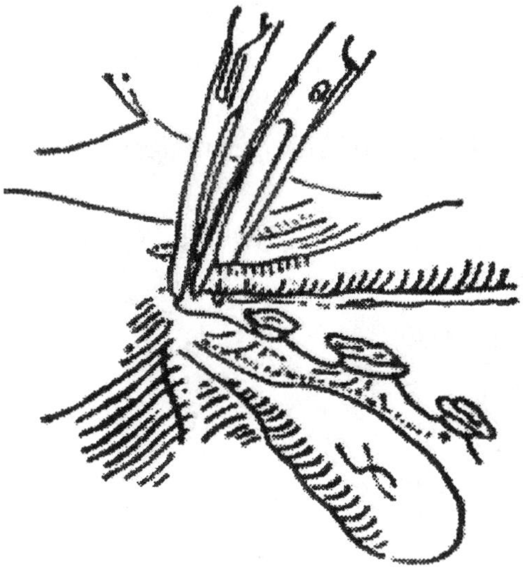

图 26-79　钳夹并切断输卵管峡部

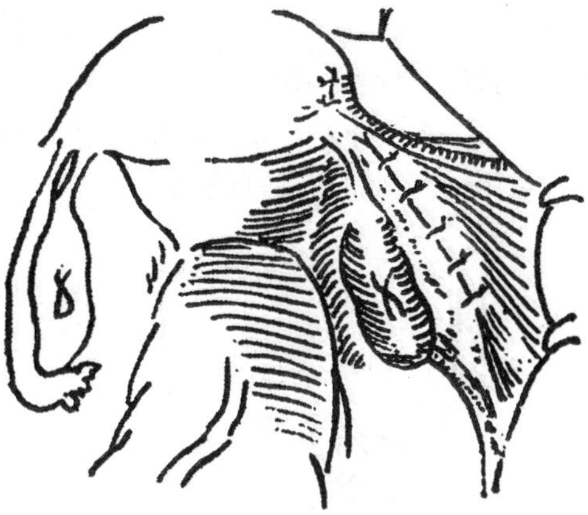

图 26-80　输卵管峡部、系膜残端包埋缝合后

【注意事项】

1．术中尽量避免伤及卵巢。

2．对输卵管妊娠者应将病灶切除干净。

3．切除标本应送病理检查。

第十节　经腹全子宫切除术

子宫切除术是妇科常用的最基本的手术之一，有全子宫及次全子宫切除之分，手术途径有经腹、经阴道及腹腔镜多种途径。本节只介绍传统而常用的经典术式——经腹全子宫切除术。

【适应证】

1．子宫肌瘤等良性肿瘤需要切除子宫者。

2．严重功能失调性子宫出血经药物治疗无效者。

3．子宫内膜异位症或子宫肌腺瘤造成严重的痛经且盆腔粘连者。

4．附件病变需切除双侧附件者，子宫一并切除。

5．围绝经期、绝经后期子宫内膜不典型增生异常出血者。

6．早期子宫内膜癌、宫颈原位癌等。

【禁忌证】

1．有急性盆腔炎症者。

2．生殖道有急性炎症者。

3．合并严重的内、外科疾病不能耐受手术者。

【麻醉】

多采用蛛网膜下腔阻滞联合硬膜外阻滞，也可采用连续硬膜外阻滞或全身麻醉。

【术前准备】

同一般妇科腹部手术前准备。术前查阴道清洁度，术前 3 日冲洗清洁阴道。术前行宫颈细胞学检查，排除宫颈病变。

【手术步骤】

1．切开腹壁　取下腹正中、旁正中切口或横切口逐层切开进入腹腔。探查盆腔，了解病变范围、性质是否与术前诊断一致，再决定手术方式及范围。若有粘连，先分解周围粘连，用湿纱布垫保护肠管，以便暴露术野。

2. 提拉子宫　用 2 把带齿止血钳沿双侧子宫角向下钳夹子宫体部两侧，提拉子宫（图 26-81）。也可用子宫抓钳钳夹宫底部，提拉子宫（图 26-82）。

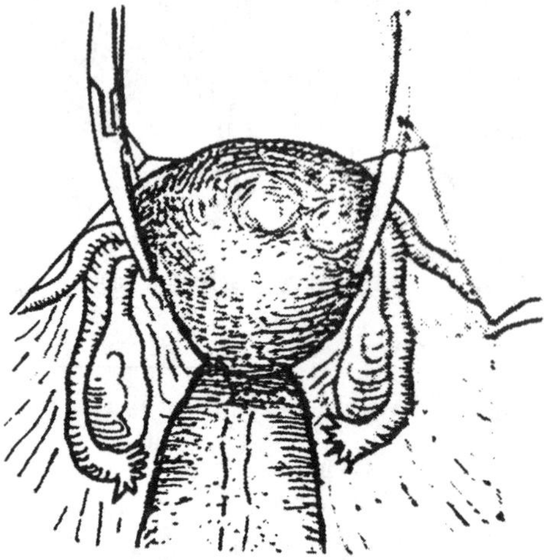

图 26-81　止血钳钳夹双侧子宫角

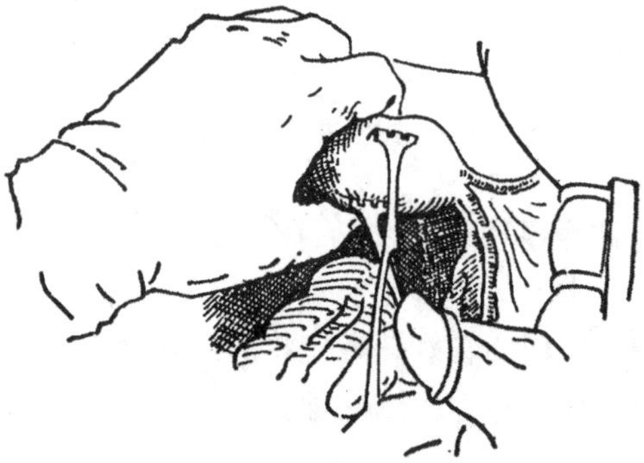

图 26-82　子宫抓钳钳夹子宫

3．切断子宫圆韧带　用组织钳提起子宫圆韧带，在距子宫角部约 2cm 处用 2 把止血钳钳夹并切断，断端用 7 号丝线缝扎（图 26-83）。

4．处理附件　根据患者病情、年龄以及卵巢是否正常决定卵巢的去留。若不保留卵巢，提起子宫及一侧附件，于子宫圆韧带断端阔韧带后叶中部无血管区打洞，用 3 把止血钳由外向内钳夹骨盆漏斗韧带，于第 2 钳与第 3 钳之间切断骨盆漏斗韧带，用 10 号及 7 号丝线缝扎 2 道（图 26-84），同法处理对侧。若保留双侧附件，则用止血钳钳夹卵巢固有韧带、输卵管峡部并切断，断端仍然用 10 号及 7 号丝线缝扎 2 道（图 26-85）。

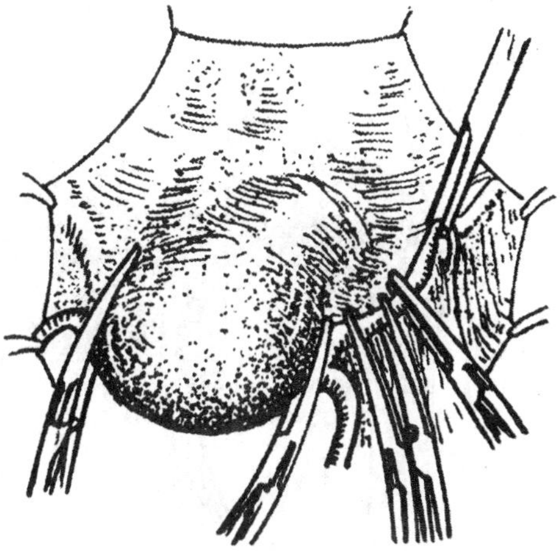

图 26-83　切断子宫圆韧带

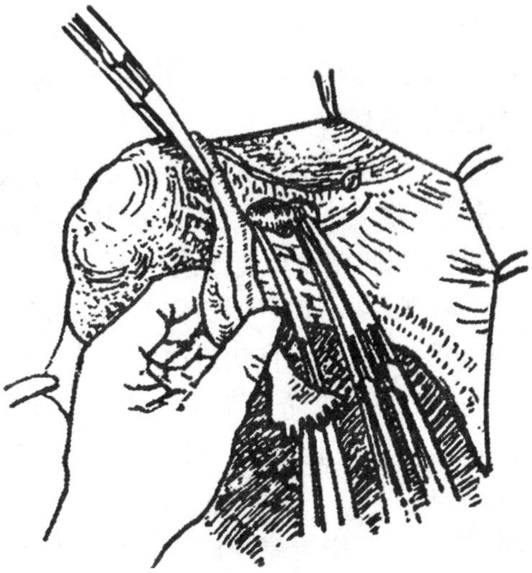

图 26-84　切断骨盆漏斗韧带

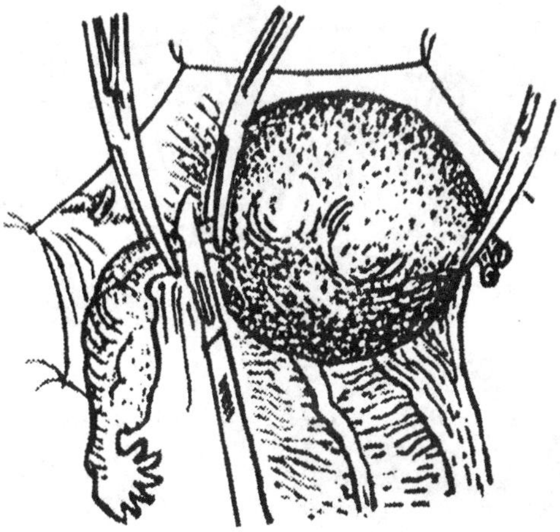

图 26-85　切断输卵管峡部及卵巢固有韧带

5．剪开膀胱腹膜反折　沿圆韧带断端钝性、锐性分离并弧形剪开阔韧带前叶及膀胱腹膜反折达对侧圆韧带，用止血钳钳夹并提起膀胱腹膜反折边缘，用刀柄或手指沿宫颈筋膜间的疏松组织向下及两侧钝性分离下推膀胱至宫颈外口水平，侧边达宫旁 1cm（图 26-86），用干纱布压迫创面止血。

6．处理子宫血管　将子宫向前提拉，贴近子宫剪开阔韧带后叶至子宫骶骨韧带附近，钝性分离阔韧带内疏松组织，暴露子宫动、静脉。于子宫峡部水平用 3 把止血钳由下往上钳夹子宫动、静脉，钳尖紧靠子宫，钳体不可过外，以防漏掉血管、损伤输尿管。并在第 2 钳与第 3 钳之间切断子宫动、静脉（图 26-87），断端分别用 10 号及 7 号丝线缝扎二道。同法处理对侧。

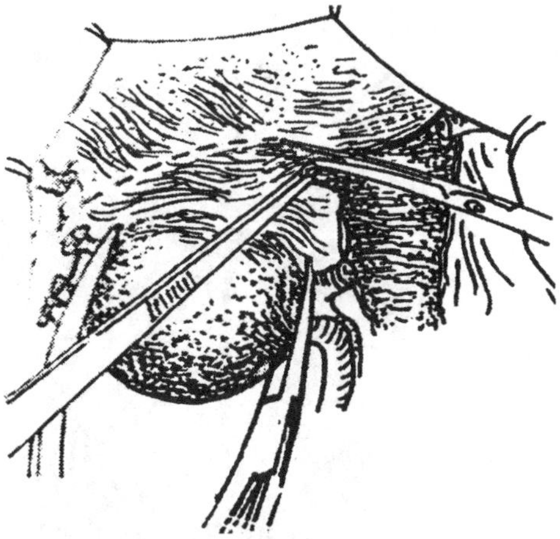

图 26-86　剪开膀胱腹膜

7．切断子宫骶骨韧带　将子宫向前提拉，暴露子宫骶骨韧带，用长止血钳钳夹近宫颈端的子宫骶骨韧带并切断（图 26-88），断端用 7 号丝线缝扎 1 道，同法处理对侧。剪开两侧子宫骶骨韧带之间的腹膜。

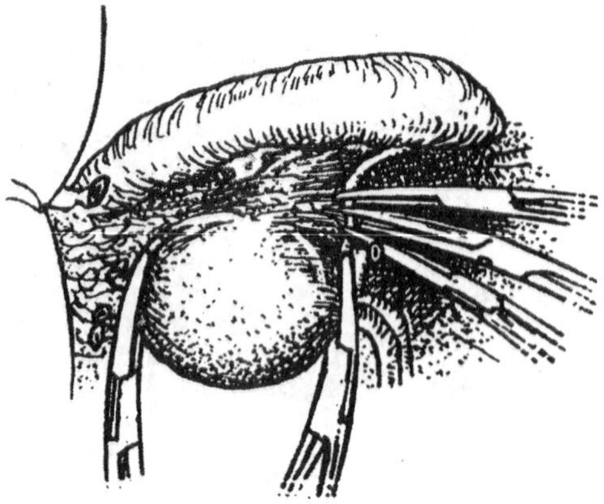

图 26-87　钳夹并切断子宫动、静脉

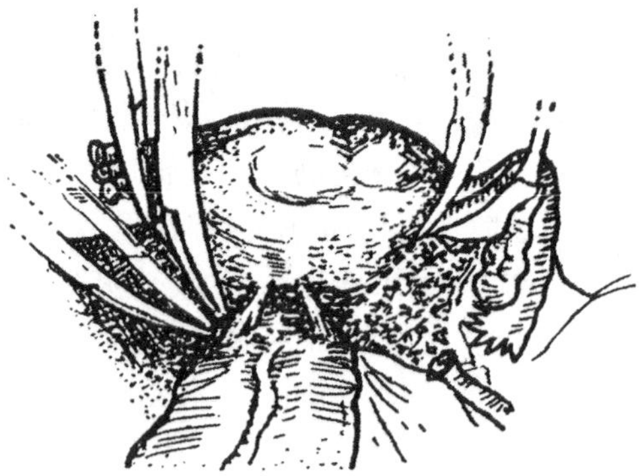

图 26-88　切断子宫骶骨韧带

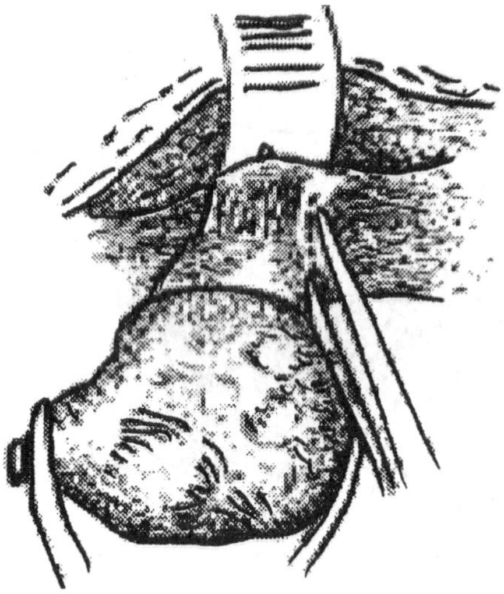

图 26-89　切断主韧带

8．切断主韧带　向上牵拉子宫，用有齿血管钳自子宫动、静脉血管断端紧贴宫颈钳夹主韧带并切断，钳尖达侧穹窿，也可分次钳夹并切断，断端用 10 号丝线缝扎（图 26-89），同法处理对侧。

9．切除子宫　提起子宫，用小纱布环绕子宫颈并轻轻向下推，以防分泌物流入腹腔。暴露宫颈与阴道连接部，腹壁拉钩向下牵拉膀胱及反折腹膜，充分暴露术野，在阴道前穹窿处横行切一小口（图 26-90），确定进入阴道，用组织钳钳夹阴道切缘，自切口向阴道填塞干纱布一块，术后自阴道取出，以防分泌物溢出。伸进剪刀，沿穹窿部环行切断阴道，切除子宫（图 26-91），阴道残端用组织钳钳夹提起。

10．缝合阴道残端　用聚维酮碘消毒阴道残端，用 2-0 可吸收线连续锁边缝合关闭阴道残端（图 26-92）。检查残端，若有出、渗血，及时止血。

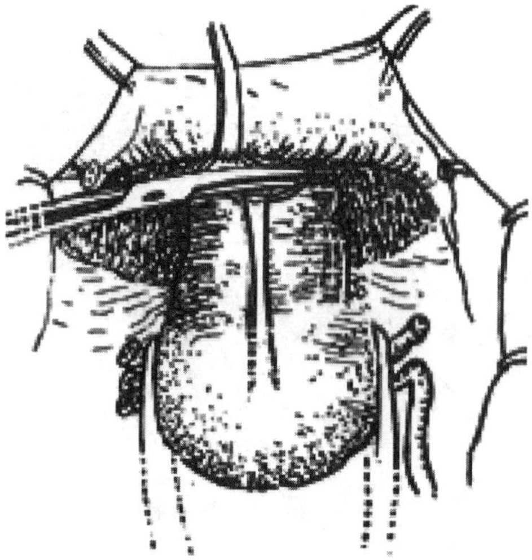

图 26-90　切开阴道前穹窿

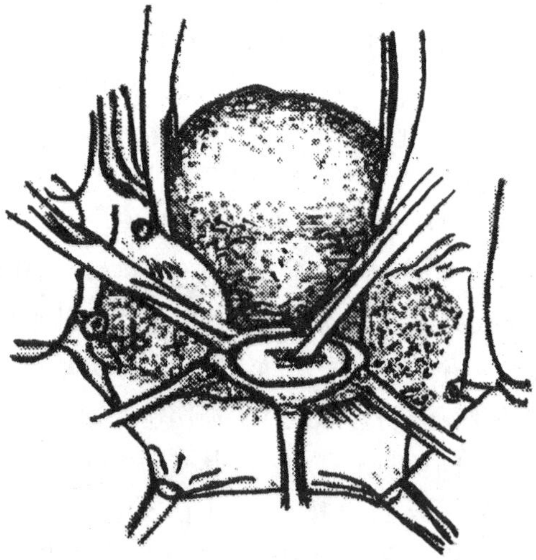

图 26-91　环形切除子宫

11．缝合后腹膜　清理后腹膜，再次检查卵巢血管、子宫血管断端及阴道残端有无出血。用组织钳提起后腹膜前、后两叶，从一侧卵巢结扎端开始，用4号丝线连续、间断包埋缝合后腹膜（图26-93）。

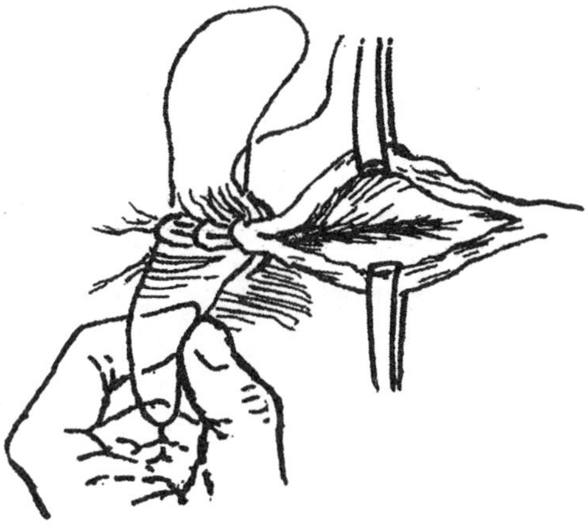

图26-92　关闭阴道残端

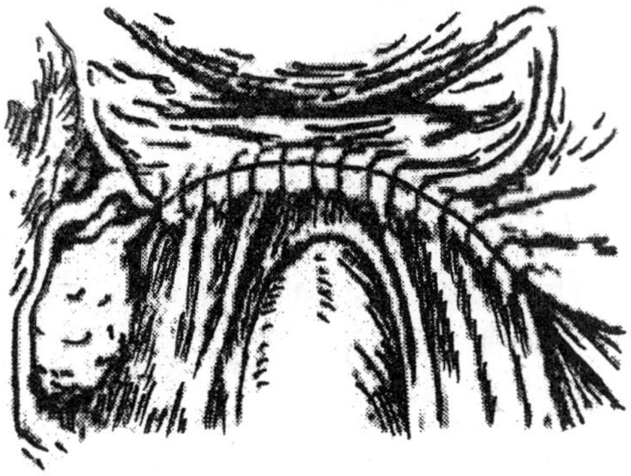

图26-93　缝合后腹膜

12．关腹　清理腹腔，清点器械、敷料对数后逐层缝合，关闭腹腔。术毕从阴道内取出填塞纱布。

【注意事项】

1．结扎大血管必须牢靠，如结扎骨盆漏斗韧带，子宫动、静脉等。

2．避免损伤输尿管、膀胱等邻近脏器。

3．阴道残端止血要彻底，以免术后形成血肿或感染。

4．切除标本均送病理检查。

第十一节　妇科腔镜手术

一、宫腔镜

【宫腔镜检查术适应证】

1．异常子宫出血　如月经过多、过频，经期延长，不规则子宫出血，绝经期前后子宫出血等。

2．宫内影像学检查异常　如超声或子宫输卵管碘油造影提示宫腔内病变或子宫畸形需明确诊断者。

3．不孕、不育　原因不明的女性不孕或习惯性流产者，宫腔镜检查可发现子宫内病变。此外，对不孕患者还可在宫腔镜下行输卵管插管通液检查，明确输卵管通畅与否。

4．宫腔内异物　宫腔镜检查可以发现宫腔内残留胚胎组织、胎儿骨片，断裂、嵌顿、移位的节育器等。

5．宫腔粘连　检查宫腔内粘连的类型、性质、程度等，膜性粘连还可试行分离。

6．宫腔镜手术前检查　宫腔镜手术前检查有助于正确估计手术的可行性，制订正确的手术方案。

7．宫腔手术或随访　有助于判断手术效果。

8．应用激素类药物的随访观察　激素类药物（如他莫昔芬、激素替代治疗等）长期服用可引起内膜改变，需要宫腔镜检查进行评估。

9．幼女或处女阴道、宫颈病变的诊断。

10．怀疑内膜癌，而诊刮内膜病理检查未见异常者，需宫腔镜检查定位取样送检以防漏诊。

【宫腔镜手术适应证】

1．疏通输卵管开口。

2．取出宫腔内异物。

3．分离宫腔粘连。

4．子宫纵隔切除。

5．月经过多，排除子宫内膜恶性病变，无生育要者，行子宫内膜环形切除。

6．子宫内膜息肉、黏膜下子宫肌瘤切除。

7．宫颈管内赘生物切除等。

【禁忌证】

1．体温超过 37.5℃者。

2．月经期，或宫腔出血多于月经量者。

3．急性生殖道炎症。

4．半年内曾行子宫穿孔修补术者。

5．宫颈浸润癌、子宫内膜癌。

6．患严重心、肺、肝、肾内科疾病及血液病者。

7．生殖道结核未经抗结核治疗者。

8．宫腔过度狭小或宫颈过硬难以扩张者等。

9．宫颈严重裂伤或松弛，膨宫液大量外漏者。

【术前准备】

1．常规检查　详细询问病史了解全身情况，常规妇科检查、宫颈脱落细胞学检查、心电图、血常规及传染病相关检查。对宫腔镜手术患者还应查肝功能、肾功能、电解质、X 线检查、盆腔 B 超等检查。

2．子宫颈准备　根据宫颈松紧状况，术前可给予米非司酮、米索前列醇服用。

3．子宫内膜预处理　有些宫腔镜手术前行子宫内膜预处理使内膜变薄，术野清晰，减少切割组织厚度，有利于手术操作，减少术中出血。常用的药物有促性腺激素释放激素激动剂（gonadotropin releasing hormone agonist，GnRH-α）、孕三烯酮、达那唑、米非司酮等。

4．手术时间以月经干净后 5 ～ 7 日为佳。

【麻醉】

宫腔镜检查术一般无需麻醉，也可给予局部麻醉。宫腔镜手术需行硬膜外麻醉或全身麻醉。

【手术流程】

1．准备　取膀胱截石位，常规消毒外阴和阴道，与 B 超联合检查者适度充盈膀胱。

2．膨宫　宫口紧者，需扩张宫颈。用 5% 葡萄糖溶液或生理盐水膨宫。

3．检查宫腔　设定膨宫压力，不能超过平均动脉压。置入宫腔镜检查，旋转镜体并按宫颈 - 宫底 - 子宫角 - 宫体 - 宫颈的顺序全面观察。发现异常，定位取材送检。

4．手术　对需要行宫腔镜手术的患者根据病情选择相应的器械、术式，进行相应的处理。

【并发症】

主要包括子宫穿孔、泌尿系及肠管损伤出血、过水化综合征、盆腔感染、心脑综合征等。

【注意事项】

1．宫腔镜进宫腔前应排尽连接管及管鞘内空气，避免气泡进入宫腔影响检查，防止空气进入血管而发生栓塞。

2．术前查清子宫位置，了解宫颈与宫体的关系，避免子宫穿孔。

3．宫腔镜应在直视下边观察、边进入宫腔，避免盲目进入导致副损伤。

4．膨宫的压力不能超过平均动脉压。

5．术中应对进出宫腔的液体计量，避免水中毒。

二、腹腔镜

【腹腔镜检查术适应证】

1．慢性盆腔疼痛。

2．不明原因的不育及输卵管性不孕的术前评估。

3．盆腔包块的鉴别。

4．原因不明的少量腹腔内出血或腹腔积液性质及病因的探寻。

5．内生殖器畸形的诊断。

6．子宫内膜异位症的诊断、分期及药物治疗后疗效的评估。

7．子宫穿孔的检查及宫腔镜操作时的监视。

8．腹腔内异物（如移位的宫内节育器或其他异物）的检查寻找。

【腹腔镜手术适应证】

1．急诊手术　输卵管妊娠、黄体破裂、卵巢囊肿蒂扭转、急性盆腔炎非手术治疗无效及盆腔脓肿或其他急腹症。

2．良性肿瘤　成熟性畸胎瘤、单纯囊肿、上皮性肿瘤或其他附件包块等。

3．子宫内膜异位症　腹膜型子宫内膜异位症、卵巢子宫内膜异位囊肿及腹部浸润子宫内膜异位病灶。

4．子宫良性病变　子宫肌瘤、子宫腺肌病等。

5．盆腔重建手术　Cooper 韧带悬吊术、人工阴道成形术、盆底组织修补术、子宫或阴道残端悬吊术等。

6．其他　多囊卵巢囊肿打孔术或楔形切除术、绝育术、输卵管造口术、子宫穿孔修补术、腹腔镜辅助阴式子宫切除及腹腔镜下辅助生育技术（如卵细胞的收集及输卵管内配子移植术等）。

【腹腔镜禁忌证】

1．严重的心、肺、肝、肾功能不全者。

2．腹腔内大量出血伴休克者。

3．膈疝。

4．盆腔、腹腔广泛粘连或肿瘤巨大者。

5．弥漫性盆腔腹膜炎。

6．疾病的发热期，盆腔、腹腔内有急性弥漫性炎症伴肠胀气者。

【术前准备】

1．全身体检，盆腔检查，宫颈细胞学、阴道清洁度、心电图、胸部 X 线等检查，实验室检查要求基本同开腹手术。

2．腹部（尤其是脐孔）、外阴部常规备皮，术前服泻药或灌肠，术日晨禁食、禁水。

3．术前 1 日冲洗阴道。

【麻醉】

首选全身麻醉，也可行硬膜外麻醉，偶尔选择局部麻醉辅以静脉麻醉。

【手术流程】

1．体位　取改良膀胱截石位（头低臀高），常规消毒腹部、外阴、阴道，铺无菌巾单。

2．放置举宫器　固定子宫位置，以便腹腔镜检查、手术中活动需要。

3．腹腔穿刺　气腹针穿刺多选脐部或脐下，脐周是腹壁最薄的部位。腹部切口大小必须与所选套管针的尺寸相一致，才能使套管针顺利进入腹壁，一般取大小约 1cm 的切口即可满足需要。

4．人工气腹　气腹针穿刺成功后，注入 CO_2 形成气腹，可将肠曲推向上腹部。

5．置入腹腔镜　取出套管针后，随即放入腹腔镜，进行全面扫描观察确定方位，并观察穿刺时有无损伤。举起子宫，仔细探查盆腔、腹腔，此时可通过第二或第三个穿刺点（操作孔）进行操作，认真观察，做出正确的诊断。只有在全面检查盆腔、腹腔内器官明确诊断后，才能确定进一步的腹腔镜手术治疗。

6．腹腔镜下手术　根据病情需要，选择其他穿刺点（操作孔）的个数，再进行相应的手术操作。

7．取出器械　手术结束后压迫腹部，排出腹腔内气体，关闭所有切口。

【手术优点】

1．具有诊断和治疗双重功能。

2．多角度“视察”，效果直观，无漏诊、误诊。

3．创伤小，术后恢复快。

4．住院时间短。

5．切口小，几乎不留瘢痕，腹部美容效果好。

【注意事项】

1．操作准确、轻柔，避免损伤腹壁下血管、肠管、膀胱等。

2．术中注意腹腔内静态压力的控制。

3．穿刺（采用“Z”字形穿刺技术）及关闭切口时注意防止切口疝形成。

【术后处理】

1．手术后当天可进水，次日则根据手术大小可进流质饮食、半流质饮食或普通饮食，饮食应清淡、易消化。

2．手术后当天或次日可拔除导尿管。根治性子宫切除者，可适当延长导尿管留置的时间。

3．术后适当预防性应用抗生素。

4．麻醉期过后鼓励患者及早下床活动。

（常爱红）

附录　妇产科常用实验室检查参考值

1．血液

（1）一般检查及物理性质

成份量	参考值	成份量	参考值
血细胞比容		血小板计数	（100 ~ 300）$\times 10^9$/L
红细胞计数		成人（女）	0.37 ~ 0.43
初生儿	（6.0 ~ 7.0）$\times 10^{12}$/L	孕妇	0.35
成人（女）	（3.5 ~ 5.0）$\times 10^{12}$/L	白细胞计数	
血红蛋白		初生儿	（15 ~ 22）$\times 10^9$/L
初生儿	180 ~ 190	成人（女）	（4 ~ 10）$\times 10^9$/L
成人（女）	110 ~ 150	孕产妇	（4 ~ 10）$\times 10^9$/L
孕妇	100 ~ 130	白细胞分类	
网织红细胞计数		中性粒细胞	0.50 ~ 0.70
初生儿	0.03 ~ 0.06	嗜酸性粒细胞	0.005 ~ 0.05
成人（女）	0.005 ~ 0.015	嗜碱性粒细胞	0 ~ 0.01
红细胞沉降率（Westergren 法）		淋巴细胞	0.20 ~ 0.40
成人（女）	0 ~ 20mm/h	单核细胞	0.03 ~ 0.08

（2）止血和凝血的检查

项目	参考值	项目	参考值
出血时间（刺皮血）		凝血时间	
Duke 法	1 ~ 3min	毛细管法（室温）	3 ~ 7min
Ivy 法	0.5 ~ 7min	玻璃管法（室温）	4 ~ 12min
Simplate（G-D）法	2.75 ~ 8min	纤维蛋白	
活化部分凝血活酶时间	34 ~ 45s	双缩脲法	2 ~ 4g /L
凝血酶时间	16 ~ 18s	火箭电泳法	2.2 ~ 3.6g /L
凝血酶原时间		凝血法	1.95 ~ 3.80g /L
Quick 一步法	11 ~ 15s	纤维蛋白降解产物（FDP）	
二步法	18 ~ 22s	乳胶凝集法	<10mg/L
		简易法	1 ∶ 16 ~ 1 ∶ 64

（3）电解质及其他无机物

钾		氯	100 ～ 106mmol/L
初生儿	3.5 ～ 5.1mmol/L	磷，无机	
成人	4.1 ～ 5.6mmol/L	脐带血	1.20 ～ 2.62mmol/L
钠		成人（女）	0.90 ～ 1.32mmol/L
初生儿	134 ～ 146mmol/L	镁	0.80 ～ 1.20mmol/L
成人	136 ～ 146mmol/L	（月经期稍高）	
钙总量	2.2 ～ 2.7 mmol/L	铁	
离子钙		初生儿	18 ～ 45μmol/L
脐带血	（1.37±0.07）mmol/L	成人（女）	7 ～ 27μmol/L
初生儿	1.07 ～ 1.27mmol/L	总铁结合力	
成人	1.12 ～ 1.23 mmol/L	成人（女）	54 ～ 77μmol/L

（4）有机化合物（代谢物）检查

丙酮		白蛋白	35 ～ 50g/L
半定量法（草酸盐）	阴性（＜ 0.5mmol/L）	球蛋白	20 ～ 30g/L
定量法	0.05 ～ 0.34mmol/L	白蛋白 / 球蛋白比值	1.0 ～ 2.0 ： 1
胆红素总量		铁蛋白	
脐带血	＜ 34 μmol/L	初生儿	25 ～ 200μg/L
生后 1 ～ 2 日		成人（女）	12 ～ 150μg/L
早产儿	＜ 137 μmol/L	肌酐（Jaffe 连续监测或酶法）	
足月儿	＜ 103 μmol/L	脐带血	53 ～ 106μmol/L
生后 3 ～ 5 日		成人（女）	44 ～ 97μmol/L
早产儿	＜ 274 μmol/L	尿酸（磷钨酸盐法）	
足月儿	＜ 205 μmol/L	成人（女）	90 ～ 357μmol/L
成人（女）	2 ～ 20μmol/L	尿素	
直接胆红素	0 ～ 6.84μmol/L	脐带血	7.5 ～ 14.3mmol/L
蛋白总量		成人	2.5 ～ 6.4mmol/L
早产儿	36 ～ 60g/L	葡萄糖（空腹）	
足月儿	46 ～ 70g/L	成人	3.6 ～ 6.1mmol/L
成人	60 ～ 82g/L	孕妇	3.6 ～ 5.6mmol/L

（5）血液气体、酸碱分析及临床酶学检查

二氧化碳结合力		碱性磷酸酶	
成人	22 ~ 29mmol/L	速率法	40 ~ 160U/L
酸碱度 pH（37℃）		比色法（成人）	3 ~ 13U（金氏）
成人	7.33 ~ 7.41	动态法（成人）20 ~ 110U/L	
丙氨酸转氨酶	20 ~ 110U/L	乳酸脱氢酶 乳酸→丙酮酸法	
门冬氨酸转氨酶	< 40U/L	成人	0.8 ~ 1.5μmol/L

（6）临床免疫学检查

C- 反应蛋白（速率散射浊度法）	< 8.0mg/L	HCG	< 3.1U/L
癌胚抗原	< 5μg/L	癌胚抗原 -125	< 35 μg/L
甲胎蛋白	< 25μg/L	肿瘤坏死因子	（43±2.8）μg/L

2．尿液

（1）尿液物理性状及一般检查

比重	1.002 ~ 1.030	尿蛋白定量（24 小时）成人	20 ~ 80mg
尿量（24 小时）	1500 ~ 2000ml	尿沉渣检查	
酸碱度（pH）	5.0 ~ 7.0	白细胞	< 5/HP
尿糖定量		红细胞	0 ~偶见 /HP
新生儿	< 1.11mmol	上皮细胞	0 ~少见 /HP
成人（24 小时）	0.56 ~ 5.00mmol/L	透明管型	0 ~偶见 /HP
尿胆原定量（24 小时）	0 ~ 5.92μmol/L		

（2）尿液生化检查

钙（24 小时）	2.5 ~ 7.5mmol	肌酸（24 小时）	0 ~ 608μmol
钾（24 小时）	51 ~ 102mmol	尿素氮（24 小时）	357 ~ 535mmol
钠（24 小时）	130 ~ 260mmol	尿素（24 小时）	250 ~ 600mmol
氯化物（24 小时）	170 ~ 255mmol	尿酸（24 小时）	2.38 ~ 5.95mmol
酮体定性	阴性	纤维蛋白降解产物	< 0.25mg/L
肌酐（24 小时）	5.3 ~ 15.9mmol		

3．内分泌功能检测

（1）下丘脑 - 垂体相关激素

促甲状腺激素（TSH）成人（女）	2.0 ～ 16.8mU/L	卵泡刺激素（FSH）	
促甲状腺释放激素（TRH）	14 ～ 168pmol/L	卵泡期	1 ～ 9U/L
促肾上腺皮质激素		排卵期	6 ～ 26U/L
上午 8 时	2.2 ～ 17.6pmol/L	黄体期	1 ～ 9U/L
下午 4 时	1.1 ～ 8.8pmol/L	绝经期	30 ～ 118U/L
催乳素（PRL）		黄体生成素（LH）	
卵泡期	＜ 1.05nmol/L	卵泡期、黄体期	1 ～ 12U/L
黄体期	0.23 ～ 1.82nmol/L	排卵期	16 ～ 104U/L
妊娠前 3 个月	＜ 3.64nmol/L	绝经期	16 ～ 66U/L
妊娠中 3 个月	＜ 7.28nmol/L	生长激素（GH）	
妊娠晚 3 个月	＜ 18.2nmol/L	脐血	0.47 ～ 2.35nmol/L
绝经期	＜ 0.91nmol/L	初生儿	0.71 ～ 1.88nmol/L
缩宫素	＜ 3.2mU/L	成人（女）	＜ 0.47nmol/L

（2）甲状腺相关激素

三碘甲状腺原氨酸总量（TT_3）（血清）		甲状腺素总量（TT_3）（血清）	
脐带血	0.5 ～ 1.1nmol/L	初生儿	129 ～ 271nmol/L
成人（女）	1.8 ～ 2.9nmol/L	妊娠后 5 个月	79 ～ 227nmol/L
游离三碘甲状腺原氨酸（FT_3）（血清）	2.16 ～ 6.78pmol/L	成人（女）	65 ～ 155nmol/L
游离甲状腺原氨酸（FT_4）（血清）	10.3 ～ 25.8pmol/L		

（3）肾上腺相关激素

17- 羟皮质类固醇			
成人（女）（血清）	248 ～ 580nmol/L	17- 酮类固醇总量（24 小时尿）	
成人（女）24 小时尿	5.5 ～ 22.1μmol	成人（女）	21 ～ 52μmol
皮质醇总量（血清）		游离皮质醇（24 小时尿）	28 ～ 276nmol
上午 8 ～ 9 时	138 ～ 635nmol		
下午 3 ～ 4 时	83 ～ 441nmol/L		

（4）性激素

雌二醇（血清）		孕酮（血清）	
卵泡期	110 ～ 1830pmol/L	卵泡期	< 3.2nmol/L
黄体中期	690 ～ 880pmol/L	黄体期	9.5 ～ 64nmol/L
绝经后	37 ～ 110pmol/L	绝经期	< 3.2nmol/L
雌三醇（血清）		睾酮（血清）	
成人（女）	< 7nmol/L	卵泡期	< 1.4nmol/L
孕 24 ～ 28 周	104 ～ 594nmol/L	黄体期	< 2.1nmol/L
孕 29 ～ 32 周	139 ～ 763nmol/L	绝经期	< 1.2nmol/L
孕 33 ～ 36 周	208 ～ 972nmol/L		
孕 37 ～ 40 周	278 ～ 1215nmol/L		

（5）胎盘激素

β- 人绒毛膜促性腺激素（β-HCG）（血清）		胎盘催乳素（血清）	
孕 7 ～ 10 日	> 5.0U/L	成人（女）	< 0.5mg/L
孕 30 日	> 100U/L	孕 22 周	1.0 ～ 3.8mg/L
孕 8 ～ 10 周	50 ～ 100 000U/L	孕 30 周	2.8 ～ 5.8mg/L
孕 14 周	10 ～ 20 000U/L	孕 42 周	4.8 ～ 12mg/L

4．精液

精液量	≥ 2ml	活动精子百分率	射精后 60min 内≥ 0.50
pH 值	7.2 ～ 8.0	精子形态	正常形态> 0.30
精子数	≥ 20 × 10^9/L	白细胞	< 1 × 10^6/ml

5．羊水

羊水量		卵磷脂 / 鞘磷脂比值	
足月妊娠	800 ～ 1000ml	早期妊娠	< 1 ∶ 1
雌三醇		足月妊娠	> 2 ∶ 1
早期妊娠	< 0.35μmol/L	胆红素	
足月妊娠	> 2.1μmol/ L	早期妊娠	< 1.28μmol/L
		足月妊娠	< 0.43μmol/L

6．其他

静脉压	0.30 ～ 1.42kPa
	（30 ～ 145cmH_2O）
血压	
收缩压	90 ～ 139mmHg
舒张压	60 ～ 89mmHg
脉压	30 ～ 40mmHg
中心静脉压	0.59 ～ 0.98kPa
	（60 ～ 100cm$H_2$0）

（唐海芽）

中英文专业词汇索引

J

K

L

M

N

P

Q

R

主要参考文献

1．谢幸，苟文丽．妇产科学．8 版．北京：人民卫生出版社，2013．
2．廖秦平．妇产科学．3 版．北京：北京大学医学出版社，2008．
3．乐杰．妇产科学学习指导及习题集．北京：人民卫生出版社，2008．
4．丰有吉．妇产科学．北京：人民卫生出版社，2010．
5．2015 医师资格考试大纲：临床执业助理医师．北京：人民卫生出版社，2015．